Zu diesem Buch

Als 1971 die erste Ausgabe von «Our Bodies, Ourselves» in den USA erschien, setzte die zweite große Welle der amerikanischen Frauenbewegung ein. Das Buch, in den darauffolgenden Jahren mehrfach bearbeitet, wurde ein Bestseller, nicht nur in den USA, sondern erreichte auch die Frauen in Japan, Italien, Frankreich, Holland, Schweden, Dänemark, Griechenland und Großbritannien. Die deutsche zweibändige Ausgabe erschien erstmals 1980 in einer eigens auf die Verhältnisse in der Bundesrepublik, der Schweiz und Österreich abgestimmten Fassung und wurde 400000fach aufgelegt.

Die hier vorliegende Neuausgabe basiert auf einem stark erweiterten, zu zwei Dritteln völlig neu bearbeiteten amerikanischen Original.

Themen wie die Wechsel, Brustkrebs und Maßnahmen zur Selbsthilfe wird mehr Gewicht beigemessen. Der Gesundheit im weitesten Sinne wird in Teil 1 große Beachtung geschenkt. Neueste Entwicklungen in der Medizin, die für Frauen besonders wichtig sind, gehen ein in die Kapitel: Neue Fortpflanzungstechnologien, Aids, Abtreibung, Geburtshilfe. Auch der Tenor dieses Handbuchs hat sich im Vergleich zur ersten deutschen Fassung geändert: Die euphorische, aufmüpfige und kämpferische Diktion aus den Zeiten der Aufbruchsstimmung der Frauenbewegung ist einer sachlicheren, reiferen, auch pragmatischeren Sicht und Darstellungsweise gewichen.

Ein Standardwerk der weiblichen Gesundheit, das in dem Bücherschrank keiner Frau fehlen sollte.

Außerdem als rororo lieferbar: «Unsere Kinder – unser Leben. Ein Handbuch von Eltern für Eltern» (rororo sachbuch 7441) und «Wie wir werden – was wir fühlen. Ein Handbuch für Jugendliche über Körper, Sexualität, Beziehungen» (rororo sachbuch 7676).

The Boston Women's Health Book Collective

Unser Körper
Unser Leben

The New Our Bodies, Ourselves

Ein Handbuch von Frauen für Frauen

Zweiter BAND

Aus dem Amerikanischen
übersetzt und bearbeitet
von Angelika Blume und
Claudia Preuschoft

rororo

Rowohlt

Veröffentlicht im Rowohlt Taschenbuch Verlag GmbH,
Reinbek bei Hamburg, Oktober 1988

Die Originalausgabe erschien 1984 unter dem Titel
«The New Our Bodies, Ourselves»
im Verlag Simon & Schuster, New York
Deutsche Erstausgabe
Redaktion Heike Wilhelmi (und Kerstin Volbeding)
Umschlaggestaltung Bernhard Kunkler
Satz Times (Linotron 202)
Gesamtherstellung Clausen & Bosse, Leck
Printed in Germany
1680-ISBN 3 499 18409 5

Inhalt

ZWEITER BAND

ERSTER BAND

Teil 1

Teil 2

Teil 3

Zweiter BAND

Teil 4

18. Schwangerschaft

Die Entscheidung für die Schwangerschaft

Für Frauen, die sich ein Kind gewünscht haben, ist die Schwangerschaft ein willkommenes und freudiges Ereignis. Viele Frauen jedoch, die ungewollt schwanger werden, müssen die schwierige Entscheidung treffen, ob sie das Kind wollen oder nicht. Einige sind froh und machen sich Gedanken, wie sie ein Kind in ihr Leben integrieren können; bei anderen steht sofort fest, daß sie in ihrer momentanen Situation kein Kind haben können. Manche Frauen geraten durch eine unerwartete Schwangerschaft in eine Krise. Sie bejahen gefühlsmäßig das Kind und spüren, wie sich ihr Körper auf die Schwangerschaft einstellt. Sie wissen aber nicht, wie sie ein Kind in ihr Leben einbeziehen können, da sie arbeiten müssen oder noch in der Ausbildung stehen. Einige verdrängen ihre Schwangerschaft, schieben die Entscheidung immer weiter hinaus, bis dann die Zeit für sie entscheidet.

Steht endgültig fest, daß das Kind ausgetragen werden soll, so sind damit viele Veränderungen verbunden. Wir müssen uns körperlich und auch psychisch umstellen. Solange wir unsere Schwangerschaft ablehnen, werden wir diese Umstellungen als unangenehm empfinden. Haben wir unsere Schwangerschaft einmal «angenommen», dann werden wir uns gern mit den notwendigen Vorbereitungen beschäftigen. Wir haben genügend Zeit, um uns auf die Veränderungen einzustellen, die das Kind in unser Leben bringen wird. Wir sollten uns möglichst umfangreich informieren, um mit eventuell auftretenden Schwierigkeiten besser fertig zu werden. Aber wir sollten uns auch nicht verwirren und durch Schauergeschichten anderer Mütter, die ihre Erlebnisse nicht verarbeitet haben, ängstigen lassen. Auf keinen Fall sollten wir uns isoliert vorbereiten, wir sollten die

Zeit nutzen und andere schwangere Frauen suchen, mit denen wir gemeinsam alles besprechen können. Ein Kind zu bekommen ist eine völlig neue Erfahrung. Wir stellen fest, daß wir viel zuwenig darüber wissen. Wir brauchen jemand, der sich in unsere Situation einfühlen kann, mit dem wir über unsere Gefühle, Ängste und Vorstellungen sprechen können. Wenn wir bisher sehr isoliert gelebt haben, so ist es nicht leicht, jetzt plötzlich Kontakte zu knüpfen. Die Ärzte gehen meist nur sehr oberflächlich auf unsere Fragen ein, oft trauen wir uns auch nicht, mit ihnen über bestimmte Themen zu sprechen. Es ist eine große Hilfe, wenn wir Schwangerschaft, Geburt und die Zeit danach gemeinsam mit anderen Frauen erleben können. Die gemeinsamen Gespräche geben uns Sicherheit und bestärken uns bei dem Versuch, unsere Vorstellungen gegenüber Ärzten und Hebammen durchzusetzen.

Wenn wir mit einem Mann zusammen leben und uns auf seine Hilfe verlassen können, so ist dies eine große Erleichterung für uns. Aber manchmal ist das nicht möglich. Vielleicht hat er zuviel zu tun, oder du empfindest sein Eingehen auf deine Probleme als nicht besonders hilfreich. Aber es ist gut, ihn soweit wie irgend möglich in die Schwangerschaft mit einzubeziehen, da er all die freudigen und schwierigen Erlebnisse mit dem Kind miterleben wird und die Vorbereitung darauf ebenfalls sehr nötig hat.

Worauf müssen wir während der Schwangerschaft achten?

Während der Schwangerschaft und bei der Geburt ist unser Körper einer ungeheuer großen Belastung ausgesetzt. Daher ist möglichst schon am Anfang der Schwangerschaft eine gründliche ärztliche Untersuchung notwendig. Um das Auftreten von Komplikationen zu verhindern, wird der Arzt uns regelmäßig untersuchen und verschiedene Tests durchführen. Wir sollten diese Termine unbedingt einhalten, auch wenn wir uns völlig gesund fühlen. Die regelmäßigen Schwangerschaftsvorsorgeuntersuchungen haben sich als so positiv erwiesen, daß die Krankenkassen inzwischen bei Erfüllung aller Untersuchungen eine Geldprämie zahlen.

Da wir nun viel größeren Belastungen als sonst ausgesetzt sind, sollten wir unbedingt darauf achten, körperlich gut in Form zu sein. Wir sollten uns jeden Tag etwas Zeit für Körper-Übungen nehmen und viel draußen sein. Im Schwangerschaftskurs werden wir verschiedene Übungen gegen Rücken- und Beinschmerzen lernen. Besonders wichtig ist, daß wir durch bestimmte Übungen ein Gefühl für unsere Beckenbodenmuskulatur bekommen. Neben regelmäßigen Arztbesuchen und einer guten Geburtsvorbereitung ist in der Schwangerschaft eine gute und gesunde Ernährung notwendig.

Gute Nahrungsmittel geben uns und unserem Kind die zur gesunden Entwicklung benötigte Energie und verhindern Krankheiten. Untersuchungen haben gezeigt, daß durch die Ernährung die Anfälligkeit unseres Körpers gegenüber Krankheiten beeinflußt wird. In diesem Abschnitt sprechen wir über vollwertige Nahrungsmittel, Speiseplan für die Schwangerschaft, Gewichtszunahme, Krankheiten und die Wirkung von Medikamenten und Drogen.

Ernährung

Im allgemeinen wissen die Ärzte nicht, wie wichtig eine richtige Ernährung während der Schwangerschaft ist. Obwohl Untersuchungen die Bedeutung der Ernährung nachgewiesen haben, wird dieses Wissen erst seit kurzem in die Praxis umgesetzt. Erst in der Fassung vom Januar 1986 enthält der Mutterpaß, den jede schwangere Frau von ihrem Vorsorge-Arzt bekommt, einen Hinweis darauf, daß werdende Mütter auch in Ernährungsfragen beraten werden sollen. Ob dabei jedoch immer viel herauskommt, ist fraglich. Eine große deutsche Frauenzeitschrift startete im Sommer 1987 eine Umfrage unter Ärzten, die den Stand ihres Ernährungswissens ermitteln sollte. Das Ergebnis war erschreckend. Einem großen Teil der Mediziner fehlten selbst elementare Kenntnisse. Auch aus diesem Grund haben Frauen, die in die Schwangeren-Vorsorge kommen, oft Probleme, sich ausreichend zu informieren. Wie wichtig jedoch die richtige Ernährung für die Entwicklung des Fetus ist, zeigen Erfahrungen aus Krisensituationen, wie zum Beispiel dem Zweiten Weltkrieg: Allein durch eine bewußt verbesserte Ernährung schwangerer Frauen konnte die Zahl der totgeborenen und nicht lebensfähigen Kinder um 25 % gesenkt werden.

Das Geburtsgewicht eines Kindes hängt mit der Art der Ernährung in der Zeit der Schwangerschaft zusammen. Bei einem normalen Geburtsgewicht ist ein Kind besser gegen Krankheiten geschützt und hat größere Überlebenschancen als bei Untergewicht.

Eine besonders hohe Säuglingssterblichkeit wurde bei Frauen unter siebzehn Jahren und aus den unteren Einkommensschichten festgestellt. Gute Nahrungsmittel sind auch eine Kostenfrage, nicht jede Frau kann sich das Beste leisten.

Speiseplan für die Schwangerschaft
Durch eine gute Ernährung schaffen wir die besten Voraussetzungen für das Gedeihen unseres Kindes. In der Schwangerschaft solltest du täglich folgende Nahrungsmittel zu dir nehmen:

- Einen Liter Milch (fettarme Vollmilch oder Buttermilch), magst du keine Milch, so kannst du statt dessen Joghurt, Quark oder Hüttenkäse essen;
- ein Ei;
- entweder Fisch oder Huhn, mageres Rindfleisch, Lamm, Schweinefleisch oder Käse;
- frisches oder tiefgefrorenes grünes Blattgemüse (Spinat, Mangold, Grünkohl) und Salat mit frischen Kräutern;
- Vollkornbrot;
- Zitrusfrüchte, zum Beispiel eine Orange oder Grapefruit oder ein Glas Zitronensaft und anderes Obst;
- Reformmargarine.

Alle diese Nahrungsmittel enthalten Eiweiß, Vitamine und Mineralien. Diese Stoffe sind notwendig für einen reibungslosen Ablauf der Körperfunktionen. Führst du deinem Körper regelmäßig diese wichtigen Substanzen zu, so wird er die Stoffe, die dein Baby braucht, aufbauen können.

Eiweiß (Fleisch, Fisch, Eier, Milch, Hülsenfrüchte und Käse)
ist für den Aufbau von Gewebe und die Entwicklung der Plazenta und Gebärmutter wichtig. Durch Eiweiß wird der Blutzuckerspiegel hoch gehalten (unser unmittelbarer Energielieferant ist Zucker). Außerdem werden dem Körper durch Eiweißverbindungen lebensnotwendige Aminosäuren geliefert.
Vitamin A (Gemüse, Vollmilch)
stärkt die Widerstandskraft gegen Infektionen, spielt im Zellstoffwechsel der Haut und Schleimhäute eine wichtige Rolle und ist für die Sehfähigkeit von großer Bedeutung.
Vitamin B (Vollkornbrot, ungeschältes Getreide, Leber, Hefe und Getreidekeimlinge)

hilft bei Nervosität, Mattigkeit, schlechter Haut, Verstopfung und Pigmentveränderungen.
Vitamin C (Zitrusfrüchte)
verringert die Wirksamkeit schlechter Nahrungsstoffe und in den Körper eingedrungener Bakterien und Viren und ist unerläßlich für stabile Zellwände und einen guten Aufbau der Plazenta.
Vitamin D (Lebertran, Milch, Sonnenlicht)
reguliert den Kalzium- und Phosphathaushalt und fördert den Knochen- und Zahnbau.
Vitamin E (grüne Pflanzen, Vollgetreide, Eier, Erdnüsse, Sonnenblumenkerne)
fördert eine allgemeine Schutzwirkung gegenüber oxydierenden Stoffen und verhindert dadurch eine oxydative Zerstörung wichtiger Stoffe.
Vitamin K
kann nicht direkt durch Nahrungsmittel aufgenommen werden. Es wird mit Hilfe von Bakterien synthetisiert und ist für die Blutgerinnung wichtig.
Folsäure (grünes Gemüse)
Ein Mangel an Folsäure führt zu Müdigkeit und Blutarmut. Im menschlichen Körper kann Folsäure nicht gespeichert werden, so daß wir diese Substanz täglich zu uns nehmen müssen. Bei einem starken Folsäuremangel kann es sogar zu einem Nervenzusammenbruch kommen. Diese Säure ist außerdem für die Eiweißsynthese, die Blutbildung und für die Bildung neuer Zellen wichtig.
Eisen (rotes Rindfleisch, Datteln, Feigen, Zitronen, Bohnen, Vollkorngetreide und Rhabarber)
ist ein wesentlicher Bestandteil des Hämoglobins, das für den Sauerstofftransport zu den Zellen verantwortlich ist. Da viele Frauen zuwenig Eisen haben und durch eine Schwangerschaft der Eisenbedarf erhöht wird, verschreiben die Ärzte oft Eisenpräparate. Frauen, die diese Mittel nicht vertragen, können sich im Reformhaus eisenhaltige Kräuterauszüge kaufen. In Frauenmilch und Kuhmilch ist auffallend wenig Eisen. Das Kind baut jedoch schon im Mutterleib einen Eisenvorrat auf, der für die Zeit gespeichert wird, in der es nur von Milch ernährt wird. Wir müssen also auch für unser Kind Eisen zu uns nehmen. Während der Wehen braucht unser Körper mehr Sauerstoff und damit ausreichend Eisen. Auch für die Gehirnzellen unseres Babys muß genügend Sauerstoff vorhanden sein.
Kalzium (Milchprodukte, Käse, Früchte, Nüsse, Gemüse, Soja)
ist für den Aufbau der Knochen und Zähne, für die Regulation der Ner-

venreize und der Blutgerinnung und für die Abdichtung der Blutgefäße wichtig. Für die Resorption von Kalzium und Eisen ist Vitamin C notwendig.
Zink und Kobalt (Meeresfrüchte)
sind zum Aufbau bestimmter Enzyme notwendig.
Flüssigkeit
Trinke genügend. Dein Körper braucht für die Blutzirkulation und Körperflüssigkeit genügend Wasser. Die Mineralsalze werden durch Flüssigkeit gut verteilt, die Nahrungsstoffe werden besser verdaut und assimiliert. Ebenso wird Harninfektionen vorgebeugt. Vermeide koffeinhaltige Getränke.
Konservierung
Durch Konservierungsmethoden werden heute viele wertvolle Bestandteile zerstört, wir sollten daher möglichst frische und naturbelassene Nahrungsmittel kaufen (siehe Kapitel 2: «Ernährung»).

Gewichtszunahme

Viele Frauen verspüren in ihrer Schwangerschaft einen richtigen Heißhunger und nehmen auch ganz schön zu. Die Frage ist nun, ob wir unbedenklich alles essen können, wonach uns gelüstet, oder ob wir möglichst wenig zu uns nehmen sollten. Untersuchungen haben ergeben, daß zwischen der Gewichtszunahme der Mutter und dem Geburtsgewicht des Babys ein eindeutiger Zusammenhang besteht. Wichtiger als die Gewichtszunahme selbst ist ein kontinuierlicher Verlauf der Gewichtskurve. Es kann sein, daß schon im 7. Monat die vom Arzt zugestandene Gewichtszunahme erreicht wird. Es wäre völlig falsch, jetzt nur noch ganz wenig zu essen, da gerade am Ende der Schwangerschaft viele Vitamine, Mineralien, Eiweißstoffe und andere wichtige Substanzen benötigt werden. Gegen eine zu starke Gewichtszunahme bis zu Übergewicht sprechen zwei Punkte: Einmal werden Kreislauf und Herz durch ein großes Übergewicht sehr stark belastet; zum anderen ist es nach der Entbindung schwierig, wieder auf Normalgewicht zu kommen. Einige Frauen leiden unter diesem Gefühl, nicht wieder so schlank werden zu können, wie sie es vor der Schwangerschaft waren. Wir sollten auf jeden Fall unser Gewicht wöchentlich kontrollieren, ein außergewöhnlicher Gewichtsanstieg nach der 20. bis 25. Schwangerschaftswoche kann zum Beispiel ein Hinweis auf eine zu starke Wassereinlagerung (Ödem) sein.

Gestose

Viele von uns werden während der Schwangerschaft von ihrem Arzt auf Diät gesetzt, mit der Begründung, sie wären sonst von einer Gestose bedroht.

> In der Zeit, in der ich schwanger war, dachte ich, wenn meine Hände oder Fußknöchel zu schwellen anfangen, dann würde irgend etwas Schlimmes passieren – ich wäre dann in Gefahr, obwohl mir nicht klar war, worum es sich eigentlich handelte.

Was ist eine Gestose?
Dieses Krankheitsbild, das früher fälschlicherweise als Schwangerschaftsvergiftung bezeichnet wurde, kann gegen Ende der Schwangerschaft auftreten, und zwar in verschiedenen Phasen:

Das erste Stadium (*Präeklampsie*) ist durch hohen Blutdruck, durch das Anschwellen der Glieder auf Grund zu starker Wasseransammlung und das Auftreten von Eiweiß im Urin gekennzeichnet. Gewöhnlich treten diese Symptome nach der 20. bis 25. Schwangerschaftswoche auf. Die Kennzeichen dieses Stadiums können schwach, aber auch sehr stark sein. Im zweiten Stadium können Sehstörungen, starke Kopfschmerzen, Benommenheit und Unterleibsschmerzen auftreten. In sehr seltenen Fällen kann es zu Krämpfen und Bewußtlosigkeit kommen (*Eklampsie*). Bei entsprechender medizinischer Versorgung können diese Auswirkungen jedoch verhütet werden.

Über die Ursachen dieser Störung besteht bisher noch größte Unklarheit. Es gibt viele verschiedene Theorien, wobei nur wenige die Ernährung in Betracht ziehen. Es wird berichtet, daß in unterernährten Bevölkerungsgruppen häufiger Gestosen vorkommen, wie zum Beispiel in Trinidad oder auf den Philippinen, ebenso in Ländern mit einer vorwiegend kalorienarmen und kohlenhydratreichen Kost wie Japan und Indien. Untersuchungen ergaben, daß bei richtig ernährten Schwangeren kaum Gestosen auftraten, dagegen bei 44 % der schlecht ernährten Schwangeren. Wir können nicht mit Sicherheit behaupten, daß durch eine gute Ernährung das Auftreten dieser Krankheit völlig verhindert wird. Doch sollten wir auf jeden Fall durch wertvolle Nahrungsmittel die besten Voraussetzungen für eine gesunde Schwangerschaft schaffen. Selbst wenn noch andere Faktoren wie zum Beispiel Streß eine Rolle spielen, können wir doch wenigstens eine uns bekannte Ursache ausschließen. Vielleicht wird eines Tages diese Krankheit ganz verschwunden sein, denn sie gehört scheinbar zu jener Sorte von Krankheiten, die durch Aufklärung und ausführliche Information, besonders aber durch eine gerechte Nahrungsmittelverteilung auf dieser Welt stark eingeschränkt werden könnte.

Ödeme

Neben der Gewichtszunahme treten bei schwangeren Frauen oft Ödeme auf. Ein Ödem entsteht, wenn die Gewebezellen des Körpers zuviel Wasser zurückhalten. Dadurch schwellen Hände, Beine, Füße oder das Gewicht an. Meistens treten diese Schwellungen besonders stark am Abend auf. Oft schließen die Ärzte von einer Gewichtszunahme direkt auf Ödeme und drohende Gestose. Das stimmt nicht immer, da zwischen einer durch Kalorien und einer durch Wasserspeicherung bedingten Gewichtszunahme unterschieden werden muß. Harmlose Ödeme müssen von Ödemen unterschieden werden, die eine Gestose ankündigen und von anderen Symptomen dieser Krankheit begleitet sind.

Diuretika (harntreibende Mittel)
Zu oft und zu unüberlegt verschreiben die Ärzte beim Auftreten von Ödemen harntreibende Mittel. Diese Medikamente können gefährliche Auswirkungen haben. Es können unerwünschte Nebenwirkungen auf den Organismus der Mutter und des Fetus entstehen. Die Tabletten führen dazu, daß der Körper sehr viel Wasser ausscheidet, wir müssen häufig unsere Blase entleeren. Harntreibende Mittel verursachen unter anderem Übelkeit, Erbrechen, Durchfall, Gelbsucht, Muskelkrämpfe, Schwindelgefühle, Kopfschmerzen und Appetitlosigkeit. Harntreibende Mittel kamen erstmals 1958 auf den Markt und werden seitdem von der Arzneimittelindustrie ohne Rücksicht auf mögliche Nebenwirkungen hergestellt und vertrieben.

Appetitzügler

Diese Tabletten gehören zu den Aufputschmitteln (Amphetamine). Sie sind Drogen. Oft werden sie bei einer zu starken Gewichtszunahme verschrieben. Die Wirkstoffe werden direkt von der Plazenta auf den Fetus übertragen. Sie werden gegeben, um den Appetit zu dämpfen und die Stimmung trotz mangelhafter Ernährung zu heben. In Wirklichkeit verschleiern diese Medikamente die Probleme, die durch eine falsche Ernährung entstehen. Daher sollten wir sie auf keinen Fall während der Schwangerschaft einnehmen. Bei einer entsprechenden Ernährung sind diese Mittel völlig unnötig. Es gibt andere Möglichkeiten, unseren Appetit zu dämpfen. Wir können öfters eine kleine Mahlzeit wie Obst oder Rohkost zu uns nehmen, vor dem Essen eine Tasse Wasser trinken. Sehr gut ist als Zwischenmahlzeit auch eine Tasse Fleischbrühe. Verlangt also auf keinen Fall Schlankmacher von euren Ärzten!

Mittel gegen Schwangerschaftserbrechen

Das Mittel *Lenotan* gegen Schwangerschaftserbrechen wird seit vielen Jahren rezeptfrei an schwangere Frauen abgegeben. Nun bestehen Bedenken, daß *Lenotan* Mißbildungen hervorrufen könnte. Bis die Frage geklärt ist, empfiehlt sich deshalb Zurückhaltung.

Salz

Ein gewisser Salzgehalt ist für deinen Organismus notwendig. Das Salz wird außerhalb der Körperzellen in der Körperflüssigkeit gespeichert und zusammen mit dem Schweiß ausgeschieden. Daher müssen wir unseren Salzgehalt täglich ergänzen. Durch Salz und Wasser wird dem Wasserentzug aus den Körpergeweben vorgebeugt; für Frauen, die sich auf das Stillen vorbereiten, bedeutet ein ausreichender Salzvorrat eine bessere Milchproduktion. Margaret Robinson stellte in einer Untersuchung fest, daß Frauen, denen eine salzlose Diät verordnet worden war, unter Beinkrämpfen litten. Durch die Einnahme von Salz konnten diese Krampfanfälle verhindert werden. In der täglichen Nahrung ist für unseren Bedarf genügend Salz enthalten. Eine zu stark salzhaltige Kost sollte vermieden werden, da zu viel Salz zu viel Wasser in unserem Körper bindet. Im Falle einer Gestose kann zu viel Salz gefährlich sein. Es führt zu einer Blutdrucksteigerung und Ödemen.

Die Wirkung von Medikamenten, Drogen, Röntgenstrahlen und Vitamintabletten

Bei der Einnahme von Medikamenten und anderen künstlichen Stoffen müssen wir uns immer bewußt sein, daß jeder Stoff, den wir einnehmen, über die Plazenta in den Fetus gelangen kann. Wir müssen uns zwischen der guten Wirkung eines Medikaments für uns und der eventuell schlechten Wirkung auf den Fetus entscheiden. Es gibt Stoffe, die zu einer Mißbildung des Fetus führen können. Andere wiederum beeinflussen den Hormonspiegel der Mutter in dem Mutter-Kind-Kreislauf und ändern auf diese Weise die Funktion der Plazenta. Untersuchungen haben gezeigt, daß die häufig verschriebenen Beruhigungsmittel *Librium* und *Valium*, wenn sie am Anfang der Schwangerschaft eingenommen wurden, zu Schädigungen des Embryos geführt haben. Bei der Einnahme *suchterzeugender Drogen*, vor allem von *Heroin*, wird der Fetus schon kurz nach der Geburt Entzugserscheinungen zeigen. Das gleiche gilt für Babies *alkoholabhängiger* Frauen. Der Arzt muß unbedingt informiert werden, da Entzugserscheinungen für ein Neugeborenes lebensgefährlich sind, wenn sie nicht sofort erkannt und behandelt werden.

Einige *Antihistamine* (Mittel gegen Allergie) können Schädigungen des Fetus hervorrufen. *Anästhetika* (Betäubungsmittel) rufen, wenn sie in höheren Konzentrationen verabreicht werden, Deformationen hervor. Ebenso kann *Cortison* schädigend wirken. *Tetracycline* beeinträchtigen den Knochenbau des Fetus und verursachen eine Gelbfärbung der Zähne.

Die Gefahren für das sich entwickelnde Kind, die auf Grund von Umweltgiften und falscher Verhaltensweisen der Mutter hinsichtlich Ernährung, Arzneimittel-, Alkohol- und Nikotinkonsum entstehen, werden auch heute noch unterschätzt. Denn sowohl die biochemischen (Stoffwechselprozesse) als auch die morphologischen (Wachstums-)Prozesse in den einzelnen Entwicklungsphasen des Embryos sind nicht genügend erforscht; oft werden diese Schädigungen erst sehr spät sichtbar, manchmal erst in der Pubertät. Es wird angenommen, daß vier Fünftel aller schweren geistigen Behinderungen auf Schädigung in der Schwangerschaft und nur ein Fünftel auf Schädigung während oder nach der Geburt beruhen. Es ist daher erschreckend, daß laut Umfrage nur 20 % der Schwangeren im ersten Drittel der Schwangerschaft keine Medikamente einnehmen.

Wir warnen nochmals eindringlich vor der Einnahme von Medikamenten in der Schwangerschaft! Du kannst dein Kind damit schädigen, versuche in der Zeit der Schwangerschaft möglichst ganz ohne Drogen und Medikamente auszukommen. Selbst bei der Verwendung üblicher Mittel wie *Aspirin* oder *Schlaftabletten* ist Vorsicht geboten. Regelmäßiger Alkoholkonsum von 80 g (etwa sechs Flaschen Bier) täglich führt bereits zu schweren kindlichen Entwicklungsstörungen und bei einem Drittel der Feten zu Mißbildungen. Selbst geringere Mengen können schon schaden. *Zigarettenkonsum* führt zu einer erhöhten Sterblichkeit nach der Geburt (perinatale Mortalität). Siehe hierzu auch Seite 34.

Wir müssen uns immer vor Augen halten, daß ein sich entwickelnder Organismus noch viel stärker und empfindlicher auf chemische und radioaktive Substanzen reagiert als unser eigener, ausgewachsener.

Schwangere Frauen dürfen auf keinen Fall *Röntgenstrahlen* ausgesetzt werden, da diese zur Mißbildung des Fetus führen können; besonders gefährlich sind Röntgenstrahlen in den ersten sechs Schwangerschaftswochen.

Bei einer ausgewogenen Diät ist die Einnahme von *Vitaminpräparaten* nicht notwendig. Ein übermäßiger Gebrauch von Vitamintabletten soll zu Mißbildungen des Fetus führen können (A, D, B_6, K).

Bewußte Ernährung

Viele von uns kaufen Lebensmittel ein, ohne über deren Qualität nachzudenken. In der Überflußgesellschaft, in der wir leben, werden uns haufenweise Nahrungsmittel angeboten und angepriesen, die oft nur Kalorien und sonst keinerlei Nährstoffe enthalten. Die wertvollen Substanzen werden durch die Herstellungsverfahren sehr häufig zerstört. Gemüse und Salate werden heute teilweise so stark gedüngt, daß wir neben den wertvollen Bestandteilen auch eine Menge schädlicher Stoffe in unseren Körper aufnehmen. In homogenisierter Milch sind viele wichtige Bestandteile durch das Homogenisierungsverfahren zerstört oder so verändert worden, daß unser Körper sie nicht mehr richtig verwerten kann.

Als Alternative werden heute biologisch angebaute Lebensmittel angeboten. Nur bei diesen Nahrungsmitteln können wir davon ausgehen, daß wir nichts Schädliches zu uns nehmen. Ein Nachteil ist, daß diese Lebensmittel im allgemeinen teurer und nicht überall erhältlich sind. Gerade in der Schwangerschaft ist es wichtig, uns bewußt zu ernähren und das zu essen, was unser Körper braucht. Deshalb müssen wir uns auch mit Ernährungslehre beschäftigen und uns über die Zusammensetzung der von uns gekauften Lebensmittel informieren (siehe Kapitel 2, Bd. I: «Ernährung»).

Der Ablauf der Schwangerschaft

Während der Schwangerschaft spielen sich in dir zwei parallel verlaufende Entwicklungen ab: Einmal deine eigene körperliche und emotionale Entwicklung und zum anderen die Entwicklung des Fetus in dir. Obwohl du in dieser Zeit vieles ähnlich wie andere schwangere Frauen erlebst, wird deine Erfahrung doch einzigartig sein (auch jede weitere Schwangerschaft wirst du wieder anders erleben). Sprichst du mit Frauen, die gerade schwanger sind, oder mit Frauen, die gerade eine Schwangerschaft hinter sich haben, so wirst du feststellen, daß eure Erfahrungen und Gefühle unterschiedlich sind und daß es keine allgemeine Beschreibung für den Zustand Schwangerschaft gibt.

Die Entwicklung des Fetus bringt für deinen Körper viele Umstellungen mit sich. Einige dieser Veränderungen laufen ganz unbemerkt und ruhig ab, andere magst du als unangenehm empfinden. Unser Körper muß sich darauf einstellen, nun den Aufenthaltsort für ein sich entwikkelndes Wesen zu bilden. Diese Umstellung kann zu Unannehmlichkeiten und Komplikationen führen. Alle schwangeren Frauen sind von diesen Veränderungen betroffen. Einige leiden sehr darunter, andere fühlen sich sehr wohl.

Deine Gefühle hängen stark von deiner Persönlichkeit ab, sie sind von deinen Kindheitserfahrungen und der Beziehung zu deinen Eltern geprägt. Lebst du mit einem Mann zusammen, so sind sie auch von deinen Gefühlen zu diesem Mann beeinflußt. Du mußt Konflikte bewältigen und wirst vielleicht von Zweifeln und Ängsten geplagt. Mit dem Entschluß zu einem Kind haben wir eine nicht mehr rückgängig zu machende Entscheidung getroffen. Wir können nun die Entwicklung unseres Körpers nicht mehr beeinflussen. Das kann Ängste wachrufen.

Einige Frauen konzentrieren sich während ihrer Schwangerschaft ganz auf die in ihrem Körper ablaufenden Vorgänge und halten andere Probleme nicht mehr für so wichtig. Andere sind in der Schwangerschaft viel sensibler und empfindlicher als sonst und geraten schnell aus dem Gleichgewicht. Die hormonelle Umstellung unseres Körpers wirkt sich mehr oder weniger stark auf unsere Psyche aus. Aber auch unsere seelische Verfassung beeinflußt unsere Hormonlage. Beides steht in ständiger Wechselwirkung zueinander und ist nicht zu trennen. Wir werden bei unseren Ausführungen den Schwangerschaftsverlauf in Trimester (zu je drei Monaten) einteilen. Diese Einteilung muß nicht haargenau auf jede Frau zutreffen.

Wann wird das Kind geboren?

Sobald eine Frau weiß, daß sie schwanger ist, geht das Rechnen los: wann wird das Kind geboren? Ganz genau weiß das jedoch niemand. Kinder haben ihren eigenen Entwicklungsrhythmus. Nur etwa 4% aller Babies kommen am errechneten Termin zur Welt, die anderen werden in einem Zeitraum von etwa plus/minus vierzehn Tagen rund um den Stichtag geboren. Das Ausrechnen des voraussichtlichen Geburtstages kann deshalb auch immer nur ein Anhaltspunkt sein. Die Regeln dafür lauten: Ist der letzte Eisprungtermin und damit der Zeitpunkt der Empfängnis nicht bekannt, geht man vom ersten Tag der letzten Regel aus und rechnet 280 Tage, 40 Wochen oder zehn Mondmonate zu 28 Tagen hinzu. Weiß man den Termin der Empfängnis, werden die Tage zwischen dem Beginn der letzten Regel und dem Eisprung von den 280 Tagen abgezogen. Da viele Mediziner noch immer davon ausgehen, daß der Eisprung immer am 14. Zyklustag stattfindet, wird als Schwangerschaftsdauer in den Lehrbüchern 266 Tage angegeben. Aber das ist keineswegs immer so und Abweichungen sind vollkommen normal. Außerdem basieren diese Berechnungen alle auf einem 28-Tage-Zyklus, und auch das entspricht nicht der Wirklichkeit. Deshalb sollten Frauen mit einem normalerweise sehr langen Zyklus auch mit einer entsprechend längeren Schwangerschaft rechnen und Frauen mit einem kurzen Zyklus mit einer entsprechend verringerten Zeit. Aber das alles sind, wie gesagt, nur Faustregeln. Letztlich kommt die Geburt dann doch immer ein bißchen überraschend.

Erstes Schwangerschaftsdrittel (die ersten zwölf Wochen)

Körperliche Veränderungen

Du kannst von den nachfolgend beschriebenen Anzeichen einer Schwangerschaft gar keine, nur einige oder auch alle Merkmale bei dir finden. Wenn du deine Periode bisher regelmäßig hattest, wird sie nach einer Empfängnis höchstwahrscheinlich ausbleiben. Manche Frauen haben in den ersten zwei oder drei Monaten noch Blutungen haben, die jedoch kürzer und spärlicher sind als gewöhnlich. Ungefähr sieben Tage nach der Befruchtung setzt sich die kleine Zellenansammlung des sich entwickelnden Embryos an der Gebärmutterwand fest. Dabei kann es zu leichten Blutungen kommen, da neue Blutgefäße gebildet werden. Die hormonelle Umstellung kann dazu führen, daß du öfters deine Blase entleeren mußt. Die Hormone sind verantwortlich für eine größere Wasserresorption deines Körpers. Auch drückt die wachsende Gebärmutter gegen deine Blase.

Deine Brüste können anschwellen, du kannst ein Prickeln und Pulsieren und manchmal auch Schmerzen verspüren. Die Milchdrüsen in deiner Brust beginnen sich weiter zu entwickeln. Durch die erhöhte Blutzufuhr treten die Blutgefäße stärker hervor. Deine Brustwarzen und die Areola (Brustwarzenhof) können dunkler und größer werden.

Einigen Frauen ist in dieser Zeit häufig schlecht, und sie müssen sogar manchmal erbrechen. Oft beruhen diese Erscheinungen nur auf einer Umstellung des Körpers und sind bald wieder vorbei. Es ist auch möglich, daß der erhöhte Östrogenspiegel auf den Magen wirkt und die Produktion der Magensäure verändert. Auch das schnelle Wachsen der Gebärmutter kann die Ursache dieser Symptome sein. Ist dir oft übel, so nimm nur leichte Kost zu dir und iß lieber öfters kleine Mengen. Manchmal hilft es, wenn du morgens vor dem Aufstehen Zwieback ißt. Vermeide fettes, stark gewürztes Essen. Iß langsam und mit Ruhe.

Manche Frauen sind in dieser Zeit ständig müde. Diese Müdigkeit ist nach drei Monaten, wenn der Körper sich umgestellt hat, vorbei. Du kannst vermehrt Ausfluß haben, dieser kann klar, weiß oder auch gelblich sein. Die chemische Zusammensetzung und die Menge der Flüssigkeit in deiner Vagina ändern sich. Wenn du dich aus irgendeinem Grund unwohl fühlst, so gehe zu deinem Arzt oder einer Schwangerenberatungsstelle.

In der 10. bis 11. Woche werden die Verbindungsstellen der Beckenknochen weiter und beweglicher. Deine Herzschläge können unregelmäßig werden; die Ursachen liegen einmal in dem zunehmenden Druck der wachsenden Gebärmutter und zum anderen in dem erhöhten Progesteronspiegel, der die glatte Muskulatur auflockert. Die größere Progesteronmenge beeinflußt auch noch andere Organe. Bei zuwenig Bewegung kann es leicht zu Verstopfung kommen. Im allgemeinen sind in den ersten zwölf Wochen die äußerlichen Veränderungen unseres Körpers relativ gering.

Schwangerschaftstests

Die meisten Frauen gehen zum Arzt, wenn sie das Gefühl haben, schwanger zu sein. Andere merken es nicht selbst, sondern werden durch jemand anderen auf eine mögliche Schwangerschaft hingewiesen. Es gibt auch Frauen, die schwanger sind, ohne daß sie die ersten Monate irgend etwas davon bemerken. Es gibt Schwangerschaftstests, die wir in der Apotheke kaufen und zu Hause selbst durchführen können. Diese Tests kosten zwischen 20 und 30 DM und können ab dem ersten Tag nach Ausbleiben der Regel gemacht werden. Wir können diesen Test auch in der Apotheke durchführen lassen. Das Ergebnis ist bei diesem Test schon nach wenigen Stunden sichtbar.

Üblich sind zwei Arten von Schwangerschaftstests: die biologischen und die immunologischen. Beide beruhen auf einem Hormon (Humanes Choriongonadotropin HCG), das von dem sich entwickelnden Embryo abgegeben wird und sich nur im Urin schwangerer Frauen befindet. Die Schwangerschaft kann auf diese Weise frühestens sieben Tage nach der Eibefruchtung festgestellt werden. Bei dem biologischen Test wird der Urin Labortieren wie Ratten, Mäusen oder Fröschen eingespritzt und verursacht in ihnen eine veränderte Ovarientätigkeit. Diese Prozedur dauert mehrere Tage, wohingegen der schnellste immunologische Test nur zwei Minuten dauert. Bei letzterem wird ein Tropfen Urin mit einem Tropfen einer für HCG-Hormon empfindlichen Lösung und zwei Tropfen einer anderen Substanz gemischt. Ist der Test positiv, findet keine Gerinnung der Lösung statt. Diese Tests besitzen eine Genauigkeit von 95 bis 98 %. Werden sie zu früh durchgeführt, so können sie allerdings ein falsches Ergebnis anzeigen. Sie müssen technisch richtig gehandhabt und die Urinabnahme korrekt durchgeführt werden. Manchmal empfiehlt es sich, bei einem negativen Ausfall des Tests diesen noch ein- oder zweimal zu wiederholen. Ganz selten kann es vorkommen, daß bei einer Frau trotz vorhandener Schwangerschaft alle Tests negativ ausfallen. Ab und zu kann ein Schwangerschaftstest auch einmal fälschlicherweise positiv ausfallen.

Normalerweise ist der Nachweis einer Schwangerschaft auch ohne diese Tests möglich. Der Arzt kann deine Schwangerschaft an bestimmten Anzeichen erkennen. Der Muttermund ist nicht mehr rötlich oder rosa, sondern auf Grund der zunehmenden Zirkulation von venösem Blut bläulich, außerdem ist er weicher als sonst. Auch die Gebärmutter fühlt sich weicher an, ihre Form ist verändert. Die Stelle, an der sich der Embryo eingenistet hat, kann manchmal als kleine Ausbuchtung der Gebärmutter von außen gefühlt werden.

Nicht jede Frau braucht einen Arzt oder Test, um sich ihrer Schwangerschaft sicher zu sein. Manche Frauen wissen es einfach, sie spüren es an irgendwelchen Anzeichen und sind sich ihrer Sache ganz sicher. Andere werden erst auf eine Veränderung aufmerksam, wenn ihre Regel ausbleibt, ihre Brüste spannen oder sie plötzlich ein ganz verändertes Körpergefühl haben.

Und wieder andere Frauen, die regelmäßig ihre Morgentemperatur messen, können aus ihrer Kurve ablesen, ob sie schwanger geworden sind. Denn nach dem Eisprung steigt die morgendliche Basaltemperatur leicht an. Zwölf bis vierzehn Tage später kommt normalerweise die Regel. Bleibt sie länger als achtzehn Tage nach dem Anstieg aus, ist die betreffende Frau schwanger. Diese Methode ist ebenso sicher wie jeder Test.

Untersuchungen im Verlauf der Schwangerschaft

Beim ersten Besuch wird die Ärztin (oder der Arzt) deine medizinische Vorgeschichte aufnehmen: Frühere Krankheiten, deine erste Menstruation, Operationen, Fehlgeburten, frühere Geburten, Abtreibungen. Sie wird nach Familienkrankheiten wie Herzfehler, Diabetes, Nieren- und Geisteskrankheiten fragen. Sie wird fragen, ob du Röteln oder eine Geschlechtskrankheit hattest. Nach der Aufnahme deiner Vorgeschichte folgt eine gründliche körperliche Untersuchung. Du solltest dabei der Ärztin all deine körperlichen Schwierigkeiten nennen. Der allgemeinen Untersuchung folgt die eigentliche Schwangerschaftsuntersuchung. Neben der schon beschriebenen vaginalen Untersuchung wird die Ärztin auch deine Brüste abtasten, um zu sehen, ob sich die Drüsen verändert haben. Eine Blutuntersuchung wird gemacht, um die Blutgruppe festzustellen, eine Hämoglobinanalyse durchgeführt und verschiedene Tests gemacht (Röteln, Syphilis, Antikörper, Toxoplasmose). Bei den Schwangerschaftsuntersuchungen wird auch regelmäßig der Urin auf Eiweißgehalt untersucht. Die Ärztin mißt bei jeder Untersuchung dein Gewicht und deinen Blutdruck und notiert die Werte. Sie gibt dir bei der ersten Untersuchung ein kleines Heft, den Mutterpaß, in den die durchgeführten Tests, deren Ergebnisse und die jeweiligen Befunde eingetragen werden. Die Ärztin kann so genau deine Gewichtszunahme und eventuelle Änderungen deines Blutdrucks feststellen. Du wirst nun regelmäßig jeden Monat untersucht, dabei stellt die Ärztin jedesmal die Lage des Fetus fest, hört die Herztöne ab, untersucht deinen Urin und mißt Gewicht und Blutdruck. Am Ende der Schwangerschaft, im 8. oder 9. Monat, wirst du häufiger als einmal im Monat zur Ärztin gehen. Außerdem wird auch mindestens eine Ultraschalluntersuchung gemacht, um Größe und Lage des Fetus festzustellen. Kurz vor dem Geburtstermin wird die Ärztin messen, ob dein Becken für den Durchtritt des Kindes groß genug ist, sie wird die Stärke der Gebärmutterwände und die Größe der Muttermundöffnung feststellen. Die Lage des Kindes und die Herztöne werden noch einmal überprüft.

Kümmere dich möglichst schon jetzt um eine gute Kinderärztin oder Kinderarzt. Du wirst die Verhältnisse in der Arztpraxis und im Krankenhaus sicher nicht so ideal vorfinden, wie sie sein sollten und wie wir sie geschildert haben. Schwangere werden häufig routinemäßig abgefertigt, auf Gefühle und Bedürfnisse wird nicht eingegangen. Lange Wartezeiten, Frustrationserlebnisse und Hemmungen führen dazu, daß viele Frauen erst zur Entbindung die Arztpraxis oder das Krankenhaus wieder aufsuchen.

Der Rhesusfaktor

Zu den Blutuntersuchungen, die gleich zu Beginn der Schwangerschaft gemacht werden müssen, zählt auch ein Test, mit dem festgestellt wird, ob jemand den Rhesusfaktor im Blut hat oder nicht. Weil es sich um eine der wichtigsten Untersuchungen in diesem frühen Stadium der Schwangerschaft handelt, soll sie hier etwas genauer erklärt werden.

Bei mindestens 86 % aller Menschen überzieht diese Substanz die roten Blutkörperchen, sie sind Rhesus positiv (Rh+), diejenigen, bei denen diese Substanz fehlt, sind Rhesus negativ (Rh−). Wenn jemand mit negativem Rhesusfaktor eine Bluttransfusion mit Rhesus positivem Blut bekommt, werden im Blut Antikörper gebildet, die das eigene Blut gegen den schädigenden Rh+-Faktor schützen sollen und die fremden roten Blutkörperchen angreifen. Es kommt zu Verklumpungen der roten Blutzellen.

Zu demselben Prozeß kann es bei einer Schwangerschaft kommen, weil zwischen Mutter und Fetus durch die Plazenta eine bestimmte Menge Blut ausgetauscht wird, auch wenn beide Kreisläufe voneinander geschieden bleiben. Bei diesem Austausch wird hauptsächlich Blut von der Mutter in den Kreislauf des Fetus übertragen. Bei der Geburt jedoch, wenn sich die Plazenta vom Uterus löst, kann es zu einem großen Blutverlust kommen, und der Kreislauf der Mutter kann etwas von dem Blut des Kindes absorbieren. Das kommt allerdings nicht sehr oft vor. Eine Mutter mit negativem Rhesusfaktor wird bei der ersten Schwangerschaft wahrscheinlich ein vollkommen gesundes Kind bekommen. Hat sie jedoch bei der Geburt etwas von dem Blut des Kindes mit positivem Rhesusfaktor aufgenommen, reagiert ihr eigenes Blut und bildet Antikörper. Diese Antikörper bleiben im Blut der Mutter und können bei einer möglichen weiteren Schwangerschaft in den Kreislauf des Kindes gelangen, dessen rote Blutkörperchen angreifen und teilweise zerstören. Das kann dazu führen, daß das Kind als Totgeburt auf die Welt kommt, schwer anämisch oder geistig behindert ist. Deshalb sollte jede Frau mit negativem Rhesusfaktor ihr Blut vom Anfang einer Schwangerschaft an regelmäßig untersuchen lassen. Auch sollte sie folgendes beachten:

- Das Blut des Vaters sollte ebenfalls untersucht werden. Hat auch er einen negativen Rhesusfaktor, werden alle Kinder Rhesus negativ sein, dann bedarf es keiner weiteren Kontrollen. Ist er jedoch Rhesus positiv, sollte ermittelt werden, ob er sowohl Rh+- als auch Rh--Gene hat, dann wird der Fetus nur zu 50% Rhesus positiv. Wenn der Mann nur Rh+-Gene hat, wird der Fetus in jedem Fall den positiven Rhesusfaktor erben.
- Eine Schwangere sollte wissen, ob sie schon einmal eine Bluttransfusion bekommen hat. Es ist möglich, wenn es heutzutage, wo die Bedeutung des Rhesusfaktors bekannt ist, auch nur sehr selten vorkommt, daß eine Frau mit negativem Rhesusfaktor Blut mit positivem Rhesusfaktor bekommen und vielleicht schon Antikörper gebildet hat.
- Das eigene Blut sollte während der Schwangerschaft auf das Vorhandensein von Antikörpern hin untersucht werden.
- Mit einer Fruchtwasseruntersuchung läßt sich feststellen, ob sich die Blutzellen des Fetus bereits verändert haben. Liegt der Bilirubin-Spiegel im Fruchtwasser hoch, ist das ein Hinweis darauf, das das Blut des Fetus geschädigt ist und das Kind in utero eine Bluttransfusion bekommen muß.

Zottenhautentnahme (Chorionbiopsie)

Ab der siebten Woche ist ein anderer wichtiger Test möglich, die Chorionbiopsie. Dazu wird von der sogenannten Zottenhaut, einer der Eihäute der Fruchtblase, die das Kind schützend umgibt, ein winziges Stück entnommen und mikroskopisch untersucht. Mit diesem Test lassen sich schon sehr früh Erbkrankheiten des Kindes feststellen. Ein Schwangerschaftsabbruch, für den sich eine Frau danach eventuell entscheidet, ist körperlich nicht so belastend wie zu einem späteren Zeitpunkt. Mehr über Tests in der Schwangerschaft und die schwierigen Entscheidungsprozesse, die damit verbunden sind, ab Seite 35.

Gefühle in dieser Zeit

Zu Beginn deiner Schwangerschaft wirst du eine Vielfalt unterschiedlichster Empfindungen haben, von höchsten Glücksgefühlen bis zu tiefsten Depressionen.

Du bist sensibler, offener, aufnahmefähiger, du fühlst dich so, als ob du verliebt wärst. Du bist voller Energie. Du hast wahrscheinlich das Gefühl, etwas Besonderes zu sein, fühlst dich stark, kreativ und selbstsicher. Erwartung – Aufregung – Ungeduld.

> Als ich, ausgerüstet mit ‹*Die Mutter und ihr Kind*›, die Arztpraxis verließ, überkam mich ein unsagbares Glücksgefühl. Ich fiel J., der unten in der Halle auf mich wartete, lachend und heulend in die Arme.

> Ein seltsames Gefühl empfand ich, nachdem ich nun von meiner Schwangerschaft wußte – plötzlich war alles verändert, ich war überrascht.

> Wir freuten uns sehr auf unser Baby. Das war ein guter Halt, ein schönes Gefühl. Ich ging damals noch zur Schule, 12. Klasse Fachoberschule. Bisher war ich immer eine mittelmäßige Schülerin gewesen, aber in diesem Jahr schnitt ich als Klassenbeste ab. Meine Energie war geradezu unerschöpflich.

Einige Fragen:
Was geht in mir vor? Welche Veränderungen bewirkt die Schwangerschaft in mir? Werde ich damit zurechtkommen? Wie wird die Entbindung sein? Werde ich es schaffen? Wie lange werde ich noch meinen Beruf ausüben können? Wie wird mein Kind aussehen? Was ist mit meinem Mann/Freund?

Einige negative Gefühle:
Schock – ich verliere meine Individualität. Ich bin nicht mehr dieselbe. Nun bin ich schwanger. Ich gehöre zu der Kategorie werdender Mütter und fühle mich nicht wohl dabei. In Zukunft werden mich die Leute immer im Zusammenhang mit dem Baby sehen. Ich empfinde nichts für dieses entstehende Leben in mir. Ich fühle keine Liebe für das Kind. Ich bin verunsichert. Ich bin müde. Ich fühle mich krank. Ich wünschte, ich wäre nicht schwanger. Ich bin noch nicht bereit. Ich verstehe nichts von Kindern.

Es ist ganz natürlich und selbstverständlich, daß wir auch negative Gefühle haben. Wir sollten sie möglichst nicht verdrängen, sondern uns mit ihnen auseinandersetzen. Je intensiver wir uns mit unseren unangenehmen Empfindungen auseinandersetzen, desto leichter werden wir später mit ihnen umgehen können.

> Anfangs sagte ich niemandem etwas von meiner Schwangerschaft. Ich hatte eine große Scheu davor. Erst nach und nach sprach ich mit anderen darüber. Ich spürte irgendwie Ablehnung bei den Leuten. Freunde zeigten wenig Interesse an dem Thema. Irgendwie hatte ich das Gefühl, meinen Entschluß verteidigen zu müssen. Ich habe die Schwangerschaft für mich selbst sehr genossen, fühlte mich aber im Widerspruch zu meiner Umwelt.

Einige von uns sind so beschäftigt, daß sie kaum an ihre Schwangerschaft denken. Andere haben viel Zeit und Muße, um sich Gedanken zu machen. Wir beschäftigen uns in dem langen Verlauf unserer Schwangerschaft manchmal mehr und dann wieder fast gar nicht mit ihr. Obwohl wir uns viele Gedanken machen, können wir uns einfach nicht vorstellen, wie es einmal sein wird, wenn das Kind da ist.

> Seit der Schwangerschaft spüre ich meinen Körper und meine Gefühle viel intensiver, oft bewege ich mich wie in Trance durch die Gegend. Manchmal bin ich aggressiv oder traurig oder wütend, die Stimmungen sind intensiv und wechselhaft.

> Ich war zunächst sehr unglücklich, als mir meine Ärztin die Schwangerschaft bestätigte. Ich hatte gerade mein Studium begonnen. Am meisten Angst hatte ich vor der Reaktion meiner Eltern, von denen ich sowohl finanziell als auch emotional stark abhängig war.

In der Zeit meiner Schwangerschaft war ich wesentlich ruhiger und ausgeglichener als sonst. Ich ruhte in mir selbst.

Manchmal empfinden wir es am Anfang unserer Schwangerschaft als Erleichterung, unseren Zustand zu verdrängen. Irgendwann einmal im Verlauf unserer Schwangerschaft kommen wir vielleicht an einen Punkt, an dem wir dem Unvermeidlichen entfliehen möchten.

Die Entwicklung des Fetus

Die Veränderungen, die in dir jetzt vor sich gehen, kannst du noch nicht fühlen. Plazenta und Fetus machen eine Entwicklung im allerkleinsten Maßstab durch. Es ist ganz phantastisch, was alles passiert. Wenn wir über die Vorgänge in unserem Körper in jedem Stadium unserer Schwangerschaft Bescheid wissen, dann empfinden wir unseren Zustand nicht so beängstigend und sind nicht von uns selbst entfremdet, wie das bisher oft der Fall war. Leider ist hier nicht genügend Platz, um jedes Entwicklungsstadium des Babys in deinem Bauch Schritt für Schritt zu beschreiben. Es gibt aber viele Bücher, in denen das alles genau beschrieben und abgebildet ist (siehe Literaturempfehlungen S. 428).

Zweites Schwangerschaftsdrittel (13. bis 26. Woche)

Körperliche Veränderungen

Etwa im 4. Monat wirst du merken, daß deine Kleider zu eng werden, dein Bauch wird unterhalb der Taille dicker, du wirst im 4. oder im 5. Monat die ersten zarten Bewegungen deines Kindes spüren. Es hat sich schon die ganze Zeit über bewegt, aber bisher hast du noch nichts davon wahrgenommen. Wahrscheinlich fängst du jetzt an zuzunehmen. Eine gute Ernährung trägt dazu bei, daß du dich die ganze Zeit über wohl fühlst.

Dein Kreislauf hat sich verändert, du hast für dich und dein Kind mehr Blut als sonst im Körper, da dein Knochenmark vermehrt rote Blutkörperchen produziert. Du trinkst mehr und speicherst auch mehr Flüssigkeit. Zur vermehrten Blutproduktion braucht dein Körper mehr Eisen. Dein Herz verändert seine Lage und ist etwas vergrößert. Bei einigen

Frauen wird der Brustwarzenhof sehr dunkel. Dies ist auf eine hormonelle Veränderung zurückzuführen. Die Linie zwischen dem Nabel und den Schamhaaren wird dunkler, und bei manchen Frauen entstehen im Gesicht Pigmentflecken, die nach der Schwangerschaft wieder verschwinden. Die dunklen Warzenhöfe und die Linie auf deinem Bauch bleiben oft bestehen.

Einige Frauen verspüren vermehrte Speichelbildung. Vielleicht schwitzt du auch mehr als sonst, was dazu beiträgt, deinen Körper von Abfallstoffen zu reinigen. Es kann vorkommen, daß du beim Aufwachen Krämpfe im Bein oder im Fuß hast. Dagegen soll kalziumhaltige Nahrung gut sein. Du kannst deine Beine auch massieren oder hochlegen und warmhalten.

Deine Gebärmutter verändert sich, sie wächst und nimmt bis zum Ende der Schwangerschaft um das Zwanzigfache an Gewicht zu. Die größte Gewichtszunahme findet bis zur 20. Schwangerschaftswoche statt.

Wenn dein Bauch größer wird, dehnt sich auch die Haut. Möglicherweise entstehen Linien, rosa oder rötliche Streifen. Es kann sein, daß du jetzt eine sehr trockene Haut bekommst. Tue Öl in dein Badewasser und massiere deine Haut mit Öl. Nach der ersten Hälfte der Schwangerschaft ist die Entwicklung in deinen Brüsten auf Grund der hormonellen Veränderungen so weit fortgeschritten, daß du von nun an in der Lage wärst zu stillen. Ungefähr nach der 19. Woche können deine Brustwarzen eine dünne, gelbliche Flüssigkeit absondern – das Kolostrum. Diese Flüssigkeit, auch Vormilch genannt, geht nach der Geburt allmählich in die reife Muttermilch über. Deine Brüste sind wahrscheinlich größer und schwerer geworden. Wenn du dein Kind stillen möchtest, kannst du jetzt schon damit beginnen, die Brustwarzen sanft mit Johanniskrautöl (Rotöl) zu massieren. Wenn du Schlupfwarzen hast (Brustwarzen, die beim Berühren nach innen zurückweichen), dann drücke sie mehrmals am Tag leicht heraus, indem du deinen Daumen und Zeigefinger seitlich an die Brustwarzen legst und von den Warzen weg einen leichten Druck auf die Brust ausübst, so daß die Brustwarzen herauskommen. Bei der La Leche League kannst du Brustschilder gegen Hohl- und Schlupfwarzen bestellen, Adressen siehe Seite 419 Wasche deine Brüste täglich mit klarem warmem Wasser. Auch ein gut stützender BH kann jetzt angenehm sein.

Wahrscheinlich arbeiten dein Darm und dein ganzes Verdauungssystem jetzt langsamer. Es kann zu Darmträgheit und Verstopfung kommen. Vielleicht bekommst du manchmal Sodbrennen, weil dein Magen übersäuert ist. Durch gute Ernährung kannst du diese Beschwerden verringern oder vermeiden. Nimm wenig Fett zu dir und trinke möglichst keinen Kaffee. Iß mehrmals am Tag, dafür weniger. Trockenobst ist gut gegen Verstopfung, auch frisches Obst und Gemüse hilft. Achte darauf, daß du genügend Flüssigkeit zu dir nimmst. Nimm nicht auf eigene Faust irgendwelche Mittel und Medikamente und schlucke keine starken, öligen Abführmittel. Medikamente, die Natrium enthalten, wie Natron und Alka Selzer, vermeide lieber.

Wegen des vermehrten Drucks auf deine Verdauungsorgane können sich auch die Venen in deinem After erweitern (Hämorrhoiden) und manchmal ziemlich weh tun. Lege dich so hin, daß dein After erhöht liegt, und mach Eiskompressen. Auch ein lauwarmes Bad und anschließendes Einreiben mit Vaseline tun gut. Gute Ernährung, viel Flüssigkeit und ausreichend Bewegung nützen auf jeden Fall.

Krampfadern entstehen, wenn sich die Venen in den Beinen erweitern. Die Neigung zu Krampfadern kann erblich sein. Viele Frauen haben gute Erfahrungen mit Stützstrümpfen gemacht, die eine halbe Nummer größer sind als ihre normale Strumpfgröße. Ruhe dich viel aus und lagere die Beine hoch.

Viele Frauen bekommen wegen der größeren Blutmenge im Körper Nasenbluten, auch der veränderte Hormonhaushalt kann dazu führen. Etwas Vaseline hilft, das Blut zu stillen.

Wir wollen an dieser Stelle noch einmal auf Ödeme eingehen. Unter einem Ödem ist das Anschwellen des Gesichts, der Hände, Gelenke, Knöchel oder Füße zu verstehen. An diesen Stellen sammelt sich vermehrt Wasser im Gewebe an. Eine gewisse Wasserspeicherung ist während der Schwangerschaft normal. Bewegung und Gymnastik sind sehr wirksam, um das Wasser aus den Gewebszwischenräumen über die Blutbahn hinauszubefördern. Wenn Ödeme dir Kummer machen und du dich deshalb unbehaglich fühlst, leg dich öfters mal hin und leg die Beine hoch. Nimm eine Zeitlang weniger Kohlenhydrate zu dir und gönne dir selbst mehr Ruhe. Daraufhin wird es dir wahrscheinlich bessergehen. Wenn das alles wirklich nicht helfen sollte, laß dich von deinem Arzt untersuchen.

Gestose (siehe auch Abschnitt «Ernährung» in diesem Kapitel) kann hauptsächlich bei sehr jungen Frauen (unter sechzehn Jahren), bei älteren Frauen und bei Erstgebärenden auftreten. Frauen, die unter Diabetes (Zucker), hohem Blutdruck und chronischen Nierenbeschwerden leiden, sind am häufigsten davon betroffen. Ebenso Frauen, die Zwillinge erwarten oder zuviel Fruchtwasser haben. Oft können seelische Probleme und

Ängste die EPH-Gestose verursachen. Die Symptome der Gestose sind: hoher Blutdruck, Wasseransammlung (Ödeme) und Eiweiß im Urin. Gehe auf jeden Fall zum Arzt, wenn du die oben genannten Symptome vermutest. Dein Blutdruck sollte mindestens zweimal hintereinander, in einem Zeitabstand von sechs Stunden, gemessen werden. Der Eiweißgehalt deines Urins muß mindestens zweimal hintereinander untersucht werden. Zu Beginn des letzten Schwangerschaftsdrittels kann es zu einer Präeklampsie kommen, die sich durch sehr hohen Blutdruck, Eiweiß im Urin, Ausscheidung immer geringer werdender Urinmengen, Flimmern vor den Augen, starke anhaltende Kopfschmerzen, Übelkeit oder ein Anschwellen von Gesicht und Händen bemerkbar macht. Zu diesem Zustand einer schweren Präeklampsie kann es innerhalb weniger Stunden kommen. Wenn dieses Stadium der Gestose nicht sofort behandelt wird, kann es zu einer Eklampsie – Krämpfen und Bewußtlosigkeit – kommen. Präeklampsie muß in der Klinik behandelt werden; es geht um dein Leben und das deines Kindes.

Die Fachwelt ist sich nicht einig, wie einer Präeklampsie vorgebeugt werden sollte. Es wird empfohlen, die Gewichtszunahme einzuschränken und weniger Salz zu sich zu nehmen. Wir weisen hier noch einmal darauf hin, daß eine Schwangerschaftsvergiftung sehr viel seltener auftritt, wenn eine regelmäßige Schwangerschaftsvorsorge durchgeführt und dabei die nötigen Untersuchungen vorgenommen werden und wenn für eine gesunde Ernährung gesorgt ist.

Wie steht es mit dem Rauchen?

In einer 1971 in Amerika durchgeführten Studie über gesundheitliche Folgen des Rauchens während der Schwangerschaft wurden 100000 Säuglinge untersucht, mit dem Ergebnis, daß die Kinder von Raucherinnen durchschnittlich 172,9 g weniger wogen als die Kinder von Nichtraucherinnen. Neugeborene mit Untergewicht haben eine geringere Überlebenschance als Babies mit Normalgewicht.

Über fünfzehn Studien weisen auf eine bedeutend höhere Zahl von Frühgeburten bei Raucherinnen hin. In einem 1973 von der amerikanischen Gesundheitsbehörde erstellten Bericht über das Rauchen wurde errechnet, daß in Amerika jährlich 5000 Babies deshalb tot geboren werden, weil die Mütter starke Raucherinnen sind. Und eine schwedische Studie hat ergeben, daß die Kinder von Raucherinnen stärker leukämiegefährdet sind, als die Kinder von Frauen, die in der Schwangerschaft nicht geraucht haben.

Koffein ist in Tee, Kaffee und Coca-Cola enthalten. Es ist schädlich und gelangt über die Plazenta in den Fetus. Es ist nicht auszuschließen, daß durch Koffein Schwierigkeiten bei der Entbindung und Schädigungen des Fetus entstehen. Du wirst dich weniger müde fühlen, wenn du koffeinhaltige Getränke ganz vermeidest. Trinke statt dessen lieber Fruchtsäfte oder Früchtetees.

Trage weite und bequeme *Kleidung*, die im Sommer leicht und im Winter warm genug ist. Viele Frauen nähen sich ein Gummiband in die Hosen. Einfache Hänger oder Kittel ohne Gürtel eignen sich gut als Kleider. Lange Oberhemden und Arbeitslatzhosen sind auch sehr bequem.

Gönn dir viel Ruhe!

Tests während der Schwangerschaft

Tests während der Schwangerschaft stellen viele Frauen vor ein Dilemma. Vernünftig sind Tests, wenn damit zu rechnen ist, daß für den Fetus ein besonderes Gesundheitsrisiko besteht. Mögliche Komplikationen im voraus zu erkennen und entscheiden zu können, ob die Schwangerschaft fortgesetzt werden soll oder nicht, kann Vorteile haben. Andererseits ist es immer ein Lotteriespiel, ein Kind zu bekommen, und selbst mit den vorhandenen Tests lassen sich viele Schädigungen nicht feststellen. In unserer hochtechnisierten medikalisierten Kultur neigen wir zu dem Glauben, ein neu entwickelter pränataler Test könne auf magische Weise Krankheiten und Geburtsschäden «bannen»; wir könnten uns mit einem Test die Götter wohlgesonnen stimmen, damit wir nicht «gestraft» werden. Außerdem wird uns nahegelegt anzunehmen, es sei unvernünftig, einen Test nicht machen zu lassen. In bestimmten Fällen sind Tests angemessen oder sogar lebensrettend, sie routinemäßig durchzuführen ist jedoch durchaus nicht vernünftig: Durch einen prenatalen Test können Mutter oder Kind in Gefahr kommen, diese Art der Untersuchung medikalisiert unnötig die Schwangerschaft, und die Selbstverständlichkeit, mit der sie durchgeführt werden, beunruhigt die Frauen, die auf sie verzichten wollen. Leider drängt uns schon die bloße Tatsache, daß es sie gibt, dazu, sie auch durchführen zu lassen. Und wer sich dagegen entscheidet, muß auch mit diesem Druck fertig werden.

Bei Schwangeren über 35 Jahre raten viele Ärzte zu Ultraschall und Amniozentese (Fruchtwasseruntersuchung). Manche vielleicht aus Sorge um das Kind, andere aber wollen sich so lediglich gegen Vorwürfe oder gar gerichtliche Verfolgung absichern und nachweisen können, daß, wenn etwas schiefgeht, sie alles Erdenkliche getan haben. Oft machen sie die Notwendigkeit der Untersuchung so dringend, daß alle Bedenken beiseite geräumt werden. Deshalb ist es sehr wichtig, darüber nachzudenken, weshalb diese Tests existieren, sich über die Verfahren zu informieren, sich nicht unter Druck setzen zu lassen und schließlich, einerlei ob die Entscheidung dafür oder dagegen ausfällt, davon überzeugt zu sein, das Richtige getan zu haben.

Zur Zeit kommen 3 bis 4% der Neugeborenen mit Schäden auf die Welt, die medizinisches oder chirurgisches Eingreifen erfordern. Mit vorgeburtlichen Untersuchungen lassen sich bestimmte Informationen über den Zustand des Fetus ermitteln: Ultraschall (Sonographie), Chorionbiopsie, Amniozentese und Alpha-Fetoprotein-Test sind die drei häufigsten Untersuchungen. Mit diesen Tests lassen sich bestimmte Anormalitäten beim Fetus feststellen, wie eine Neuralrohrschädigung, eine schwere Hirndeformation, Down-Syndrom (Mongolismus) und bestimmte schwere Stoffwechselstörungen.

Ultraschall und ein Alpha-Fetoprotein-Test (AFP, eine Blutuntersuchung, vgl. Seite 41) sind einfache medizinische Untersuchungen. Ein positiver AFP-Test kann jedoch weitere Untersuchungen, auch Ultraschall und Fruchtwasseruntersuchung, notwendig machen. Eine Fruchtwasseruntersuchung ist schwieriger, zeitaufwendiger und teurer, und – wenngleich das Risiko sehr gering ist, die Wahrscheinlichkeit liegt unter 1% – es kann dadurch zu einer Fehlgeburt oder Infektion kommen.

Vorgeburtliche Untersuchungen haben hauptsächlich zum Ziel, Geburtsschäden so früh festzustellen, daß, wenn der Test positiv ausfällt, Frauen entscheiden können, ob die Schwangerschaft abgebrochen werden soll oder nicht. «Diese Techniken aber sind eher der Grund dafür, daß Kinder auf die Welt kommen als für Abtreibungen. Denn vor der allgemeinen Anwendung der prenatalen Diagnostik wagten viele Frauen, bei denen eine schwere Erbkrankheit in der Familie vorkam oder die bereits ein schwer geschädigtes Kind geboren hatten, einfach nicht, noch einmal schwanger zu werden.»*

Aber auch Frauen, die nicht abtreiben wollen, machen manchmal Gebrauch von diesen Untersuchungen, um sich vorbereiten zu können auf die Geburt eines Kindes, das möglicherweise mit Schädigungen auf die

* Christopher Norwood: At Highest Risk, New York 1980

Welt kommt. Die Ergebnisse von Fruchtwasseruntersuchung und AFP-Test erfährt man leider nicht vor der 20. Schwangerschaftswoche; wenn dann abgetrieben werden soll, ist nur noch eine eingeleitete Fehlgeburt möglich, zum Beispiel mit Prostaglandinen. Für die betroffene Frau ist das oft eine sehr schwere emotionale Belastung, weshalb sie seelisch unterstützt werden muß.

Die Untersuchungen sind für Frauen vorgesehen, die Grund haben, sich über die Gesundheit ihres Kindes Sorgen zu machen: Sie haben bereits ein behindertes Kind zur Welt gebracht, weil es in der Familie eine bestimmte Behinderung gibt oder es besteht irgendein anderes, zum Beispiel umweltbedingtes Risiko für die Gesundheit des Kindes (vgl. Kapitel 7, Bd. I: «Gesundheit und Umwelt»). Bei etwa 95 % der untersuchten Frauen sind die Ergebnisse negativ. Jedoch garantiert ein negatives Testergebnis bei einer bestimmten Untersuchung nicht, daß das Kind nicht doch irgendwelche anderen Schädigungen hat, auch wenn das unwahrscheinlich ist. Manche Anormalitäten lassen sich im vorhinein eben gar nicht feststellen.

Wer vor der Entscheidung für oder gegen eine pränatale Untersuchung steht, sollte sich diese Fragen stellen:

- Wo wird der Test am besten durchgeführt? In welchem Krankenhaus, welcher Arztpraxis? Welche Ärztin/welcher Arzt hat am meisten Erfahrungen?
- Was erwarte ich mir von dieser Untersuchung? Wie zuverlässig ist sie?
- Welche Risiken bestehen für mich und das Baby durch den Test?
- Welche Risiken gibt es, wenn ich den Test nicht mache?
- Wann ist mit Ergebnissen zu rechnen? Wie lange muß ich warten?
- Welche Möglichkeiten gibt es, wenn der Test ein positives Ergebnis hat? Bin ich vorbereitet auf die Reaktionen, die routinemäßig in einem solchen Fall von Ärzten zu erwarten sind?

Jede Frau sollte sicher sein, daß sie die in Frage kommende Untersuchung braucht und will. Sprich mit deiner Ärztin/deinem Arzt, besonders wenn der Test für sie/ihn zur Routine gehört. Bitte um einen Termin bei einer Beratungsstelle für Erbkrankheiten. (Adressen der humangenetischen Beratungsstellen siehe Anhang). Bereite dich auf dieses Gespräch vor, damit du verstehst, was und warum etwas geschieht. Wenn du irgendwelche Zweifel hast, hol eine weitere Meinung ein. Versuche, mit anderen Frauen zu sprechen, die Erfahrungen mit der Untersuchung haben.

Ultraschall

Beim Ultraschall werden die inneren Organe des Körpers mit Hilfe von intermittierenden Hochfrequenzschallwellen auf einen Monitor abgebildet. Es handelt sich also nicht um Strahlen, sondern um Wellen, mit deren Hilfe das Bild zustande kommt. Der Arzt fährt mit dem Schallkopf auf dem Unterleib hin und her, ein Computer übersetzt die im Körper reflektierten Wellen in Bilder. Auf diese Weise werden auf einem Bildschirm der Fetus und die inneren Organe sichtbar. Von einem erfahrenen Arzt ausgeführt, ist Ultraschall ein wertvolles, nicht eingreifendes Hilfsmittel, bei dem sofort wichtige Informationen ermittelt werden können. Für die Menge an Informationen, die eine Ultraschalluntersuchung vermittelt, scheint das Verfahren eines der sichersten zu sein. *Noch aber wissen wir nicht genug über die Langzeitwirkungen und müssen eine routinemäßige Anwendung vor der 16. Schwangerschaftswoche in Frage stellen.* Laut Mutterpaß ist eine zweite Ultraschalluntersuchung in der 32. bis 36. Woche vorgesehen.

Fruchtwasseruntersuchung (Amniozentese)

Mit einer Fruchtwasseruntersuchung lassen sich Chromosomenabnormalitäten und bestimmte Stoffwechselstörungen des Fetus feststellen. Frauen, die bei der Geburt 35 Jahre alt oder älter sind, wird diese Untersuchung von Ärzten angeboten, weil das Risiko, ein Kind mit Down-Syndrom zu bekommen, mit zunehmendem Alter der Schwangeren wächst (Down-Syndrom bezeichnet eine genetisch bedingte Form geistiger Behinderung). Die Grenze wurde bei 35 Jahren festgelegt, weil in diesem Alter die Wahrscheinlichkeit, ein Kind mit Chromosomschädigung (wie zum Beispiel die, die das Down-Syndrom verursacht) zur Welt zu bringen, ebenso groß ist wie das Risiko, daß der Test den Fetus schädigt oder zu einer Fehlgeburt führt. Das Risiko für den Fetus wird in großen Krankenhäusern, die auf prenatale Tests spezialisiert sind, auf eine Fehlgeburt pro 400 Fruchtwasseruntersuchungen geschätzt. In Kliniken, wo das Personal nicht so gut ausgebildet ist und weniger Erfahrungen mit diesen Untersuchungen hat, ist das Risiko größer. Bei der Fruchtwasseruntersuchung wird am häufigsten «Trisomie 21» festgestellt, die Chromosomenabnormalität, die zum Down-Syndrom führt. Trisomie 21 kommt bei etwa einer von 400 Geburten vor, bei denen die Mutter über 35 Jahre alt ist. Da das Risiko mit zunehmendem Alter wächst, liegt bei vierzigjährigen Müttern die Wahrscheinlichkeit bei 1 zu 100. In letzter Zeit ließ sich nachweisen, daß bei einem von vier Kindern mit Down-Syndrom der Vater für die

Chromosomenschädigung verantwortlich ist. Für eine Fruchtwasseruntersuchung aber ist das ohne Belang.

Eine Fruchtwasseruntersuchung wird Frauen auch angeraten, wenn sie etwas unter 35 sind, denn in letzter Zeit haben mehrmals Eltern von Kindern mit Down-Syndrom gegen Ärzte prozessiert, weil diese sie nicht über die Möglichkeit einer Fruchtwasseruntersuchung aufgeklärt hätten. Viele Ärzte empfehlen eine Amniozentese erst ab 38. Manche weigern sich, Patientinnen anzunehmen, die über vierzig sind und keine Fruchtwasseruntersuchung wollen. Rät ein Gynäkologe wegen des Alters oder einer Erbanlage in der Familie zu einer Fruchtwasseruntersuchung, ist die Entscheidung für oder gegen den Test von vielen persönlichen Überlegungen abhängig: der Familiensituation, der Einstellung der Schwangeren zu medizinischen Verfahren und ihren Risiken, wie sie im Fall einer Abtreibung empfinden würde oder was die Vorstellung, möglicherweise ein behindertes Kind zur Welt zu bringen, in ihr auslöst.

Es gibt große Unterschiede zwischen einer leichten und einer schweren Behinderung. Um sich mit der Situation vertraut zu machen, die auf sie zukommen kann, sollten eine werdende Mutter und ihr Partner versuchen, behinderte Kinder und/oder ihre Eltern kennenzulernen. Die Einstellungen Behinderten gegenüber sind sehr unterschiedlich, deshalb ist es wichtig, sich nicht zu einer Entscheidung gedrängt zu fühlen.

Aber auch für eine Frau, die sicher ist, die Schwangerschaft in keinem Fall abbrechen zu wollen, ist eine Fruchtwasseruntersuchung möglicherweise sinnvoll – und kein Arzt sollte sich in einem solchen Fall weigern, eine Untersuchung durchzuführen. Neben ethischen Erwägungen muß die medizinische Vorgeschichte der Familien beider Eltern mit dem Arzt durchgesprochen werden. Mit einer einzigen Fruchtwasseruntersuchung lassen sich etwa achtzig seltene Schädigungen feststellen, zu denen auch die Tay-Sachs-Krankheit und Sichelzellanämie gehören, obwohl letztere nur in wenigen spezialisierten Zentren untersucht werden kann. Untersuchungen, die über die routinemäßige Analyse der Chromosomen und die AFP-Kontrolle hinausgehen, werden nur durchgeführt, wenn sie medizinisch notwendig erscheinen, denn sie sind teuer und zeitaufwendig. Im Normalfall kommen sie kaum in Betracht, es sei denn, es gibt besondere Gründe anzunehmen, daß eine Gefahr für das Kind besteht.

Eine Fruchtwasseruntersuchung wird in einem Krankenhaus oder einer Arztpraxis ambulant ausgeführt. Dabei werden mit Hilfe von Ultraschallbildern die genaue Lage von Gebärmutter und Plazenta festgestellt. Unmittelbar im Anschluß daran, die Schwangere darf ihre Lage nicht verändern, muß die Fruchtwasserprobe entnommen werden. Wenn sie aufsteht, in einen anderen Raum geht oder warten muß, kann das Kind sich bewegt haben. Manche Ärzte betäuben örtlich die Haut, damit von dem Einstich nichts zu spüren ist. Dann führt der Arzt eine lange, dünne Kanüle durch die Bauchdecke in den Unterleib ein und zieht etwa vier Teelöffel Flüssigkeit in einer Spritze auf. In seltenen Fällen muß er ein weiteres Mal einstechen, um genug Flüssigkeit zu erhalten. Die Schwangere spürt vielleicht den Einstich, einen Krampf, wenn die Nadel in den Uterus dringt, oder einen Druck beim Aufziehen der Flüssigkeit. Diese Reaktionen sind normal und müssen nichts zu bedeuten haben. Aber sie sollten innerhalb eines Tages schwächer werden und verschwinden. Wenn nicht, sollte gleich der Arzt konsultiert werden.

Manche Frauen empfinden den Eingriff als sehr leicht, andere als unangenehm und beunruhigend. Besonders wichtig sind ein korrektes Ultraschallbild und die richtige Nadelgröße. Bei unsachgemäßer Anwendung werden die Risiken für das Ungeborene größer. Vielleicht ist zu überlegen, ob ein besser ausgerüstetes Krankenhaus mit erfahrenerem Personal dem nächst gelegenen Krankenhaus vorzuziehen ist. Versuche herauszufinden, wer auf diese Untersuchungen spezialisiert ist und wieviel Fruchtwasseruntersuchungen durchgeführt wurden. Sprich mit anderen Frauen, die Fruchtwasseruntersuchungen haben durchführen lassen.

Die Fruchtwasserprobe enthält einige abgeschilferte Hautzellen des Kindes. Diese Zellen werden kultiviert, die Chromosomen fotografiert. Wenn du möchtest, kannst du eine Aufnahme der Chromosomen (Karyotype) bekommen. Manche Mütter möchten sie lieber nicht sehen, denn an den Chromosomen läßt sich das Geschlecht des Kindes erkennen. Andere möchten das Geschlecht des Kindes vor der Geburt wissen.

Serologische Untersuchungen

Etwa einer von tausend Säuglingen wird pro Jahr in der Bundesrepublik mit einer Neuralrohrschädigung geboren. Bei dieser Schädigung ist das Neuralrohr, aus dem sich im Embryonalstadium Gehirn und Rückenmark entwickeln, nicht richtig geschlossen. Diese Schädigung, die im allgemeinen eine offene Stelle (Läsion) hinterläßt, kann an jeder Stelle des Neuralrohrs auftreten. Bleibt das Neuralrohr oben offen, kommt das Kind mit einem rudimentären Gehirn und offenem Schädel zur Welt. Dieser Zustand wird «Anencephalus» genannt. Ein solches Kind ist nicht lebensfähig. Bei einer Öffnung an der Wirbelsäule hängt es von verschiedenen

Faktoren ab, wie schwer die Schädigung ist: ob sie mit Haut bedeckt ist, ob Nervengewebe aus der geschädigten Stelle austritt, wo und wie groß die Öffnung ist. Diese Schädigung wird als «Spina bifida» oder «Myelomeningozele» bezeichnet. Derart geschädigte Kinder haben fast immer schwere gesundheitliche Probleme: Manche sind geistig behindert, viele haben keine Blasen- oder Darmkontrolle oder sind zu einem gewissen Grad gelähmt. Deshalb sind intensive medizinische Hilfe und Operationen notwendig. Spina bifida ist in manchen Formen jedoch nur wenig behindernd, und die betroffenen Menschen können ein reiches, erfülltes Leben führen. Leider geben inzwischen mögliche Tests keinen Hinweis auf den Grad der Schädigung, wenn auch eine Ultraschalluntersuchung in manchen Fällen zu einer genaueren Diagnose beitragen kann.

In den letzten zehn Jahren wurde entdeckt, daß Frauen, die einen neuralrohrgeschädigten Fetus trugen, mehr Alpha-Fetoprotein im Blut und im Fruchtwasser hatten. Das Alpha-Fetoprotein wird u. a. in der Leber des Ungeborenen gebildet und gelangt höchstwahrscheinlich mit der aus der Läsion austretenden Hirnflüssigkeit (Lignor) ins Fruchtwasser. Mit einer Alpha-Fetoprotein-Untersuchung lassen sich etwa 85 % der Schädigungen im voraus ermitteln. Bei etwa 10 % der Neuralrohrschädigungen ist die offene Stelle mit Haut bedeckt und kann mit dem Test nicht erkannt werden, allerdings sind diese Fälle im allgemeinen weniger schwer.

Eine Blutuntersuchung gehört bei ärztlichen Untersuchungen zwar zur Routine und ist leicht durchzuführen, die Ergebnisse eines AFP-Tests aber lassen sich nur schwer interpretieren. Das hat folgende Gründe:

- Die AFP-Menge im Blut verändert sich im Laufe einer Schwangerschaft. Deshalb ist es wichtig, den Termin der Empfängnis zu kennen. Wenn das nicht der Fall ist, läßt sich mit einer Ultraschalluntersuchung feststellen, wie alt der Fetus ist.
- Der Bluttest kann ein falsches, positives Ergebnis erbringen oder eine erhöhte Menge von AFP feststellen, wobei 5 % aller Untersuchungen andere Gründe hat das als eine Neuralrohrschädigung. Mehrlingsgeburten, bestimmte seltene Störungen und eine ungenaue Schätzung des Alters des Fetus können zu «falschpositiven» Ergebnissen führen.

Wegen der vielen falschpositiven Resultate der Bluttests werden, wenn bei einer Frau ein hoher AFP-Spiegel festgestellt wird, weitere Tests durchgeführt. Dazu gehören eine zweite Blutuntersuchung, Ultraschall, um das Alter des Fetus festzustellen und schließlich eine Fruchtwasseruntersuchung. Jeder Schritt trägt zu der Genauigkeit bei, mit der die relativ wenigen Fälle diagnostiziert werden können.

Mediziner und Laien haben Einwände gegen die routinemäßige Untersuchung des AFP erhoben, denn dabei werden zahlreiche Frauen mehreren Tests unterworfen und müssen lange auf die Ergebnisse warten, wobei nur bei wenigen tatsächlich eine Neuralrohrschädigung festgestellt wird. Ungenügende Beratung, mangelnde Information und die Untersuchungen selbst stellen für viele Frauen, die sich zu wiederholten Tests entschließen, unnötigen Streß dar.

Vor der Entscheidung für einen AFP-Test sollte man sich klarmachen, daß eine Reihe von Untersuchungen notwendig werden können, um sicherzugehen, daß ein normales Baby nicht als neuralrohrgeschädigtes diagnostiziert wird. Wenn ohnehin eine Fruchtwasseruntersuchung gemacht wird, ist die AFP-Blutuntersuchung überflüssig, da der AFP-Spiegel im Fruchtwasser routinemäßig untersucht werden sollte.

Noch weiß man nicht, welche Faktoren letztendlich eine Neuralrohrschädigung hervorrufen können. Man nimmt an, daß sie durch eine Kombination genetischer und anderer, wahrscheinlich umweltbedingter Faktoren zustande kommt. Eine Studie fand heraus, daß zusätzliche Vitamine und Mineralstoffe um die Zeit der Empfängnis und im ersten Schwangerschaftsmonat zur Verhütung dieser Schädigung beitragen können.* Das sollte nicht so ausgelegt werden, daß Metavitamingaben bei Frauen, die sich vollwertig ernähren, angebracht seien. Fast alle Vitamin-Untersuchungen wurden an Frauen durchgeführt, die sich nicht ausreichend ernährten oder denen wesentliche Nährstoffe fehlten.

Vorgeburtliche Untersuchungen

Es gibt noch eine Reihe weiterer Untersuchungen, die ursprünglich für Frauen mit bestimmten Gesundheitsstörungen gedacht waren (Diabetes, Herz- oder Nierenschäden oder extrem hohem Blutdruck) oder für Frauen, die früher bestimmte Probleme hatten, etwa eine Totgeburt. Diese Untersuchungen werden auch durchgeführt, wenn ein Arzt meint, ein Kind sei übertragen – im allgemeinen nach 42 Schwangerschaftswochen – oder habe sein Wachstum im Uterus eingestellt (intrauterine Wachstumsstörung), denn es kann vorkommen, daß die Plazenta von einem bestimmten Punkt an nicht mehr richtig arbeitet. Das Ziel dieser Untersuchungen ist herauszufinden, ob ein Ungeborenes noch gesund genug ist, um im Uterus zu bleiben. In vielen Fällen dienen sie nur dazu,

* Smithells, R. W., S. Sheppard, C. J. Schorah: Possible prevention of neural tube defects by preconceptual vitamin supplementation, Lancet 16. 2. 1980

besorgte Mütter und Ärzte zu beruhigen, manchmal aber läßt sich mit ihrer Hilfe durch einen Kaiserschnitt auch Leben retten (wie im Fall der «Präeklampsie»). Eine Garantie für ein gesundes Kind jedoch sind diese Untersuchungen, wie bereits gesagt, nicht. Auch liegen noch nicht ausreichend viele klinische Stichproben vor, um den Nachweis führen zu können, daß die Untersuchungen und die Kenntnis ihrer Resultate wirklich die Gefahr eines perinatalen Todes herabsetzen können. Diese Untersuchungen haben hohe Fehlerquoten, und die Mediziner sind sich keineswegs darin einig, wann ein Ergebnis als «normal» zu gelten hat und wann eine Frau als «Risikofall» eingestuft werden muß. Trotz dieser Vorbehalte haben viele Ärzte begonnen, einige dieser Tests routinemäßig auch an gesunden Frauen am Ende ihrer Schwangerschaft durchzuführen. Dadurch kann manchen Frauen ein Gefühl von Sicherheit vermittelt werden, und da einige Untersuchungen im Krankenhaus durchgeführt werden, können sich die werdenden Mütter, wenn es klein genug ist, bereits mit dem Ort der Geburt und dem Personal dort vertraut machen. Aber diese Untersuchungen kosten zusätzlich Geld, außerdem medikalisieren sie eine Schwangerschaft, beunruhigen die Frauen unnötig, lassen sie das Vertrauen in ihren Körper und ihre Gesundheit verlieren und führen in manchen Fällen zu medizinisch eingeleiteten Wehen oder anderen unnötigen Eingriffen.

Vor dem Entschluß zu irgendeiner dieser Untersuchungen sollte jede werdende Mutter mit dem einfachsten Test anfangen: Vergewissere dich dreimal am Tag, ob das Kind sich mindestens zehnmal in der Stunde bewegt. Bei der ärztlichen Untersuchung wird der Herzschlag des Kindes nach jeder Bewegung mit einem Stethoskop abgehört, um herauszufinden, ob der Herzton sich nach jeder Bewegung beschleunigt, ein Hinweis darauf, daß das Kind gesund ist.

Östriol

Gegen Ende der Schwangerschaft enthält die Plazenta einen hohen Spiegel des Hormons Östriol. Östriol läßt sich in Blut und Urin nachweisen, wobei eine Blutuntersuchung genauer ist. Der Gehalt an Östriol läßt direkt darauf schließen, ob die Plazenta richtig funktioniert oder nicht. Aber dazu sind mehrere Tests notwendig, einer allein reicht nicht aus. Ein allmählicher oder plötzlicher Abfall kann auf eine Störung hinweisen. Als Entscheidungsgrundlage für einen Kaiserschnitt aber reichen Östriolnachweise allein in keinem Fall aus.

Non-Streß-Test

Grundlage für diesen Text ist, daß die Herzfrequenz eines gesunden Kindes sich beschleunigt, wenn es sich im Uterus bewegt. Der Test dauert zwanzig bis vierzig Minuten und wird im allgemeinen in der Geburtsstation eines Krankenhauses durchgeführt. Geh zu dem Test, wenn du weißt, daß das Baby wach ist. Die Schwester bestimmt die Herzfrequenz des Kindes, indem sie dich an den Herztonwehenschreiber anschließt, du kannst dabei sitzen oder auf der linken Seite liegen. Das Kind bewegt sich entweder von selbst oder wird vom Arzt angeschubst. (Eine Hebamme, die wir kennen, sagte, ein oder zwei Gläser Orangensaft bringen oft ein Kind dazu, sich zu bewegen). Dieser Test ist «positiv», wenn die fetalen Herztöne zwei- oder dreimal in zwanzig Minuten um fünfzehn Schläge schneller werden als normal (120 bis 160 Schläge in der Minute). Jedoch gehen nicht alle Ärzte von denselben Vorstellungen aus, was als «normale» Reaktion gilt, auch besteht die Gefahr, daß sie ihre Ergebnisse falsch interpretieren. Negative Resultate – ein «nichtreagierendes» Kind – müssen nicht notwendig bedeuten, daß für das Kind Gefahr besteht. In diesem Fall wird ein Oxytozin-Belastungs-Test angeschlossen.

Der Oxytozin-Belastungs-Test

Dieser Test wird in zwei Formen durchgeführt. Zuerst wird die weniger eingreifende Variante versucht: Sie besteht einfach darin, Brustwarzen zu stimulieren, was zur Sekretion von Oxytozin und uterinen Kontraktionen führt. Die werdende Mutter wird im Sitzen oder auf der linken Seite liegend an einen Herztonschreiber angeschlossen. Sie stimuliert die Brustwarzen mit den Fingern, einem warmen oder trockenen Waschlappen oder einer Brustpumpe. Die Kontraktionen setzen manchmal erst nach zwanzig bis vierzig Minuten ein, im allgemeinen jedoch sehr viel früher. In zehn Minuten sollten drei mittlere Kontraktionen zu spüren sein, von denen jede etwa 45 Sekunden dauert. Der Monitor zeichnet die Herzreaktion des Fetus bei jeder Kontraktion auf. Ziel dieses Tests ist, den Zustand des Kindes festzustellen, indem man ermittelt, wie die Plazenta und das Baby auf den Streß der Kontraktionen reagiert. Reicht die Stimulation der Brustwarzen für Kontraktionen nicht aus, wird der Oxytozin-Belastungs-Test durchgeführt, bei dem intravenös eine kleine Menge wehenauslösendes, synthetisches Oxytozin verabreicht wird. Wenn die Kontraktionen einsetzen, werden die Herztöne des Fetus untersucht. Die Fehlerquote liegt bei dieser Untersuchung sehr hoch, und die Ergebnisse lassen sich oft nur mit Schwierigkeiten deuten. Außerdem interpretiert sie jeder Mediziner anders. Die Risiken bestehen darin, daß es sich um einen unnatürlichen Eingriff mit künstlichen Hormonen handelt. Er kann zu vorzeitigen Wehen führen, einen Kaiserschnitt notwendig machen oder eine krankenhausverursachte iatrogene (durch ärztlichen Eingriff entstandene) Frühgeburt verursachen. Das Kind ist dann vielfach noch nicht bereit für die Geburt.

Bei allen diesen Tests sollte man sich auf das eigene Urteil verlassen. Daß es sie gibt und daß sie so oft angewendet werden, kann bedeuten, daß auch öfter Gebrauch von ihnen gemacht wird. Das Wichtigste ist, daß du am Ende der Schwangerschaft so ruhig wie möglich bist, egal ob diese Untersuchungen zu deiner Ruhe beigetragen haben oder etwas anderes. Vielleicht willst du überhaupt keine Tests, wahrscheinlich dann nicht, wenn du dich gut fühlst. Möglicherweise erwägst du, den einen oder anderen durchführen zu lassen. Aber bevor du irgendwelche Entscheidungen triffst, solltest du dir verläßliche Informationen besorgen und dich der Unterstützung deiner Familie und Freunde versichern.

Empfindungen dir selbst gegenüber

> Ich habe mich während meiner ganzen Schwangerschaft sehr wohl gefühlt. Morgens habe ich es manchmal laut nach dem Aufwachen vor mich hin gesagt: Ich bekomme ein Kind! Ich bekomme ein Kind! Die vielen Arztbesuche. Das Warten. Die Gymnastik. Das Stehen in der Straßenbahn. Ich werde angestarrt oder ignoriert. Ich fühle mich wohl. Ich bin stolz auf meinen Bauch. Behindert habe ich mich nie gefühlt, nur eher entfernt von anderen. Ich bin jemand Besonderes, und das läßt man mich merken.

> Ich war ganz begeistert über meinen wachsenden Bauch. Meine Eßgewohnheiten änderten sich, ich aß nur so viel, wie ich brauchte, und nur das, worauf ich Appetit hatte. Ich kümmerte mich mehr um meine eigenen Bedürfnisse und schlief mehr. Es machte mir Spaß, wenn die Leute merkten, daß ich schwanger war.

Aber viele von uns stehen diesem schnellen Wachsen ihres Bauches (nach den vielen Jahren, in denen wir überhaupt nicht mehr gewachsen sind) mit ziemlich gemischten Gefühlen gegenüber. Diese Verwirrung ist sehr verständlich. Wir sind dazu erzogen worden, irgendwann Kinder zu haben. Während der Schwangerschaft werden aus den schlanken ätherischen Wesen, die wir bisher waren (oder hätten sein sollen), plötzlich Frauen mit dicken Bäuchen. Wir vollziehen einen für alle sichtbaren Übergang von einer Rolle zur anderen, indem wir uns aus dem einen Mythos (unabhängiger Jungmädchentyp) in den nächsten (Mutter) begeben. Einige Frauen versuchen ihre Schwangerschaft zu verbergen, indem sie entweder weiterhin dieselbe Kleidung tragen, obwohl diese viel zu eng ist oder sehr weite Kleidung bevorzugen, daß niemand sehen kann, was sich darunter verbirgt. Du solltest versuchen, dich von diesen Mythen unabhängig zu machen. Die Veränderungen, die du durchmachst, können durchaus dazu führen, daß du dich wohl und glücklich fühlst.

Gefühle gegenüber deinem Kind

Die ersten Bewegungen deines Kindes können ganz neue, unbekannte Gefühle in dir auslösen, egal ob es dir gutgeht, ob du unsicher bist oder dich schlecht fühlst.

> Die Bewegungen wurden regelmäßig. Ich wurde morgens sehr früh davon geweckt. Das machte mir Freude. Ich begann zu begreifen, daß ich schon jetzt die schwierige Aufgabe lernen kann, mich auf den Rhythmus des Kindes einzustellen. Ich war froh, daß mir der Fetus schon so früh dabei half.

> Im Juni spürte ich die ersten Bewegungen des Kindes: wie das zarte Flattern eines Schmetterlings.

> Ich freute mich auf die ersten Kindsbewegungen. Abends, wenn ich im Bett lag, wartete ich schon richtig darauf, und selbst nach der Geburt ertappte ich mich manchmal dabei, daß ich das Strampeln im Bauch vermißte.

Nachdem du diese Bewegungen zum erstenmal gefühlt hast – im 4. oder 5. Monat –, kann es Tage dauern, bis du wieder etwas spürst.

Wenn du dir über den Beginn deiner Schwangerschaft – also den Tag der Befruchtung – nicht klar bist, kannst du davon ausgehen, daß die ersten Kindsbewegungen zwischen der 18. und 20. Schwangerschaftswoche auftreten, bei einer zweiten Schwangerschaft etwas früher. Danach spürst du die Bewegungen deines Kindes häufiger und sie werden dir immer vertrauter. Dein Baby wird für dich immer mehr zur Wirklichkeit. Von außen kannst du deinen harten Uterus spüren.

Wenn du über deine Schwangerschaft wütend oder verzweifelt bist oder sie dir bedrohlich vorkommt, dann können die Bewegungen deines Kindes Unmut in dir auslösen. Vielleicht kommst du dir mehr und mehr vereinnahmt vor.

Ein kleiner neuer Mensch macht sich durch Tritte und Fauststöße gegen meine Bauchdecke bemerkbar. Manchmal beunruhigt mich der Gedanke, daß sich aus mir heraus ein neues, eigenständiges Wesen entwickelt. Eine neue Seele, ein neues Bewußtsein nehmen in mir drinnen ihren Anfang. Ganz nahe bei mir entsteht eine Persönlichkeit mit einem eigenen Willen und das aus dem Nichts, aus dem Zufall heraus.

Vielleicht löst die erste Bewegung deines Kindes eine Veränderung in dir aus.

Ich saß da und schaute mir einen Baum an, der auf einem Felsen Wurzeln gefaßt hat. So komme ich mir mit meinem Kind vor. Ich spüre eine angenehme Wärme in mir aufsteigen, das geht mir oft so, wenn das Kind sich in mir bewegt. Es ist aber auch sehr viel Abwehr in mir. Ich komme mir dick, häßlich und schwerfällig vor, und ich fühle mich manchmal sehr allein.

Auch wenn eine Schwangerschaft angenehm ist, gibt es immer wieder Momente, Stunden und Tage, in denen du deprimiert bist, Angst hast und voller Widersprüche steckst. Diese Niedergeschlagenheit hängt wahrscheinlich mit all den unbewußten Ängsten zusammen, die du in bezug auf deine eigene Kindheit hast, mit den Zweifeln, die die Gleichgültigkeit unserer Gesellschaft gegenüber Schwangerschaft und Geburt in uns hervorruft, mit finanziellen Schwierigkeiten, mit Beziehungsproblemen. Vielleicht fragst du dich: Warum überhaupt Kinder?

Die Leute glotzen blöde auf meinen Bauch, ich fühle mich wie ein seltsames Wundertier und bleibe am liebsten zu Hause. Ich bin jetzt sehr angespannt und aggressiv, beim Einkaufen remple ich extra Leute an und freue mich, wenn sie schimpfen. Ich fühle mich ziemlich allein gelassen mit meiner Schwangerschaft, spüre keinerlei Anteilnahme in meiner Umgebung. Die Schwangerschaft scheint aus der Mode gekommen zu sein, alle Frauen laufen dünn und schick durch die Gegend.

Wir haben alle auch ganz allgemein Angst vor bestimmten Dingen. Angst vor dem Ungekannten, besonders, wenn wir unser erstes Kind bekommen. Auch wenn wir sehr viel über die physiologischen Veränderungen in unserem Körper wissen, so bleibt doch immer etwas Geheimnisvolles, schwer zu Verstehendes um das beginnende Leben, um dessen Ursprung. Durch die Schwangerschaft setzen wir uns möglichen Veränderungen aus. Es können Komplikationen und Ereignisse eintreten, die in gewissem Sinne Risiken darstellen. Wir sind in dieser Zeit sehr viel verletzlicher.

Während der ganzen Schwangerschaft begleitete mich eine latente Angst vor der Geburt. In meiner Vorstellung verband ich Geburt mit Schmerzen. Zwar hatte ich gehört, daß es nicht notwendig sei, Schmerzen bei der Geburt zu empfinden, bei entsprechender Vorbereitung, aber ich konnte diese tiefsitzende Angst nicht abbauen.

Wir haben Angst davor, daß unser Baby mißgestaltet sein könnte. 4% der Neugeborenen sind krank und 1% ist körperlich mißgebildet. Einige von uns haben Träume, Phantasien oder Alpträume über Mißbildungen. Das ist ganz normal und kommt bei allen Frauen überall auf der Welt vor.

Bei meinen beiden Kindern beschlich mich ab und zu die Sorge einer umweltbedingten Mißbildung. Ich habe versucht, diese Gedanken energisch wegzuschieben, um mich nicht unnötig zu quälen. Während der ersten Schwangerschaft träumte ich einmal, das Kind wäre blind geboren und ich würde es mit einem Kissen ersticken. Dieser Traum hat mich sehr lange beschäftigt.

Mein Kind war nicht geplant, und ich hatte in den ersten Schwangerschaftswochen, als ich von meinem Schwangersein noch nichts geahnt hatte, einige Male ziemlich viel Alkohol getrunken. Bis zum Schluß wurde ich die Angst nicht los, daß mit meinem Kind etwas nicht in Ordnung sein könnte. Ich stellte mir dann immer vor, daß ich genauso liebevoll für es sorgen würde wie für ein gesundes Kind und es niemals weggeben würde.

Wir haben Angst, daß wir selbst oder unser Kind sterben könnten. Wir müssen der Tatsache ins Auge sehen, daß es Frauen gibt, die Fehlgeburten haben und daß es vorkommen kann, daß ein Neugeborenes stirbt. Wir denken nur ungern an so etwas, doch wir sollten uns im klaren sein, daß es so etwas gibt. Auch wenn normalerweise nicht mit so einer Situation zu rechnen ist und es uns sehr schwerfällt, auf den Tod vorbereitet zu sein, kann es helfen zu wissen, wie es einigen von uns in einer solchen Situation ergangen ist. Wenn uns dann selbst oder Freundinnen etwas so Tragisches widerfährt, können wir vielleicht mit so einer Situation eher umgehen.

> Mein Kind hatte eine Lungenentzündung und starb zwei Tage nach der Geburt. Ich habe es nie zu sehen bekommen. Ich hätte gern mit anderen Frauen über meine Gefühle gesprochen, die auch eine so schmerzliche Erfahrung gemacht haben. Am schwierigsten ist es, mit der Umwelt konfrontiert zu sein. Ich spürte die Erwartung an mich gerichtet, so zu tun, als sei nichts geschehen, als sei ich gar nicht schwanger gewesen. Ich erwarte jetzt mein zweites Kind, und ich bin es, die alle anderen beruhigen muß, daß diesmal alles gutgeht.

Wenn wir unangenehme Erfahrungen verdrängen und uns selbst gegenüber so tun, als sei nichts geschehen, so enthalten wir uns und unseren Freunden die Wirklichkeit und Ganzheit unserer Erfahrungen vor. Die Akzeptierung des Unglücks bedeutet Lebensbejahung. Gleichzeitig haben wir wegen unserer Ängste auch Schuldgefühle. Bedeutet Ängstlichkeit vielleicht, daß wir als Mütter schwach und unzulänglich sein werden? Der Muttermythos besagt, daß wir solchen negativen Gefühlen nicht nachgeben dürfen, denn wir müssen ja ständig stark, gereift, mütterlich und liebevoll sein. Es ist ungeheuer wichtig, daß wir die Berechtigung aller Gefühle anerkennen. Wir sollten alle Gefühle und Gedanken zulassen und uns berechtigt fühlen, sie auszudrücken.

Die Gefühle der Männer dir und deiner Schwangerschaft gegenüber

Was für eine Einstellung hat dein Partner, haben die Männer aus deinem Freundeskreis dir gegenüber?

Zum einen hängt es davon ab, welche Gefühle du dir selbst gegenüber hast, zum anderen kommt es auf eure Beziehung an und darauf, wie dein Partner sich selbst gegenüber eingestellt ist und welchen Anteil er an deiner Schwangerschaft nimmt. Wenn er gern miteinbezogen werden möchte, kannst du dich mit ihm zusammen auf die Geburt vorbereiten und ihr könnt gemeinsam lernen, besonders wenn er mit dir und dem Baby zusammen leben wird. Es kann sein, daß er sich von dir sehr angezogen fühlt, daß er eine größere Nähe zu dir empfindet und daß er von deinem sich verändernden Körper fasziniert ist. Oder aber er ist auf Grund seiner Erziehung und Herkunft wegen bestimmter festgefahrener Vorstellungen abgestoßen, ist verwirrt und fühlt sich durch all die Veränderungen und die Vorstellung von dir als zukünftiger Mutter (und sich als zukünftigem Vater) bedroht. Vielleicht hat er auch abwechselnd eine positive, dann eine negative Einstellung. Verlassen mußt du dich vor allen Dingen auf dich selbst. Wenn ihr Probleme miteinander habt, versucht auf jeden Fall, miteinander zu reden. Ihr werdet feststellen, daß sich auch festgefahrene Meinungen ändern lassen. Gespräche können dazu führen, daß ihr grundsätzlich die herkömmlichsten Vorstellungen von Schönheit in Frage stellt, die uns allen eingeimpft worden sind. Es kann sein, daß dein Partner über die Veränderungen und die damit verbundene Verantwortung nicht sprechen kann und überhaupt nicht damit fertig wird. Vielleicht macht er dir Vorwürfe oder ist eifersüchtig. Manche Männer suchen aus vielerlei Gründen ein Verhältnis zu anderen Frauen, während ihre Frau oder Freundin schwanger ist. Andere Männer ziehen sich emotional in dieser wichtigen Zeit völlig von ihrer Frau zurück. Wenn du allein lebst und Beziehungen zu Männern während deiner Schwangerschaft hast, so werden sich diese Männer gegenüber dir und deiner Sexualität ganz unterschiedlich verhalten.

Das Sexualleben während der Schwangerschaft

Wie steht es mit dem Geschlechtsverkehr während der Schwangerschaft?

Dazu gibt es zwei Gesichtspunkte: einmal medizinische Standpunkte und dann deine eigenen Gefühle.

Die traditionelle Forderung der Ärzte besteht darin, daß wir auf jeden Geschlechtsverkehr vier bis sechs Wochen vor der Geburt und bis zu sechs Wochen nachher verzichten; insgesamt sollen wir also drei Monate enthaltsam leben.

Einer ziemlich neuen Studie zufolge wurde diese Forderung auf Grund von vier *unbewiesenen* Annahmen erhoben: 1. Durch den Druck des Penis auf den Muttermund werden Kontraktionen ausgelöst. 2. Die Uteruskontraktionen beim Orgasmus lösen die Geburt aus. 3. Die Fruchtblase könnte platzen, so daß es zu Infektionen kommen kann. 4. Der Geschlechtsakt ist körperlich unangenehm.

Es ist wirklich bemerkenswert, wie unangenehm Ärzten die Vorstellung ist, daß wir sexuell aktiv und gleichzeitig zukünftige Mutter sein können. Sexualität und Mutterschaft haben nichts miteinander zu tun! Diese unwissenschaftlichen Annahmen können dazu führen, daß wir auf Geschlechtsverkehr verzichten. Sie hindern uns daran, die ganze Nähe zu unserem Partner zu haben, die wir gerade in dieser Zeit, kurz vor und nach der Geburt, so sehr brauchen.

Wie sieht es nun wirklich aus? Masters und Johnson führen einige Hinweise dafür an, daß die Orgasmuskontraktionen die Geburt auslösen können, doch die Frauen, die in ihrer Studie berücksichtigt wurden, waren sowieso schon kurz vor dem errechneten Termin. (In einigen Kulturen schlafen Frauen, die sich für die Geburt bereitfühlen, mit einem Mann, um die Geburt auszulösen.)

Es ist wichtig zu wissen, daß Geschlechtsverkehr während der Schwangerschaft fast immer unbedenklich ist. Wenn ihr mit eurem Partner geschlafen habt oder euch selbst befriedigt habt, werden einige von euch vielleicht starke Uteruskontraktionen haben. Diese Kontraktionen sind gut, durch sie werden die Uterusmuskeln gestärkt. Du merkst es, wenn du Kontraktionen hast: Dein Uterus wird härter. Wenn du ruhig liegst und dich entspannst, gehen sie fast immer bald vorüber.

Geschlechtsverkehr kann auch gleichzeitig eine gute Übung für deine Beckenbodenmuskulatur sein. Achte auch einmal darauf, wie sehr du dich nach dem Geschlechtsverkehr entspannen kannst. Es ist eine große Hilfe für dich, wenn du das Gefühl totaler Entspannung kennst, denn später, während der Geburtskontraktionen, kann diese völlige Entspannung sehr hilfreich sein. Gegen Ende der Schwangerschaft kann ein erigierter Penis unangenehm für dich sein – es ist jetzt nicht mehr viel Platz in dir.

Auch kann die «traditionelle» Stellung (der Mann liegt oben) sehr unbehaglich sein. Der Druck auf deinen Bauch löst in dir leicht ein Gefühl des Platzens aus, und der Druck auf deine Brust führt dazu, daß sie tropft. Mit einem Kissen im Rücken kannst du es dir bequemer machen. Doch niemals sollte das ganze Gewicht deines Partners auf dir lasten oder starker Druck auf deinen Uterus ausgeübt werden. Andere Positionen sind sehr viel angenehmer für dich: Du liegst oben, oder dein Partner liegt hinter dir. Sheila Kitzinger schreibt: Frau und Mann sollten sich «mit der Betonung auf eine rücksichtsvolle Zärtlichkeit lieben».*

Du solltest aber zu keinem Zeitpunkt deiner Schwangerschaft mit einem Mann schlafen, wenn du:

- Schmerzen in der Vagina oder im Unterleib spürst;
- wenn du Blutungen hast;
- wenn deine Fruchtblase schon geplatzt ist (es besteht dann tatsächlich Infektionsgefahr);
- wenn die Möglichkeit besteht oder du befürchtest, daß du eine Fehlgeburt haben könntest.

Einige Studien ergaben, daß eine Substanz im männlichen Samen (Prostaglandine und möglicherweise eine gleichartige Substanz, die durch den weiblichen Orgasmus ausgelöst wird) die Geburt schon eher auslösen kann, als dies sonst der Fall gewesen wäre.

Während deiner ganzen Schwangerschaft ist es wichtig zu wissen, daß eine Luftembolie entstehen kann, wenn beim oral-genitalen Kontakt Luft in deine Vagina geblasen wird. All diese Hinweise beziehen sich auf außergewöhnliche Umstände. Es ist hilfreich, darüber Bescheid zu wissen, denn unsere Hauptsorge besteht darin, dem Kind auf irgendeine Weise (unbewußt) zu schaden.

Während der Schwangerschaft wird der Geschlechtsverkehr bei dir eine Menge unterschiedlicher Empfindungen auslösen.

> Ich hatte während der Schwangerschaft besonders große Lust, mit H. zu schlafen und ein ganz neues, sensationelles Gefühl dabei. Das Miteinanderschlafen hatte für mich jetzt einen neuen Sinn, war das Erlebnis unserer Liebe in bezug auf das Kind, das für mich immer anwesend war. H. war mir gegenüber richtig scheu und anfangs sehr zurückhaltend. Mein sexuelles Verlangen nach ihm war sehr groß, und ich riß ihn mit.

> Mein sexuelles Interesse ließ im Laufe der Schwangeschaft ganz schön nach. Ich empfand die Berührung meines Freundes als Eingriff in die

* Sheila Kitzinger: Geburtsvorbereitung, München 1981

Beziehung zu meinem Kind. Zeitweise war ich traurig darüber. Sexualität hatte bisher sehr viel in meinem Leben bedeutet. Was ich brauchte, war Einfühlungsvermögen; ich wollte nicht meine Stimmungen, meine oft widersprüchlichen Gedanken und Handlungen erklären müssen.

Einige von euch erleben vielleicht Phasen, in denen ihr euch ganz zurückzieht, für euch allein sein wollt. Ihr seid nicht in der Stimmung und auch nicht in der Lage, eurem Partner gegenüber die «Gebende» zu sein.

Masters und Johnson berichten über ein zunehmendes sexuelles Verlangen im zweiten Schwangerschaftsdrittel und ein Nachlassen des Verlangens im letzten Drittel.

Wenn du in einer Gruppe mit anderen zusammen lebst

Es ist sicherlich gut, wenn du dir jetzt schon Gedanken machst, wie du dir die Beziehung zwischen den Leuten, mit denen du zusammen lebst, dir und deinem Kind vorstellst. Im Idealfall möchte jeder einen Teil der Sorge für dein Kind übernehmen. Es gibt Wohngemeinschaften, die einer Großfamilie ähnlich sind. Doch in den meisten bestehenden Gruppen wohnen Leute deines Alters, die zu deinem Kind unterschiedliche Empfindungen haben und daher auch unterschiedliche Verpflichtungen und Verantwortungen übernehmen wollen. Sehr oft möchten die Leute nicht besonders viel von Kinderpflege und Beaufsichtigung wissen, zumal wenn sie selbst keine Kinder haben. Entweder fühlen sie sich überfordert, oder sie haben andere Interessen und somit keine Lust. Überlege dir einmal, was du von jeder einzelnen Person erwartest und ob diese Erwartungen realistisch sind. Sprich nach Möglichkeit mit den einzelnen und versuche zu erfahren, was für eine Einstellung sie dem Kind gegenüber haben, das du erwartest. Fange möglichst früh damit an. Deine Freunde haben somit selbst die Gelegenheit, ihre Einstellung dem Kind gegenüber zu überprüfen.

Das letzte Schwangerschaftsdrittel (27. bis 38. Woche)

Dein Uterus wird nun sehr groß und fühlt sich hart an.

> Fünf Wochen vor dem Geburtstermin beginnen die Senkwehen. Alle fünf Minuten, eine Stunde lang, ich bilde mir ein, daß das Kind jetzt kommt, renne dauernd auf die Toilette. In den nächsten Tagen wird bei jeder schnellen Bewegung die Gebärmutter hart, es ist ein schönes Gefühl.

Dein Uterus ist ein starkes Muskelgebilde. Du kannst die Bewegungen des Fetus nun auch von außen fühlen und sehen, wie er seine Lage verändert, Purzelbäume schlägt und merkst, wenn er Schluckauf hat. Manchmal drückt er auf deine Blase, und du meinst, du mußt aufs Klo, auch wenn du nicht Wasser lassen kannst. Das kann ein bißchen weh tun, manchmal einen Moment lang ziemlich stark. Gegen Ende der Schwangerschaft mag dein Uterus einen Druck auf deine Beinnerven ausüben, was ziemlich schmerzhaft sein kann.

Dein Baby bewegt jetzt nicht mehr nur Arme und Beine, es dreht sich vollständig um sich selbst, manchmal mit dem Kopf nach unten, dem Rücken vor, manchmal quer. Dein Arzt kann dir helfen, die Lage deines Kindes selbst festzustellen. Oft liegt es auch ganz still. Babies schlafen im Uterus. Wenn du mal drei oder vier Tage keine Bewegungen spürst und dich fragst, ob etwas nicht stimmt, dann ruf deine Ärztin an. Sie kann die Herztöne deines Babys dann abhören und feststellen, ob alles in Ordnung ist. Es gibt normalerweise Zeiten, in denen Babies Ruhepausen einlegen, auch über mehrere Tage. Ab und zu kannst du bemerken, wie sich dein Uterus zusammenzieht. Das sind ganz leichte, kaum spürbare Kontraktionen, die auch als Senkwehen bezeichnet werden. Es wird angenommen, daß sie dazu dienen, die Uterusmuskulatur zu kräftigen und sie auf die Geburtsarbeit vorzubereiten. Es wird für dich immer unbequemer, auf dem Bauch zu liegen. Vielleicht fühlst du dich auch kurzatmig. Durch den Uterus wird Druck auf den Brustkorb ausgeübt, und dein Zwerchfell kann bis zu 2,5 cm nach oben verlagert werden. Du atmest jedoch mehr Luft als gewöhnlich ein, weil dein Brustkorb erweitert ist. Beim Liegen kann es passieren, daß du einen Augenblick lang Atemnot hast. Schieb dir ein Kissen in den Rücken, mach es dir bequem, dann wird der Druck auf dein Zwerchfell nachlassen und versuche, möglichst auf der Seite und nicht auf dem Rücken zu liegen.

Etwa in der 30. Woche ist dein Herz am stärksten belastet. Danach muß das Herz bis zur Geburt nicht mehr soviel leisten.

Du nimmst immer noch zu. Wenn du Schwierigkeiten mit Hämorrhoiden oder Krampfadern hast, vermeide langes Stehen. Wenn du dich hinlegst oder -setzt, leg die Füße hoch.

Dein Magen wird durch den Uterus nach oben gedrückt und wird dadurch flacher. Verdauungsbeschwerden sind häufig die Folge. Deshalb iß nur kleine Mengen, dafür öfters am Tag. Nimm kein Rizinus, dadurch werden wichtige Vitamine mit ausgeschieden. Wenn du unter Einschlafstörungen und Schlaflosigkeit leidest, weil dein Kind sich in dir bewegt und dich unruhig macht, geh spazieren, nimm ein Bad oder mache vor dem Schlafengehen Meditations- oder Visualisierungsübungen.

Dein Bauchnabel wird sich wahrscheinlich nach außen gestülpt haben. Da dein Körper schwerer geworden ist, hat sich deine Haltung beim Gehen verändert. Vielleicht lehnst du dich nach hinten, um das Gleichgewicht zu halten und um ein Gegengewicht zu deinem schweren Bauch zu schaffen. Dadurch kannst du Rückenschmerzen bekommen.

Etwa zwei bis vier Wochen vor der Geburt, oft schon im 7. Monat, rutscht der Kopf des Kindes in dein Becken. Dadurch läßt der Druck auf deinen Magen nach, was dir große Erleichterung verschafft. Auch wenn du beim Atmen Schwierigkeiten hattest, wirst du jetzt merken, daß der Druck auf dein Zwerchfell nachgelassen hat. Dieses «Senken» kann dazu führen, daß du Verstopfung bekommst; dein Darm wird etwas zusammengedrückt. Der Druck auf die Blase ist wieder stärker.

Im Körper einer schwangeren Frau sammelt sich viel Flüssigkeit an, nämlich vier bis sieben Liter, die Hälfte davon erst in den letzten zehn Wochen, geschwollene Knöchel sind deshalb normal.

Zum Schluß habe ich nur noch auf die Geburt gewartet, alles andere war unwichtig.

Ich habe manchmal gedacht, daß die Schwangerschaft nie zu Ende gehen würde. Ich war unglaublich dick. Ich konnte mich nicht mehr weit genug nach vorn beugen, um meine Füße zu waschen. Ich habe ständig geschwitzt.

Gegen Ende wurde mir die Schwangerschaft zu lang. Auf den Fotos aus dieser Zeit sehe ich abwesend und traurig aus.

Ich war gespannt, wie mein Kind aussehen würde. Ein merkwürdiger Gedanke, daß es nur wenige Zentimeter zurücklegen mußte, um auf die Welt zu kommen.

Die Beziehung zwischen Mutter und Kind ist am einfachsten, wenn es noch im Bauch ist. Mir tut ein Baby richtig leid, wenn es diese schöne Behausung verlassen muß.

Vorbereitungen auf die Geburt

Geburtsvorbereitung sollte dreierlei bieten:

1. Gründliche Information über die Geburt (mit Diskussionsmöglichkeiten über die Entbindung und das «Danach»), Unterstützung beim Finden eines guten Körpergefühls,
2. Einbeziehung einer Vertrauensperson,
3. Erlernen von Hilfestellungen.

Als erstes müssen wir wählen, wer mit uns an den Vorbereitungen teilhaben soll – Partner, Freundin, Verwandte. Unser Partner, oder wen immer wir wählen, sollte dieselben Bücher lesen wie wir, mit uns an Kursen teilnehmen und mit uns zusammen Übungen erlernen und sie regelmäßig ausführen. Diese Person, meistens der Vater unseres Kindes, wird uns dann während der Geburtsarbeit beistehen und bis nach der Entbindung bei uns bleiben. Gemeinsam die Geburtsarbeit zu erleben und an der Freude bei der Geburt teilzuhaben ist ein wichtiger Start für das gemeinsame Tragen von Verantwortung für ein neues Lebewesen und die gemeinsame Freude, die wir als Eltern erfahren.

Auf der anderen Seite fühlen manche von uns sich wohler, wenn eine Frau bei ihnen ist, die schon selbst ein Kind geboren hat und auf ihre eigenen Erfahrungen zurückgreifen kann.

Erfahrung oder nicht – unser/e Partner/in sollte an Vorbereitungskursen teilnehmen, um mit Atemübungen und weiteren Hilfestellungen vertraut zu werden. Er/sie sollten sich mit uns an Gesprächsrunden beteiligen, bei denen ihm/ihr unsere Gefühle, unsere Ängste bewußt werden. So fällt es ihm/ihr leichter, bei der Geburt auf uns einzugehen.

Besonders junge, unverheiratete Frauen sollten unbedingt eine Vertrauensperson mit einbeziehen, da sie in der Klinik oft unbewußt diskriminiert und allein gelassen werden und ihnen das Kind «zur Strafe» nach der Geburt sofort entzogen wird. Sag bei der Klinikanmeldung, daß du eine/n Partner/in mitbringen wirst. Wenn du damit auf Ablehnung stößt, solltest du ohne Zögern nach einer anderen Klinik oder einem anderen Arzt Ausschau halten oder, wenn keine Wahl besteht, vielleicht mit Hilfe irgendwelcher Organisationen (wie Verband alleinstehender Mütter und Väter e. V.) Druck auf die Klinik ausüben. Viele Kliniken werden sicherlich froh sein, durch eine Vertrauensperson entlastet zu werden. Dein/e Begleiter/in wird dir Gesellschaft leisten, dich körperlich und seelisch unterstützen, wenn die Geburtsarbeit anstrengend wird – du wirst nicht allein sein! Durch die folgenden Übungen wird dir die Geburtsarbeit leichterfallen.

Übungen für die Geburt

Wir können uns die Geburtsarbeit erleichtern
1. indem wir lernen, ganz *entspannt* zu sein, selbst wenn ein Teil unseres Körpers, der große Uterusmuskel, arbeitet und
2. indem wir *Atmungen* einüben, die unseren Körper mit genügend Sauerstoff versorgen.

Wir sollten lernen, rationell mit unseren Kräften umzugehen. Wenn wir unseren Atemrhythmus der Intensität der Kontraktionen anpassen, verausgaben wir uns nicht und schicken die richtige Menge Sauerstoff zu dem arbeitenden Muskel, um ihm bei der Verrichtung seiner Arbeit zu helfen. Außerdem sparen wir Energie, wenn wir alle Muskeln außerhalb dem Uterusmuskel entspannen können und werden deshalb nicht so schnell erschöpft.

Psychoprophylaxekurse basieren außerdem auf dem Prinzip selektiver Aufmerksamkeit: Wir alle haben selektive Aufmerksamkeit schon oft erfahren, wenn zu viel um uns herum vorgeht, können wir nicht alles wahrnehmen. Oder wenn wir uns auf eine Sache konzentrieren, übersehen oder überhören wir eine andere. Oder wir verpassen eine Autobahnabfahrt, weil wir gerade in ein Gespräch vertieft oder auf ein Radioprogramm konzentriert waren. Oder wenn wir zwei Gesprächen zur gleichen Zeit zuhören, bringen wir entweder beide durcheinander oder müssen im Endeffekt bei einem passen. Wenn wir uns während der Geburtsarbeit so intensiv wie möglich auf Entspannung und Atmung konzentrieren, geben wir unserem Gehirn wenig Chancen, Schmerzen zu registrieren. Manche Frauen behaupten, so nie wirkliche Schmerzen gespürt zu haben, andere Frauen fühlten zwar den Schmerz, aber behielten ihn durch erhöhte Konzentration auf die Atmung unter Kontrolle. Ob eine Frau ihre Geburt als positiv empfindet, ist nicht vom Grad der Schmerzen abhängig.

Wie jede von uns ihre Geburt erleben wird, ist nicht vorauszusagen, doch eins steht fest: Wir brauchen keine Angst zu haben.

Wir sollten möglichst viel darüber lernen, wie wir uns während der Geburtsarbeit selbst helfen können. Durch körperliche Übungen bekommen wir ein besseres Körpergefühl, unsere Muskeln werden gelockert und gedehnt. Wir fühlen uns vor der Geburt und danach rundherum besser.

Im folgenden werden wir uns hauptsächlich mit Entspannungs- und Atemübungen beschäftigen. *Eine* Übung jedoch wollen wir aus der Fülle herausgreifen und ihrer Wichtigkeit wegen besprechen. Es handelt sich um die *Kegel-* (benannt nach Dr. Arnold Kegel) *oder Fahrstuhlübung*, die überall und zu jeder Zeit gemacht werden kann. Je mehr wir die drei Schichten der Beckenbodenmuskulatur entspannen können, desto leichter wird das Baby herauskommen, desto größer ist die Wahrscheinlichkeit, daß wir ohne Dammschnitt oder -riß entbinden können. Durch die genannten Übungen können wir lernen, die Beckenbodenmuskeln wahrzunehmen und sie bei der Geburt locker zu halten. Versuch einmal, die Muskeln um Scheide, After und Harnröhre allmählich anzuspannen und sie dann wieder nach und nach loszulassen. Am besten probierst du dies zuerst auf der Toilette, indem du beim Urinieren mitten im Strahl durch Zusammenziehen der Muskeln anhältst. Zähl bis sechs und laß wieder los. Später zähl bis zehn. Wenn dir das gelungen ist, kannst du noch einen Schritt weitergehen, zur «Fahrstuhlübung». Stell dir erst mal einen Fahrstuhl vor, der vom Untergeschoß eines Gebäudes zum sechsten Obergeschoß fährt und bei jedem Stockwerk kurz anhält: UG, EG, I. OG, II. OG bis VI. OG. Zieh deine Beckenbodenmuskulatur auch «stockwerkweise» zusammen, bis du die obersten Schichten der Muskulatur erreicht hast, dann laß sie wieder nach und nach locker. Im «Untergeschoß» angekommen, ist der Damm ganz leicht nach vorn gewölbt, eine Übung, die dir vaginale Untersuchungen angenehmer macht und auch beim Vernähen eines eventuellen Dammschnitts empfehlenswert ist. Beckenbodenübungen sind aber nicht nur während der Schwangerschaft und bei der

Geburt brauchbar. Da die Muskulatur bei der Entbindung gedehnt wird, solltest du 24 Stunden danach wieder mit diesen Übungen beginnen, um den Muskeltonus zu verbessern.

Entspannung ist einer der wichtigsten Aspekte der Geburtserleichterung. Durch Entspannung brauchen wir weniger Energie, die Sauerstoffzufuhr ist erhöht, die Geburtsarbeit ist schneller und weniger schmerzhaft, da die Muskeln keinen Widerstand leisten.

Viele Frauen können sich während der Schwangerschaft wunderbar entspannen. Bei der Geburt aber fällt es ihnen schwer, weil sie nicht darauf vorbereitet sind, daß der Uterus, der größte Hohlmuskel in unserem Körper, angespannt ist. Wir können lernen, selbst dann entspannt zu bleiben, wenn eine oder mehrere Muskelgruppen in unserem Körper angespannt sind. Dabei helfen die folgenden Übungen, die du zusammen mit deinem/r Partner/in ausprobieren kannst.

Mach es dir mit Hilfe von Kissen unter Kopf und Knien auf dem Boden in der Rückenlage bequem. Entspann deinen Körper, so gut du kannst. Dann stell dir vor, eine große Welle, die Anspannung mit sich bringt, überrollt dich langsam, bei den Füßen beginnend. Spann Zehen, Füße, Waden, Knie, Oberschenkel, Scheide, Enddarm, Bauch, Brust, Arme, Schultern, Nacken, Gesicht an. Nun solltest du durch und durch angespannt sein. Dann fließt eine «Entspannungswelle» zurück, die Muskel für Muskel in der umgekehrten Reihenfolge entspannt, bis du wieder bei den Zehen angekommen und ganz gelöst bist. Diese Übung sollte täglich mindestens einmal gemacht werden, möglichst sogar zwei- oder dreimal.

Eine Variation davon ist, sich bequem hinzulegen und dann jeweils an einen Körperteil zu denken und ihn anzuspannen. Den Rest des Körpers sollst du entspannt lassen. Dann wieder entspannen und den nächsten Körperteil anspannen. Konzentrier dich dabei auf die entspannten Körperteile, nicht die angespannten.

Eine weitere Variation besteht darin, zwei Teile anzuspannen, während alles andere entspannt ist: beide Beine, beide Arme, rechten Arm und rechtes Bein, linken Arm und linkes Bein. Dann rechten Arm und linkes Bein und linken Arm und rechtes Bein. Dein/e Partner/in soll von Kopf bis Fuß überprüfen, ob du entspannt bist. Besonders die Gesichtsmuskulatur sollte beachtet werden, da eine ligamentäre (Bänder) Verbindung zu dem Uterus besteht. Wenn die Muskeln um den Mund locker sind, sind auch die Muskeln um den Muttermund entspannt.

Mach diese Übungen auch in verschiedenen Positionen, es kann nämlich sein, daß du während der Geburtsarbeit sehr wenig Zeit in der Rükkenlage verbringst. Du mußt dich entspannen können, egal wo und wie. Beobachte dich im Alltagsleben, um zu sehen, wie du auf Streß reagierst und welche Teile du gewöhnlich am meisten verkrampfst (Stirn, Mund, Hände, Nacken, Beckenboden oder Zehen). Darauf kannst du dann besonders achten.

Bevor wir *vier verschiedene Atemtypen* beschreiben, möchten wir darauf hinweisen, daß diese im Laufe der letzten zwanzig Jahre entwickelt wurden und immer wieder verändert werden. Deshalb ist die Teilnahme an einem Geburtsvorbereitungskursus empfehlenswert.

Der erste Atemtyp ist eine *tiefe Bauchatmung*. Der Atem fließt von selbst durch die Nase oder den Mund ein, durch den ganzen Körper durch und durch den entspannt geöffneten Mund wieder aus. Beim Einatmen senkt sich das Zwerchfell, und der Bauch hebt sich dabei leicht; beim Ausatmen senkt er sich wieder. Diese Atmung kann den Druck in der Bauchgegend wegnehmen und wird besonders zu Beginn der Geburtsarbeit als sehr angenehm empfunden.

Der zweite Atemtyp ist eine *tief-langsame Brustkorbatmung*. Wenn du deine Hände auf deine Rippen unterhalb der Brust legst, spürst du, wie diese sich heben und senken. Atme durch die Nase ein und durch den locker geöffneten Mund aus. Achte darauf, daß deine Bauchmuskeln so entspannt wie möglich sind. Diese Atmung kannst du während der Eröffnungsphase für *die* Kontraktionen benutzen, die deine Bauchmuskeln automatisch hart werden lassen. Du brauchst die Hände nur so lange auf den Rippen zu lassen, bis du diese Übung begriffen hast. Atme ruhig und rhythmisch. Es ist ratsam, jeweils am Anfang und am Ende einer jeden Kontraktion einen tiefen, erleichternden Erfrischungsatemzug zu machen, um Anfang und Ende und somit auch die Pausen deutlich voneinander abzugrenzen.

Bei dem dritten Atemtyp handelt es sich um die *flach-adaptierte Atmung*, «adaptiert» deshalb, weil sie sich in ihrer Geschwindigkeit der Intensität der Kontraktion anpaßt. Die ersten Atemzüge sind noch genauso langsam wie bei dem zweiten Atemtyp, doch dann steigert sich die Geschwindigkeit bis zum Höhepunkt (etwa nach 30 Sekunden), um sich danach allmählich wieder zu verlangsamen. Du atmest jeweils durch die Nase ein und durch den entspannt geöffneten Mund wieder aus, wobei du beim Ausatmen jedesmal in Gedanken den Ton «Ha» hauchen kannst. (Dies hat eine eröffnende Wirkung auf die Zervix.) Viele gebrauchen diese Atmung von dem Moment an, wo die Kontraktionen unangenehmer werden, bis zur Austreibungsphase.

Es ist empfehlenswert, die Atmungen mit deinem/r Partner/in in den letzten sechs Wochen täglich durchzuüben. Er/sie kann eine Kontraktion ansagen: «Kontraktion beginnt» und dann die Sekunden mitteilen: «10 – 20 – 30...», die er/sie von einer Stoppuhr oder einer Uhr mit Sekundenanzeiger abliest, oder er/sie kann durch zunehmenden/abnehmenden Schenkeldruck eine Kontraktion simulieren. Bei Beginn der Geburtsarbeit sind diese Kontraktionen etwa 30 bis 45 Sekunden, in der Eröffnungsphase 60 Sekunden lang und länger. Wenn du eine Weile zusammen mit deinem/r Partner/in geübt hast, solltest du es auch häufig allein probieren, damit du nicht vollends auf deine/n Partner/in fixiert bist, für den Fall, daß du aus irgendeinem unvorhersehbaren Grund bei der Geburt doch allein bist.

Während der Übergangsphase, der anstrengendsten, aber zugleich auch der kürzesten Zeit der Geburtsarbeit, kurz vor der Austreibung, empfinden viele Frauen einen Preßdrang. Die Kontraktionen sind außerordentlich stark, lang (90 Sekunden) und können schwer zu bewältigen sein. Übergangsphase bedeutet jedoch, daß das Baby nun bald da ist.

Das Übergangsatmen gleicht dem Eröffnungsatmen, jedoch mit kräftigem Ausblasen in bestimmten Abständen. Dadurch wird das Zwerchfell nach oben gedrängt, der Rücken gegen das Bett gedrückt und das Schambein nach oben gezogen, so daß das Ziehen über dem Bauch und somit der Druck auf die Gebärmutter nachläßt. Viele Frauen verbringen diese Phase am liebsten im Schneidersitz. Zum Üben einer Übergangskontraktion beginnen wir wie immer mit einem Erfrischungsatemzug, dann nehmen wir drei flache Atemzüge (einatmen, beim Ausatmen im Geist 1 zählen; ein – aus 2; ein – aus 3), beim viertenmal atmen wir wieder flach ein und blasen beim Ausatmen so kräftig, als ob wir einen Löffel voll heißer Suppe abkühlen wollten; dann wieder ein – aus 1; ein – aus 2; ein – aus 3 und ein – blasen. Wenn die Kontraktionen zu überwältigend werden, könnt ihr es mit der «Lok»-Atmung versuchen, bei der nur jeweils ein Atemzug dem Ausblasen vorangeht: ein – aus, ein – blasen. Die Geschwindigkeit paßt sich der Stärke der Kontraktion an, und es klingt, als ob eine Lokomotive anfährt und dann wieder anhält. Wenn eine Frau die Kontrolle verliert, hilft es, wenn ihr/e Partner/in ihren Kopf zwischen die Hände nimmt, Augenkontakt herstellt und mit ihr atmet.

In der Übergangsphase kann es vorkommen, daß du hyperventilierst (übermäßig gesteigerte Atmung mit zu hoher Sauerstoffaufnahme). Dadurch wird das physiologische Gleichgewicht des Blutes zwischen Sauerstoff und Kohlendioxyd gestört. Dies macht sich bemerkbar durch leichtes Schwindelgefühl, Kribbeln an Fingern und Zehen und Weißwerden der Fingerspitzen. Der Hyperventilation kann entgegengewirkt werden, wenn du einige Atemzüge lang in deine hohlen Hände oder eine kleine mitgebrachte Papiertüte ausatmest und dieselbe Luft wieder einatmest.

Was wir bei der Auswahl der Geburtsvorbereitungskurse beachten sollten

1. Die Gruppen sollten klein sein. Sechs bis acht Paare sind optimal.
2. Versichere dich, daß die Betonung nicht auf Gymnastik liegt, sondern auf einer abgerundeten Vorbereitung, die detaillierte Information über den Geburtsvorgang, Erlernen von Hilfestellungen für die Geburtsarbeit (Atmung, Entspannung, Massagen) und Gruppendiskussionen mit einschließt. Sechs Wochen à zwei bis drei Stunden pro Abend sind das absolute Minimum; acht bis zehn Wochen sind besser. Ein Klinikbesuch ist wünschenswert.
3. Der Kurs sollte darauf aufgebaut sein, daß der werdende Vater oder eine andere Vertrauensperson darauf vorbereitet wird, während Geburtsarbeit und Entbindung zu helfen.
4. Im Kurs sollten Gefühle und Einstellungen ebenso diskutiert werden, wie Hilfestellungen für die Geburt. Die Vorbereitung sollte sich nicht nur auf die Geburt beziehen, sondern auch auf die Zeit danach (Elternschaft, Stillen...).
5. Versuche soviel wie möglich über die Kurse und die Organisation, die diese Kurse veranstaltet, herauszufinden. Bei Gruppen in Krankenhäusern achte darauf, daß sie euch nicht einfach dazu bringen wollen, Krankenhausroutine zu akzeptieren und Eingriffe als normal und unabwendbar zu betrachten.

Vorbereitung auf das Leben mit einem neugeborenen Baby

Es gibt kaum noch Hebammen, die nach der Geburt Hausbesuche machen. Wir sind mit unserem neugeborenen Baby meistens ganz allein gelassen, denn die wenigsten von uns haben in ihrer eigenen Familie Erfahrungen mit kleinen Kindern gesammelt, und in unserem Bildungssystem ist ein Unterrichtsfach, bei dem auch Kinderversorgung und -erziehung behandelt werden, nicht vorgesehen. Es ist ganz selbstverständlich, daß in diesem Fach ebenso Jungen auf den Umgang mit kleinen Kindern vorbereitet werden könnten wie Mädchen. In der Erwachsenenbildung sollte ein kostenloser Unterricht für Eltern angeboten werden, die sich auf die Versorgung von kleinen Kindern und auf das Leben mit ihnen vorbereiten wollen.

Eine gute Geburtsvorbereitung, zum Beispiel nach der Lamaze-Methode, also Vorbereitung auf eine natürliche Geburt, kann für Frauen, die mit vielen Streßfaktoren belastet sind, die Zeit nach der Geburt sehr erleichtern. Diese Frauen werden oft besser mit ihrer Situation fertig als Frauen, die weniger belastet sind, sich jedoch nicht auf die Geburt vorbereitet haben. Es gibt also zwar Kurse, in denen körperliche Vorgänge bei Schwangerschaft und Geburt behandelt werden, doch nur selten wird in diesen Kursen auch auf die zu erwartenden Emotionen und Erfahrungen nach der Geburt eingegangen. Die Versorgung eines kleinen Kindes stellt hohe Anforderungen an uns und wird noch aufreibender, wenn wir meinen, daß wir instinktiv alle die Dinge wissen sollten, die ja erst erlernt werden müssen. Wie wir mit unserem Baby umgehen, das lernen wir zum Teil aus unseren eigenen Erfahrungen oder dadurch, daß wir Freundinnen zuschauen und sie um Rat fragen. Auch Bücher und gute Vorbereitungskurse können uns eine große Hilfe sein.

Eine Untersuchung ergab, daß Frauen, die während der Schwangerschaft einen Vorbereitungskurs besuchten und dabei auch an zwei zusätzlichen Stunden teilnahmen, in denen nützliche Hinweise für zukünftige Eltern diskutiert wurden, bedeutend weniger emotionale Schwierigkeiten in der Zeit nach der Geburt hatten als andere Frauen. Wenn die Männer ebenfalls an den Vorbereitungskursen teilnahmen, kam es bei nicht einmal halb soviel Frauen zu emotionalen Störungen wie bei den Frauen, die allein hingingen. Sechs Monate später hatten die Frauen, die an der Diskussion über Kinderversorgung teilgenommen hatten, anfängliche Probleme gelöst. Ihre Babies waren nicht so unruhig, und die Frauen berichteten über weniger Probleme beim Schlafen und bei der Ernährung.

Alle Hinweise betonen immer wieder, daß das Muttersein erlernt werden kann und nicht etwa angeboren ist. Das bestätigt unsere Überzeugung, daß uns nicht durch den «Mutterinstinkt» eingegeben wird, wie wir mit einem Neugeborenen umgehen.

19. Geburt und Geburtsvorbereitung

Eine Atmosphäre des Vertrauens

Bei einer Geburt bringen wir unsere Geschichte mit, unsere Beziehungen, Rituale, Bedürfnisse und Wertvorstellungen zu Intimität und Sexualität, familiäre Eigenarten, Lebensstil, sowie unsere tiefverwurzelten Ansichten über Geburt, Leben und Tod.*

Wenn eine Frau an ihre Gesundheit und Stärke glaubt, an ihre Fähigkeit, auf ihre eigene Weise Leben zu geben, wenn sie Vertrauen hat zu sich selbst und die Unterstützung der Menschen um sie herum findet, und wenn schließlich auch die Geburtshelfer an sie glauben und ihre gesammelten Erfahrungen mit normalen Geburten und gesunden Kindern in die Geburt auch dieses Kindes einbringen, dann läßt sich eine Atmosphäre des Vertrauens schaffen.

> Bei mir zogen sich die Wehen sehr lange hin. Jede der beteiligten Personen hatte die Möglichkeit, sich auszuruhen. Sie wechselten sich ab, mir beizustehen. Ich konnte heiß duschen, tun, was ich wollte. Die meiste Zeit stand ich oder ging umher. Ich war sehr froh, nicht im Bett liegen zu müssen. Sie ermutigten mich zu essen; ich trank ein bißchen Tee. Schließlich überredeten sie mich, mich hinzulegen und ein bißchen zu schlafen.
>
> Die Wehen waren wohl sehr schmerzhaft. Aber «Schmerz» ist eigentlich nicht das passende Wort. Diese körperliche Erfahrung war so

* Judith Dickson Luce: Birthing Women and Midwife. In: Holmes/Hoskins/Gross: Birth Control and Controlling Birth: Women Centered Perspectives, New Jersey 1980

intensiv, daß sie mich überrollte. Ich erinnere mich, daß ich daran dachte, als die Wehen stärker wurden, wie phantastisch Frauen sind: sie können immer wieder schwanger werden und es durchhalten, fortwährend stehen Menschen so etwas durch. Darauf hätte mich niemand mit Worten vorbereiten können.

Ich könnte mir vorstellen, daß ich einverstanden gewesen wäre, Medikamente zu nehmen, wenn sie mir aufgedrängt worden wären. Aber hier sagte jeder «alles ist prima», das machte es mir leicht weiterzumachen.

Schließlich zog es sich doch sehr in die Länge. Laura, meine Hebamme, riet mir, mit Lewis im Hof herumzulaufen. Das taten wir, wir tobten herum. Bei jeder Kontraktion lehnte ich mich gegen einen Baum. Dann rannte ich ein paarmal die Treppen auf und ab. Die Wehen wurden stärker.

Laura rief Peter, den Arzt. Er kam herüber, setzte sich in eine Ecke, las eine Zeitschrift und sagte: «Das kann noch zwei Stunden dauern. Keine Angst, du hast jede Menge Zeit.»

Dann kam die beste Zeit. Das Pressen tat überhaupt nicht weh. Mary hielt mir einen Spiegel zwischen die Beine; jedesmal, wenn ich preßte, konnte ich das Ergebnis sehen. Laura: «Versuch zu atmen – atme tief in den Bauch hinein. Blas die Backen auf.» Das half. Ich hockte mich auf den Boden, dann setzte ich mich hin, Lewis stand hinter mir. Als mein Kind schließlich kam, lag ich auf der Seite, ein Bein über Lauras Schulter. Mit jeder Wehe konnte ich sehen, wie Emma herauskam, größer und größer wurde. Nach jeder Wehe massierte Laura den Damm. Der kleine – nein, der große – Kopf kam heraus. Sie gurrte. Es war das entzückendste Geräusch, das ich je gehört habe. Laura sagte zu Lewis und mir: «Holt euer Baby heraus.» Das war eine große Überraschung für uns. Wir taten es. Wir zogen sie heraus. Ich legte sie an meine Brust. Wir waren im siebten Himmel. Die Nachgeburt kam ohne Probleme. Laura zeigte sie uns. Dieses Erlebnis hat mein Leben verändert. Ich habe erfahren, wie tief körperliches Erleben sein kann, und bin seither viel stärker in Kontakt mit meinem Körper.

Eine andere Frau schuf gemeinsam mit ihrem Mann selbst ein Klima von Vertrauen, als sie ihr zweites Kind bekam und sie sich in dem Betrieb eines großes Stadtkrankenhauses mehr oder weniger selbst überlassen waren.

Die Wehen fingen am Montag nachts um halb eins an. Um zwei Uhr fuhren wir ins Krankenhaus. Zwölf Stunden später wurden sie stärker, aber der Muttermund war erst vier Zentimeter gedehnt. Der Geburtshelfer wollte mir Morphium geben und fand, für eine zweite Geburt dauerte es zu lange. Er wollte mir etwas geben, damit ich fünf Stunden schlafe, «dann wachen Sie auf mit kräftigen Wehen». Jack und ich guckten einander an und sagten: «Hat der es aber eilig!» Wir waren davon überzeugt, unser Baby würde dann auf die Welt kommen, wenn es kommen wollte. Wir antworteten, wir würden noch eine Stunde abwarten. Mein Muttermund war fünf Zentimeter geweitet. Die Schwestern wechselten sich in Schichten ab. Sie waren alle sehr nett, hatten aber alle kaum Zeit. Die ganze Zeit über saß ich. Jack und ich machten Visualisierungsübungen, das half mir, in den Schmerz hineinzuatmen. Wir stellten uns Wind und Wellen vor. Ich versuchte, die Empfindung hinunter in den Gebärmutterhals gehen zu lassen, und stellte mir vor, er würde sich öffnen und ich selbst würde geboren. Das half mir sehr. Das beste war, Jack anzusehen, mein Gesicht an seinem Hals zu vergraben oder meine Augen zu schließen und nach innen zu gehen. Wenn er nicht dagewesen wäre, ich weiß nicht, was passiert wäre. Wir waren sehr konzentriert auf das, was wir taten. Es war unsere Geburt – in dieser Sicherheit ließen wir uns nicht beirren. Jack wußte genau, was er tun müßte und ließ mich keinen Augenblick allein.

Um halb vier überlegten sie, ob sie die Fruchtblase öffnen sollten, durch das ständige Kommen und Gehen aber kam es nicht dazu. Dann platzte die Fruchtblase von allein, und die Wehen wurden stärker. Ich merkte, daß es nun dem Ende entgegenging. Ich fühlte einen Druck gegen das Schambein, der durch einen Gegendruck von außen gelindert wurde, und dann hatte ich das starke Bedürfnis zu singen. Plötzlich mußte ich pressen. «Nicht pressen», sagten sie. «Es geht nicht anders», antwortete ich. Sie brachten mich ins Entbindungszimmer. Mein Baby kam dann sehr schnell zur Welt. Es war ein ungeheuer intensiver Moment. Ich tat das meine und habe kräftig geschrien. Ihr Kopf kam heraus, als der Arzt noch dabei war, sich anzuziehen, deshalb hatte ich keine Episitomie. Ich bat den Arzt, mir die Nachgeburt zu zeigen. Mein Kind wurde im Erholungszimmer versorgt, so wie ich es vergangenen Sommer geträumt hatte.

Eine Hebamme stellte fest:

Es wird alles getan, damit eine Geburt ein ganzheitlicher Vorgang ist. Frauen, die sich auf eine Hausgeburt vorbereitet haben, am Anfang des Gebärvorgangs zu Hause sind und dann doch ins Krankenhaus gehen, sage ich immer: «Das ändert nichts an dem, wer du bist: deine Pläne, Ideale, Werte, deine Ansichten und Prinzipien ändern sich nicht, nur weil du schließlich doch im Krankenhaus entbindest oder mit einem Kaiserschnitt. Du wirst stärker dadurch, denn du bist durch einen wichtigen Entscheidungsprozeß gegangen und hast schließlich das getan, was richtig und notwendig war.»

Ob in einem Krankenhaus oder zu Hause, Frauen sollten bei der Geburt ihrer Kinder auf sich selbst vertrauen. Manche Hebammen, Ärzte und Schwestern zeigen, daß Kinderkriegen eine andere Qualität haben kann, als das, was die Medizin sich darunter vorstellt. Es kann ein viel reichereres Erlebnis sein, als wir geglaubt hätten, ein natürlicher Ablauf, bei dem weitgehend auf medizinische Interventionen verzichtet werden kann. Diese Menschen vermitteln uns ihre positiven Erfahrungen mit Müttern, die sich auf ihre eigene Stärke verlassen, auf ihren Körper hören und, wenn sie müde oder verkrampft sind, sich von fürsorglichen Menschen unterstützen lassen, um sich zu entspannen, zu erholen und vor allem Zutrauen zu ihrer Gebärfähigkeit gewinnen. Sie dienen uns als lebendiges Gegenbeispiel für die Perspektive der Schulmedizin, die bei einer Geburt nur die Ängste der Frauen wahrzunehmen scheint – die Furcht vor «Komplikationen», die Furcht vor Schmerzen – die negativsten Aspekte einer Geburt.

Zur Geschichte der Geburtshilfe – Eine Atmosphäre des Zweifels

Die Atmosphäre des Zweifels angesichts der Geburt hat tiefe Wurzeln, die weit in unsere Geschichte zurückreichen. Sie ist das Ergebnis einer langen Entwicklung, in deren Verlauf Geburtshilfe immer mehr aus dem häuslichen, familiären Zusammenhang herausgelöst und in Kliniken verlagert worden ist. Das Gebären selbst hat dadurch mehr und mehr den Charakter eines behandlungsbedürftigen Krankheitszustands erlangt, eines gefahrvollen Vorgangs, der unbedingt ärztlicher Kontrolle bedarf. Dieser Prozeß wurde in Deutschland bereits im 16. Jahrhundert mit der Einrichtung einer Gebäranstalt in München eingeleitet, der man 1589 eine Hebammenschule angliederte. Gut vierzig Jahre später eröffnete auch das berühmte und wegen seiner trostlosen Verhältnisse später berüchtigte Hôtel-Dieu in Paris eine Gebärabteilung und eine Hebammenschule.

Entscheidender als diese Einrichtungen war für die weitere Entwicklung jedoch, daß am Hôtel-Dieu erstmals in der abendländischen Geschichte männliche Ärzte im Kreißsaal zugelassen wurden. Dadurch bekamen sie die Möglichkeit, das zu lernen, was für die weisen Frauen seit Menschengedenken selbstverständlich war: die Hilfe bei einer normalen Geburt. Bis dahin waren Ärzte meist nur gerufen worden, wenn es galt, das Leben der Mutter auf Kosten des Kindes zu retten. Der Medizinhistoriker Heinrich Fasbinder schreibt dazu in seinem 1906 erschienenen Buch ‹*Geschichte der Geburtshilfe*›: «Die Hülfeleistungen waren durch zwei Jahrtausende bei allen Kulturvölkern den Frauen zugefallen. Wenn überhaupt, so wurden nur in schweren Fällen Männer an das Kreißbett gerufen, gelegentlich zur Verordnung von Medikamenten, vornehmlich aber für Hakenextraktionen oder Zerstückelungsoperationen. Welcher Art aber die Ausführung solcher Eingriffe gewesen sein mag, wie roh manchmal, wie planlos und von welchen Folgen für die Gebärenden, kann man sich vergegenwärtigen, wenn man erwägt, daß diese Männer kaum eine Vorstellung vom Geburtsvorgang hatten und das Kind, wie etwa einen Fremdkörper, dessen Form und Lage nicht feststeht, aus einer anatomisch ungenügend bekannten Körperhöhle entfernten.»

Diesen Mangel wollten die männlichen Hebärzte durch bessere Kenntnisse ausgleichen. Als Lehr- und Anschauungsobjekte dienten ihnen dazu die Gebärenden, die vielfach zu den Ärmsten der Armen zählten und weder Raum noch Geld für eine Hausgeburt hatten.

Auf diese Weise wurden Frauen – als Hebammen und als Mütter – in doppelter Hinsicht dem männlichen Anspruch unterstellt, Macht über die traditionelle weibliche Heilkunde und über den Gebärvorgang als solchen zu bekommen.

Der nächste entscheidende Schritt auf diesem Weg war die Aufnahme der Geburtshilfe in den universitären Lehrstoff. Dies geschah 1737 in Straßburg unter Johann Jacob Fried, der die Gebäranstalt und Hebammenschule des Bürgerhospitals zum «Klinischen Institut» erweiterte und als erster Universitätslehrer Studenten in Geburtshilfe unterrichtete. 1751 folgte auch die Berliner Charité dem Straßburger Beispiel, an der bis dato nur eine Abteilung für die Entbindung «liederlicher Weibsstücke» bestanden hatte. Ab 1789 bekamen auch in Wien Studenten Zutritt zum Kreißsaal.

Frauen befanden sich unter diesen Studenten nicht. Ihnen war wohlweislich der Zugang zur Universität verwehrt. Sie konnten, selbst wenn sie es wollten, nicht Gynäkologin werden. (Erst 1901 gewährte Baden – und in der Folgezeit dann auch andere deutsche Länder – durch Ministererlaß Frauen das Recht, eine Universität nicht nur als Gasthörerinnen zu besuchen.)

Parallel zu dieser Entwicklung wurden die Hebammen im späten Mittelalter und bis weit in die Neuzeit hinein systematisch ihrer alten Rechte beraubt, wegen ihrer Kenntnisse (unter anderem auch auf dem Gebiet der Familienplanung und des Schwangerschaftsabbruchs) verfolgt und schließlich millionenfach auf Scheiterhaufen verbrannt. In ihrer Berufsausübung wurden sie – sofern sie nicht der Hexenverfolgung zum Opfer fielen – immer mehr den Ärzten unterstellt, Medizinern übrigens, die ihre Kenntnisse vielfach den weisen Frauen verdankten, gegen die sie in den Hexenprozessen aussagten.

Die Autorinnen des Buches ‹*Aus der Zeit der Verzweiflung*›* schreiben über diese Entwicklung: «Es scheint, als sei den Frauen zu Beginn der Neuzeit von der patriarchalischen Gesellschaftsordnung alles genommen worden, was sie während des Mittelalters zu Zeiten oder immer besaßen. Aus den Zünften ausgeschlossen, mußten sie sich in den entstehenden Manufakturen gegen einen Hungerlohn verdingen. Ihr medizinisches Wissen wurde von den männlichen Ärzten usurpiert oder sie durften es nicht anwenden. Von der Weiterentwicklung der Medizin blieben sie ausgesperrt, als Hebammen durften sie nur soviel davon erfahren, wie es den Ärzten nötig schien. Auf die Geburt als den letzten weiblichen kreativen Akt durften sie nicht mehr stolz sein und ihn nicht mehr als ihren und der anderen Frauen Erfolg feiern...»

Trotz aller ärztlichen Bestrebungen, die Geburtshilfe als einen zentralen Teil der Frauenmedizin ganz in die Hand zu bekommen, blieb die Klinikentbindung noch bis ins späte 19. Jahrhundert die große Ausnahme. Etwa 90% aller Geburten fanden zu Hause statt. Denn wer immer es irgendwie ermöglichen konnte, blieb zur Geburt im eigenen Schlafzimmer. Die Müttersterblichkeit lag in den Krankenanstalten bekanntermaßen viel höher als bei Hausgeburten. Das Wochenbettfieber, eine durch mangelnde Hygiene hervorgerufene und durch das Kranken-

* Aus der Zeit der Verzweiflung. Zur Genese und Aktualität des Hexenbildes. Mit Beitr. u.a. v. Becker, Gabriele/Borenschen, Silvia/Brackert, Helmut. Frankfurt/Main o.J.

hauspersonal übertragene Kontaktinfektion, war die häufigste Todesursache. Erst mit der Entdeckung dieser Zusammenhänge durch Ignaz Philipp Semmelweis und der Anwendung der Antisepsis wurden die Kliniken nach 1880 langsam sicherer.

In dieser Zeit erlangte die Geburtshilfe auch die Anerkennung als wissenschaftlicher Zweig der Medizin. Aus dem alten «Weiberhandwerk» war eine angesehene fachärztliche Disziplin geworden.

Dennoch dauerte es bis in die sechziger Jahre unseres Jahrhunderts hinein, bevor die Klinikentbindung langsam die Hausgeburt ablöste. Ende der sechziger Jahre wurden bereits 80 % aller Kinder im Kreißsaal geboren.

Gleichzeitig mit dieser immer stärkeren Institutionalisierung entwikkelte sich aus der traditionellen Hebammen-Geburtshilfe die vollends ärztlich ausgerichtete Geburtsmedizin, die sich überwiegend an den Maßstäben der Intensivmedizin orientierte und den Geburtsvorgang kontinuierlich zu steuern und zu überwachen suchte. Für ein selbstbestimmtes Verhalten der Gebärenden und ihrer Hebammen war in diesem System kein Platz mehr und durch die vollständige Programmierung von Entbindungen gewann für viele Frauen die alte Redewendung «ihr ward ein Kind geboren» neue, erschreckende Realität. Das Bild der passiv auf dem Rücken liegenden, durch Schläuche und Elektroden mit Monitoren und Infusionsautomaten verbundenen, bis zum Nabel betäubten Gebärenden ist kennzeichnend für diese Jahre. Erst durch den Widerstand vieler Frauen gegen diese Art der «Betreuung» hat ein Prozeß des Umdenkens begonnen. Manche Geburtshelfer versuchen seither ehrlich und engagiert, die seelischen und körperlichen Kräfte von Gebärenden nicht zu schwächen und so wenig wie möglich in den natürlichen Ablauf einzugreifen. Andere machen dagegen – wenn überhaupt – nur zähneknirschend und auch nur unter dem Druck der Konkurrenz mit anderen Häusern Zugeständnisse an die Bedürfnisse von Frauen, ohne jedoch selbst davon überzeugt zu sein.

Die Auseinandersetzung zwischen Müttern und Geburtshelfern, die Anfang der siebziger Jahre begonnen hat und dazu führte, daß Geburtshilfe wieder stärker wörtlich genommen, also als Hilfe bei einem normalen Vorgang verstanden wurde, ist deshalb noch immer nicht beendet. Und die Atmosphäre des Zweifels, die sich aus der übermäßigen Hospitalisierung und Medikalisierung der Geburtshilfe speist, ist noch lange nicht überwunden.

Medizin und Geburtshilfe

Die Einstellung von Medizinern

Viele männliche Ärzte begreifen ihren eigenen Körper als die Norm und den weiblichen Körper als anormal. Es gibt die erstaunlichsten Beschreibungen des Geburtsvorgangs, verfaßt von einflußreichen Geburtshelfern. Zu ihnen gehört auch der bekannte Autor von ‹*Die sanfte Geburt*› Frederick Leboyer:

«Eines Tages ist das Spiel vorbei.
Die geliebte Woge wird zum Sturm. Die Freundin zur Furie ...
Dieses Etwas, von dem es umarmt wurde, wird bösartig, wird schlimm.
Dieses Etwas, umschlingt das Kind nicht mehr, sondern quetscht es zusammen. Es umarmt nicht mehr, es erstickt.
Es liebt es nicht mehr, sondern vertreibt es.
Das freudige Spiel wird haßerfüllt.
Die Wehen haben begonnen ... Die Geburt wird eingeleitet. Und jetzt bemächtigt sich des Kindes eine unwiderstehliche, maßlose, wahnwitzige Kraft.
Eine blinde Kraft, die es zusammenpreßt, niederdrückt, nach unten zwingt.
...
Das Gefängnis verliert den Verstand und will den Gefangenen offenbar umbringen. Die Wände ziehen sich noch mehr zusammen. Der Kerker wird zum Tunnel, der Tunnel zum Trichter!
Das Herz schlägt zum Zerspringen, das Kind versinkt in dieser Hölle.
Seine Angst ist namenlos.
Plötzlich aber schlägt sie in Zorn um.
Wahnsinnig vor Wut, geht es gegen die Wand an.
Es muß hindurch! Es muß sie durchbohren!
Nur noch Schrecken, nur noch Haß ist es.
Diese Wand! Diese Wand!
Es muß hinaus! Notfalls muß es töten ...
Diese Kraft, dieses blinde Ungeheuer, die es zusammenquetscht, die es nach draußen drängt,
diese blinde, stumpfe Wand, die es zurückhält, die es daran hindert, durchzubrechen,
sind ein und dasselbe: die Mutter! Immer wieder sie!
Sie vertreibt es.
Und gleichzeitig hält sie es zurück, hindert es, durchzubrechen!

Sie ist wahnsinnig! Sie muß man töten. Denn sie stellt sich zwischen das Kind und das Leben.» *

Von derartigen und schlimmeren Vorstellungen werden viele der geburtshilflichen Praktiken bestimmt. Diese Praktiken aber tragen zu unserer Angst bei, unser Körper funktioniere nicht richtig und es könne irgend etwas schiefgehen – woraus neue Zweifel entstehen. Die Physiologie des Geburtsvorgangs wird damit gestört, wir bekommen ein verzerrtes Bild vermittelt oder werden überhaupt gehindert, eine normale Geburt zu erleben. Die Einstellungen selbst – unsere eigenen und die der Ärzte – beeinflussen den Stil der Geburtshilfe und den Verlauf der Geburt: Sie wird verlangsamt oder beschleunigt, mit Hilfe von Medikamenten oder mechanischen Interventionen. Wenn wir die medizinischen Beschreibungen dessen, was wir während des Geburtsvorgangs fühlen, tun und einnehmen sollen, akzeptieren, lassen wir zu, daß unsere Kräfte gemindert und gebändigt werden.

Geburtshilfliche Institutionen

In den fünfziger und sechziger Jahren wurden mit Hilfe von Verfahrenstechniken, die ursprünglich entwickelt wurden, um die Herstellung von Waffen im Zweiten Weltkrieg zu beschleunigen, effektivere geburtshilfliche Ausrüstungen entwickelt. Medizinische Prioritäten wurden festgesetzt, um so viele Frauen wie möglich mit effizienten Geburten abzufertigen, anstatt jeder einzelnen die Zeit zuzugestehen, die sie für ihre Geburt braucht. Diese Fabrikationstechnik wurde bald in die Lehrbücher zur Krankenhausarchitektur aufgenommen: «Das Förderbandprinzip ist für die Analyse der Probleme, die sich uns stellen, durchaus von Nutzen: Es macht deutlich, daß eine Mutter wiederholt von einem Ort zum anderen verlegt wird und daß ungleiche Zeitphasen in jeder Station den gesamten Ablauf unökonomisch gestalten (wie in einer Autofabrik).» **

In Krankenhäusern wird eine Geburt auf einen medizinischen, oftmals entwürdigenden Vorgang reduziert. Gesunde, starke Frauen voll Energie kommen an diesen Ort für kranke Menschen, um dort systematisch ihrer

* Frederick Leboyer: Die sanfte Geburt, München 1974, S. 40f

** Roslynn Lindheim: Birthing Centers and Hospices: Reclaiming Birth and Death. In: American Review of Public Health 2/1981

Kräfte beraubt zu werden. Oft werden Schwangere als erstes auf eine Liege gelegt, persönliche Gegenstände und ihre Kleidung werden ihnen genommen, sie werden von Freunden und nahestehenden Menschen getrennt, unter Fremden isoliert, abhängig und anonym gemacht. Mit Einläufen und durch die Rasur ihrer Schamhaare («Geburtsvorbereitung») werden sie entsexualisiert und infantilisiert. Das Verbot zu essen oder zu trinken schwächt, verlangsamt den Gebärvorgang und gefährdet ihre Gesundheit. An Infusionen mit Kochsalzlösung angeschlossen, werden sie unbeweglich. Sie bekommen die Rückenspritze. («Es wird immer schlimmer und damit können Sie dann nicht mehr umgehen!») Eine Hebamme sagte voller Bedauern: «Das Natürlichste an einer Geburt – Sexualität, Blut, Schweiß, Kot, Bewegung und Geräusche – hat hier keinen Platz.» Die Annahme, wir seien unfähig, Leben zu geben ohne medizinische Intervention, verletzt die Gebärende, auch wenn das Krankenhauspersonal die besten Absichten hat und überzeugt ist, «der Patientin etwas Gutes» zu tun.

«Kontinuierlicher Beistand», eigentlich ein Standard der Medizin, insbesondere in der Geburtshilfe, gibt es in den meisten Kliniken nicht. Eine Gebärende bekommt statt dessen viele verschiedene Leute zu Gesicht (je größer die Klinik, desto mehr sind es) und muß mit deren unterschiedlichen Persönlichkeiten zurechtkommen, was weder einfach noch besonders wohltuend ist. Zwar leisten viele Hebammen ihr bestes, aber viele sind völlig überlastet, weil die Krankenhausverwaltungen lieber beim Personal als bei technischen Geräten und Medikamenten sparen. Bereits 1986 hat der Deutsche Hebammenbund in einer großen Protestaktion darauf hingewiesen, daß die Personalsituation in vielen geburtshilflichen Abteilungen katastrophal und aus Gründen der Sicherheit für Mütter und Kinder nicht mehr vertretbar ist.

Es kann vorkommen, daß die Gebärende, wie es in manchen Kulturen bei einer Geburt üblich ist, zwischendurch völlig sich selbst überlassen bleibt. Die Hebamme schaut immer nur kurz herein, und der Arzt erscheint vielleicht nur für Momente oder sogar erst gegen Ende der Geburt, möglicherweise sieht die Gebärende ihn dann überhaupt zum erstenmal. Wenn das Baby da ist, kommen oft neue Schwestern und ein unbekannter Kinderarzt. In großen Krankenhäusern wird vielleicht auch noch ein Neonatologe, ein Neugeborenenfacharzt, hinzugezogen.

Diese «geburtshilflichen» Bedingungen können eine Frau, die ihr Kind zur Welt bringt, sehr irritieren, sie schaffen Unsicherheit und Verwirrung in einem Moment, wo sie sich entspannen und es sich bequem machen sollte, wo sie sich auf sich selbst und ihr Kind konzentrieren muß.

Isolation, das Gefühl des Ausgeliefertseins und körperliche Unbeweglichkeit bei der Geburt verschlimmern die Schmerzen, lassen Spannung und Furcht wachsen, was wiederum zu stärkeren Schmerzen führt. Dieser Teufelskreis bringt Frauen so weit, daß sie am Ende tatsächlich schmerzlindernde Mittel «brauchen», und Geburtshelfer, Anästhesisten, Wissenschaftler und Pharmakonzerne bieten sie in Hülle und Fülle an.

Gynäkologische Ausbildung

Wer in einem Krankenhaus ausgebildet wird, wird selten oder nie einer normalen spontanen Geburt beiwohnen. Für die meisten Studenten bedeutet Geburt: Eine Frau liegt mit Wehen auf dem Rücken, ihre Fruchtblase wird künstlich geöffnet, die Gebärmutterkontraktionen werden durch Hormone (Oxytocin) beschleunigt, sie wird an einen Wehenschreiber angeschlossen, bekommt beruhigende oder schmerzstillende Medikamente oder eine Anästhesie, die Füße werden in Bügeln in der Steinschnittposition ruhiggestellt, und sie wird kurz vor dem Austritt des Kindes geschnitten. Nicht selten muß – als Folge dieser Eingriffe – das Kind mit der Zange oder mit der Saugglocke «geholt» werden.

Das Resultat: Ärzte wissen oft gar nicht, wie sie sich gegenüber einer Frau verhalten sollen, die unbetäubt bei vollem Bewußtsein ist. Sie bleiben normalerweise nicht von Anfang bis zum Ende des Gebärvorgangs dabei, und so erfahren sie auch nichts darüber, wie die Gebärende sich fühlt und was sie empfindet. Sie werden nicht vertraut mit dem Rhythmus ihrer Wehen, ihrer bevorzugten Position und ihren Geräuschen, sie sagen ihr nicht, wie weit das Kind bereits geboren ist, sie können sie weder menschlich unterstützen noch sich passiv und abwartend verhalten. «Man muß viel wissen, um wenig zu tun», so charakterisierte ein Lehrer für Geburtshilfe das Verhalten, das wir eigentlich von einem Arzt erwarten dürften.

Medizinstudenten und Gynäkologen in der Facharztausbildung lernen außerdem nicht, ihre Hände für das zu gebrauchen, was gebärenden Frauen oft so wohltut: Massage, körperliche Unterstützung, Dammassage. Das zu können ist auch heute noch die große Kunst der Hebammen. Die meisten Ärzte finden es – wenn sie ehrlich sind – langweilig und wenig aufregend, eine Geburt zu begleiten. Und selbst wenn sie wollten, haben sie dazu nicht genug Zeit. Statt dessen lernen sie, den Gebärvorgang routinemäßig mit allen medizinischen Mitteln zu beschleunigen, ohne genügend zu bedenken, wie sehr sie damit eingreifen und wie gefährlich diese Eingriffe sein können. Außerdem müssen Geburtshelfer als Fachärzte eine bestimmte Geburtenquote vorweisen und ihr Handwerk lernen. Sie werden also manches Mal aktiv, nicht weil die Gebärdende ihr Eingreifen braucht, sondern weil sie sich üben müssen. Viele lernen, uns so zu manipulieren, daß wir ihre Interventionen akzeptieren und uns ihnen «zum eigenen Besten» und um «der Sicherheit des Kindes willen» unterwerfen, indem sie uns einreden, wenn wir bestimmte «Hilfen» ablehnten, zeige das, daß wir nicht genug um das Kind besorgt seien. Auch lernen sie in der Ausbildung, sie könnten sich ihre Karriere durch einen Schadenersatzprozeß verpfuschen, der wegen Fahrlässigkeit oder Körperverletzung gegen sie angestrengt werden kann, wenn sie nicht nachweisbar jedes verfügbare Instrument benutzen oder zur Hand haben. Für den Notfall gedachte Medikamente und Eingriffe, die im Namen der Sicherheit routinemäßig angewendet werden, geraten auf diese Weise leicht zu Instrumenten von Herrschaft und Entwürdigung.

Bei einer solchen Ausbildung und Praxis ist es kein Wunder, daß Ärzte automatisch annehmen, wir könnten oder sollten unsere Kinder ohne medizinisches Eingreifen und klinische Geburts«hilfe» nicht auf die Welt bringen.

Frauen verinnerlichen das medizinische Modell

Schon immer war eine Geburt verbunden mit einer ganz natürlichen Angst, der Furcht vor dem Unbekannten, vor Schmerz und dem Risiko zu sterben. Vollkommene Sicherheit über den Ausgang dieses besonderen Erlebnisses können wir niemals haben, wo und wie auch immer wir unsere Kinder zur Welt bringen. Von diesen Ängsten leben die Einstellungen und Praktiken der Mediziner und werden von ihnen zusätzlich unterstützt.

> Unser Zutrauen ist wie ein großes, leuchtendes Gewebe. Mit lauter kleinen Nadelstichen kommen Löcher von Furcht und Zweifel hinein und die Mentalität der Medizin macht sie noch größer und größer, bis von dem wunderschönen Tuch nichts übrigbleibt als klaffende Löcher.

Sind wir isoliert und unerfahren, können einfühlsame Frauen um uns herum dazu beitragen, eine positive Einstellung zu bewahren, indem sie

Fragen beantworten oder für uns stellen, uns zuhören und helfen. Wenn wir unsere Hoffnung allein auf den Arzt setzen, verlieren wir den Glauben an unsere Fähigkeit zu gebären; wenn wir uns nur von ihren medizinischen Techniken abhängig machen, dann bestärken wir die Ärzte in der Annahme, wir könnten ohne sie nicht auskommen. Das Fernsehen mit Bildern von in weiße Tücher gehüllten, schreienden Gebärenden ebenso wie manche Zeitschriften wiederholen und bestätigen diese Botschaft immer wieder: «Die jüngsten Fortschritte der Geburtshilfe, die Müttern und Neugeborenen von der Empfängnis bis zur Geburt und durch die ersten Monate im Leben des Kindes hilft, ist einzig und allein einer hochentwickelten Technologie zu verdanken. Sie erlaubt den Ärzten, die Entwicklung des Fetus die gesamte Schwangerschaft und Geburt hindurch genau zu überwachen. Entwickelt sich eine Schwangerschaft *vollkommen* normal, und verläuft eine Entbindung *restlos* ohne Komplikationen, braucht diese Technologie nicht *in vollem Umfang* angewendet zu werden, in manchen Fällen aber ist das notwendig» (Hervorhebung von den Übersetzerinnen).*

Millionen Frauen lesen Artikel wie diesen, der ein unrealistisches Modell von Schwangerschaft und Entbindung entwirft und damit suggeriert, daß so gut wie keine Frau dieser Art von Normalität entspricht. Eine derartige Propaganda ist eine unterschwellige Demoralisierung, sie bringt uns dazu anzunehmen, die Technologie sei unverzichtbar. Wenn wir das medizinische Modell von Schwangerschaft und Geburt in uns aufnehmen, lassen wir zu, daß unsere Ängste die Oberhand gewinnen über unser Wissen, daß das Leben insgesamt ein Risiko ist, dennoch aber voll gelebt werden muß – nicht mit unvernünftiger Vorsicht, sondern mit vernünftiger Umsicht.

Ein Kind zu bekommen ist *deine* Erfahrung – du bist es, die das Kind bekommt, niemand sonst. Wenn du es in einer Atmosphäre der Zuversicht zur Welt bringen willst, mußt du wissen, daß das auch möglich ist. Du mußt dir die Bedingungen schaffen, sie suchen, dich in der Schwangerschaft mit positiv eingestellten Freunden, Hebammen und Ärzten umgeben. Du mußt wissen, wie allgegenwärtig heutzutage das Klima von Zweifel ist, damit du es in allen Erscheinungsweisen erkennst und ihm widerstehen kannst. Viele erfahrene Laien, Hebammen und manche Ärzte können

* Ellen Switzer and Joan Kline: Pregnancy and Childbirth 1982: New Options. In: Family Circle Magazine, 16. 3. 1982

dazu beitragen, daß du die Geburt so erlebst, wie du es dir wünschst, zu Hause, in einem kleineren Entbindungshaus und manchmal sogar in einem ganz normalen Krankenhaus.

Geburtsarbeit

Der Uterus (die Gebärmutter) ist der größte Hohlmuskel in unserem Körper. In ihm liegt das Kind in einer mit Fruchtwasser gefüllten Blase, vor Stößen von außen geschützt. Der birnenförmige Uterus ist nach unten hin durch die Zervix (Gebärmutterhals, Muttermund) fest verschlossen. Bei der Geburtsarbeit ziehen sich die Längsmuskeln des Uterus periodisch zusammen und entspannen sich wieder. Dies wiederholt sich in immer kürzeren Abständen. Jedesmal werden die Muskelfasern unmerklich kürzer, dafür müssen die Ringmuskeln um die Zervix nachgeben. Die erste Auswirkung dieser Kontraktionen ist das «Verstreichen» (siehe Zeichnung auf Seite 121) der Zervix, das Hochziehen des Gebärmutterhalses. Nach und nach wird dieser zum Bestandteil der Uteruswände, dabei öffnet sich der Muttermund von 0 auf 10 cm.

Am besten kannst du dir die Geburtsarbeit bildlich vorstellen, wenn du beobachtest, was passiert, wenn du einen engen Rollkragenpullover anziehst. Zuerst paßt der Kopf recht gut hinein, doch je näher du zur Öffnung hinstrebst, desto anstrengender wird es. Du ziehst ein wenig, dehnst dabei den Kragen, und schließlich rutscht der Kopf hindurch. Ebenso zieht sich auch der Uterus nach oben, dehnt, walzt aus und öffnet so allmählich die Zervix.

Bei vielen Frauen beginnt der Muttermund sich schon vor Anfang der Geburtsarbeit etwas zu öffnen. Vielleicht bemerkt der Arzt bei der letzten Vorsorgeuntersuchung, daß die Zervix fast «verstrichen» und der Muttermund «fingerdurchgängig» ist. Während der ganzen Schwangerschaft wirst du ab und zu gemerkt haben, daß der Uterus vorübergehend ganz angespannt war. Manchmal sind diese Kontraktionen so stark, daß du einen Moment innehalten mußt, aber schmerzhaft sind sie nur selten. Durch diese Schwangerschaftskontraktionen bereitet sich der Uterus auf die Geburt vor, und manchmal bewirken sie, daß sich die Zervix hochzieht und öffnet. Es ist nicht ungewöhnlich, daß zu Beginn der Geburtsarbeit die Zervix zu 90 % verstrichen und ein oder zwei Zentimeter geöffnet ist.

Aber wie wissen wir eigentlich, daß die Geburtsarbeit begonnen hat?

Viele Frauen spüren Vorzeichen für den nahenden Beginn der Geburt. Bei manchen geht blutiger Schleim ab (die Hebamme sagt «es zeichnet»). Geburtskontraktionen sind stärker und regelmäßiger als Schwangerschaftskontraktionen. Du spürst, wie sich der Uterusmuskel langsam und allmählich zusammenzieht und sich dann wieder ebenso allmählich entspannt. Kontraktionen werden oft wie Wellen empfunden, die langsam anschwellen, einen Höhepunkt erreichen und dann wieder abklingen. In der ersten Phase sind die Kontraktionen gewöhnlich gut erträglich. Sie dauern etwa 45 bis 60 Sekunden mit einem Höhepunkt in der Mitte. Wenn die Wehe vorbei ist, spürst du gar nichts bis zum Beginn der nächsten. Die Pausen sind am Anfang noch recht lang, vielleicht 20 Minuten, und werden dann immer kürzer, bis am Ende nur noch ein oder zwei Minuten dazwischenliegen.

Es kann zwischen 2 und 24 Stunden dauern, bis sich die Zervix auf 10 Zentimeter geöffnet hat, je nach Größe und Lage des Kindes, Größe des mütterlichen Beckens, Zustand des Uterus, Entspannungsvermögen der Mutter. Die durchschnittliche Länge dieser ersten Phase beträgt etwa zwölf Stunden für eine Erstgebärende (Primipara). Aber bitte denk daran, keine von uns entspricht genau dem Durchschnitt.

Der gesamte Geburtsvorgang ist in drei Phasen aufgeteilt: Eröffnungsphase, Austreibungsphase und Ausstoßen der Plazenta (Mutterkuchen). Die *Eröffnungsphase* kann wiederum in drei Abschnitte aufgegliedert werden: Hochziehen der Zervix, Eröffnungs- und Übergangsphase. Jede von uns wird diese Phasen ganz unterschiedlich erleben. Doch können wir allgemein sagen, daß das Verstreichen der Zervix von fast allen recht gut vertragen wird, manchmal gänzlich ohne Unbehagen. Die Eröffnungsphase (von drei auf sieben Zentimeter) ist kürzer und intensiver als der erste Abschnitt. Mit Hilfe von einer Mischung aus tief-langsamer Atmung und einer flacheren angepaßten Atmung können die meisten vorbereiteten Frauen selbst mit den starken Kontraktionen dieses Abschnitts zurechtkommen. *Massagen* während der Geburtsarbeit sind eine echte Wohltat. Die *Effleurage* ist eine leichte *Fingerspitzenmassage*, die dein/e Partner/in oder du selbst durchführen könnt. Beginne über die Symphyse (Schambein) und massiere in kleinen kreisenden Bewegungen mit kaum spürbarem Druck entlang der Leisten bis zu den Hüftknochen. Dann führe die Hände wieder zum Ausgangspunkt zurück und beginne von neuem. Die Effleurage kann auch im Kreuz gemacht werden. Sie wirkt oft sehr entspannend und bietet zusätzliche Zerstreuung, wenn du sie selbst ausführst.

Viele Frauen mögen es, wenn ihr/e Partner/in ihnen die Beine, besonders die Oberschenkel, leicht massiert. Für die Frauen, die die Geburtsarbeit im Rücken spüren, ist starker Druck im Kreuz (unterstützt durch Wärme von einer Wärmflasche) unerläßlich. Andere finden es schön, ihren Kopf gegen die Schulter ihres Partners zu legen, der mit dem Handballen rhythmische kreisende Bewegungen in ihrem Kreuz macht. Manche Frauen sind während der Übergangsphase so empfindlich, daß sie keine Berührung vertragen können. Anderen tun Massagen wohl.

In den Pausen kann dein/e Partner/in auf vielfältige Weise helfen. Lutscher oder Traubenzucker, Eisbröckchen, Saugen an einem nassen Waschlappen, Lappen auf der Stirn, dies alles kann während der Geburtsarbeit guttun.

Wenn du Kontraktionen lange Zeit ganz intensiv im Rücken spürst und wenn die Pausen dazwischen länger, anstatt kürzer werden, könnte dies ein Hinweis darauf sein, daß das Kind in der hinteren Hinterhauptslage liegt. Du kannst ihm vielleicht helfen, sich in die vordere Hinterhauptslage zu drehen, damit es nicht mit dem Gesicht nach oben geboren wird (siehe Seite 80 und 82), indem du Beckenwiegen machst oder die Seitenlage einnimmst, entgegen dem kindlichen Rücken.

Nach der Eröffnung folgt der schwerste, aber auch der kürzeste Teil der Geburtsarbeit – die Übergangsphase, in der sich der Muttermund von etwa sieben auf zehn Zentimeter eröffnet und der Körper sich bereits auf die Arbeit in der Austreibungsphase umstellt. Sogar Frauen, die bis dahin eine leichte Geburtsarbeit hatten, empfinden diesen Teil meistens als unangenehm, entmutigend und schmerzhaft und brauchen dann ganz besonders die aktive Zuwendung einer Vertrauensperson*. Die *Austreibungsphase* beginnt, wenn die Zervix vollständig eröffnet ist und der Kopf des Kindes (manchmal auch der Po) in den Geburtskanal tritt; sie endet, wenn das Kind geboren ist. Viele Frauen empfinden die Kontraktionen der Austreibungsphase als eine Urgewalt in ihrem Innern. Die Vorgänge in deinem Körper kannst du unterstützen, indem du ganz bewußt mit deinem Körper mitarbeitest (nachdem du das «Wie» in einem Geburtsvorbereitungskursus erlernt hast), um das Kind durch den Ge-

* Ewy, Donna und Rodger: Die Lamaze-Methode – Der Weg zu einem positiven Geburtserlebnis, München 1979, 2. Auflage
Mitchell, Ingrid: Wir bekommen ein Baby, Reinbek 1971
Die Lamaze-Methode. Die schönste Geburt, die Eltern je zeigte, *Eltern*, Juli 1978

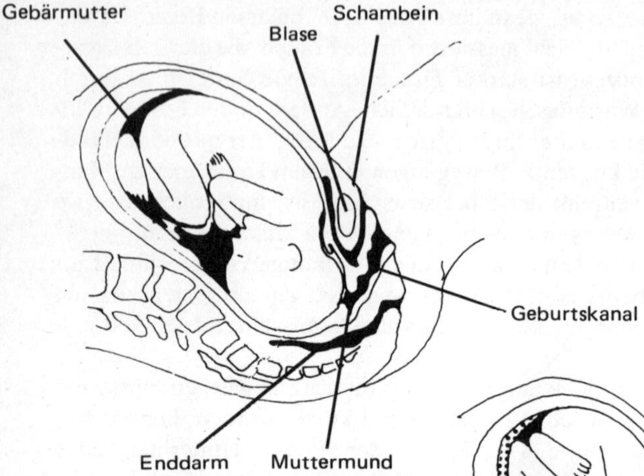

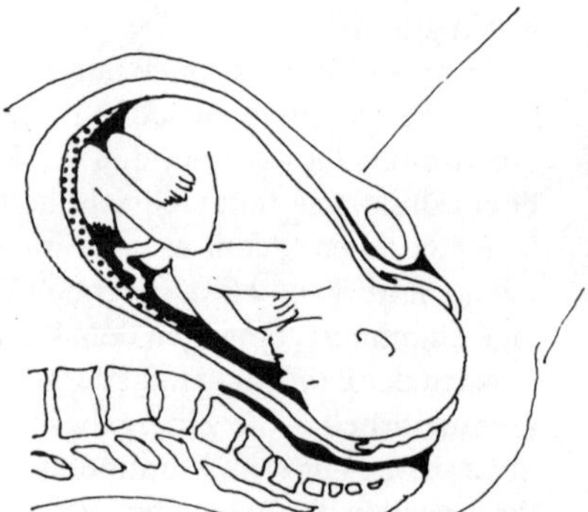

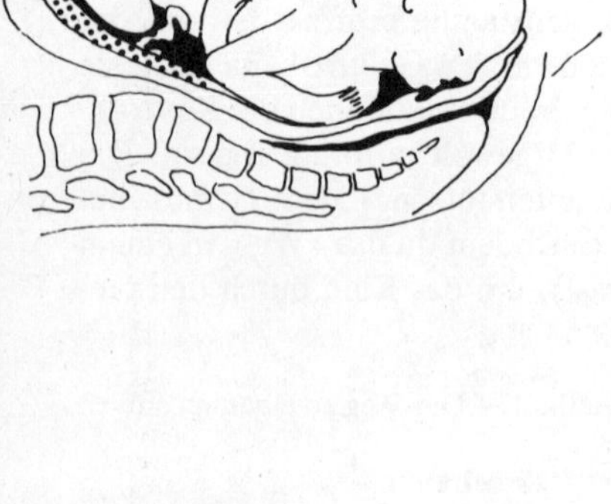

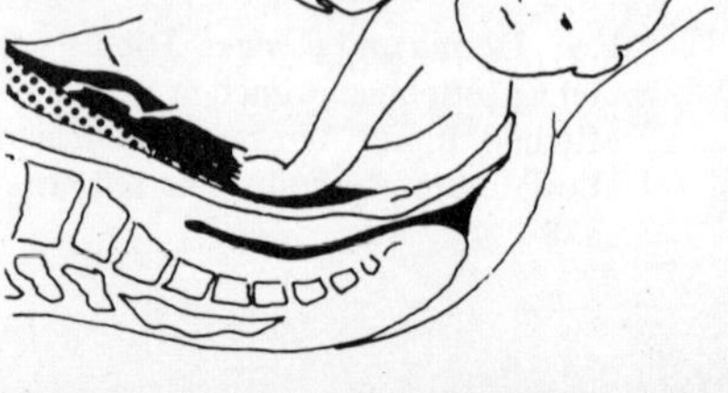

(Zeichnung: Ingrid Schröder)

burtskanal hinauszudrücken. (Der Ausdruck «Pressen» ist zwar geläufiger, doch kann schon allein die Vorstellung daran bewirken, daß du verkrampft und verbissen «mitpreßt», anstatt gelockert und zielstrebig zu schieben oder zu drücken.) Viele Ärzte neigen dazu, in dieser Phase Frauen zu betäuben, weil sie die Anstrengung, die der Frau auf dem Gesicht geschrieben steht, mit Schmerzen verwechseln. Heute geht die Tendenz mehr zu örtlicher Betäubung, obwohl sicherlich auch jetzt noch hier und da Frauen mit einem «Durchschnittsrausch» um ein einmaliges Erlebnis gebracht werden, wie dies vor einigen Jahren gang und gäbe war. (Es ist ratsam, dich über die Gewohnheiten bei der von dir gewählten Klinik im voraus zu erkundigen.) Für die Mehrzahl der vorbereiteten Frauen ist die Austreibungsphase gar nicht schmerzhaft, im Gegenteil, sie wird oft als beglückend und sogar lustvoll, obgleich äußerst anstrengend, empfunden.

Es mag sein, daß der Arzt während der Austreibungsphase den Damm betäubt, um Eingriffe vornehmen zu können, mit denen er die Entbindung beschleunigen will. Wir sind der Ansicht, daß in der Regel die Austreibungsphase, wenn es Mutter und Kind gutgeht, ihren normalen Verlauf nehmen soll, ohne Eingriffe. Sie kann zwischen einer halben und zwei Stunden dauern.

Wenn eine Frau nicht betäubt ist, wird sie, wenn sie gut vorbereitet ist, in der Regel wissen, wann sie mitdrücken muß und wie lange, ohne daß ihr jemand Anweisungen gibt.

Bei der Geburt geht das Kind immer den Weg des geringsten Widerstands. Es paßt sich mit seinem Kopf dem mütterlichen Becken an. Der Kopf des Kindes ist von Stirn zu Hinterkopf am größten, und da der Beckeneingang von Hüftknochen zu Hüftknochen am weitesten ist, liegt das Kind zu Beginn der Geburt mit dem Gesicht zur Seite. Der Beckenausgang ist von Schambein zu Steißbein am längsten, und deshalb dreht sich dann der Kopf des Kindes mit dem Gesicht nach unten und «walzt» allmählich den Damm aus. Mit jeder Kontraktion wird ein bißchen mehr des kindlichen Kopfes in der Scheide sichtbar. Wenn der Kopf geboren ist, dreht sich das Baby wieder zur Seite, damit die Schultern leichter herausrutschen. Der Körper folgt dann mühelos. Nach der Entbindung ist das Baby noch durch die Nabelschnur mit der Mutter verbunden. Die Nabelschnur sollte erst abgeklemmt und durchtrennt werden, wenn sie auspulsiert hat, außer in einem Notfall. Sie ist an einem Ende mit dem Nabel des Kindes, am anderen Ende mit der Planzenta verbunden.

Ausstoßen der Planzenta
Wenn das Baby draußen ist, zieht sich der Uterusmuskel sehr schnell zusammen. Dadurch verkleinert sich auch die Haftfläche für den Mutterkuchen, und die Plazenta, die monatelang das Kind genährt und die Abfallstoffe abgeführt hat, wird ausgestoßen. Dies geschieht meistens innerhalb von wenigen Minuten nach der Geburt, es kann aber auch bis zu einer halben Stunde dauern. Hebamme oder Arzt müssen die Plazenta genau untersuchen, um sicher zu sein, daß sie vollständig ist.

Wenn Teile zurückgeblieben sind, führt dies zu Blutungen, weil die Blutgefäße sich in der Gebärmuttermuskulatur an dieser Stelle nicht verschließen können.

Ungewöhnliche (regelwidrige) Kindslagen

In der obigen Beschreibung haben wir angenommen, daß das Baby in der üblichsten Lage, der vorderen Hinterhauptslage (HHL), liegt. Dies bedeutet, daß das Kind mit dem Gesicht der rechten oder linken Seite der Mutter zugewandt ist und sich dann so dreht, daß es mit dem Gesicht nach unten herauskommt. Eine weitere Position ist die hintere Hinterhauptslage (bei 1% aller Geburten), bei der das Kind mit dem Gesicht nach oben geboren wird. Wenn ein Kind in dieser Lage ist, mußt du dich auf eine längere und unangenehmere Geburtsarbeit gefaßt machen, da das Baby sich während der Eröffnungsphase noch in eine bequemere Lage drehen will. Vielen gelingt das auch. Da, im Gegensatz zur vorderen HHL, der harte Hinterkopf des Kindes bei der hinteren Hinterhauptslage auf dein Steißbein drückt, wirst du bei dieser Lage sehr viel Druck im Rücken spüren. Es hilft, Körperhaltungen einzunehmen, bei denen der Druck vom Steißbein genommen wird – zum Beispiel Schneidersitz, Seitenlage entgegen dem kindlichen Kopf, kniend auf Kissen gestützt, im Vierfüßlerstand (wobei Beckenwiegen die Drehung des Kopfes begünstigt), stehend an den Partner gelehnt. Die meisten Frauen empfinden es als sehr lindernd, wenn jemand fest gegen ihr Kreuz drückt, eventuell unter Anwendung von Wärme und Kälte.

3% aller Kinder kommen in der Beckenend- oder Steißlage zur Welt. Dabei wird nicht der Kopf, sondern Po oder Füße als erstes geboren. Da diese Teile nicht soviel Druck auf die Zervix ausüben können wie der härtere und größere Kopf, dauern Steißgeburten länger. Die Gefahr bei der Beckenendlage ist, daß das Kind seinen ersten Atemzug macht, während der Kopf noch im Geburtskanal steckt. Dies könnte durch den Kälteschock geschehen, den die Nabelschnur erfährt, wenn sie draußen ist. Zur Vorbeugung sollten die hervorgetretenen Körperteile, insbesondere die Nabelschnur, lose in eine warme saubere Decke gewickelt werden. Wenn der Kopf nicht innerhalb der nächsten fünf bis zehn Minuten geboren ist, muß die Hebamme durch Einführung von zwei Fingern in den Geburtskanal einen Luftraum für das Baby schaffen. Die Mutter muß darauf vorbereitet sein, noch kräftiger und wirkungsvoller mitzudrücken als bei einer Normalgeburt. Heutzutage werden bei Steißlagen allzu schnell (oft unnötigerweise) Kaiserschnitte gemacht.

Anzeichen für eine abnormale Geburtsarbeit und Entbindung

Wenn während der Geburtsarbeit Komplikationen auftreten, gibt uns unser Körper gewöhnlich Warnzeichen, die wir beachten müssen, um im Falle eines Falles sofort Hilfe holen zu können. Eine Frau, die bei klaren Sinnen ist und nicht unter Einfluß von Medikamenten steht, spürt eher, was in ihrem Körper vorgeht, als eine Frau, deren Körper zum Teil betäubt ist.

Fortwährend starke Schmerzen im Unterleib, oft begleitet von Empfindlichkeit in der Gegend des Uterus
Diese Schmerzen unterscheiden sich von den Schmerzen der normalen Geburtsarbeit, deren Intensität sich zunehmend steigert, um dann allmählich wieder abzuklingen und zwischendrin vollkommen zu verschwinden bis zum Einsetzen der nächsten Kontraktion. Bei normalen Geburtskontraktionen wird der ganze Bauch hart, und der Uterus ballt sich zusammen, dann tritt eine schmerzfreie Pause ein.

Geburtsstillstand
Unter Geburtsstillstand versteht die klassische Medizin ein Aussetzen der bisher regelmäßigen Wehentätigkeit. Oft jedoch legt der Körper nach der anstrengenden Übergangsphase eine natürliche Pause ein. Dies wird oft als Geburtsstillstand angesehen, und ein Wehentropf wird angelegt, was jedoch häufig nicht nötig ist, solange die Herztöne des Kindes regelmäßig sind.

Übermäßige vaginale Blutungen
Es kann viele Gründe dafür geben: Zervixrisse, Plazenta Abruptio (bei der sich die Plazenta frühzeitig löst und die Sauerstoffzufuhr des Kindes abgeschnitten wird), Mitpressen, bevor die Zervix vollständig eröffnet ist. Es ist jedoch nicht ungewöhnlich, daß während der Übergangsphase oder wenn sich die Zervix sehr schnell öffnet, blutiger Schleim abgeht.

Unregelmäßige kindliche Herztöne
Dies zeigt an, daß es dem Kind möglicherweise nicht gutgeht. Die Herztöne sollten regelmäßig überprüft werden (etwa alle halbe Stunde während der Eröffnungsphase und nach jeder Kontraktion während der Austreibungsphase). Wenn eine Unregelmäßigkeit erkennbar ist, dann sollte die Mutter, falls sie auf dem Rücken liegt, als erstes auf ihre linke Seite gedreht werden, um den Druck des Uterus von ihren Hauptblutgefäßen (der Vena Cava und der Aorta) wegzunehmen, die etwas rechts von ihrer Medianebene (Mittellinie) entlanglaufen. Viele Frauen ziehen es vor, einen großen Teil der Geburtsarbeit in der Seitenlage oder im Schneidersitz zu verbringen, weil ihnen diese Position am angenehmsten und für ihr Kind am sichersten erscheint. In manchen Situationen können schlechte Herztöne sofortiges Eingreifen notwendig machen.

Abnormal langsame Eröffnung der Zervix
Starke Kontraktionen ohne allmähliche Eröffnung der Zervix können Kind und Mutter unnötig strapazieren. Da Schmerzempfinden subjektiv ist und die Dauer der Geburtsarbeit so unterschiedlich lang sein kann, ist es oft schwierig, unwirksame Kontraktionen als solche zu erkennen. In diesem Fall ist die Verwendung eines CT-Geräts (Herztonwehenschreiber) angebracht, um die Stärke der Kontraktionen zu messen.

Nabelschnurvorfall oder Erscheinen eines kindlichen Armes
Nabelschnurvorfall kann bei Steißgeburten auftreten oder bei Schädellagen, wenn der Kopf bei Platzen der Fruchtblase noch nicht fest im Becken sitzt. Die Schnur sollte sofort lose mit einem warmen, weichen Tuch umwickelt werden (siehe «Ungewöhnliche [regelwidrige] Lagen», Seite 82) und die Frau kniend mit dem Oberkörper auf die Unterlage gebeugt in ein Krankenhaus gebracht werden. Nabelschnurvorfall kann eine Indikation für einen Kaiserschnitt sein. Auftauchen eines Armes weist auf Querlage hin, bei der die Geburt meistens operativ beendet werden muß.

Wenn die Plazenta zuerst sichtbar wird
Plazenta praevia, bei der die Plazenta zu tief sitzt und womöglich sogar ganz den Ausgang versperrt, wird meistens schon bei den Vorsorgeuntersuchungen durch Ultraschall erkannt. Bei vollständiger Plazenta praevia muß immer ein Kaiserschnitt gemacht werden.

Veränderungen im Zustand von Mutter und Kind
Wenn Pulsschlag und Blutdruck abnormal werden, die kindlichen Herztöne sich stark beschleunigen oder verlangsamen, wenn die Frau Fieber bekommt oder wenn andere Schwierigkeiten auftreten, muß sofort ein Arzt oder eine Hebamme verständigt werden (siehe «Kaiserschnitt», Seite 112).

Frühgeburt

Wenn ein Kind vor der 37. Schwangerschaftswoche geboren wird, wird das als Frühgeburt bezeichnet. Viele Ärzte betrachten Kinder unter 2500 g als Frühgeburten, obwohl Reife- und Entwicklungsstand eigentlich mehr Aufschluß geben als das Geburtsgewicht. 70 % der kurz nach der Geburt eintretenden Todesfälle betreffen zu früh geborene Kinder. Ein Großteil dieser Todesfälle wäre zu vermeiden, da Frühgeburten vorgebeugt werden kann durch Ernährung und Lebenshaltung während der Schwangerschaft, gute, regelmäßig in Anspruch genommene Schwangerschaftsvorsorge sowie die Möglichkeit für alle Frauen, ungewollte Schwangerschaften zu verhüten oder abzubrechen. Anzeichen für eine drohende Frühgeburt ist ein vorzeitiges Eröffnen der Zervix, dem man mit einer Kreisnaht (Cerclage) vorzubeugen versucht.

Die Ursache einer Frühgeburt bleibt in der Hälfte der Fälle unbekannt. Schlechter mütterlicher Gesundheitszustand, mangelhafte Ernährung, starkes Rauchen, starke seelische oder körperliche Belastungen, dies alles erhöht die Wahrscheinlichkeit, daß die Geburtsarbeit zu früh einsetzt. Diabetes, Schilddrüsenerkrankungen, Erkrankungen des Fetus oder der Plazenta und Mehrlingsschwangerschaften können ebenfalls bewirken, daß Kinder zu früh zur Welt kommen.*

Da Frühgeburten als ein weitgehend psychosomatisch bedingtes Pro-

* V. Herms, F. Kubli: Psychosomatische Aspekte von Schwangerschaft, Geburt und Wochenbett. In: Geburtshilfe und Perinatologie 182/1978, S. 3–15

blem erscheinen kann, kann es hilfreich sein, über Ängste und Vorbehalte offen zu sprechen. «Irrmann befand bei 36,6% seiner Patientinnen vorzeitige Wehen, aber nur 1,79% Frühgeburten und führt diesen Erfolg im wesentlichen auf psychotherapeutische Bemühungen zurück.»* Auch tägliche Entspannungsübungen werden empfohlen.

Bei einer Frühgeburt verläuft die Geburtsarbeit wie bei einer normalen Geburt; sie dauert jedoch wahrscheinlich etwas länger, weil die Kontraktionen schwächer sind. Die Toleranzgrenze für Medikamente ist bei unreifen Kindern bedeutend niedriger als bei reifen; Frühgeborene sind viel anfälliger für die gefährlichen Nebenwirkungen von Narkose-, Schmerz- und Beruhigungsmitteln. Daher ist eine gute Vorbereitung gerade in diesem Fall so wichtig, um möglichst ohne Medikamente auszukommen. Bei Frühgeburten sind Frauen zusätzlich unter Streß gestellt, da sie während der Entbindung bangen, ob ihr Kind gesund und lebensfähig sein wird.

Bei vielen Kindern, die nach der Geburt sterben, hatten sich in den Lungenbläschen sogenannte hyaline Membrane gebildet und ein akutes Atemnotsyndrom hervorgerufen.**

Die Ernährung von «Frühchen» kann oft Schwierigkeiten bereiten, da ihr Magen-Darm-Trakt noch nicht genügend entwickelt ist. Eine Untersuchung von V. Crosse und anderen zeigte, daß «mit Muttermilch genährte Frühgeborene während ihres Krankenhausaufenthalts weniger Infektionen hatten und die Sterblichkeit geringer war und daß gestillte Kinder auch nach der Klinikentlassung frei von Infektionen blieben. Eine Mutter kann ihr eigenes Kolostrum (Vormilch) und ihre eigene Milch mit einer elektrischen oder einer Handpumpe in eine sterile Flasche abpumpen und sie ihrem Kind in die Frühgeborenenabteilung bringen. Muttermilch darf nicht mehr sterilisiert werden, da durch Erhitzen wertvolle Stoffe verlorengehen. Milch kann 24 Stunden im Kühlschrank aufbewahrt werden.»*** Da das menschliche Kolostrum, welches vor Einschießen der Milch zur Verfügung steht, voller Immunstoffe gegen In-

* a.a.O., S. 7

** Dabei sind die Bronchiolen und die Lungenbläschen mit einer klebrigen Masse, den hyalinen Membranen (bestehend aus geronnenem Eiweiß und Kohlehydratkomplexen) ausgekleidet, die einen Gasaustausch nach der Geburt unmöglich machen. Diese Krankheit tritt bei Frühgeburten und solchen Kindern, die durch Kaiserschnitt zur Welt kamen, auf. Neuerdings kann die Gefahr durch eine Fruchtwasseruntersuchung erkannt und mit Cortison-Präparaten bekämpft werden.

*** Hanny Lothrop: Das Stillbuch, München 1980

fekte ist, solltest du darauf bestehen, daß besonders das anfällige, unreife Kind es erhält. Wenn wir unser Baby stillen, wird unsere Beziehung zu ihm vertieft.

Durch die frühzeitige Geburt eines Kindes hat die Mutter oft nicht die Gelegenheit, sich geistig und seelisch auf Entbindung und Mutterschaft vorzubereiten, was sich normalerweise in den allerletzten Schwangerschaftswochen vollzieht. Oft entstehen Schuldgefühle und emotionale Unsicherheit. Diese Ängste sind normal und sehr verständlich.

Das Klinikpersonal, Ärzte wie Hebammen, sollten darüber Bescheid wissen, damit sie Mutter und Vater ermuntern können, ihr Baby oft zu besuchen, es im Arm zu halten, zu füttern, wann immer möglich. Wenn eine Mutter das Gefühl hat, daß ihr Baby durch *ihre* Milch und durch *ihre* Bemühungen am Leben erhalten wurde, so stärkt dies ihr Selbstvertrauen und ihr Selbstwertgefühl.

Lagerung während Geburtsarbeit und Entbindung

Bedingt durch den üblicherweise auf dem Bauch befestigten Monitor des CT-Geräts (Herztonwehenschreibers) sind Gebärende in der Klinik oft gezwungen, einen großen Teil ihrer Geburtsarbeit in der Rückenlage zu verbringen. Dies ist zwar die üblichste Stellung, aber bei weitem nicht die beste oder angenehmste. Ganz im Gegenteil ist es wahrscheinlich sogar die gefährlichste.* Wenn wir flach auf dem Rücken liegen, drückt der Uterus auf die *Aorta* und die untere *Vena cava*, die Hauptblutbahnen zum und vom Uterus. Dadurch wird der Sauerstoff abgeschnitten, und die Mutter kann schockähnliche Zustände erleben, die das Kind in Gefahr bringen. Beim Sitzen, Stehen, in der Hocke, im Vierfüßlerstand und in der Seitenlage wird der Druck von der unteren Vena Cava und der Aorta ferngehalten, und das Gewicht des Kindes hilft mit, den Muttermund zu öffnen.

Der südamerikanische Gynäkologe Roberto Caldeyro-Barcía beobachtete, «daß in einer aufrechten Haltung die uterine Tätigkeit viel wirksamer und angenehmer ist, daß die Geburtsarbeit um einundeinhalb Stun-

* L. Kunter: Über die Lage und Stellung der Frau während der Geburt bei verschiedenen Völkern und mögliche Anwendungen in der modernen Geburtsmedizin. In: Krankengymnastik, 30. Jg. (1978), S. 51–64

den verkürzt wird und daß Dammrisse selten sind».* Eine Birminghamer Studie kam zu etwa den gleichen Ergebnissen. «Beim Stehen ist der Bekkeneingang bei gestreckten Beinen wesentlich vergrößert, und der Kopf tritt leichter ins kleine Becken ein. Da in der Hocke der Beckenausgang um 1,5 cm erweitert wird, wäre diese Stellung zweifelsohne am besten für die Austreibungsphase. Am zweitbesten ist die halbsitzende Position, bei der die Schwerkraft die Frau beim Pressen unterstützt. Die Plazenta wird spontan ausgestoßen, so daß Ziehen an der Nabelschnur sich erübrigt und somit Nachblutungen vermieden werden. Auch ist festes Drücken auf den Fundus (den oberen Teil) des Uterus, wodurch die Sauerstoffzufuhr des Kindes beeinträchtigt wird, nicht erforderlich.» ** Im Spital Limmattal in der Schweiz gebären Frauen seit 1970 ausschließlich in halbsitzender Stellung. Dr. Baumann nennt als Vorteil, daß Pressen in den Kopf seltener ist. Er beschreibt weiter: «Der zweite Vorteil ist psychologischer Art und nicht minder wichtig. Die Frau ist in der Lage, nach Durchtritt des Kopfes den Geburtsvorgang mitzuverfolgen und verliert das Kind nicht aus den Augen, bis es abgenabelt, abgesaugt und bereit ist, ihr in die Arme gelegt zu werden. Sobald die Frau den Kopf des Kindes erkennt, ist ihr Interesse dermaßen fixiert, daß ein Durchpressen der Schultern mit Läsion (Verletzung) des Damms nicht mehr vorkommt. Wir glauben, daß unsere Methode der Forderung der Frauen nach aktivem Miterleben der Geburt in hohem Maße entgegenkommt. Gleichzeitig bringt sie uns auch noch geburtsmechanische Vorteile.» ***

Tu während der Geburtsarbeit, wonach dir gerade zumute ist. Leg oder setz dich so, wie es dir am angenehmsten ist, lauf umher, wenn du dich danach fühlst, wechsel oft deine Stellung (regelmäßiges Leeren der Blase nicht vergessen) – dies hält dich in guter Stimmung und erhöht deine Chance, eine angenehme Geburt zu haben.

In der Austreibungsphase nimmst du, um wirksam mitdrücken zu können, am besten eine halbsitzende Stellung (35 bis 70 Grad) ein, entweder mit Hilfe von Kissen oder durch Verstellen des Rückenteils des Entbindungsbettes. Dein/e Partner/in kann dich auch umarmend hochhalten. So-

* Roberto Caldeyro-Barcía: Return to Squatting Position for Delivery Advised, Ob Gyn News 11/1976

** Hanny Lothrop: Muß das Leben im Kreißsaal beginnen?. In: Psychologie heute, März 1978, S. 21–28

*** U. Baumann: Geburt in halb-sitzender Stellung. In: Gynäkologische Rundschau 17/1977 (Suppl. 1), S. 126

bald du eine Kontraktion spürst, nimmst du zwei tiefe Erfrischungsatemzüge, atmest nochmals tief ein, hältst den Atem an und kommst mit dem Oberkörper hoch, indem du in die Kniekehlen faßt – Ellbogen nach außen, gerundeter Rücken, Kopf auf die Brust, damit der Rücken runder wird. Mit Hilfe des Zwerchfells und der Bauchmuskeln unterstützt du die Kraft in deinem Körper und drückst so lange nach unten zur Scheide hin, wie du kannst, dann heb kurz den Kopf, blas aus, atme nochmals tief ein und schieb wieder fest mit. Während des Atemaustausches die Position beibehalten. Wahrscheinlich wirst du bei jeder Kontraktion zweimal den Atem austauschen müssen, um den Höhepunkt gut auszunutzen. Anschließend kommen wieder zwei Erfrischungsatemzüge. Es ist äußerst wichtig, Scheide und Damm vollkommen zu entspannen, damit das Kind nicht auf so viel Widerstand trifft. Vielleicht hilft es, bewußt zu denken, daß du jetzt das Kind loslassen mußt. (Bemerkung: bei den täglichen Übungen während der Schwangerschaft sollst du jeweils die Atemreihenfolge üben, doch nicht stark mitdrücken; es reicht aus, die Luft anzuhalten.)

Einige Frauen berichten, daß sie nie einen Preßdrang verspürt haben. Wenn das auch bei dir der Fall ist, muß die Hebamme mit ihrer Hand erfühlen, wann eine Kontraktion kommt, und dir Bescheid sagen, wann du pressen mußt. Drücke mit, bis sie dir sagt, daß die Kontraktion vorbei ist.

Wenn der Kopf des Kindes durchtritt – du spürst es als ein Prickeln und Taubwerden des Damms, und die Hebamme sagt außerdem: «Stopp» –, mußt du kurz deine Mitarbeit einstellen, damit der Kopf ganz langsam herauskommen kann, ohne den Damm zu verletzen. Mit der Übergangsatmung oder mit Hecheln kannst du dich in diesem Moment vom Drükken abhalten. (Weitere Anleitungen zum Atmen findest du ab Seite 60.) Wenn du die Kontraktionen spürst, kannst du auch mit ihnen arbeiten. Es ist eine tiefgreifende Erfahrung, die Geburt deines Kindes so wach und bewußt wie möglich mitzuerleben.

Medikamente und geburtshilfliche Eingriffe

Jedes Medikament, jede Betäubungsmethode, jeder geburtshilfliche Eingriff birgt potentielle Risiken und Nebenwirkungen für uns und unser Kind. Jedes Medikament, das eine Mutter unter der Geburt erhält, gelangt über die Plazenta mehr oder minder schnell und in mehr oder min-

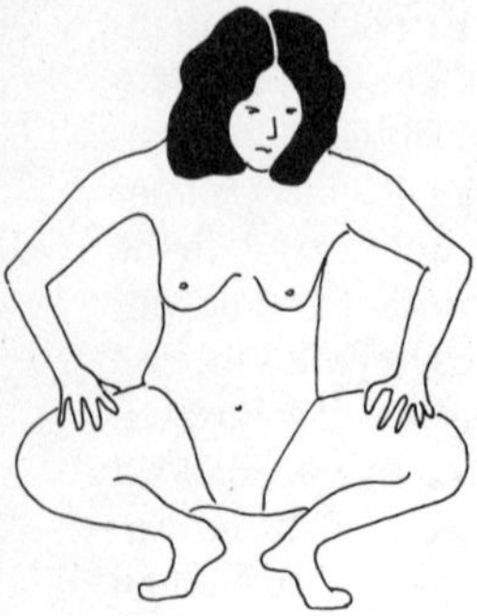

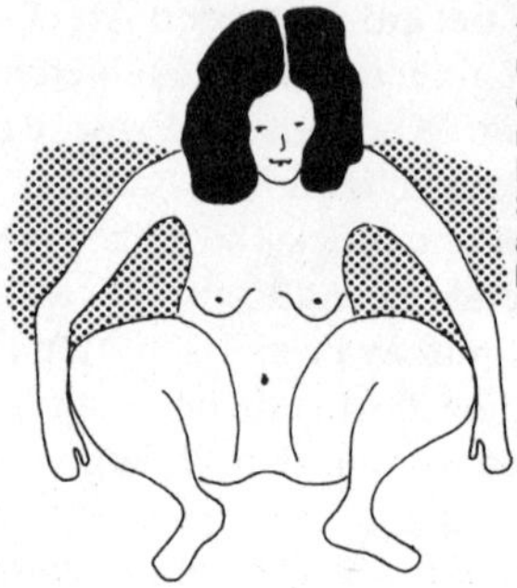

Hockestellung
Eine gute Position für die Austreibungsphase. Beckenausgang und Geburtskanal werden dadurch für die Entbindung optimal geweitet. Ihr braucht starke Beinmuskeln, um lange in dieser Stellung verharren zu können, aber sie kann auch mit anderen Positionen abgewechselt werden.

Seitenlage («Laufstellung»)
Sie wird von vielen Frauen während der Eröffnungsphase als angenehm empfunden. Die meisten mögen ein Kissen unter Kopf, Knie und Bauch. Auch gut zum Schlafen, besonders in der Spätschwangerschaft.

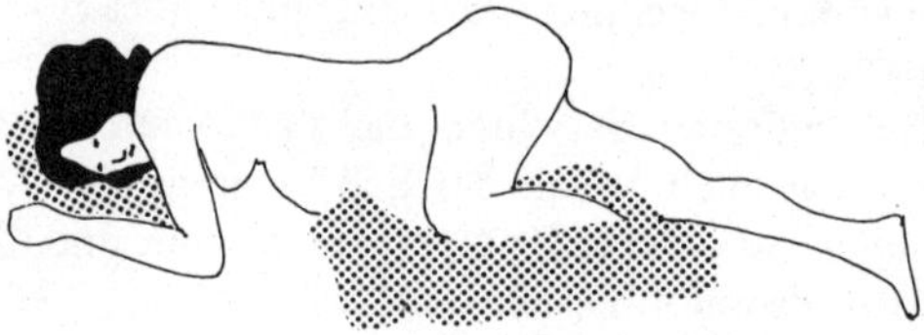

Sitzend
Die Fußsohlen zusammen, nahe am Körper, oder Beine überkreuzt, an beiden Seiten durch Kissen gestützt; besonders gut für die Übergangsphase und als Dehnübung während der Schwangerschaft.

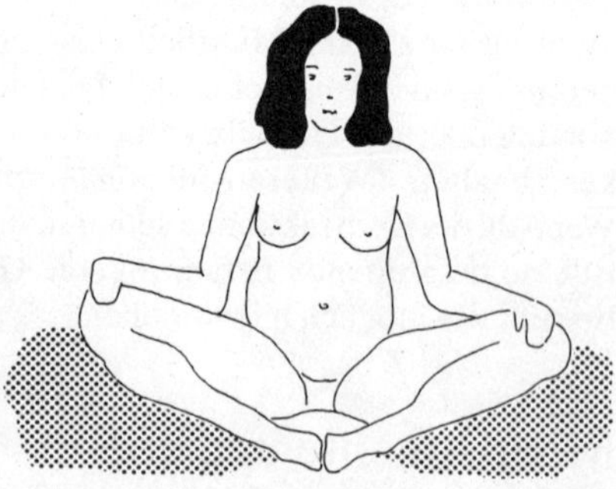

(Zeichnung: Ingrid Schröder)

der starker Konzentration zu ihrem ungeborenen Kind. Wenn das Baby unreif, ungewöhnlich klein oder bei schlechter Gesundheit ist, können die Konsequenzen jeder Medikation gefährlich sein (gewöhnlich können genaues Gewicht, Reifegrad oder relativer Gesundheitszustand nicht zuverlässig vor der Geburt abgeklärt werden). Sogar ein reifes Baby kann durch Medikamente Schaden davontragen, und wir Mütter können oft unter den Nachwirkungen der während der Geburt eingenommenen Medikamente mehr leiden, als wir unter der Geburtsarbeit gelitten hätten. Das Problem wird dadurch verschlimmert, daß jeder Eingriff wieder zwei oder drei weitere Eingriffe zur Folge hat, die aus praktischen oder Sicherheitsgründen durchgeführt werden müssen. Jeder dieser Eingriffe bringt wieder potentielle Risiken und Nebenwirkungen mit sich, er «greift» eben in den natürlichen Lebensvorgang «ein» und macht eine sehr genaue Überwachung der Entbindung unumgänglich.

Der Hauptgrund, warum viele von uns sich auf die Geburt vorbereiten, ist, zu lernen, wie wir ohne Medikamente zurechtkommen können. Die Übungen, die auf den vorhergehenden Seiten beschrieben wurden und in Kursen gelehrt werden, sind angemessene, sichere und einfache Hilfsmittel, um uns die Geburt erträglich zu machen. Durch das Lesen dieses Kapitels hast du bereits mit der Vorbereitung begonnen.

Trotz bester Vorbereitung kann es passieren, daß wir aus irgendeinem unvorhersehbaren Grund betäubt werden müssen, damit der Arzt einen Eingriff vornehmen kann.

Wenn Komplikationen auftreten, müssen wir dem Urteilsvermögen des Arztes trauen und darauf bauen, daß er sämtliche Alternativen abgewogen hat. Wir können den Arzt bitten, eventuelle andere Möglichkeiten mit uns zu besprechen, und manche Ärzte werden das auch tun. Im Krankenhaus trifft letztlich der Arzt die Entscheidung. Er ist jedoch verpflichtet, unsere Fragen zu beantworten. Wir haben ein Recht darauf, informiert zu werden, welche und wieviel Medikamente wir bekommen, welche Eingriffe gemacht werden und welche Nebenwirkungen möglich sind. Nicht viele Kliniken kommen dieser Pflicht nach. Manche Frauen, die für ihre Rechte eintreten, werden eingeschüchtert oder so lange überredet, bis sie von ihrer ursprünglichen Meinung abgehen, deshalb ist es wichtig, eine informierte Vertrauensperson bei sich zu haben, die das Verhalten des Klinikpersonals objektiver verfolgen kann. Es ist eine gute Idee, bei einem vorhergehenden Klinikbesuch herauszufinden, welche Medikamente dort vorwiegend verabreicht, welche Eingriffe routinemäßig gemacht werden, wie groß die Tendenz ist, sich auf Medikamente zu verlassen, und inwieweit werdende Eltern in die Entscheidungsprozesse einbezogen werden.

Medikamente

Geburtshilfliche Medikamente sind in zwei Hauptkategorien aufgeteilt: *Analgetika* (schmerzstillende Mittel) und *Anästhetika* (betäubende Mittel). Analgetika setzen unser Wahrnehmungsvermögen des Schmerzes herab, Anästhetika blockieren alle Empfindungen, nicht nur den Schmerz, indem sie uns in Schlaf versetzen (Vollnarkose) oder bestimmte Gegenden unseres Körpers vorübergehend betäuben (lokale, regionale – auch Leitungsanästhesien genannt), sondern auch unser Erleben.

Eine Untersuchung von Kron konnte beweisen, daß das Saugverhalten von Neugeborenen bis zu vier Tagen nach der Geburt negativ beeinträchtigt war, wenn sie über die Plazenta unter der Geburt Medikamente erhalten hatten. Eine 1970 von den zwei Psychagogen Brackbill und Conway durchgeführte Studie zeigte, daß die muskuläre, visuelle und nervliche Entwicklung von Säuglingen, deren Mütter während Geburtsarbeit und Entbindung Analgetika und Anästhetika bekommen hatten, in den ersten vier Lebenswochen verzögert war. Das bedeutet nicht, daß alle Babies gleich stark betroffen waren oder daß anhaltende Wirkungen sichtbar wurden – doch sind vier Wochen im Leben eines Neugeborenen in jedem Fall eine lange Zeit. Viele Verhaltensmuster zwischen Mutter und Kind können während dieser sensiblen Phase geprägt werden und können, wenn die Chancen ungenutzt bleiben, nur mühsam nachgeholt werden. Marshall H. Klaus und John H. Kennel beschreiben in ihrem Buch ‹*Maternal-Infant Bonding*›, wie wichtig die ersten 24 Stunden für die Entwicklung der Mutter-Kind-Beziehung sind. Nachhaltige Wirkungen konnten noch sehr lange festgestellt werden.

> Als mein Baby zur Welt kam, war ich ganz schön vollgepumpt mit Medikamenten. Ich konnte mir meine Tochter kaum ansehen, schon schleppte die Schwester sie zur Säuglingsstation. Als ich aufwachte und sie mir endlich gebracht wurde, dachte ich: Ist das wirklich mein Kind, will ich es wirklich mit nach Hause nehmen? Es dauerte eine ganze Weile, bevor Muttergefühle in mir aufkamen.

Analgetika, Beruhigungsmittel und Narkotika
In vielen Kliniken bekommen Frauen solche Mittel (zum Beispiel Dolantin) routinemäßig angeboten, sobald die Geburtsarbeit etwas schwerer zu bewältigen wird. Viele Schmerz- und Beruhigungsmittel aber können Atemschwierigkeiten bei Neugeborenen verursachen. Valium zum Beispiel bewirkt, daß Babies Schwierigkeiten mit der Temperaturselbstregulierung haben.* Andere Beruhigungsmittel können zum Geburtsstillstand oder zur Verlangsamung der Geburtsarbeit führen. Beruhigungsmittel können zur Entspannung der Mutter zwischen den Kontraktionen beitragen, sie können jedoch auch bewirken, daß sie einschläft und erst wieder aufwacht, wenn die Kontraktion ihren Höhepunkt erreicht hat. Manche Frauen verfallen dann in eine richtige Panikstimmung, können nicht mehr konzentriert atmen und haben so eigentlich mehr Schmerzen, als sie ohne Medikamente gehabt hätten.

> Bei der Untersuchung sagte der Arzt, er wolle mir ein Schmerzmittel geben. Ich protestierte, ich könne es auch so aushalten. Nach zwei Minuten kam die Hebamme mit einer fertigen Spritze Dolantin. Ich sagte wiederum, ich wolle diese Spritze nicht haben, worauf die Hebamme antwortete, der Arzt hätte dies angeordnet. Sie gab mir die Spritze und erklärte, daß, wenn ich meine, ich schwebe, so käme dies von der Wirkung der Spritze. Gerade diese angekündigte Bewußtseinsminderung war das, was wir absolut vermeiden wollten. Nachdem sich dies in der ersten halben Stunde unseres Klinikaufenthalts abgespielt hatte, kamen die Wehen in dichter Folge. In den Ruhepausen schlief ich fast ein und bat meinen Mann, dies zu verhindern. Ich wollte nicht einschlafen und von der nächsten Wehe überrascht werden. Das Schmerzmittel setzte meine Konzentrationsfähigkeit erheblich herab.

Narkotische Analgetika (wie Dolantin, Fortral, Valoron, Naloxon) haben eine entspannende Wirkung auf die Mutter, aber sie beeinträchtigen die kindliche Atmung, das heißt, die Reaktionsbereitschaft des Kindes nach der Geburt ist erheblich herabgesetzt.** Früher wurden nicht selten 200 mg Dolantin gegeben, was die Gefahr einer späteren Abhängigkeit

* Persönliche Mitteilung von Dr. John W. Scanlon, Perinatologe, Beth Israel-Krankenhaus und Boston Hospital for Women, Boston im März 1975

** K. Riegel: Geburtsanalgesie: Spätwirkungen beim Kind?. In: Geburtshilfe und Perinatologie 181/1977, S. 110–113 von diesem Morphiumabkömmling nach sich zog.* Heute sind die üblichen Mengen wenigstens auf 50 mg jede Stunde reduziert, doch sind solche geringen Einzelgaben oft zur Schmerzstillung nicht ausreichend und werden deshalb bis zu fünfmal wiederholt, und außerdem können auch kleine Mengen auf das Baby einen Einfluß haben. Scanlon schreibt, daß die Neugeborenen unter Einfluß von Narkotika eher passiv auf Liebkosungen und Trösten reagierten und ihre Schutzreflexe nicht angemessen funktionierten.**

Außer Beeinträchtigung der rein körperlichen Funktionen ist also auch das kindliche Verhalten beeinflußt.

Barbiturate, Grundsubstanzen vieler Schlafmittel, lassen die Gebärende in einen Schlaf versinken. Die gebräuchlichsten Barbiturate sind Evipan, Nembutal, Luminal und Hexobarbital. Auch diese Medikamente können die Atmung und die Reaktionsbereitschaft negativ beeinflussen. Ploman und Persson machten folgende Beobachtungen: «Die Ansammlung von Barbituraten war im Mittelhirn um viele Male höher als im Blutkreislauf des Neugeborenen. Noch nach einer Woche konnten im unreifen Hirn des Neugeborenen Medikamente festgestellt werden, so daß das ganze vom Mittelhirn gesteuerte Verhalten während dieser Zeit beeinträchtigt war. Da das Neugeborenenverhalten primär von dort aus gesteuert wird, bedeutet dies, daß sein gesamtes Verhaltensrepertoire während dieser wichtigen ersten Woche durch Medikamente beeinflußt wird, die die Mutter einige Stunden vor der Entbindung erhielt.»***

Scopolamin, das Frauen in «Dämmerschlaf» versetzte, wurde in den dreißiger Jahren in Deutschland entdeckt und angewendet. Es hatte eine amnestische und halluzinogene Wirkung. Obwohl die Frauen die Wehen spürten, vergaßen sie alles, was sie durchgemacht hatten. Auch wenn die Geburtsarbeit wie ein Alptraum war, hatten sie nachher keine bewußte Erinnerung daran. Wie bei allen Halluzinogenen können Men-

* Vortrag von Professor Beck, 4. Hebammenkongreß, Bad Godesberg, November 1977

** John W. Scanlon: Obstetric Anesthesia as Neonatal Risk Factor in Normal Labor and Delivery. In: Clinics in Perinatology, Vol. 1, 2. Sept. 1974, S. 465–482

*** L. Ploman, B. Persson: On the Transfer of Barbiturates to the Human Fetus and their Accumulation in Some of its Vital Organs, J. Obstet. + Gyn. Brit. Emp. 64: 706–711 (1967) schen unter deren Einwirkung gewalttätig werden, andere werden vollkommen stumpfsinnig. Heute wird *Scopolamin* nicht mehr verwendet.

Spasmolytika. Häufig werden krampflösende Zäpfchen während der Geburtsarbeit gegeben, weil sich die Ärzte davon eine Entspannung der Gebärmuttermuskulatur versprechen. Nebenwirkungen (zumindest bei *Monzal*) scheinen gering.

Lachgas. Die in der Bundesrepublik früher gebräuchlichste Form der medikamentösen Geburtserleichterung ist ein Gemisch aus Lachgas (Stickoxydul) und Sauerstoff. Der Apparat kann so eingestellt werden, daß der Lachgasanteil zwischen 0 und 50% beträgt, wobei ein Anteil von 30% üblich ist. Die Frau muß die richtige Menge Lachgas zeitlich so einatmen, daß die Hauptwirkung dann eintritt, wenn sie am meisten gebraucht wird, nämlich auf dem Höhepunkt der Kontraktion. Frauen klagen oft über Übelkeit.

Nachfolgend berichtet eine Frau über ihren Gebrauch von Lachgas nach der Geburt, während ein kleiner Riß in der Scheidenschleimhaut genäht wurde:

> Die Lachgasmaske traf mitten in das vollkommene Gefühl, eine Tochter im Arm zu halten. So traf mich auch der Schmerz als etwas Fremdes, nicht Annehmbares in diesem Glücksgefühl. Ich verkrampfte mich – und im nächsten Augenblick erschien ich in einer anderen Welt. Der Übergang war schlagartig. Der Schmerz, der außerhalb dieser Welt blieb, berührte mich wie im Zeitlupentempo. Ich spürte das Anziehen eines Fadens, und jedesmal rollte diese Schmerzwelle an mich heran. Dabei fiel ich in unendliche Tiefen, fiel und fiel immer schneller, bis sich alles in einer einzigen Vibration auflöste. Dann kam der nächste Stich. Alles spielte sich in sehr hohen Frequenzen ab, meine Ohren klingelten. Ich vergleiche es mit dem Anschlagen einer hohen Saite: Der Ton schwingt lange nach im leeren Körper.
>
> Zwischendurch erscheinen klare Momente als Durchbruch zur Wirklichkeit. Ich höre Stimmengewirr, die vertraute Stimme meines Mannes, und wieder fiel ich in mich hinein – tausendmal im Kreis, immer schneller werdend, spiralenartig in die Tiefe. Es muß wohl eine Stunde gedauert haben – im Erwachen erschien es mir wie ein Augenblick. Ich fühlte mich gerädert, und meinem Körper fehlten etliche Ge-

fühle für bestimmte Stellen. Zurück blieben unangenehme Koordinationsstörungen in Beinen und Füßen. Vor allem fehlte mir die Klarheit vorhanden gewesener Gefühle. Auf meinem Selbstbewußtsein lag ein merkwürdiger Schleier.

Anästhesieverfahren

Vollnarkosen, bei denen die Frau ganz eingeschläfert wird, können nicht während der Eröffnungsphase benutzt werden, da sie die Geburtsarbeit verlangsamen und den Zustand des Fetus verschlechtern. Unsachgemäße Handhabung von Vollnarkosen kann sehr gefährlich sein. Diese Narkosen werden gewöhnlich in letzter Minute bei geburtshilflichen Eingriffen, besonders häufig bei Kaiserschnitten, gemacht. Ärzte sind damit zunehmend zurückhaltender geworden, da auf Grund von Zwischenfällen Vollnarkosen oft juristische Nachspiele haben.

Lokalanästhesien andererseits sind sehr gebräuchlich. Dabei werden Betäubungsmittel an einer bestimmten Körperstelle eingespritzt und schalten dort die Schmerzempfindungen aus. Eine örtliche Betäubung oder ein Pudendusblock (siehe unten) mag verwendet werden, wenn ein Dammschnitt (siehe Seite 109) oder eine Zangen- oder Saugglockenentbindung notwendig werden. Bei einer komplikationslosen Geburt ist die Austreibungsphase, wenn bis dahin alles normal verlaufen ist, der schlechteste Zeitpunkt, eine Mutter in irgendeiner Form zu betäuben. Wenn eine Frau gelernt hat, wirksam mitzuschieben, und von der Hebamme Anleitungen bekommt, wann sie momentan aufhören soll (beim Durchtreten des Kopfes), dann kann sie das überwältigende und aufregende Erlebnis der Geburt voll genießen, ohne daß Medikamente ihr Fühl- und Wahrnehmungsvermögen beeinträchtigen und ihre Erholphase verlängern.

Der *Pudendusblock* ist nach dem Pudendum, den äußeren weiblichen Genitalien, benannt, dieses Wort bedeutet «das, worüber man sich schämen sollte». Wir finden, daß «Pudendum» und «Schamteile» äußerst unpassende Namen für unsere Geschlechtsteile sind. Der Pudendusblock betäubt die äußeren Genitalien und den Damm und wird gewöhnlich zum Dammschnitt, zur Dammnaht und zu Zangen- und Saugglockenentbindungen gemacht. Er kann ein Taubheitsgefühl in den Beinen verursachen und zu Wehenpausen führen. Früher wurde der Einstich von außen, heute wird er meistens durch die Scheide vorgenommen, wodurch eine gezieltere Blockade ermöglicht wird. Selbst diese relativ geringfügige Anästhesie kann «zu ständig abnehmender Sauerstoffaufnahme des Neugeborenen während der ersten 30 Lebensminuten führen».* Einem gesunden Baby schadet dies wahrscheinlich nicht, doch wenn sein Zustand zu wünschen übrig läßt, kann es möglicherweise nicht genügend Sauerstoff aufnehmen. Da die Einstichstelle oft nicht keimfrei ist, besteht für die Mutter die Gefahr einer Infektion, deren Häufigkeit 1 zu 800 beträgt.**

Um eine andere Anästhesieform, den *Paracervicalblock*, besteht eine große Kontroverse. Viele Ärzte sehen in ihm Gefahren für Mutter und Kind. Er kann ernsthaften Blutdruckabfall (wodurch die Sauerstoffzufuhr des Kindes beeinträchtigt wird) und Krämpfe bei der Mutter verursachen. Da das Betäubungsmittel um die Zervix herum eingespritzt wird, in ziemlicher Nähe zur Hauptarterie der Gebärmutter, erfolgt auch die Weitergabe des Mittels an das Plazentablut und somit an das Kind sehr schnell und in hohen Konzentrationen. Aus Versehen kann das Mittel auch in den Kopf oder Po des Kindes gespritzt werden, wobei es schon kindliche Todesfälle gegeben hat.

Spinalanästhesien werden während der Entbindung angewandt, um die ganze Geburtsregion (vom Bauch bis zu den Oberschenkeln oder Knien) zu betäuben. Injektionen werden in den Subarachnoidalraum (in die Rückenmarksflüssigkeit «Liquor») gegeben. Normalerweise wird auch diese Anästhesie erst gegen Ende der Geburtsarbeit verabreicht, da es Hinweise gibt, daß die Geburtsarbeit sich verlangsamt, wenn sie zu früh benutzt wird. Auf Grund von Spinalanästhesien verspüren wir oft kaum Preßdrang und sind dann auf die Hilfe des Arztes angewiesen, der per Zange oder Saugglocke unserem Kind auf die Welt hilft (siehe Seite 111).

Eine häufig auftretende ernst zu nehmende Nebenwirkung der Spinalanästhesie ist der plötzliche Blutdruckabfall (Hypotonie). Zusammen mit der Hypotonie können schockähnliche Symptome, erhöhter Pulsschlag, Übelkeit und Erbrechen auftreten. Der Fetus reagiert darauf mit verlangsamtem Herzschlag, da die Blutzufuhr durch die Plazenta verringert und die Sauerstoffversorgung unzureichend ist.

Blutdruckabfall kann in vielen Fällen verhindert werden durch großzügige Gabe einer intravenösen Kochsalzlösung sowie ständige Überwachung von Puls und Blutdruck, vorzugsweise durch einen Anästhesisten. Wenn bei einer Gebärenden der Blutdruck abfällt, sollte sie sofort auf

* Haire, Doris und Haire, John: Implementing Family-Centered Maternity Care with a Central Nursery. Hg.: Intern. Childbirth Education Ass., 1971

** Vortrag von Professor Beck, 4. Hebammenkongreß im November 1977 ihre linke Seite gelegt werden, um den Druck des Uterus von der unteren Vena Cava (Hohlvene) abzuhalten, die für den Rückfluß des Blutes zum Herzen zur Aufrechterhaltung des großen Kreislaufs wichtig ist.

Eine Anzahl von Frauen klagen nach einer Spinalanästhesie über Kopf- und Rückenschmerzen sowie Steifheit im Genick.

Spinalanästhesien können und sollen vermieden werden.

Kontinuierlich verabreichte Leitungsanästhesien. Es gibt zwei Sorten von regionalen Anästhesien, die einer Frau während der Eröffnungsphase gegeben und immer wieder aufgefrischt werden können: die Kaudal- und die Periduralanästhesie. Die *Kaudalanästhesie* wird in der Kreuzbeingegend etwa 5 cm oberhalb der Spitze des Steißbeins in den Rückenmarkkanal gespritzt. Für eine kontinuierliche Anwendung wird ein Katheter am unteren Rücken angelegt und das Betäubungsmittel damit injiziert. Ein kontinuierlicher Kaudalblock ist ab 8 cm Eröffnung des Muttermunds anwendbar. Beim Kaudalblock wird eine erhebliche größere Menge Betäubungsmittel benutzt als bei der Spinalanästhesie; er bedeutet daher eine größere Gefahr für Mutter und Kind. Außerdem spricht diese Anästhesie nicht bei jeder an, da besonders bei Frauen mit Übergewicht die richtige Einstichstelle nicht erreichbar ist. Auch hier ist mütterlicher Blutdruckabfall mit anschließendem Sauerstoffmangel für das Baby ein potentielles Problem, und sorgfältige Überwachung durch einen Anästhesisten ist notwendig. Eine sehr rare, doch ernsthafte Komplikation bei der Kaudalanästhesie ist das versehentliche Einspritzen der Flüssigkeit in den kindlichen Kopf, was zum Atemnotsyndrom des Neugeborenen und sogar zum Tod führen kann.

Für die meisten von uns ist die Übergangsphase (zwischen 7 und 10 cm Eröffnung) sehr, sehr intensiv, und das ist auch der Zeitpunkt, bei dem wir oft den Wunsch nach Medikamenten verspüren. Wir sollten bedenken, daß die Übergangsphase für die meisten von uns den kürzesten Abschnitt in der Geburtsarbeit darstellt. Wenn wir eine Leitungsanästhesie in Betracht ziehen, sollten wir die möglichen Risiken und Nachwirkungen dieser Techniken wohl auswägen gegenüber der Möglichkeit, diesen letzten Abschnitt noch durchzuhalten. Denn Anästhetika, die während der Übergangsphase verabreicht werden, sind fast immer bis in die Austreibungsphase wirksam und können sogar die Geburtsarbeit verlängern.

Eine *Periduralanästhesie* (PDA) kann eine Frau bereits ab einer Eröffnung von 4 cm erhalten. Deshalb wollen uns manche Geburtshelfer und

Anästhesisten – und auch manche Mütter – glauben machen, daß die Peridurale die Lösung aller unserer Probleme bedeutet. Die PDA wird wie die Kaudalanästhesie durch einen Katheter im Rücken angelegt. Der Einstich wird zwischen den Lendenwirbeln zwei und drei gesetzt, in den Epiduralraum, den Raum zwischen Wirbelkanal und Rückenmarkshaut. Diese Betäubung sollte von einem erfahrenen Anästhesisten angewandt werden, da ein falscher Einstich schwerwiegende Folgen haben kann – im Extremfall Lähmung, Tod oder Verletzung des Fetus. Bei der Periduralanästhesie werden weniger Betäubungsmittel gespritzt als bei der kaudalen, so daß sie von daher sicherer ist. Jedoch führen Peridural- wie Kaudalanästhesie zu mütterlichem Blutdruckabfall.

Eine richtig gelegte Periduralanästhesie blockiert gewöhnlich jegliche Schmerzwahrnehmung. Diese Anästhesieform zieht jedoch folgende Eingriffe nach sich, die das Risiko der gewählten Methode noch vergrößern:

1. Eine intravenöse *Glukoselösung*, um einen Blutdruckabfall zu verhindern. Die Braunüle (eine flexible Dauerkanüle) wird in eine Armvene eingeführt. Infektionen können auftreten.
2. *Blutdruckmessen:* da ein Blutdruckabfall schwere Folgen für den Fetus haben kann, ebenso wie für die Mutter, wird dein Blutdruck wahrscheinlich alle fünfzehn bis zwanzig Minuten gemessen. Deshalb kann es sein, daß du über die ganze Zeit eine Blutdruckmanschette am anderen Arm tragen mußt.
3. *Künstliches Sprengen der Fruchtblase:* wenn die Fruchtblase bis zur Verabreichung der Anästhesie noch nicht geplatzt ist, wird sie in der Regel vorher vom Arzt geöffnet, um sicher zu sein, daß der vorangehende Körperteil fest im Becken sitzt. Das erhöht das Risiko für eine aufsteigende Infektion und kann das Kind in eine geburtsungünstigere Position bringen, weil es nach dem Öffnen der Blase plötzlich ein Stück tiefer ins Becken rutscht.
4. *Oxytocin:* viele Ärzte verabreichen Frauen, die unter dem Einfluß einer kontinuierlich verabreichten Leitungsanästhesie stehen, das wehenverstärkende Hormon Oxytocin, um den verlangsamten Kontraktionen entgegenzuwirken, die durch diese Anästhesieform verursacht werden. Die Kombination gesprengte Blase/Oxytocin schafft starke Uteruskontraktionen, die, da sie von der betäubten Mutter nicht gespürt werden, eine ständige Überwachung erfordern. Bei einer Überstimulierung kann der Uterus reißen. Oxytocin zur Wehenstimulierung

und -einleitung ist in den USA seit Ende 1978 gesetzlich verboten, wenn keine zwingende medizinische Indikation für die Anwendung dieses Mittels besteht (auf Initiative der Überwachungsbehörde des amerikanischen Gesundheitsministeriums FDA = Food and Drug Administration).

5. *CTG:* du wirst an einen Kardiotokographen, einen Herztonwehenschreiber, angeschlossen. Herztöne und Wehenstärke werden durch zwei mit weichen Gummigurten auf dem Bauch befestigten Meßköpfen oder durch eine Wehenmeß-Sonde in der Scheide und einen am Babykopf befestigten Elektrodendraht überwacht. Bei kontinuierlich verabreichten Anästhesien (Kaudal- oder Peridural-) ist es besonders wichtig, an Hand der Herztöne zu erfahren, wie es dem Kind geht.

Es ist wahrscheinlich, daß Kaiserschnittentbindungen heutzutage häufiger gemacht werden, gerade weil die oben beschriebenen Eingriffe eine sonst normale Geburtsarbeit beeinträchtigen, dem Fetus unnötige (durch das Krankenhaus verursachte) Schwierigkeiten und der Mutter unnötige Risiken bringen.

Die direkte Auswirkung des Anästhetikums wurde von mehreren Ärzten untersucht. Scanlon fand heraus, daß Babies, deren Mütter unter dem Einfluß einer Periduralanästhesie entbunden hatten, einen geringeren Suchreflex (reflektorisches Suchen nach der Nahrungsquelle) entwickelten und daß ihre Muskeln schlaffer waren. Weitere Untersuchungen zeigten ebenfalls negative Verhaltensveränderungen nach kontinuierlich verabreichten regionalen Anästhesien; jedoch bemerkten sie, daß die Auswirkung auf das Baby geringer war als bei den Müttern, die eine einmalige hohe Dosis an Medikamenten oder eine Vollnarkose erhalten hatten. Die Periduralanästhesie scheint auch die Geburtsarbeit zu verlangsamen und muß deshalb oft in Kombination mit einem Wehentropf angewandt werden. Es gibt Hinweise, daß die Kombination Wehentropf–Periduralanästhesie den Herzschlag des Kindes verändert.

Wenn wir uns für die Periduralanästhesie entschließen, entscheiden wir uns für eine Geburtsarbeit und Entbindung, die vom Arzt und von Geräten gesteuert wird; wir akzeptieren damit zugleich die Risiken und möglichen Nebenwirkungen der Eingriffe auf uns und unser Kind. Oft nehmen wir allzu leichtfertig als selbstverständlich an, daß unsere Betreuer und Ärzte so erfahren sind, daß sie niemals Fehlentscheidungen treffen.

Geburtshilfliche Eingriffe und Verfahren

Bei einer Geburt können eine Menge Eingriffe vorgenommen werden. Wir wollen sie hier aufzählen und erklären, was man mit ihnen beabsichtigt, welche Auswirkungen und eventuelle Risiken sie haben können und inwieweit sie andere Maßnahmen nötig machen.

Rasur der Schamhaare

Das Abrasieren der Schamhaare (wieder ein äußerst unpassender Ausdruck) gehört zur Klinikroutine. Nach der Ankunft in der Klinik werden wir in das Entbindungszimmer oder ein Vorbereitungszimmer geführt, wo wir uns entkleiden und, je nach Klinik, unser eigenes oder ein Kliniknachthemd anziehen. Dann rasiert die Hebamme in der Regel die Genitalhaare in der Umgebung der großen Venuslippe ab und schneidet die darüber liegenden kurz. Ärzte befürworten das Rasieren aus hygienischen Gründen, sie befürchten, daß die Haare Bakterien übertragen. Jedoch zitiert Doris Haire in ‹*The Cultural Warping of Childbirth*›* zwei Artikel, die feststellen, daß Infektionen eigentlich etwas häufiger bei rasierten Müttern auftreten. Einigen von uns ist dieses Verfahren unangenehm, wir genieren uns oder finden es entwürdigend. Anderen macht es zwar gar nichts aus, aber sie finden das Jucken beim Nachwachsen der Haare störend. Das Auftragen einer Salbe an den Stellen, an denen das Haar nachwächst, wirkt lindernd. Der Arzt kann sie uns verschreiben.

Einlauf

Zur Vorbereitung im Entbindungszimmer gehört ebenfalls der Einlauf. Arzt und Hebamme argumentieren, daß der Darminhalt im Weg ist. Bei vielen von uns beginnt jedoch die Geburtsarbeit mit einer natürlichen Entleerung des Darms, und unsere Därme sind damit sowieso recht leer. Ein Einlauf kann die Stärke der Kontraktionen beeinflussen, so daß wir uns schlecht kontrollieren können und vielleicht Verlangen nach Medikamenten verspüren. So beginnt der Teufelskreis. Wenn unsere Geburtsarbeit bei unserer Klinikankunft noch nicht begonnen hat, kann ein Einlauf die Kontraktionen in Gang bringen. Wenn uns entweder das Rasieren oder der Einlauf oder beides unangenehm erscheint, sollten wir uns im voraus erkundigen, ob wir beides ablehnen können.

* Beim ICEA Bookcenter erhältlich, P. O. Box 10852, Milwaukee, Wi. 53220

Sprengen der Fruchtblase (*Amniotomie*)
Die Fruchtblase bleibt gewöhnlich sehr lange intakt. In zwei Drittel der Fälle, in denen die Fruchtblase die Möglichkeit hat, spontan von sich aus zu springen, bleibt sie bis zum Beginn der Austreibungsphase, bei 10 % sogar bis zur eigentlichen Geburt erhalten.

Dr. Roberto Caldeyro-Barcía, Direktor des Lateinamerikanischen Zentrums für Perinatologie und menschliche Entwicklung der Weltgesundheitsorganisation, betont auf Grund seiner Untersuchungen in Südamerika, daß das Fruchtwasser als Schutz gegen einseitige Druckbelastung des kindlichen Gehirns beim Passieren des Geburtskanals und der Beckenbodenmuskulatur gedacht ist und so Gehirnschäden verhindert.* Bei etwa 10 % der Geburten tritt ein frühzeitiger Blasensprung ein, das heißt, die Fruchtblase platzt, bevor die Geburtsarbeit begonnen hat. Wenn die Blase nicht mehr intakt ist, steigt die Infektionsgefahr. Deshalb darf kein Bad mehr genommen werden. Das Fruchtwasser kann entweder in einem unkontrollierbaren Schwall abgehen oder nur tröpfchenweise, so daß man eine Binde benutzen muß. Wenn die Blase gesprungen ist, solltest du Kontakt mit der Klinik aufnehmen, die wahrscheinlich anordnet, daß du gleich dorthin gebracht werden sollst. Als Alternative kannst du auch eine frei niedergelassene Hebamme ins Haus rufen, die überprüft, ob eine sofortige Klinikeinweisung notwendig oder ratsam ist.

Der liegende Transport wird aus Angst vor einem Nabelschnurvorfall angeraten, der in der Tat gefährlich, jedoch sehr selten ist (0,3 bis 0,6 %). Wenn der Kopf noch nicht fest im Becken sitzt oder bei einer Beckenendlage, kann die Nabelschnur, die das Baby mit Sauerstoff versorgt, unter das Kind rutschen und abgeklemmt werden. Bei Erstgebärenden tritt der Kopf aber oft schon einige Wochen vor der Geburt ins kleine Becken ein, so daß diese Gefahr nicht besteht. Ob der Kopf fest im Becken sitzt, kannst du bei Vorsorgeuntersuchungen erfragen. Wer sich nicht sicher ist, sollte bei Blasensprung von einem Arzt oder einer Hebamme feststellen lassen, ob Liegen notwendig ist oder ob du weiterhin umherlaufen kannst. Da die Geburtsarbeit oft erst einen Tag später einsetzt, ziehen es viele Frauen vor, diese Zeit zu Hause zu verbringen.

In der Klinik besteht oft die Neigung, die Geburt nach kurzer Zeit einzuleiten. Bevor du einer Einleitung zustimmst, solltest du die Alternati-

* Roberto Caldeyro-Barcía: Some Consequences of Obstetrical Interference. In: Birth and the Family Journal, Vol. 2:2/1975

ven abwägen können. Die Tatsache, daß die Blase gesprungen ist, bedeutet nicht, daß alle Flüssigkeit aus der Fruchtblase entleert ist. Das Fruchtwasser erneuert sich ständig, und obwohl der Kopf (falls dieser zuerst kommt) einen korkenartigen Effekt hat, wird stets etwas Fruchtwasser herauströpfeln. Es könnte sein, daß das Kind im Körper der Mutter noch gut aufgehoben ist.

Ärzte sprengen oft künstlich die Blase, um die Geburt zu beschleunigen, obwohl manche Untersuchungen die Beschleunigung in Frage stellen. Die vorläufigen Ergebnisse einer großangelegten Studie in Südamerika weisen darauf hin, daß zwar die Geburtsarbeit durch Amniotomie (Sprengen der Fruchtblase) um nahezu eine Stunde verkürzt wird, allerdings mit dem Risiko von starken Verformungen des kindlichen Kopfes und möglichen neurologischen Schäden, weil das schützende Wasserpolster zwischen dem Kopf des Babys und dem Becken fehlt.

Manchmal werden die Kontraktionen nach einer Blasensprengung so intensiv, daß wir Medikamente brauchen, um mit ihnen fertig zu werden. Vielleicht hilft es zu wissen, daß dieser intensive Teil der Geburtsarbeit nicht lange dauert, es sei denn, die Geburt wurde künstlich eingeleitet, da dann stärkere Kontraktionen über einen längeren Zeitraum auftreten.

Niemand weiß genau, ob eine Amniotomie selbst das Kind unter Streß setzt. Wenn dem so wäre, würden Medikamente den Streß noch vergrößern. Mit Hilfe unseres Partners, unserer Begleitperson oder einer unsere Gefühle akzeptierenden Hebamme können wir diesen Teil der Geburtsarbeit eher durchhalten.

Je nach Ausbildung und Erfahrung des Arztes oder der Hebamme werden diese bestimmte Vorstellungen haben, wieviel Zeit zwischen Blasensprung und Geburt vergehen darf. Da die Infektionsgefahr allmählich steigt, versuchen viele Ärzte, die Geburt zu beschleunigen und schließen Frauen an einen Wehentropf an (siehe unten), was zusätzlich zu den verstärkten Kontraktionen auf Grund des Blasensprungs die Geburtsarbeit noch intensiver macht. Dies kann Auswirkungen auf den Uterus und den Fetus haben. Die Mutter kann die Kontrolle verlieren, so daß weitere Eingriffe und Medikamente zur Wehenhemmung notwendig werden.

Intravenöser Glukosetropf

Gewöhnlich wird uns geraten, nach Einsetzen der Wehentätigkeit nichts mehr zu essen und zu trinken, um bei einer eventuell notwendig werdenden Vollnarkose nüchtern zu sein und Erbrechen zu vermeiden. Da sich

Schwangerschafts- und Geburtskontraktionen oft zeitlich nicht richtig abgrenzen lassen, kann eine Frau so tagelang ohne Nahrung und Flüssigkeit bleiben, was eine Übersäuerung des Blutes verursachen würde. Die entsprechende Auswirkung auf das Baby wurde noch nicht genügend untersucht. Da Gebärende bei fortschreitender Geburtsarbeit von selbst appetitlos werden, erlauben aufgeschlossene amerikanische Krankenhäuser das Einnehmen leichter, fettfreier Speisen und klarer Getränke. An Stelle von Essen und Trinken legen manche Krankenhäuser einen intravenösen Tropf an, durch den eine Glukoselösung verabreicht wird. Bei manchen von uns erzeugt dies Ängste und gibt uns das Gefühl, daß mit unserer Geburt etwas nicht stimmt. Auch wird unsere Beweglichkeit eingeschränkt. Einige Ärzte sind der Meinung, daß eine Kanüle in jedem Fall angelegt werden soll. So würde die Vene offen gehalten, falls in einem Notfall eine Narkose notwendig würde oder bei Blutdruckabfall während der Periduralanästhesie mit einer kreislaufstützenden Infusion eingegriffen werden muß.

Geburtseinleitung

Bei der «programmierten» oder «terminierten» Geburt wird die Geburtsarbeit zu einem bestimmten Zeitpunkt künstlich eingeleitet. Die üblichste Art der Geburtseinleitung ist es, die Frau an einen Wehentropf anzuschließen. Der Tropf enthält Oxytocin, ein Hormon, das beim natürlichen Schwangerschaftsverlauf vom Körper selbst produziert wird. Oxytocin wird gewöhnlich intravenös, manchmal aber auch intramuskulär gespritzt oder sogar in Tabletten- und in Sprayform gegeben. Der Tropf bietet die zuverlässigste Verabreichungsform, da die Dosierung dabei feiner gesteuert werden kann. Oxytocin kann sehr starke Kontraktionen hervorrufen, die für Mutter und Kind eine Gefahr darstellen. Ein zusätzlicher gesteigerter Druck auf den kindlichen Kopf kann zu «Dips» (zu niedrige Anzahl kindlicher Herzschläge) führen. Die genaue Auswirkung von Oxytocin ist nicht bekannt; sicher ist jedoch, daß das Kind durch überstarke Kontraktionen an Sauerstoffmangel leidet. Eine Studie aus Texas berichtet, daß 10% aller eingeleiteten Geburten wegen Bradikardie (langsamer kindlicher Herztätigkeit) per Kaiserschnitt beendet werden mußten. Prostaglandin E 2 – eine Substanz, die im ganzen Körper vorkommt und deren Name daher rührt, daß sie zuerst im Sekret der Prostata (Vorsteherdrüse), also im Sperma gefunden wurde – wird ebenfalls vermehrt zur Einleitung verwendet. In manchen Kulturen ist es üblich, die ersten Kontraktionen durch Geschlechtsverkehr herbeizuführen, wobei Prostaglandin auf natürlichem Weg in die Scheide gelangt. Da durch Stimulierung der Brustwarze Oxytocin im Körper ausgeschüttet wird, wäre dies ebenfalls eine denkbare Form der natürlichen Geburtseinleitung, die natürlich nur dann anspricht, wenn das Baby bereit ist, geboren zu werden. Manche Ärzte beginnen die Geburt durch Amniotomie (siehe Sprengen der Fruchtblase, Seite 102), oft ohne Einholung unserer Einwilligung, oder lösen bei einer vaginalen Untersuchung die Eihäute von der Uteruswand, was bei undiagnostizierter Placenta praevia (der Mutterkuchen liegt dabei vor dem Muttermund) katastrophale Folgen haben kann.

Geburtseinleitung ohne medizinische Indikation wird in der medizinischen Literatur kontrovers bewertet. In dem amerikanischen Geburtshilfelehrbuch ‹*Williams Obstetrics*› wird vor «Unreife, verlängerter Eröffnungsphase und Nabelschnurvorfall» als Folge von Geburtseinleitung gewarnt. Auf Grund von Beobachtungen bei mehr als 10 000 Geburten wird berichtet, daß perinatale Todesfälle, verursacht durch Unreife des Kindes, immer wieder vorkommen, obwohl spezifische Reifekriterien strengstens beachtet worden waren. Erreichen oder Überschreiten des errechneten Entbindungstermins und äußere Betastung sind keine guten Maßstäbe. Ob die Zervix sich bereits hochgezogen und womöglich gar etwas eröffnet hat, ist schon eher ein Anhaltspunkt für Reife.

Louis Gluck von der University of California spricht sogar von der Notwendigkeit eines Lungenreifetests, des sehr aufwendigen «Lungenprofils», da Babies oft zur Welt kämen, bevor deren Lunge reif ist. Das Resultat davon sei das Atemnotsyndrom: Atemnot des Kindes mit möglicher Erstickungsgefahr durch Sauerstoffmangel (siehe Frühgeburt, Seite 185).*

Andererseits kann aber auch eine Geburtseinleitung zwingend notwendig werden, wenn das Leben des Kindes auf dem Spiel steht, wie bei mütterlicher Gestose, Diabetes oder Rhesusfaktorunverträglichkeit. Bei Risikogeburten muß ein vollständiges medizinisches Team anwesend sein; durch Einleitung kann die Geburt besser geplant werden. Auch wenn die Mutter schon eine Sturzgeburt hinter sich hat und weit von der Klinik entfernt wohnt, würden Ärzte sich für eine Einleitung entscheiden, anstatt das Risiko einzugehen, daß das Kind auf dem Weg zur Klinik geboren wird.

Eine künstlich eingeleitete Geburt ist für eine Frau jedoch schlechter zu handhaben als eine natürliche. Die Kontraktionen haben nicht den norma-

* Hanny Lothrop, a. a. O.

len wellenartigen Verlauf, sondern steigen abrupt an und haben einen langen, intensiven Höhepunkt.

Frauen, die beide Arten von Entbindungen erlebt haben, empfanden eingeleitete Geburten als viel schmerzhafter als natürliche. Eine Frau, die darauf nicht vorbereitet ist, wird eher entmutigt und verläßt sich auf Medikamente, um den Schmerzen zu entgehen. Bei Geburtseinleitung braucht eine Frau mehr Unterstützung und auch mehr Information über den Fortschritt der Geburtsarbeit als sonst. Insgesamt ist die Tendenz, Geburten künstlich einzuleiten, in den letzten Jahren erheblich zurückgegangen. Die meisten Kliniken leiten nur noch ein, wenn eine dringende medizinische Notwendigkeit besteht.

Bei einer wirklichen medizinischen Notwendigkeit kann es weniger gefährlich für Mutter und Kind sein, künstlich einzuleiten, als zu warten, bis die Geburtsarbeit beginnt. Wird jedoch eine Einleitung aus Bequemlichkeitsgründen gewählt, sei es von seiten der Mutter oder des Arztes, dann sind die Risiken groß.

CTG – Kardiotokograph

Kardiotokographen (Herztonwehenschreiber) überwachen die Herztöne des Kindes während der Geburtsarbeit und registrieren die Stärke der Kontraktionen. Es gibt zwei Arten von Monitoren: externe und interne. Bei den äußerlichen Überwachungsapparaten gibt es verschiedene Variationen. Der genaueste äußere Monitor ist einer, bei dem klebrige Elektroden vorübergehend auf der Brust der Frau befestigt werden. Zudem werden noch zwei weiche Gummigurte, etwa 5 bis 7 cm breit, auf dem Bauch angebracht. Mit dem oberen Gurt wird der Toko-Kopf (Toko = Wehe) festgehalten, mit dem Wehendauer und -frequenz sowie Intensität der Kontraktionen überwacht werden. Im unteren Gurt liegt ein Ultraschallkopf, der die Herztöne überwacht und registriert. Manchmal funktionieren die Geräte nicht einwandfrei und übermitteln falsche Daten, die die Geburtshelfer unnötig verwirren. Es gibt keine schlüssigen Beweise dafür, daß ein während der Geburtsarbeit angewandter Ultraschallübermittler keine negativen Langzeitwirkungen für das Kind hat. Wie so oft in der Medizin werden auch hier Techniken angewendet, bevor man sich über deren Auswirkungen auf lange Sicht im klaren ist. Wenn der Ultraschallkopf nicht benutzt wird, ist der externe Monitor nur zu 57 % verläßlich.

Einige Frauen fanden, daß die Gurte zu fest saßen und ihnen unangenehm waren. Andere Frauen berichteten, daß der externe Druckaufnehmer ihre Beweglichkeit einschränkte. Wieder andere störte der äußerliche Monitor nicht. Ein Mann berichtete, daß seine Frau in den Pausen schlafen konnte und er sie jeweils mit Hilfe des Monitors rechtzeitig weckte. Inzwischen gibt es Geräte, bei denen die Ton- und Druckabnehmer drahtlos mit dem Aufzeichnungsgerät verbunden sind. Die Gebärenden sind dadurch mobiler, weil sie aufstehen und herumlaufen können.

Viele Kliniken verlassen sich jedoch nicht auf externe CTGs, sondern nur auf interne Monitoren. Es handelt sich dabei um Elektroden, mit in einem Plastikschlauch verlaufenden Drähten, die durch die Scheide der Frau eingeführt und mit dem Kopf oder dem zuerst erscheinenden Körperteil des Kindes mit Metallclips oder -schrauben verbunden werden. Ärzte behaupten, daß der Fetus nichts spürt. Neueste Erkenntnisse aus der Pränatalen Psychologie lassen uns diese Vermutung stark in Frage stellen.*

Die aus der Vagina kommenden Drähte führen zu einer EKG-Beinplatte, die mit einem elastischen Band auf dem Oberschenkel der Mutter aufliegt. Diese Elektroden messen die kindlichen Herztöne. Die Kontraktionen werden entweder mit einem Intrauterin-Katheter überwacht oder durch die äußere Methode, die wir schon beschrieben haben. Die interne Methode ist neuer als die externe und wird zunehmend häufiger angewendet, weil sie präzisere Angaben macht. Bei der inneren Methode ist die Infektionsgefahr viel größer, besonders dann, wenn ebenfalls ein Intrauterin-Katheter benutzt wird. Es gibt auch Risiken für das Kind, wie die Möglichkeit einer Blutung, wenn die Elektrode nicht richtig befestigt wird.** Weitere mögliche Folgen sind Abszesse oder Ausschläge beim Neugeborenen an der Stelle, an der die Elektrode angebracht war. Körperliche oder seelische Langzeitwirkungen wurden bisher nicht erforscht.

Die interne Überwachungsmethode setzt auch eine Sprengung der Fruchtblase voraus, was die Infektionsgefahr erhöht und häufig zu Komplikationen führt, die weitere Eingriffe notwendig machen (siehe Sprengen der Fruchtblase, Seite 102).

Jeder kann sich vorstellen, warum Frauen, die zu alldem noch eine Manschette zum Blutdruckmessen an einem Arm haben, am anderen

* Kongreß für Pränatale Psychologie, Salzburg und Basel, September 1979

** J. Scanlon, E. Walkley: Neonatal Blood Loss as a Complication of Fetal Monitoring, Pediatrics, Dezember 1972, 50:6, S. 934

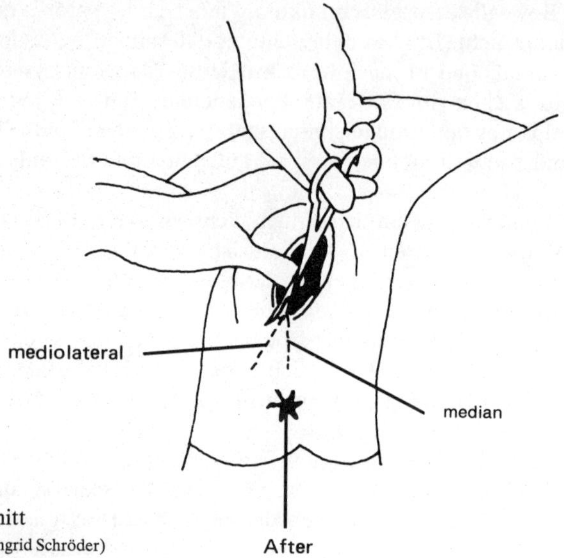

Dammschnitt
(Zeichnung: Ingrid Schröder)

Arm eine Kanüle, durch die intravenös eine Lösung eingegeben wird, sich eingeschränkt und geängstigt fühlen können.

Es gibt Untersuchungen, die darauf hinweisen, daß durch die Benutzung des CTGs die Neugeborenensterblichkeitsrate und das Vorkommen von Gehirnschäden nicht wesentlich gesunken ist.*

Jetzt liegen Beweise vor, daß das Kind oft durch den Monitor selbst oder durch die dafür notwendigen Eingriffe gestreßt wird (Amniotomie, Wehentropf, Beruhigungsmittel und Lokalanästhesien).

Haverkamp konnte in einer kontrollierten Untersuchung von Risikomüttern zeigen, daß der Gebrauch des CTGs gegenüber der sorgfältigen Überwachung mit Stethoskop durch eine Hebamme keine Vorteile brachte. Bei den an das CTG angeschlossenen Patientinnen gab es dreimal so häufig Kaiserschnitte, und Infektionen traten vermehrt auf.**

* Raymond Neutra u. a.: Effect of Fetal Monitoring on Neonatal Death Rates. In: The New England Journal of Medicine, Vol. 299, 7/1978, S. 324–26

** A. D. Haverkamp u. a.: The evaluation of continuous fetal heart rate monitoring in high-risk pregnancy, American Journal of Obstetrics and Gynecology 1976. 125, S. 310–20.

Dammschnitt (Episiotomie)

Die Episiotomie (medizinischer Jargon: «Epi») beim Durchtritt des Kopfes ist in den letzten Jahren fast zur Routine geworden. Etwa 70% aller Gebärenden werden geschnitten. Dabei wird meistens auf dem Höhepunkt einer Austreibungskontraktion ein Schnitt in den Damm zwischen Scheide und After vorgenommen, um den Scheidenausgang zu vergrößern. Wird ein gerader Schnitt zum After hin gemacht, so wird von einer *medianen* Episiotomie gesprochen. Der schräge Schnitt heißt *mediolateral*. Seit einigen Jahren wird die Notwendigkeit und Ratsamkeit einer Routineepisiotomie wieder in Frage gestellt.* Wenn der Damm einer auf die Geburt gut vorbereiteten Frau nicht betäubt ist, merkt sie selbst, wann sie mit dem Pressen aufhören muß und wann sie ihr Kind nur ganz sachte hinausschieben darf. Die Hebamme macht dabei den Dammschutz und gibt Anweisungen. Die vaginale Öffnung ist sehr, sehr dehnungsfähig, und selbst ein kleiner Riß heilt im allgemeinen problemloser als ein langer, noch so sauber vernähter Schnitt.**

In den USA wird der mediane (gerade) Schnitt bevorzugt, weil er leichter zu vernähen ist, besser verheilt und weniger Schmerzen verursacht als der mediolaterale. In Deutschland wird der mediolaterale Schnitt meistens gemacht, aus der Furcht heraus, daß bei einem medianen Schnitt der Damm bis zum Schließmuskel einreißen könne. Eine an der Landesfrauenklinik und Hebammenlehranstalt Wuppertal mit 15715 Episiotomien durchgeführte Untersuchung ergab jedoch, daß «zwar die Dammrisse III° (dritten Grades) erwartungsgemäß zunahmen, daß aber die Komplikationsrate nach mediolateraler Episiotomie deutlich höher liegt als die nach medianer Episiotomie und auch die Komplikationsrate nach Dammrissen III° noch übertrifft».***

Wir stellen den routinemäßigen Dammschnitt für alle Geburten in Frage. Einige Babies brauchen gewiß mehr Raum, um herauszukommen, oder liegen in einer Position, für die eine Episiotomie notwendig ist, oder das Kind kommt in Not und muß schnellstens geboren werden, eventuell sogar mit Zange oder Saugglocke. Dann ist ein Dammschnitt zweifellos sinnvoll und erforderlich. Manchmal wird er jedoch gemacht, um eine

* Eltern 1/1979

** Persönliche Mitteilung von Dr. Gregory White, Präsident des American College of Home Obstetrics, im Juli 1976

*** H. Glossemeyer, H. Stockhausen: Mediolaterale Episiotomie oder mediane Episiotomie?. In: Geburtshilfe und Frauenheilkunde 38/1978, S. 34–37

Überdehnung der Vagina und Beckenbodenmuskulatur zu vermeiden. Ärzte behaupten, daß dies zu einem Gebärmuttervorfall führen kann, bei dem die weiblichen Fortpflanzungsorgane durch den Beckenboden und sogar in die Scheide rutschen können. Jedoch kann so ein Uterusprolaps durch regelmäßige Beckenbodenübungen, vor allem die «Kegel» und «Fahrstuhlübung» (siehe Seite 58), vermieden werden. Oft zeigen sich die Ärzte besorgt, daß durch die gedehnte Scheide einer Mutter das Lustgefühl des Mannes später beim Geschlechtsverkehr herabgesetzt wird.

Bei meiner Nachsorgeuntersuchung sechs Wochen nach der Geburt meinte mein Arzt voller Stolz: «Ich habe sie wieder prima zusammengenäht. Sie sind so eng wie eine Jungfrau. Ihr Mann sollte mir dankbar sein.»

Bei der Geburt unseres ersten Kindes in den USA bekam ich einen kleinen medianen Schnitt, der so wenig störte, daß ich bei meiner Entlassung am dritten Tag unterwegs gleich einige Besorgungen machen konnte. Bei der Geburt unseres zweiten Kindes in Deutschland wurde ein mediolateraler Schnitt gemacht. Noch am fünften Tag nach der Geburt konnte ich nur mit Mühe laufen, breitbeinig und gebückt wie eine alte Frau. Der Geschlechtsverkehr bereitete mir monatelang Schmerzen.

Eine Episiotomienaht, vor allem eine mediolaterale, ist sehr unangenehm und schmerzt. Beim Sitzen kann die Unterlage eines aufgeblasenen Schwimmreifens sehr erleichternd sein. Einfaches Zusammenziehen der Beckenbodenmuskulatur vor dem Hinsetzen (loslassen, sobald du sitzt) hilft ebenfalls. Sitzbäder wirken lindernd. Manche Frauen empfinden beim Heilen der Stiche ein Jucken oder Schmerzen, andere sind allergisch gegen das Nahtmaterial, und bei einigen löst es sich nicht auf. Solltet ihr vor Ablauf der sechs Wochen nach der Entbindung Probleme haben, raten wir, euren Frauenarzt aufzusuchen.

Viele Ärzte betäuben den Damm bereits vor der Geburt. Das ist nicht nötig. Eine Episiotomie kann auch ohne Anästhesie schmerzlos durchgeführt werden, da durch den Druck des kindlichen Kopfes der Damm auf dem Höhepunkt einer Kontraktion blutleer und so auf natürliche Weise betäubt ist. Die Geburt ist ein Bestandteil der weiblichen Sexualität und somit eine psychosexuelle Erfahrung. Vorhergehende Betäubung hindert uns daran, unsere Entbindung voll zu genießen. Zur Episiotomienaht kann auch noch nach der Geburt eine örtliche Betäubung vorgenommen werden.

Zangenentbindung (Forceps) oder Saugglockenentbindung (Vakuumextraktion)

Die Zangenentbindung ist eine Abweichung von der normalen spontanen Geburt. Das Kind wird vom Arzt herausgezogen, anstatt von der Mutter hinausgeschoben zu werden. Es gibt verschiedene Arten von Zangen. Sie bestehen aus zwei «Löffeln», die gebogen sind, um sich der Kopfform des Kindes anzupassen. Jeder Löffel wird separat in die Vagina eingeführt und vorsichtig an jeder Seite des kindlichen Kopfes angelegt, meistens über dem Ohr, manchmal auch an den Schläfen. Je nachdem, wo der Kopf des Kindes liegt, ist von einer «hohen oder niedrigen Zange» die Rede. Die «hohe Zange» wird bei uns so gut wie nicht gemacht, weil sie gefährlich ist. Statt dessen wird ein Kaiserschnitt vorgezogen.

Je nach Erfahrung des Arztes oder je nach Indikation kann das Kind auch mit einer Saugglocke geholt werden. Bei einer Vakuumextraktion läßt man eine kleine Schale sich durch Unterdruck am Kopf festsaugen, und das Kind wird daran herausgezogen.

Das Leben und die Gesundheit vieler Kinder verdanken wir der Zangen- oder Saugglockenentbindung; wir wissen aber auch, daß diese Techniken manchmal angewandt werden, um sie jungen Assistenzärzten beizubringen. Du solltest dich im voraus erkundigen, wie die Klinik, in der du entbindest, zu Zange und Vakuum steht.

Die Gründe für eine Anwendung von Zange und Saugglocke sind:

1. um die Geburt in der Austreibungsphase rasch zu beenden, wenn das Kind in Not ist;
2. bei manchen regelwidrigen Lagen;
3. wenn die Mutter auf Grund einer Anästhesie keinen Preßdrang verspürt;
4. wenn die Nabelschnur fest um den Hals des Kindes geschnürt ist oder wenn sie vorfällt *;

* Bei 25 bis 30 % aller Kinder liegt die Nabelschnur um den Hals. Meistens kann die Hebamme sie lösen und über den Kopf des Kindes schieben. Bei einem Vorfall der Nabelschnur in die Scheide besteht die Gefahr, daß sie zwischen dem zuerst erscheinenden Körperteil des Kindes und dem Knochengerüst des Beckens abgeklemmt wird, so daß das Kind keinen Sauerstoff mehr erhält.

5. um eine lange Austreibungsphase abzukürzen.

Bei gut vorbereiteten, unbetäubten Müttern kommen Zangen- und Saugglockenentbindungen selten vor. Doch sollten sie notwendig werden, kann die Frau durch Vorbereitung und Atemübungen bei der Geburt auch ohne Betäubungsmittel mithelfen. (Manche Kliniken geben dafür auch heute noch Vollnarkosen.) Der häufigste Grund für Forceps oder Vakuum bei unkomplizierten Geburten ist die Abkürzung der Austreibungsphase. Eine normale Austreibungsphase kann von einer halben Stunde bis zu zwei Stunden dauern, und es gibt keinen medizinischen Grund, die Geburt abzukürzen, es sei denn, das Kind ist in Not.

Kaiserschnitt (Sectio)

Kaiserschnitte wurden früher nur in Notsituationen gemacht, wenn Mutter und Kind in Lebensgefahr waren oder wenn ein Mißverhältnis zwischen kindlichem Kopf und mütterlichem Becken bestand. Heutzutage werden vorbeugende Kaiserschnitte immer üblicher. Bei einer Steißlage bei Erstgebärenden raten manche Ärzte konsequent dazu, andere wie Muth, Hochuli, Kirchhoff und Scholtes weisen «eindringlich auf die Notwendigkeit einer kritischen, verantwortungsbewußten und nicht zu großzügigen Sectio-Indikationsstellung» * hin. Muth ist der Ansicht, daß 90 % aller Babies in Steißlage vaginal geboren werden könnten.** In einigen Kliniken kommen bis zu 30 % aller Kinder per Kaiserschnitt zur Welt!

Einer der Gründe für die Zunahme von Sectio-Geburten ist, daß Klinikroutine und geburtshilfliche Eingriffe den normalen Geburtsablauf stören und das Kind in Not bringen können; dann müssen Ärzte wieder einspringen, um das Leben des Kindes zu retten. Außerdem wollen Ärzte sich absichern, indem sie medizinisch gesehen alles mögliche tun, um Gerichtsprozessen zu entgehen. Medizinstudenten erlernen heute «defensive Geburtshilfe», die Kaiserschnitte befürwortet, auch wenn weder Kind noch Mutter in Gefahr sind.

* G. Scholtes: Wandel in der Sektio-Indikationsstellung. Eine Analyse von 1241 Schnittentbindungen. In: Geburtshilfe und Perinatologie 179/1975, S. 215–223
H. Kirchhoff: Birgt die berichtigte Intensivierung der prospektiven Geburtseinleitung zum Nutzen des Kindes für die Mutter eine erhöhte Gefahr?. In: Geburtshilfe und Frauenheilkunde 37/1977, S. 103–109

** H. Muth, H. Hannemann, H. Kropshofer: Zur Frage der optimalen Entbindungsmethode bei der Beckenendlage. In: Geburtshilfe und Frauenheilkunde 36/1976, S. 163–168

Zwei Gründe sprechen gegen den programmierten Kaiserschnitt:

1. die Lungen des Babys könnten noch nicht reif genug sein, so daß ein «Membransyndrom» droht (siehe Seite 86);
2. ein Kaiserschnitt ist eine große Operation, die für die Mutter zehn- bis zwanzigmal mehr Gefahr birgt als eine vaginale Entbindung.*

Diese Operation kann unter Vollnarkose oder unter Periduralanästhesie (Seite 96) gemacht werden. Die Periduralanästhesie hat den Vorteil, daß die Mutter die Geburt ihres Kindes miterleben kann; doch nicht alle Kliniken sind ausgerüstet und erfahren genug, diese sicher auszuführen. Ein Einschnitt wird durch die Bauchwände und den Uterus gemacht, und das Baby wird herausgehoben. Nachdem Kind und Plazenta draußen sind, werden die Schnitte in Uterus und Bauchdecke vernäht.

Wir haben das Recht, im voraus zu wissen, ob Komplikationen erwartet werden, doch oft enthält ein Arzt uns diese Information vor, weil er uns nicht ängstigen will.

Informiere dich schon während der Schwangerschaft bei deinem Arzt über das Vorgehen bei einem Kaiserschnitt und die Folgen für dich und dein Baby (Stillen). Einige wenige Krankenhäuser erlauben, daß der Vater während der Operation, die vor seinen Blicken abgeschirmt ist, dabei ist. In den USA sind in 15% der Krankenhäuser Väter bei Kaiserschnitten zugelassen, da jetzt bekannt ist, wie wichtig die ersten Momente im Leben eines Kindes für die späteren Beziehungen zu seinen Mitmenschen sind. Wenn dem Vater daran gelegen ist, anwesend zu sein, solltet ihr anfragen, ob diese Möglichkeit in der von euch erwählten Klinik besteht. Die meisten Kaiserschnitte werden erst während der Geburt notwendig.

> Philipp mußte nun wegen der Narkotika sofort abgenabelt werden, aber dann hat mein Mann ihn bekommen und nicht mehr aus der Hand gegeben, bis ich aus der Narkose erwachte und er ihn mir in den Arm legen konnte. Ich hatte mir die Zeit nach der Geburt ganz anders vorgestellt und war enttäuscht. «Kaiserschnitt» hatte für mich bis dahin bedeutet: «Reißverschluß auf, Reißverschluß zu.» Ich war überrascht, an wie vielen Schläuchen ich hing (Infusion am Arm, Blasenkatheter und zwei Schläuche für das Wundsekret) und wie wenig Kraft ich hatte, das Kind zu halten.

* Scholtes, Muth und Kirchhoff, a. a. O.

Je nach Indikation muß eine Frau, die einmal per Kaiserschnitt entbunden hat, oft auch alle weiteren Kinder auf diese Weise bekommen. Doch sollte dies bei jeder Schwangerschaft neu entschieden werden.

Nur im Notfall sollte während der Operation die Gebärmutter herausgenommen werden (Hysterektomie) – nämlich dann, wenn der Uterus ernsthaft entzündet oder geplatzt war oder sich nicht zusammenzieht und eine nicht zu stillende Blutung entsteht. Und auch dann darf dies nur mit dem vollen Einverständnis der Mutter geschehen, nachdem diese vollständig aufgeklärt wurde. Routinehysterektomien während eines Kaiserschnitts sind nicht zu entschuldigen (und sogar strafbar ohne das vorherige Einverständnis der Frau).

Ein Kaiserschnitt ist für die Frau nicht so sicher wie eine vaginale Entbindung. Es handelt sich dabei um eine große Bauchoperation, und sie führt alle die Risiken mit sich, die eine große Operation eben hat. Sie sollte deshalb nie aus Bequemlichkeit gemacht werden. Ein Arzt wird wohl die Risiken abwägen; wenn Komplikationen während der Geburt auftreten, müssen wir uns auf sein Urteil verlassen. In den USA gibt es Selbsthilfegruppen (wie «C-Sec») für Kaiserschnittmütter.

Erholung nach einem Kaiserschnitt. Nach einem Kaiserschnitt wirst du dich wahrscheinlich mindestens einen Tag lang krank und schwach fühlen, auch spürst du den Wundschmerz um den Einschnitt. Vielleicht wirst du noch 24 oder 48 Stunden lang intravenös ernährt oder hast einen Katheder (um die Blase zu entleeren). Viele Frauen empfinden einen Katheder als äußerst unangenehm, wenn es bei dir so ist, frage, ob er nicht früher entfernt werden kann. Bitte außerdem darum, daß der Tropf so gelegt wird, daß er dich nicht dabei stört, dein Kind zu stillen. Wurde die Operation bei Vollnarkose durchgeführt, hat sich in deinen Lungen Flüssigkeit angesammelt, die abgehustet werden muß. Dabei können dir die «Brust-Atemübungen» helfen, die in Geburtsvorbereitungskursen gelehrt werden. Viele Frauen leiden auch unter Blähungen oder Verstopfung. Dagegen kann leichtverdauliches Essen in den ersten Tagen helfen.

Im allgemeinen ist eine Frau nach einem Kaiserschnitt innerhalb eines Tages wieder auf den Beinen. Das Gehen tut vielleicht sehr weh, ist aber gut für das Verdauungssystem und verhindert, daß sich in den Beinen Blutpfropfen bilden (Thrombose). Nach ein paar Tagen kann bereits mit Gymnastikübungen angefangen werden, die die Heilung beschleunigen und den Muskeltonus wiederherstellen. Aber mindestens noch sechs Wochen lang solltest du vermeiden, schwer zu heben und auf anstrengendes Körpertraining verzichten.

Ein Kaiserschnitt ist ein schwerer chirurgischer Eingriff, du wirst einige Tage im Krankenhaus bleiben müssen, deshalb ist wichtig, daß du dich während deines Krankenhausaufenthalts gut aufgehoben fühlst. Zögere nicht, um alles zu bitten, was für dein Wohlergehen wichtig ist, ob es häufige Besuche deines Partners, deiner Familie und Freunde sind, ob sie dir von zu Hause Essen mitbringen sollen oder ob du eine Massage möchtest, wenn du müde bist oder Schmerzen hast. In manchen Krankenhäusern dürfen die Partner auch über Nacht bleiben, wenn sie einen Schlafsack mitbringen und sich mit einer Notliege begnügen.

> Am zweiten Tag nach der Operation bestand ich darauf, aufzustehen und zu duschen. Es war ein großer Schritt nach vorn, meine Haare zu waschen. Das gab mir das Gefühl, daß mein Körper wieder mir selbst gehörte. Auch Übungen haben mir geholfen – ich fing gleich nachher mit Dehnübungen und Fußkreisen an.

Wenn du dich ausreichend erholt fühlst, zu Hause genug Hilfe hast und dich im Krankenhaus unwohl fühlst, frage, ob du nicht vorzeitig entlassen werden kannst. Die Fäden können eventuell auch ambulant gezogen werden.

Die Geburt in der Klinik

Am Ende der Schwangerschaft wirst du durch einige Anzeichen darauf aufmerksam, daß die Geburt bald beginnt. Manche stellen als erstes etwas blutigen Schleim fest (die Hebamme sagt, «es zeichnet»). Oder der Schleimpfropf (Fäden klaren Schleims), der die Zervix vor Bakterien fest verschlossen gehalten hatte, geht ab. Bei anderen setzen Kontraktionen ein, ohne daß Schleim abgegangen ist. Keine Geburt ist wie die andere.

Bei etlichen Frauen (etwa 10%) beginnt die Geburt damit, daß die Fruchtblase platzt oder nur ein wenig tröpfelt. Wenn die Blase geplatzt ist, beginnt die Geburt wahrscheinlich innerhalb der nächsten 24 Stunden. Wenn du nicht sicher bist, daß der Kopf fest im Becken sitzt, solltest du dich hinlegen und den Arzt oder die Klinik verständigen. Es besteht auch die Möglichkeit, eine Hebamme zu rufen, die dich untersucht und bei dir bleibt, bis du in die Klinik mußt.

Durchfall ist ein weiterer Hinweis auf eine nahende Geburtsarbeit. Durchfall setzt bei vielen Frauen etwa drei Tage vor der Geburt ein, und der Enddarm reinigt sich somit auf natürliche Weise, um nicht unnötigen Druck auf den Geburtskanal auszuüben. Oft gehen vom Darm herrührende Magenkrämpfe unmerklich in regelmäßige Geburtskontraktionen über.

Viele Frauen spüren kurz vor der Geburt verstärkt Schwangerschaftskontraktionen, die sogar ganz regelmäßig sein und deshalb als Geburtskontraktionen verkannt werden können. Wenn du umhergehst oder schläfst und sie dabei weggehen, ist es, auch wenn sie ganz regelmäßig waren, noch nicht soweit.

Das wohl sicherste Zeichen, daß die Geburtsarbeit begonnen hat, ist, daß du mit den Atemübungen beginnen mußt, um dich wohl zu fühlen. Wenn du denkst, daß die Geburtsarbeit begonnen hat, solltest du, wenn du noch Appetit verspürst, nur leichte Speisen zu dir nehmen, klare Bouillon oder Götterspeise. Dies stärkt dich etwas, belastet aber den Organismus nicht so sehr, daß dir während der Geburtsarbeit davon übel wird. (Außer in der Übergangsphase – da erbrechen sich viele Frauen, ob sie gegessen haben oder nicht.) Nimm Traubenzucker mit in die Klinik für zusätzliche Energie zwischen den Kontraktionen. Eine Zitrone oder einfach ein nasser Lappen oder auch in einer Thermosflasche mitgenommene Eisbröckchen sind hilfreich gegen den vom Atem ausgetrockneten Mund. Melde dich einige Wochen vor der Geburt in der Klinik an und laß dir die Entbindungsstation zeigen. Nimm den Mutterpaß mit! Fahr den Weg zur Klinik während der Hauptverkehrszeiten schon einmal ab und achte darauf, ob nachts eventuell ein anderer Eingang benutzt werden muß.

In der Klinik angekommen, wirst du entweder vaginal oder rektal untersucht, um festzustellen, wie weit die Zervix verstrichen oder eröffnet ist, und durch Anschluß an das CTG (siehe Seite 106) werden Stärke der Kontraktionen und Herztöne überprüft. Wenn die Geburtsarbeit wirklich begonnen hat, ziehst du dich zunächst um; je nach Klinik ziehst du entweder dein eigenes oder ein Klinikhemd an. Dann rasiert die Hebamme die Genitalhaare und gibt dir einen Einlauf. Vielleicht kannst du noch ein Bad nehmen.

Im Kreißsaal wirst du während der ganzen Geburt von einer Hebamme betreut. Wenn Schichtwechsel stattfindet, mußt du dich jedoch auf eine neue Person einstellen. Während der *Eröffnungsphase* schaut öfters mal ein Arzt herein, der aber ansonsten nur bei der Austreibungsphase dabei ist. Zeig Interesse an dem, was in deinem Körper vorgeht, und mach den Angestellten klar, daß du von Anfang bis Ende aktiv an deiner Geburt teilhaben willst. Falls du nicht an ein CTG angeschlossen bist, achte darauf, daß die kindlichen Herztöne sowie deine Temperatur, dein Blutdruck und dein Pulsschlag regelmäßig überprüft werden. Du hast gelernt, was während der Geburtsarbeit geschehen sollte, und nun kannst du beobachten, was abläuft. Wenn beides sich deckt, weißt du, daß alles normal verläuft. Wenn du das Gefühl hast, daß etwas nicht in Ordnung ist, verschaff dir Gehör!

Selbst wenn du bis dahin mit den Kontraktionen gut zurechtgekommen bist, wird dich deren Intensität nach dem Einlauf überraschen. Auch nach Anschluß an einen Wehentropf – eine Maßnahme, die medizinisch begründet sein muß – kannst du vorübergehend die Kontrolle verlieren. Oft verlaufen die Kontraktionen nach einem bestimmten Muster, und du kannst dich gut darauf einstellen. Doch solltest du darauf gefaßt sein, dich schnell auf ein anderes Atemmuster umstellen zu können. Wenn du die Atmung wochenlang tagtäglich geübt hast, wird das Überwechseln ganz automatisch geschehen. Zwischen den Kontraktionen solltest du dich vollkommen entspannen, während der Kontraktionen ist eine starke Konzentration erforderlich.

Wenn der Muttermund etwa 4 bis 5 cm geöffnet ist, werden die Kontraktionen länger und stärker, die Pausen werden kürzer. Bauchatmung ist dann in der Regel nicht mehr möglich, und du mußt auf eine Brustkorbatmung übergehen, um mit den Kontraktionen zurechtzukommen. Denk daran, daß es das Ziel der Atemübungen ist, Unbehagen zu mindern; wende deshalb die Atmung an, die dir Erleichterung bringt. Zwischen den Kontraktionen kannst du lesen, singen, reden, Mühle oder «Mensch ärgere dich nicht» spielen, wenn dich das entspannt, oder aber auch nur ruhen. Vielleicht hast du auch Lust zu schlafen. Wenn du dabei nicht jeweils von den Kontraktionen überrumpelt wirst, ist das in Ordnung. Manche Frauen, die eingeschlafen sind, werden aber erst auf dem Höhepunkt einer Kontraktionswelle wach und können dann nicht mehr «obenauf» bleiben. Wenn die Geburtsarbeit in einem gleichmäßigen Rhythmus verläuft oder du an eine CTG angeschlossen bist, kann dich dein Partner vor Einsetzen der nächsten Kontraktion aufwecken. Wenn die Menschen im Zimmer dich stören oder dich an der Entspannung hindern, fordere sie ruhig auf, den Raum zu verlassen oder leiser zu sein. Wenn du, sei es, weil du eingeschlafen warst oder weil dich jemand mitten in einer Kontraktion gestört hat, die Kontrolle verlierst, hechel schnell und benutz die Zeit nach der Kontraktion, um dich vollkommen zu entspannen und Kraft zu sammeln. Eine Rücken- oder Beinmassage kann eine wunderbare Hilfe sein.

Bei 6 cm Eröffnung werden die Kontraktionen sehr stark, und du spürst wahrscheinlich auf dem Höhepunkt sehr viel Druck und Spannung, bis die Wehe allmählich wieder abklingt. Nutz die Pausen so gut du kannst, um neue Kraft zu schöpfen; aber achte darauf, daß du den Anfang der nächsten Kontraktion nicht verpaßt. Viele Frauen verlangen in dieser Phase nach Medikamenten. Ob wir Medikamente einnehmen wollen oder nicht, ist unsere Entscheidung (siehe «Medikamente», Seite 89). Bevor du dir ein Medikament geben läßt, laß dich untersuchen. Wenn du seit der letzten Untersuchung große Fortschritte gemacht hast, ist das oft ermutigend, den Rest auch noch «ohne» auszuhalten. Bei vorbereiteten Frauen reicht oft schon ein Viertel oder die Hälfte der sonst üblichen Dosis aus. Wenn du das Gefühl hast, nicht ohne Medikamente auszukommen, frag, ob du weniger als üblich bekommen kannst – mehr kann dir immer noch gegeben werden.

Je näher du an die Übergangsphase herankommst, desto intensiver erlebst du die Kontraktionen und desto mehr Hilfe brauchst du. Doch Hilfe muß nicht medikamentös sein – dein/e Partner/in kann deine Bedürfnisse erspüren, kann dir vorschlagen, eine andere Position einzunehmen, kann dich massieren oder, wenn du Druck am Steißbein verspürst, Gegendruck anwenden; er/sie kann dir das Gesicht abwischen, die Lippen befeuchten, dein Gesicht zwischen seine/ihre Hände nehmen, Augenkontakt aufnehmen und mit dir atmen, wenn du es allein nicht mehr schaffst. Ermutigung und Lob wirken wie Balsam. Es kann aber auch sein, daß du die Vorschläge der anderen ablehnst und stur auf deinem Atemmuster und der jeweiligen Position beharrst. Diese Gereiztheit ist normal, vielleicht ein Hinweis dafür, daß du in die Übergangsphase kommst. Je mehr du das Gefühl hast, daß du nicht mehr kannst, desto näher bist du dem Ende der Geburt. Die lange mittlere Eröffnungsphase ist vorbei, und jetzt, bei 8 cm Eröffnung, spürst du die allerstärksten Kontraktionen. Nur Mut – wenn du es bis dahin ohne Medikamente geschafft hast, kannst du die Übergangsphase auch noch durchstehen. Sie ist zwar die schwerste, aber zugleich auch die kürzeste Zeit der Geburtsarbeit (manchmal dauert sie nur ein paar Kontraktionen). Wenn du jetzt Medikamente nimmst, werden sie wahrscheinlich dann wirksam, wenn du wach und munter sein willst, um deinem Kind auf die Welt zu verhelfen – nämlich in der Austreibungsphase.

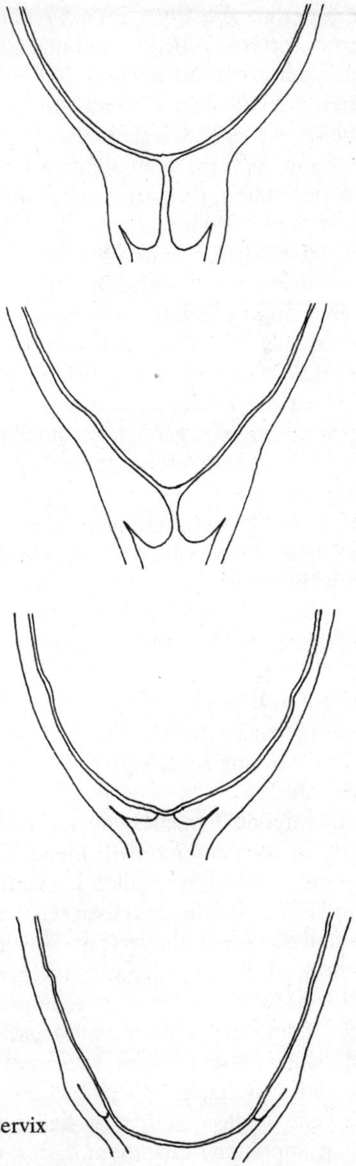

Verstreichen und Eröffnen der Cervix
(Zeichnung: Ingrid Schröder)

Jede Frau erlebt die *Übergangsphase* anders – manche erbrechen sich oder rülpsen, zittern, haben Beinkrämpfe, Schüttelfrost, Rückenschmerzen, Druck tief unten im Becken, fühlen sich gereizt, frustriert, wollen einschlafen und aufwachen, wenn alles vorbei ist, haben einen glasigen, wirren Blick; andere haben gar keine dieser Anzeichen außer einem starken Preßdrang, dem sie noch nicht nachgeben sollen. Dein/e Partner/in sollte aktiv mitatmen, dich ermutigen und immer wieder daran erinnern, daß es zwar die schwerste, aber auch die kürzeste Zeit ist, und daß dein Kind jetzt gleich da ist. Durch Seitenlage kann starker Preßdrang noch etwas gemindert werden. Versuch einmal, deine Position zu ändern. Aufrechtes, entspanntes Sitzen bei dem sich die Fußsohlen berühren (siehe Seite 87) wird von vielen Frauen in dieser Phase als sehr erleichternd empfunden. Dein/e Partner/in kann dich mit ein paar Kissen im Rücken abstützen. Mach die Übergangsatmung (ein–aus, ein–aus, ein–aus, ein–blas) oder was immer du geübt hast und ohne großes Nachdenken ausführen kannst. Ein Schluck Wasser oder ein paar Eisbröckchen können deine Sinne schärfen.

Während der Übergangsphase wirst du wahrscheinlich besonders empfänglich für Medikamente sein. Denk daran, daß sie deine aktive Mitarbeit während der Austreibungsphase negativ beeinflussen können. Wenn ein Medikament kurz vor der Austreibungsphase gegeben wird, beeinträchtigt es auch die Reaktionsbereitschaft des Kindes nach der Geburt.

Während der Übergangsphase solltest du keine Minute allein sein. Wenn du ohne Partner/in bist, ruf die Hebamme und bitte sie, bei dir zu bleiben. Die Atmung schaffst du wahrscheinlich nur noch, wenn dir jemand dabei hilft.

Achte darauf, daß du nicht hyperventilierst: Wenn du zu schnell und zu tief atmest, ist das Sauerstoff-Kohlendioxyd-Verhältnis nicht mehr im Gleichgewicht, und du fühlst dich schwindlig und spürst ein Kribbeln in Fingern und Füßen. Sollte das passieren, kannst du diesen Zustand korrigieren, indem du langsamer wirst und in eine Papiertüte oder in die hohlen Hände atmest. Wenn dein Sauerstoff-Kohlendioxyd-Haushalt nicht in Ordnung ist, hat das auch Auswirkungen auf das Kind. Vermeide Hyperventilation, indem du rhythmisch atmest, also gleich viel ein- und ausatmest. Manchen Frauen hilft es, wenn sie versuchen, mit dem Ausatmen zu summen oder zu singen.

Gerade wenn du das Gefühl hast, daß die Übergangsphase ewig anhält und du überhaupt keine Lust mehr hast, kommt plötzlich ein ganz neues

Gefühl auf – Preßdrang –, zuerst zaghaft und dann mit Urgewalt. Dieses Gefühl ist schwer zu beschreiben, es ist anders als alles, was du bis dahin erlebt hast. Es scheint, als ob sich das ganze Innere nach außen drehen wollte. Es entsteht ein unwahrscheinlicher Druck, der zu einem unwillkürlichen Grunzlaut führt. (Bei einigen Frauen allerdings tritt nach der Eröffnungsphase eine Pause ein, und es dauert eine Weile, bis Preßdrang aufkommt.) Es wäre toll, wenn wir jetzt einfach dem Drängen unseres Körpers nachgeben und mitschieben könnten. Doch sollen wir erst aktiv mithelfen, wenn die Hebamme sich vergewissert hat, daß die Zervix vollständig (10 cm) eröffnet ist, da ansonsten der Muttermund verletzt werden könnte. Jedoch gibt es dazu auch verschiedene Meinungen. Mehrmaliges kräftiges Ausblasen wirkt dem Preßdrang entgegen.

Die *Austreibungsphase* beginnt, sobald du mitdrücken darfst. Je nach Lage des Kindes, Größe des Beckens, Entspannung des Beckenbodens kann diese Phase zwischen zehn Minuten und zwei Stunden dauern. Viele Kliniken neigen dazu, nicht länger als eine halbe Stunde zu warten, bevor sie operativ eingreifen. Untersuchungen von 17000 Geburten in England und 4403 Geburten in den USA haben gezeigt, daß eine Austreibungsphase von zweieinhalb Stunden bei einem reifen, normalgewichtigen Kind ohne Anzeichen fetaler Not (Verschlechterung der kindlichen Herztöne) keinen Einfluß auf die Krankheits- und Sterblichkeitsrate hatte.*

In den meisten Krankenhäusern liegst du von Anfang der Geburtsarbeit bis zur Entbindung im Kreißsaal. In einigen gibt es, wie in Amerika, Wehenzimmer, in denen sich Gebärende während der Eröffnungsphase aufhalten, und Entbindungszimmer, in denen das Kind geboren wird. Das bedeutet, daß Frauen während der Austreibungsphase umgebettet werden, ein recht sinnloses und für die Frauen unangenehmes Unternehmen. Das Kreißbett ist hoch, schmal und hart; sein Kopfende ist in der Regel verstellbar. Das Fußende kann abgenommen und Beinhalter angebracht werden für geburtshilfliche Eingriffe. Vielen Frauen ist es lieb, beim Mitdrücken in die Kniekehlen zu fassen, andere bevorzugen Beinhaltergriffe, da diese nicht nachgeben und mehr Widerstand leisten. Laß dir zu Beginn der Austreibungsphase das Kopfende hochstellen oder leg einige Kissen unter, um in eine halb sitzende Stellung zu kom-

* Wayne Cohen: Influence of the Duration of Second Stage Labor on Perinatal Outcome and Puerpueral Morbidity. In: Obstetrics and Gynecology 49/1977

men. Dein/e Partner/in kann während der Kontraktionen deinen Rücken noch etwas stützen.

Die Austreibungsphase ist für fast alle vorbereiteten Frauen eine aufregende, schmerzlose Angelegenheit. Endlich kannst du aktiv den Geburtsablauf unterstützen. Das ist ein schönes Gefühl! Du arbeitest nur auf dem Höhepunkt der Kontraktionen mit, wenn dein Körper dir sowieso keine andere Wahl läßt. In den Pausen entspannst du dich vollkommen, um wieder Kraft zu schöpfen.

Wenn alles normal verläuft, herrscht in dieser Zeit im Kreißsaal eine heitere, harmonische Atmosphäre mit fröhlichem Gelächter und Geschwätz in den Ruhepausen. Diese sind in dieser Phase etwa fünf Minuten lang – dann kommt eine weitere Kontraktion: einatmen, ausatmen, einatmen, ausatmen, einatmen, Atem anhalten und mit dem Zwerchfell und den Bauchmuskeln fest schieben. Manchmal werdet ihr von den Beistehenden angefeuert: «Gut, gut, weiter so, weiter, pressen, pressen, noch ein bißchen, gut!» Manche Frauen wollen angefeuert werden, anderen widerstrebt es, weil es ihre Konzentration stört. Wenn es dir auf die Nerven geht, sag das ruhig. Oder dein Partner kann es für dich sagen, wenn du gerade auf das Pressen konzentriert bist.

Wenn die Austreibungsphase lange dauert, wirst du mit der Zeit von der Schwerstarbeit erschöpft sein. Auf einmal empfindest du ein Brennen in der Gegend des Damms. Das bedeutet, daß der Kopf des Kindes durchtritt oder «krönt» (ich benutze die wortwörtliche englische Übersetzung, um das unschöne deutsche Fachwort «Einschneiden» zu vermeiden) und die Geburt gleich zu Ende ist. Das Brennen und Prickeln ist ein Signal deines Körpers, nicht so fest mitzupressen, damit der Kopf ganz behutsam herausrutschen kann. Je entspannter deine Muskulatur, desto leichter hat es das Kind und desto größer ist die Wahrscheinlichkeit, daß du einen Dammschnitt vermeiden kannst. In unserem Körperbild besteht ein enger Zusammenhang zwischen Mund und Scheide. Achte deshalb auf die Entspannung deiner Gesichtsmuskulatur um den Mund, dann wird die Scheide ebenfalls entspannt sein.

Beim «Krönen» des Kopfes wird dich die Hebamme bitten, nicht mitzupressen. Das kannst du erreichen, indem du dich zurücksinken läßt und hechelst oder die Übergangsatmung machst. Plötzlich ist der Kopf des Kindes da, meist mit dem Gesicht zum Boden zeigend. Der ganze Körper dreht sich von selbst zur Seite, dann kommt eine Schulter, dann die andere, und der Rest des Körpers gleitet mühelos heraus.

Wenn dein Baby seinen ersten Atemzug macht, bevor es ganz geboren ist, wird es leicht rosig sein. Ansonsten wirkt es eher fahl-bläulich. Die Atmung wird allmählich regelmäßig. Es ist immer noch nicht ganz klar, wodurch der erste Impuls zum Atmen kommt, aber wie dem auch sei – der erste Atemzug ist ein Grund zur Freude!

90 % aller Negeborenen sind nach der Geburt in einem ausgezeichneten gesundheitlichen Zustand. Das trifft besonders für Babies zu, deren Mütter unter der Geburt keine oder nur wenige Medikamente genommen haben. Doch einige Babies brauchen etwas Hilfe. Weniger als 2 % der Babies, deren Mütter ohne Beruhigungsmittel ausgekommen waren, hatten Probleme mit dem Ingangkommen der Atmung, während bei 35 bis 67 % der Babies, die über die Nabelschnur Beruhigungsmittel bekommen hatten, die Atmung verspätet einsetzte. Für die wenigen Babies, die Hilfe brauchen, stehen in der Klinik verschiedene Beatmungsgeräte bereit. Das ist wichtig, da Sauerstoffmangel Gehirnschäden verursachen kann. Hebamme oder Arzt machen eine Minute, fünf und zehn Minuten nach der Geburt den Apgar-Test (Bewertung des kindlichen Gesundheitszustands nach Dr. Virginia Apgar), bei dem das Kind zwischen ein und zehn Punkten bekommt für Atmung, Reflexe, Hautfarbe, Muskeltonus und Herzschlag. Die meisten Babies erhalten eine Apgar-Rate zwischen 7 und 10.

Manche Neugeborene sind mit einer weißen Schicht, der Vernix (Käseschmiere), bedeckt; sie sind naß, nicht sehr blutig. Ihr Kopf ist von der Passage durch den Geburtskanal in die Länge gezogen, die Nase etwas platt gedrückt, was sich aber innerhalb von Stunden nach der Geburt wieder normalisiert.

Das Kind ist noch durch die Nabelschnur über die Plazenta mit der Mutter verbunden. Die Nabelschnur wird an zwei Stellen abgeklemmt oder abgebunden und dazwischen durchtrennt. Nach einer Woche etwa ist der Stummel vollständig ausgetrocknet und fällt ab. Kurz nach der Geburt werden dem Baby Silbernitrattropfen gegen eine mögliche Erblindung in die Augen geträufelt, die eintreten könnte, falls die Mutter unwissentlich mit einer Geschlechtskrankheit (Gonorrhöe) infiziert wäre.

Wann die Nabelschnur abgetrennt wird, ist von Klinik zu Klinik verschieden. Die Schulmedizin fordert sofortiges Durchtrennen. Der französische Geburtshelfer Dr. Frederick Leboyer empfindet dies dem Kind gegenüber als grausam, da es dadurch brutal zum ersten Atemzug gezwungen wird. Er empfiehlt zu warten, bis die Nabelschnur auspulsiert hat, damit der Übergang allmählich ist. Die Einsichten von Leboyer und anderen, die sich mit pränataler und neonataler Psychologie (die die Vorgeburts- und Neugeborenenphase umfaßt) befassen, lenken unseren Blick immer mehr auf das Kind, dessen Gefühle jahrelang ignoriert worden waren. Um das Geburtstrauma möglichst gering zu halten, rät Leboyer, Lichter und Stimmen gedämpft zu halten und das Neugeborene sofort auf den Bauch der Mutter zu legen, damit es sie spüren und sie es streicheln kann. In einem warmen Bad, oft vom Vater gegeben, kann sich das Kind dann entspannen und seine Angst verlieren und sich allmählich an seine Welt und Umwelt gewöhnen. Eine psychologische Untersuchung von Danielle Rappoport zeigte, daß so behandelte Kinder sich als Kleinkinder von anderen unterschieden; sie waren unproblematischer, selbständiger und kreativer. Trotz der Skepsis der Ärzte diesen Ideen gegenüber sind die klinischen Erfahrungen gut. Das routinemäßige Absaugen erübrigt sich oft, da der Schleim von selbst abfließt, während das Kind auf dem Bauch der Mutter liegt. Temperatur, Blut und Sauerstoffversorgung sind normal.

Nach einer kurzen Ruhepause von 5 bis 40 Minuten nach der Geburt wirst du nochmals eine Kontraktion verspüren. Nachdem das Kind draußen ist, zieht sich der Uterus schnell zusammen. Dabei verkleinert sich die Haftfläche, und die Plazenta löst sich von der Uteruswand und wird, eventuell unter nochmaligem Mitdrücken, ausgestoßen. Manchmal kommt die Plazenta direkt nach, in besonderen Fällen kann es sein, daß sie sich nicht von selbst löst und unter Narkose vom Arzt mit der Hand gelöst werden muß. Mit dem Ausstoßen der Plazenta ist die Geburt beendet.

Hebamme oder Arzt untersuchen die Plazenta auf ihre Vollständigkeit, um sicherzugehen, daß nicht Teilchen, die zu Nachblutungen führen könnten, zurückgeblieben sind. Wenn ein Dammschnitt gemacht worden war, wird er jetzt genäht.

In den ersten Tagen nach der Geburt fühlst du Nachwehen, die daher rühren, daß der Uterus sich zu seiner normalen Form und Größe zurückbildet. Der ganze Rückbildungsprozeß dauert normalerweise etwa sechs Wochen. Beim Stillen spüren besonders Mehrgebärende diese Nachwehen so stark, daß sie manchmal auf die Atemübungen zurückgreifen müssen. Während der ersten Wochen kommt ein Ausfluß aus der Scheide, der Wochenfluß, auch «Lochien» genannt. Halte zu Hause einen aureichenden Vorrat an Binden für die ersten Wochen bereit; keine Tampons benutzen!

Wenn du stillen willst, dann solltest du, wenn du dich wohl fühlst, bereits im Entbindungszimmer damit beginnen. Denn der Saugreflex erreicht 20 bis 30 Minuten nach der Geburt seinen Höhepunkt und verschwindet wieder, um erst 40 Stunden später wieder aufzutreten. Ein zwischenzeitliches Anlegen ohne Erfolg kann das Selbstvertrauen der Mutter so zerstören, daß die Stillbeziehung darunter leidet. Durch frühes Anlegen erhält das Kind auch viel Kolostrum (Vormilch), welches nicht nur reich an Eiweiß, Mineralien und Vitamin A ist, sondern auch wertvolle Immunstoffe gegen schädliche Keime, wie Staphylokokken und Kolibakterien, enthält. Das Immunkörperniveau ist bis zu zwölf Stunden nach der Geburt am höchsten. Durch sofortiges Anlegen kann auch das Auftreten der Neugeborenengelbsucht verhindert oder vermindert werden. Da Kolostrum eine abführende Wirkung hat, wird das Kindspech (der erste Stuhlgang des Kindes) früher ausgeschieden und mit ihm auch das Bilirubin (Gallenstoff), das sonst die Neugeborenengelbsucht verursacht. Warte, bis der «Suchreflex» des Babys offensichtlich wird. Die reife Muttermilch schießt erst nach ein paar Tagen ein (bei frühzeitigem und häufigem Anlegen manchmal schon nach 36 Stunden).

Die ersten Momente nach der Geburt

Halte dein Kind unmittelbar nach der Geburt dicht an deinen Körper. Es ist deins, du hast so lange darauf gewartet und schwer dafür gearbeitet. Zu Hause, in Geburtskliniken und in manchen Krankenhäusern kannst du dein Kind gleich nach der Geburt in den Arm nehmen. Das geht vielleicht leichter, wenn du dich aufsetzt. Bedeck es mit Tüchern, um es warmzuhalten, und halte es nackt an deine Brust oder deinen Bauch, damit es deine Haut berühren, dich riechen, fühlen, hören und dich und deinen Partner anschauen kann. Wahrscheinlich wirst du es streicheln wollen, es berühren, mit ihm reden. Nimm dir Zeit dafür und genieße sie. Wenn du erschöpft bist, kann dein Partner das Kind an dich halten oder es selbst auf den Arm nehmen und den Körperkontakt herstellen.

Über diesen Augenblick wurde viel geschrieben. Dadurch wird, so hoffen wir, erreicht, daß auch in Krankenhäusern respektiert wird, wie wichtig diese Nähe für uns, unsere Partner und Kinder ist, dieses Moment, wo wir beginnen, eine Familie zu sein. Die meisten Babies haben die Fähigkeit, direkt nach der Geburt eine starke Bindung an einen anderen Menschen zu entwickeln. Dieser Vorgang, der im allgemeinen «Mutter-Kind-Bindung» genannt wird, kann weder erzwungen werden, noch läßt er sich durch bestimmte Maßnahmen herstellen. In manchen Krankenhäusern wird so getan, als wäre diese Bindung wie eine Art Leim, der aufgesprüht wird und mehrere Minuten einwirken muß. Danach, so denken sie, ist es zu spät. Einer Mutter, die dagegen kämpfte, von ihrem Kind getrennt zu werden, wurde gesagt: «Was für die Mutter-Kind-Bindung wichtig ist, haben Sie getan, was wollen Sie noch?»

Wenn aus irgendeinem Grund der erste Moment nach der Geburt nicht so wird, wie du ihn dir vorgestellt hast, so gibt es immer noch viele Möglichkeiten, die Bindung zu deinem Kind herzustellen. Die «Mutter-Kind-Bindung» bei Menschen ist ein fortwährender Prozeß, der sich auch dann entfalten kann, wenn der Start nicht gleich optimal war.

Die ersten Stunden nach der Geburt

Das beste ist, das Kind bleibt nach der Geburt bei der Mutter und ihrem Partner, so lange sie wollen. Eltern und Kind können im Schlafen und Wachen zusammen sein, einander kennenlernen und die Kinderschwester einbeziehen, wenn sie es wünschen.

In den meisten Krankenhäusern ist das immer noch schwer durchzuführen, jedenfalls muß man sich vorher darum kümmern und seine Wünsche äußern.

Es gibt keinen medizinischen Grund, weshalb gesunde Mütter nach der Geburt von ihren Kindern getrennt werden sollten. Du hast das Recht, dein Kind nach der Geburt Tag und Nacht bei dir zu behalten, es ist dein Kind. Kinder mit geringfügigen und selbst mit größeren Gesundheitsschäden profitieren von der Körpernähe zu ihren Eltern, auch wenn sie vielleicht gleichzeitig vom Arzt beobachtet werden müssen.

Wie stark die medizinischen Institutionen unsere Geburtserfahrungen bestimmen

Es gibt in der Medizin keinen Fachbereich, der sich auf die Anpassungsschwierigkeiten einer Frau an ihre neue Mutterrolle spezialisiert hat. Untersuchungen über die erste Anpassungszeit sind rar und sehr schwer zugänglich. Solche Untersuchungen wären aber dringend notwendig.* Wir wissen viel zuwenig über die frühesten Anzeichen, die darauf hinweisen, daß eine Frau nicht imstande ist, die Mutterrolle zu übernehmen. Kein Mediziner ist dafür ausgebildet, diese frühen Anzeichen zu bemerken, und nur wenige haben sich Gedanken darüber gemacht. Doch der Weg von einer gestörten Mutter-Kind-Beziehung bis zur Kindesmißhandlung ist manchmal nicht so sehr weit. Wir sind uns bewußt, daß dabei Dinge eine Rolle spielen, auf die wir wenig Einfluß haben; zum Beispiel das Verhältnis zu ihrer eigenen Familie, die Art, wie sie von ihrer eigenen Mutter behandelt wurde, das Erlebnis ihrer Schwangerschaft.** Verändern können wir die ungünstigen Bedingungen in den ersten Lebenstagen, die unnötige und schädliche Trennung von Mutter und Kind in der Klinik, das gleichgültige Verhalten der Ärzte und des Klinikpersonals. In einer Münchner Klinik wurde eine Untersuchung über Wochenbettdepressionen unter Teil-*Rooming-in*-Bedingungen (nachts kommen die Babies ins Säuglingszimmer) durchgeführt. Es zeigte sich, daß Depressionen selten oder gar nicht auftreten, wenn Mutter und Kind nicht (in diesem Fall wesentlich seltener als sonst) getrennt werden. Die erhaltenen Daten bestätigen die Annahme, daß der «Kindesentzug» im Wochenbett ohne *Rooming-in* – im Zusammenhang mit hormonellen Veränderungen – (neben äußeren Einflüssen wie Schwierigkeiten beim Stillen, Verhalten des Partners und Besorgnis um das Befinden des Neugeborenen) ein wesentlicher Faktor für die emotionale Labilität der Mutter sein könnte.***

Früher einmal war eine Geburt eine großartige Erfahrung, an der andere teilgenommen haben, aber im Laufe der Zeit ist sie immer mehr der Technik untergeordnet worden. In der Klinik haben ein reibungsloser Ablauf der Routine und physische Belange absoluten Vorrang; Gefühle und persönliche Wünsche stellen einen Störfaktor in der Effizienz dar. Es ist bewiesen, daß es für das psychische Wohlbefinden der Mutter enorm wichtig ist, daß sie ihr Kind unmittelbar nach der Geburt, noch auf dem Entbindungsbett, in die Arme nehmen kann und auch behält. Versuche mit Säugetieren haben gezeigt, daß eine Verzögerung dieses Mutter-

* Marianne Gennaria Morris: Psychological Miscarriage: An End to Mother Love. In: Transaktion 1/1967

** Marshall H. Klaus, John H. Kennel: Mothers Separated from Their Newborn Infants. In: Pediatric Clinics of North America, Bd. 17, 4/1970

*** J. Derbolowsky u. a.: Deskriptive Verlaufsuntersuchung, I. Universitätsfrauenklinik München

Kind-Kontakts sich einschneidend auf mütterliche Impulse auswirkt und sogar dazu führen kann, daß die Mutter ihr Junges nicht annimmt.

In unseren Kliniken sieht es jedoch normalerweise so aus, daß die Mutter gleich nach der Geburt für längere Zeit von ihrem Kind getrennt wird, manchmal bis zu 12 oder 24 Stunden. In einer Studie wurden vierzehn Erstgebärende, die mehr Kontakte in den ersten drei Tagen zu ihrem Baby hatten, als das normalerweise der Fall ist (eine Stunde in den ersten drei Stunden nach der Geburt und fünf Stunden zusätzlich zu der üblichen Zeit in den ersten drei Tagen), mit vierzehn anderen Erstgebärenden verglichen, deren Klinikaufenthalt wie üblich verlief. 28 bis 30 Tage später zeigten die Mütter, die mehr Kontakt zu ihrem Baby hatten, ein zärtlicheres Verhalten und hatten mehr intensiven Augenkontakt zu ihren Babies, die ihrerseits wacher waren.*

Vom Klinikpersonal wird es meist als rührend oder amüsant oder auch einfach als störend empfunden, wenn Mütter ihre Babies nach der Geburt im Arm halten und genau untersuchen wollen, doch sie erkennen nicht, daß dies ein wichtiger Schritt zu einer guten Mutter-Kind-Beziehung ist. Zu diesem Zeitpunkt nämlich nimmt die Mutter ihr Baby als ihr Kind an.

Gegenwärtig sieht die Praxis in den Kliniken so aus, daß die Babies den Müttern kurz gezeigt werden, nachdem sie schon angezogen und fest eingewickelt sind, so daß zärtliche Liebkosungen (für Frauen, die dieses Kind monatelang in ihrem Körper getragen haben) schwierig und sogar manchmal mit einem schlechten Gewissen verbunden sind.** Es ist wirklich absurd! Das Klinikpersonal tut so, als ob das Baby ihnen gehörte, sie haben es «geholt». Daß ein enger Kontakt zwischen Mutter und Kind in den ersten Lebenstagen ein mütterliches Verhalten fördert, wird durch Beobachtungen in einer Klinik bestätigt, in der *Rooming-in* für alle eingeführt worden war. Der Anteil der gestillten Kinder stieg von 25 auf 58,5 % an; Telefonanrufe von beunruhigten Müttern nach der Entlassung verringerten sich um 90 %.*** Es ist sehr wahrscheinlich, daß die Depressionen bei Frauen nach der Geburt ihres Kindes teilweise auf die herrschende Klinikroutine zurückzuführen sind. In Kulturen, in denen viele Frauen bei der Geburt und danach anwesend sind, die der Mutter helfen, kommen Depressionen sehr viel seltener vor. Schwestern,

* Marshall H. Klaus u. a.: Maternal Attachment: Importance of the First Postpartum Days, New England Journal of Medicine, Vol. 286, 9/1972, S. 460–463

** Morris, a. a. O.

*** Klaus, Kennel, a. a. O.

Ärzte und Hebammen müßten ihre Einstellung ändern und Schwangerschaft, Beginn der Kontraktionen, Geburt und die ersten Lebenswochen des Kindes als einen zusammenhängenden Prozeß ansehen und nicht als getrennte Vorgänge oder eine Serie technischer Abläufe. Sie sollten ihre Arbeit mehr vom Standpunkt der Mutter und des Babys aus betrachten und so zu einem besseren Verständnis der da vor sich gehenden Entwicklungen kommen. Die Erfahrung, die am Anfang unserer Beziehung zu unseren Kindern steht, ist von besonderer Bedeutung. In den Kliniken muß die unpersönliche Behandlung der Mütter ein Ende haben. Die Ursache für viele Lebensschwierigkeiten liegt im Mangel an menschlichem Mitgefühl, Kontaktarmut und fehlender Unterstützung. Deshalb sollten wir Frauen, die gerade ein Kind bekommen haben, unsere Unterstützung anbieten, besonders den Müttern, die keinen Kontakt zu anderen Erwachsenen haben. Wenn wir dazu beitragen, daß von Anfang an für einen neuen Menschen bessere Lebensbedingungen herrschen, lassen sich potentielle soziale Probleme vielleicht verhindern (Unfähigkeit der Eltern zu zärtlicher Zuwendung, Wachstums- und Entwicklungsverzögerungen beim Kind, Kindesmißhandlungen), die sonst wie in einem Teufelskreis immer weitergegeben werden.

Ambulante Entbindung, Kurzaufenthalt

Einige Kliniken und Arztpraxen haben bei uns den Versuch gestartet, eine Verbindung zwischen Klinik- und Hausgeburt zu schaffen, die ambulante Entbindung. Dabei wird die Frau bei Einsetzen der Geburtsarbeit zu Hause von einer freien Hebamme betreut und kommt zur Geburt in die Praxis oder die Klinik. Nach der Geburt bleibt die neue Familie ungestört zusammen, bis alle nach zwei bis vierundzwanzig Stunden, je nach Befinden der Mutter und des Kindes, nach Hause entlassen werden. Dort übernimmt dann eine Hebamme zehn Tage lang die Nachsorge. Diese Lösung ist sehr vielversprechend und zukunftsträchtig, da sie die Sicherheit der Klinik mit den Vorteilen der Hausgeburt verbindet.

Diese Form der Entbindung ist im Prinzip jeder Frau möglich, denn kein Gesetz der Welt kann einer frischentbundenen Mutter verbieten, dann wieder nach Hause zu gehen, wenn sie es für richtig hält. Die Klinik wird sich allenfalls eine Bescheinigung unterschreiben lassen, daß Mutter und Kind auf eigenen Wunsch und entgegen ärztlichen Rat das Krankenhaus verlassen.

Normalerweise wird eine ambulante Entbindung jedoch vorher mit der Klinik besprochen und wenn die Nachsorge durch eine Hebamme gesichert ist, haben die Krankenhäuser meist nicht viel einzuwenden. Bei Entbindungen in Arztpraxen stellt sich dieses Problem ohnehin nicht.

Damit du nun aber nicht gleich wieder mit Familienpflichten belastet wirst, sollte entweder dein Partner für die nächsten Tage zu Hause bleiben, oder ihr müßt jemanden finden, der Haushalt und eventuell schon vorhandene Kinder versorgt und Mutter und Kind betreut. Eine solche Haushaltshilfe kannst du über die freien Wohlfahrtsverbände vermittelt bekommen. Es kann dir aber auch eine Freundin, Nachbarin oder Bekannte helfen und ihre Leistungen mit deiner Krankenkasse abrechnen. Zu diesem Zweck mußt du noch während der Schwangerschaft einen schriftlichen Antrag bei der Kasse stellen. Diese Wochenhilfe wird bis maximal zum zehnten Tag nach der Entbindung gewährt, mit Ausnahme von Wochenenden, an denen Familienangehörige diese Arbeit übernehmen können. Die gesetzliche Basis für diese Regelung ist der Paragraph 199 Absatz 2 der Reichsversicherungsordnung.

Hausgeburt

Bei der Hausgeburt können wir in einer vertrauten Umgebung unser Kind bekommen, wir können wählen, wer anwesend sein soll, wie wir uns verhalten wollen, was uns angenehm ist, vor allem aber auch, wie das Baby behandelt werden soll. Zu Hause ist die Geburt ein Familienereignis – Vater, Großeltern, Geschwister, liebe Freunde, alle können an der Geburt und an der Freude teilhaben. Wenn das Kind da ist, können wir uns entspannen, so wie es uns lieb ist, können essen, was wir wollen, und unser Kind kennenlernen, ohne auf Vorschriften und Zeitpläne von Institutionen Rücksicht nehmen zu müssen.

Wir machen uns jedoch Gedanken über die Sicherheit einer Hausgeburt. Diese hängt vor allem von unserem Gesundheitszustand, unserer Lebenshaltung und der Tüchtigkeit und Erfahrung unserer Geburtshelferin ab, weniger vom Geburtsort. Frauen mit erhöhten Geburtsrisiken sollten während der Schwangerschaft sorgfältig beobachtet werden. Die Statistiken einiger Länder, wo Hausgeburten noch üblich sind (wie Holland und England), zeigen, daß es möglich ist, Risikofälle in der Klinik zu entbinden, ohne gleich für alle anderen Frauen einen allgemeinen Klinikzwang aufzuerlegen. Bei einer von Dr. Lewis Mehl in Kalifornien durchgeführten Untersuchung mit 1146 Hausgeburten waren die perinatalen Sterblichkeits- und Krankheitsziffern niedriger als für den Rest der Bevölkerung (9,5 pro Tausend). Das ist ein Hinweis dafür, daß bei einer medizinisch gut überwachten Gruppe, die das Risiko selbst verantwortet, mit niedrigem Risikofaktor eine Hausgeburt sicher ist, wenn Maßnahmen für Notfälle getroffen wurden.

Frühgeburten, regelwidrige Lage (Steiß- oder Querlage), Mehrlingsgeburten, Rhesusfaktorunverträglichkeit, EPH-Gestose, erhöhter Blutdruck, Epilepsie, Zuckererkrankung, Herzkrankheiten, Nierenerkrankungen, abnormale vaginale Blutungen (durch Placenta praevia = Vorliegen des Mutterkuchens vor dem Muttermund oder vorzeitige Plazentalösung verursacht), schwere psychische Störungen, Mißverhältnis zwischen kindlichem Kopf und mütterlichem Becken, schlechter Gesundheitszustand oder zu hohes oder zu niedriges Alter der Mutter – dies alles sind Risikofaktoren –, in diesen Fällen ist von einer Hausgeburt abzuraten. Dann sollte die Geburt in der Klinik stattfinden, wo bei möglichen Komplikationen Hilfe sofort zur Hand ist. Deswegen ist es sinnvoll, regelmäßig zu den Vorsorgeuntersuchungen zu gehen, damit eventuelle Risiken erkannt werden.

Wenn alles in Ordnung ist und du dich dazu entschlossen hast, dein Kind zu Hause zur Welt zu bringen, solltest du dir Gedanken darüber machen, wie du Komplikationen verhindern kannst. Eine gesunde Ernährungsweise gilt als beste Vorbeugung. Auch Bewegung, Lebensführung und die Einstellung zur Geburt spielen eine wesentliche Rolle.

Die meisten Komplikationen bei der Geburt sind nicht ernster Natur und können von einer guten Hebamme zu Hause bewältigt werden. Eine erfahrene Hebamme kennt die normalen Vorgänge bei der Geburt und merkt, wenn bei Mutter und Kind etwas nicht in Ordnung ist. Sie kann übermäßige Blutungen erkennen und sie vorübergehend unter Kontrolle bringen sowie bei anderen Problemen Abhilfe schaffen. Sie weiß auch Bescheid über die Beatmung des Kindes. Selbst bei ernsthaften Komplikationen bleibt meistens noch genügend Zeit, um ärztliche Hilfe zu rufen. Die Zahl der Fälle, bei denen klinische Hilfe sofort erforderlich ist, ist extrem niedrig.

Werdende Eltern sollten sich darum bemühen, einen Arzt oder eine Ärztin zu finden, die gegebenenfalls zum Vernähen eines eventuell notwendigen Dammschnitts oder -risses zur Verfügung stehen. Auch sollte

Kontakt zu einer Klinik aufgenommen werden, die darauf vorbereitet ist, die Frau im Notfall aufzunehmen. Gesetzlich ist natürlich jeder Arzt und jede Klinik zur Hilfe verpflichtet, doch sind Eltern und Hebamme ruhiger, wenn alles vorher abgeklärt wird.

Eine Frau, die in der Bundesrepublik zu Hause gebären will, tut das nicht unter idealen psychischen Bedingungen und mit der gleichen Selbstverständlichkeit wie etwa eine Holländerin. Sie befindet sich in einer Situation, die sie unter Streß stellt. Nicht selten kommt es vor, daß ihr Arzt, den sie darauf hin anspricht, die Hände über dem Kopf zusammenschlägt, sie als kriminell und verantwortungslos bezeichnet und ihr alle möglichen Schauergeschichten von dem, was passieren könnte, erzählt, anstatt mit ihr zu überlegen, welche Sicherheitsmaßnahmen gegen eventuelle Risiken getroffen werden sollten. Statistiken aus anderen Ländern werden ignoriert oder willkürlich interpretiert.

Es ist heute in manchen Städten und Gemeinden gar nicht mehr so leicht, eine niedergelassene Hebamme zu finden. Nur eine niedergelassene Hebamme ist dazu berechtigt, uns bei einer Hausgeburt beizustehen. Welche Hebamme für den jeweiligen Bezirk zuständig ist, erfährst du beim Gesundheitsamt; aber schon dort wirst du oft entmutigt. Anschriften von Hebammen kannst du ebenfalls dem Branchenverzeichnis des Telefonbuchs («Hebammen») entnehmen, von Frauenzentren oder vom Bund Deutscher Hebammen e. V., Reinhold-Frank-Straße 18, 7500 Karlsruhe 1, Telefon 0721/27476, erfahren. Mach dich auf eine mühsame Suche gefaßt und wappne dich gegen Vorurteile, aber denk daran, daß du mit deiner Anfrage den Weg für andere Frauen ebnest.

Die meisten Hebammen kommen nur unter der Bedingung, daß ein Arzt abrufbereit steht, und es bleibt zu hoffen, daß deine Hebamme bereits mit einem Arzt zusammenarbeitet; denn einen Arzt zu finden kann eine schwierige Aufgabe sein. Auch wenn Geburtshelfer rationale medizinische Gründe für ihre Ablehnung der Hausgeburt haben mögen, so gibt es bestimmt noch eine Menge unausgesprochene. Ins Haus zu kommen ist unbequem; Ärzte haben so viel mit technischen Geräten gearbeitet, daß sie sich ohne sie unsicher fühlen. Der Arzt mag vielleicht als bedrohlich empfinden, Gast des Hauses zu sein, also nicht den Ton angeben zu können.

Wenn die von dir gewählte Hebamme weiter weg wohnt, kann es sein, daß die Krankenkassen Schwierigkeiten machen, wenn es darum geht, das Wegegeld für die Geburt und die anschließenden Hausbesuche zu zahlen. Laut Paragraph 5 der Hebammengebührenordnung müssen diese Kosten übernommen werden.

Hast du eine Hebamme und einen Arzt gefunden, ist die schwerste Arbeit getan. Nun müssen noch folgende Vorbereitungen getroffen werden:

Das *Zimmer* sollte sauber sein. Eine Kommode mit Wickelaufsatz ist hilfreich. Laß eine Schublade frei für Gegenstände, die du für die Geburt brauchst. Besorg eine Taschenlampe für gezielte zusätzliche Beleuchtung. Das *Bett* sollte am Boden stehen (auf einem Hochbett ist gute Geburtshilfe kaum möglich) und möglichst einen harten Untergrund haben (gegebenenfalls ein Brett unter die Matratze legen). Auf die Matratze kommt eine wasserdichte Unterlage (Plastikfolie, Wachstuch, Duschvorhang). Darüber leg ein sauberes Laken, wiederum mit einem schmaleren wasserdichten Schutz und einem kleineren Tuch bedeckt. Darauf kommen ein großes Wachstuch und ein altes sauberes Bettuch, die nach der Geburt entfernt werden. In der Apotheke kannst du zudem Zellstoffunterlagen kaufen (alte saubere Handtücher tun es zur Not auch), die während der Geburt gewechselt werden. Halte einen mit Plastik ausgeschlagenen Abfalleimer bereit.

Für das Baby brauchst du Hemdchen, Jäckchen, Moltontücher, Windeln und eventuell Strampelhosen. Die Hebamme bringt sterile Nabelklemmen und Schere, Waage und Zentimetermaß sowie einen Absaugkatheter mit. Auf Rezept bekommst du in der Apotheke eine Wochenbettpackung, die Zellstoff, sterile Watte, Nabelläppchen, Nabelband, Nabelpuder, Sagrotan (zur Desinfektion) und Silbernitrattropfen enthält.

Schmerzen werden zwar dadurch verringert, daß du zu Hause viel entspannter sein kannst, aber sie verschwinden nicht ganz. Eine Geburt ist schwere Arbeit. Die meisten von uns wollen während einer Hausgeburt außer Zäpfchen, die die Muskulatur entkrampfen, keine weiteren Medikamente zu sich nehmen und sich statt dessen mit natürlichen Mitteln helfen. Deshalb wählen viele die Teilnahme an einem psychoprophylaktischen Geburtsvorbereitungskursus.

Für eventuelle *Notfälle* müssen Vorkehrungen getroffen werden. Ein Arzt muß abrufbereit, Telefonnummern von Arzt, Krankenhaus und Krankenwagen müssen griffbereit sein, ein Privatwagen mit vollem Tank sollte vor dem Haus stehen. Falls ältere Kinder da sind, muß für deren Betreuung gesorgt sein.

Information ist ganz wesentlich. Je mehr du gelesen hast, desto besser weißt du Bescheid und desto sicherer kannst du mitentscheiden. Noch hilfreicher als Lesen ist es, mit anderen Eltern zu sprechen, die selbst eine Hausgeburt gemacht haben.

Du kannst wählen, wer außer Hebamme und Arzt noch dabeisein soll: Partner, Freunde, Verwandte, ältere Kinder. Ihnen kannst du verschiedene Aufgaben übertragen: sich um das Essen kümmern, ans Telefon gehen, ältere Kinder betreuen, Fotos machen, singen, für Musik sorgen, für Ruhe sorgen, die Ankunft eines neuen Lebens feiern. Vielleicht willst du aber nur einen oder zwei andere Menschen, die dir nahestehen, um dich haben.

Hebammen in Österreich

Auch in Österreich muß bei Hausgeburten eine Hebamme dabeisein, ein Arzt darf nicht allein Geburtshilfe leisten.

In Wien ist es kaum möglich, zu Hause zu gebären. Es gibt nur zwei freischaffende Hebammen.

Auch auf dem Land sind die Hausgeburten sehr zurückgegangen. Die Frauen gehen lieber ins Krankenhaus oder ins Entbindungsheim, das von einer Hebamme geleitet wird. Es hat maximal fünf Betten und wird mit einer Bewilligung vom Amtsarzt eröffnet.

Die Entbindung erfolgt auf Krankenkassenkosten.

Ob und wie viele Entbindungsheime in einem Bundesland eingerichtet werden (Österreich hat neun Bundesländer), ist von der Gremialleiterin der Hebammen abhängig. So gibt es etwa in der Steiermark 25 Entbindungsheime, in Oberösterreich nur zwei, weil die Gremialleiterin dagegen ist. Außer in Niederösterreich und Wien gibt es in jedem Bundesland Entbindungsheime. Die meisten sind privat geführt, und die Hebammen werden für jede Geburt von der Krankenkasse bezahlt. Einige wenige Entbindungsheime gehören den Gemeinden.

Die Hebammen, die in einem solchen Entbindungsheim arbeiten, sind als freischaffende Hebammen angestellt und erhalten ein bestimmtes Fixum. In einem politischen Bezirk werden höchstens für zwei Hebammen Bewilligungen erteilt.

In den Entbindungsheimen war schon immer *Rooming-in* (die gemeinsame Unterbringung von Mutter und Kind) möglich, auch die Väter können bei der Geburt dabeisein. Die Frauen bleiben eine Woche dort.

Daneben gibt es auch private Entbindungsheime, wo eine Geburt meistens selbst bezahlt werden muß.

Rooming-in und «Väter dabei» ist in Wiener Krankenhäusern selten. Soviel wir wissen, gibt es diese Möglichkeiten nur in der Semmelweisklinik.

20. Die Zeit nach der Geburt

Die *Postpartum-Periode* ist die Zeit nach der Geburt unseres Babys: der Klinikaufenthalt und die Wochen und Monate, in denen wir uns mit unserer neuen Aufgabe als Mutter vertraut machen. Wir machen eine Menge Umstellungen durch. Wir müssen uns erst wieder daran gewöhnen, daß wir keinen runden Bauch mehr haben, wir müssen uns an unser Baby, an die veränderte Beziehung zu dem Vater des Kindes, zu unseren älteren Kindern und zu den Menschen, mit denen wir zusammen leben oder mit denen wir befreundet sind, gewöhnen. Diese Umstellungszeit ist durch seelische Hochs und Tiefs gekennzeichnet. Wenn wir in Hochstimmung sind, kommen uns Gedanken wie: «Ich hab's geschafft»... «Ich habe ein Kind geboren»... «Ich habe dieses wunderbare, vollkommene Wesen zur Welt gebracht»... «Ich habe es hinter mir»... «Ich freue mich so»... «Es geht mir großartig»... «Mein Kind ist da»...; während eines seelischen Tiefs schießen uns eher Gedanken durch den Kopf wie: «Hilfe»... «Auf was habe ich mich da eingelassen?»... «Ich kann die Verantwortung für ein Baby nicht tragen»... «Ich brauche selbst jemanden, der für mich sorgt»... «Ich will nicht Mutter sein»... «Ich kann die Mutterrolle nicht übernehmen, sie liegt mir nicht, ich bin auf so etwas nicht vorbereitet»... «Ich möchte alles hinschmeißen»... und gleichzeitig wird uns klar, daß dieses vollkommen abhängige Neugeborene ganz auf uns angewiesen ist, und zwar für eine sehr lange Zeit. Jede von uns macht auf ihre Art solche Stimmungen durch. Wir alle müssen uns auf unsere neue Situation erst einstellen und uns mit unserer neuen Elternrolle vertraut machen.

Die Zeit nach der Geburt läßt sich in drei Phasen einteilen, was natürlich nicht heißt, daß jede von uns diese Zeit unbedingt als drei unterschiedliche Abschnitte erleben muß. Es ist vielmehr so, daß sich einige der von uns beschriebenen Gefühle zeitweise einstellen können und auch ganz unterschiedlich stark empfunden werden. Vielen Frauen fällt es sehr viel leichter, sich auf ihre neue Situation einzustellen, und die Zeit nach der Geburt verläuft viel weniger turbulent. Wir teilen die Zeit nach der Geburt in folgende drei Phasen auf:

Die erste Phase

Die erste, schwierige Phase tritt bei manchen Frauen während des Klinikaufenthalts auf. Wir können gerade noch unheimlich euphorisch gewesen sein, weil wir die Geburt unseres Kindes erlebt haben und Erleichterung darüber empfinden, daß alles in Ordnung ist (nachdem wir unser Baby genau angeschaut, betastet und untersucht haben) und plötzlich befinden wir uns in einem seelischen Tief. Der Dammschnitt tut weh, wir sind erschöpft, die Milch ist noch nicht «eingeschossen».

Manchen Frauen macht es nicht soviel aus, daß sie körperlich erschöpft sind, denn sie haben ja gerade sehr schwere Arbeit geleistet und erfolgreich beendet und sind sehr stolz darauf.

Manche von uns leiden unter «Wochenbettdepressionen» besonders stark. Uns ist zum Heulen zumute. Wir haben Angstträume und schreckliche Phantasien. Wir sind wegen unseres mangelnden «Mutterinstinkts» beunruhigt und haben Ängste. Diese Niedergeschlagenheit dauert meistens nur einen Tag. Aber je vertrauter wir mit unserem Baby werden, um so stärker werden sich unsere positiven Gefühle entwickeln. Mit wachsender Erfahrung werden wir sicherer.

Daß wir uns verlassen fühlen, kann sehr eng damit zusammenhängen, daß wir ein sehr aufregendes Ereignis – die Geburt unseres Kindes – hinter uns haben und jetzt plötzlich voll mit der Realität seines Daseins konfrontiert sind.

> Nach der Geburt fühlte ich mich erstmals sehr zufrieden; ich hatte das Gefühl, das ist wirklich toll gewesen und war froh, daß es dem Kind gutging. Nach diesem großen Glück kam dann eine Zeit, in der mein Kind sehr viel weinte, die Milch wieder ausspuckte und ich mir große Sorgen machte, was ihm fehlen könnte, was ich wohl falsch machte.

Mir ging es soweit ganz gut. Aber ich war ziemlich erschöpft, vor allem psychisch, und weinte manchmal ohne einen besonderen Grund und hatte sehr viel Kopfschmerzen.

Viele Frauen haben nach der Geburt ihres Kindes aufwühlende Träume und beunruhigende Vorstellungen. Es kann eine große Erleichterung sein, wenn wir über unsere Ängste und Gefühle sprechen und anderen mitteilen, wie uns zumute ist. Wir stehen nicht allein da mit unseren Problemen und können uns gegenseitig unterstützen.

Die Gruppe gab jeder von uns enormen Auftrieb. Selten versäumte eine Frau ein Gruppentreffen. Wir telefonierten zusammen, trafen uns auch in kleineren Gruppen und gingen gemeinsam spazieren. Welch eine Aufregung, tausend Fragen hatten wir, als nach und nach die Babies kamen. Wir unterstützten uns mit Ratschlägen und halfen einander bei der Betreuung der Neugeborenen. Wir verfolgten genau die Entwicklung unseres Kindes und auch der anderen Kinder.

Die zweite Phase

Die Phase der körperlichen Umgewöhnung kann bis zu drei Monaten dauern, die Zeit, die wir meist auch brauchen, uns an unser Kind und an die neue Rolle als Mutter eines Säuglings zu gewöhnen. Wir sind ständig müde, weil wir keine Nacht ohne Unterbrechung schlafen können. Einen neuen Menschen in unser bisheriges Leben zu integrieren, fordert uns. Seine Anwesenheit verändert auch unsere Partnerbeziehung. Unser Kind braucht uns in den ersten Wochen fast ständig. Deshalb sind wir nicht nur sehr erschöpft, sondern fühlen uns auch zerrissen und völlig verunsichert, wir befinden uns in einem Chaos. Das Leben rauscht an uns vorbei; wir kommen uns ziemlich ausgeliefert vor.

In der Zeit während und nach der Geburt ist unser Körper durch eine enorme Veränderung beansprucht. Viele Frauen sind aber dennoch ganz euphorisch und fühlen sich sehr stark. Die meisten Veränderungen in Blut und Stoffwechsel sind in den ersten zwei Wochen nach der Geburt abgeschlossen. Die Gefahr einer ernsten *Anämie* ist jetzt aber nicht auszuschließen.

Wenn du dich in den ersten zwei Wochen nach der Geburt besonders schwach fühlst oder immer müde bist, kann eine Anämie der Grund sein. Du brauchst mehr Eisen und solltest dich in den ersten Wochen nach der Geburt genauso gut ernähren wie in der Schwangerschaft und auch weiterhin Eisen zu dir nehmen, wenn du während der Schwangerschaft welches gebraucht hast. Es ist gut zu wissen, was für Veränderungen sich jetzt in unserem Körper abspielen und wie diese sich physisch und emotional auswirken können. Auch sollten wir uns klarmachen, daß negative Gefühle (besonders Depressionen) nur noch stärker werden und länger andauern, wenn wir uns körperlich vernachlässigen. Manche Frauen haben hartnäckige Virusinfektionen, die sehr erschöpfend sein können oder zu Depressionen führen.

Nach einer normalen Entbindung kann eine Frau oft schon sehr bald (nach einer Stunde oder eben dann, wenn sie sich danach fühlt) wieder aufstehen. Laß dir helfen, wenn du das erste Mal aufstehst, es kann dir sehr schwindlig werden. Den Frauen, die bald nach der Entbindung wieder auf sind und herumgehen, geht es besser, sie kommen schneller wieder zu Kräften und haben weniger Schwierigkeiten mit Blase und Stuhlgang. Durch frühes Aufstehen und Herumgehen kann vermieden werden, daß es zur Verstopfung kommt. Das frühe Aufstehen hat auch dazu geführt, daß der empfohlene Klinikaufenthalt nur noch sechs Tage und nicht mehr wie früher zehn Tage dauert. In den USA gehen die meisten Frauen nach drei bis vier Tagen wieder nach Hause. (Es gibt dort keine gesetzliche Krankenversicherung, die Frauen müssen den Klinikaufenthalt selbst bezahlen.) Wir sollten aber nicht meinen, daß wir auch sofort wieder alle unsere Aktivitäten aufnehmen können, weil wir bald aufstehen und herumlaufen können und weil sich diejenigen von uns, die sich auf eine natürliche Geburt vorbereitet hatten, sehr bald besser fühlen. Wir brauchen unbedingt viel Schlaf; vielleicht können wir am Nachmittag den Schlaf nachholen, den wir nachts versäumen. Mindestens sechs Wochen lang solltest du dich täglich ausruhen und Rückbildungsübungen machen; besondere Übungen, damit dein Bauch und dein Beckenboden wieder ihre ursprüngliche Form bekommen. Erkundige dich deswegen dort, wo du deine Geburtsvorbereitung gemacht hast, oder in einem Frauenzentrum. Nach den ersten sechs Wochen kannst du auch die Beckenbodenübungen nach Kegel machen (siehe Seite 58).

Wie in der Schwangerschaft haben manche Frauen auch nach der Geburt Beschwerden. Manche leiden unter starkem Schwitzen (besonders nachts), Appetitlosigkeit, Durst und Verstopfung. Vielleicht wird es dir großartig gehen, und du hast nur wenige oder überhaupt keine Beschwerden, vielleicht wirst du dich sehr schlecht fühlen: das weißt du erst, wenn es soweit ist. Wenn du über mögliche Beschwerden Bescheid weißt, können sie dich nicht mehr so sehr aus der Fassung bringen, und du wirst leichter mit ihnen fertig werden.

Die meisten Frauen leiden während der Schwangerschaft und nach der Geburt ihres Kindes unter großer Müdigkeit.

> Die ersten sechs Monate nach der Geburt meines dritten Kindes sind nur noch verschwommen in meiner Erinnerung. Ich war dauernd müde und gereizt, irgendwie brachte ich jeden Tag hinter mich. Es war für uns alle nicht leicht. Meine beiden älteren Kinder (sechs und drei Jahre) litten darunter, daß ich mich ihnen nicht genug widmen konnte. Da ich das Baby mindestens sechsmal am Tag stillte, fand ich kaum Zeit, mit den Kindern hinauszugehen, geschweige denn die tägliche Hausarbeit zu erledigen. Wenn drei Kinder von dir abhängig sind, nimmt dich das auch emotional sehr stark mit.

Untersuchungen haben gezeigt, daß in den letzten Schwangerschaftswochen der REM-Schlaf (*Rapid Eye Movement*) abnimmt. Mit REM-Schlaf ist die Schlafphase gemeint, in der sich die Pupillen bewegen. Schnelle Bewegungen der Pupille treten beim Träumen auf, das nur im Tiefschlaf sowohl für die physische wie auch die psychische Erholung unbedingt notwendig ist. Das Defizit an REM-Schlaf und die damit zusammenhängenden Störungen im Traumerleben können ihre Ursache in der bevorstehenden Geburt haben. Versäumter Schlaf kann und sollte nachgeholt werden. Wenn eine Frau auch nach der Geburt ihr Schlafbedürfnis nicht befriedigt, kann der Rückstand an REM-Schlaf zu emotionalen und physischen Störungen führen. Eine Frau sollte also auch während der Zeit, in der ihr Kind nachts mehrmals aufwacht, genug REM-Schlaf bekommen. Einigen Frauen geht es trotz ihrer veränderten Schlafgewohnheiten ausgesprochen gut. Wenn du zu denen gehörst, die erst nach sechs oder sieben Stunden Schlaf ihre Tiefschlafphase haben (wenn du tagsüber müde bist, ist das ein Zeichen dafür), dann kann der Vater des Kindes, eine Freundin oder eine andere dir vertraute Person das Kind zwischendurch versorgen, so daß du mal länger als nur drei bis vier Stunden, die zwischen den Mahlzeiten liegen, schlafen kannst. Wenn du dein Baby stillst, kannst du es mit zu dir ins Bett nehmen, du kannst es dann anlegen, ohne daß du aufstehen mußt und erst richtig wach wirst. Wenn du keine Fertigmilch geben möchtest, kannst du Milch abpumpen und für die Nacht sammeln, so kann dein Partner das Baby füttern. Das kannst du auch tun, wenn du mal für mehr als zwei oder drei Stunden allein weggehen willst. (Mehr übers Stillen im Abschnitt «Ernährung und Versorgung deines Babys» siehe Seite 164). Wenn du dir die Arbeit mit deinem Partner nicht teilen kannst und auch niemanden hast, der sich um deine älteren Kinder kümmert, dann kommt dir der Rat, dich tagsüber mal hinzulegen, wahrscheinlich wie ein schlechter Witz vor. Wenn du keine weiteren Kinder hast, findest du tagsüber in den Schlafpausen des Babys Ruhe.

In der ersten Zeit solltest du Arbeiten im Haushalt auf das Nötigste reduzieren. Dein Partner, deine Familie oder die Leute, mit denen du zusammen lebst, sollten deinen Anteil übernehmen oder die Arbeit unter sich aufteilen. Wenn du niemanden hast, der dir die Arbeit abnimmt, solltest du alle Hausarbeiten vereinfachen, zum Beispiel Tiefkühlgerichte besorgen und Pappteller benutzen. Wenn dir das (vielleicht besonders vor anderen) sehr unangenehm ist, vergiß nicht, wieviel Arbeit *du* dir damit ersparen kannst.

Wenn du häufig Tiefkühlnahrung und Fertigmahlzeiten ißt, brauchst du daneben viel frisches Obst und Gemüse, Käse und Vollkornprodukte. In der Stillzeit solltest du dich genauso gut ernähren wie während der Schwangerschaft. Ein Liter Milch täglich deckt einen großen Teil deines Eiweißbedarfs. Wenn dein Kind Blähungen hat, kann das allerdings von der Vollmilch kommen. Iß statt dessen Joghurt oder Quark. Wenn du stillst, brauchst du mindestens 80 bis 100 g Protein täglich. Eine Frau, die voll stillt, hat in dieser Zeit gewöhnlich keine Menstruation. Doch verlassen kannst du dich darauf nicht hundertprozentig. Manche Frauen haben schon nach zwei Monaten ihre erste Blutung, sehr oft tritt die Menstruation nach vier Monaten wieder auf. (Frauen, die nicht stillen, haben ihre Periode gewöhnlich wieder nach acht Wochen.) Während der Stillzeit findet bei den meisten Frauen kein Eisprung statt, aber du solltest dennoch eine zuverlässige Methode der Empfängnisverhütung anwenden. Wenn du vor der Schwangerschaft ein Diaphragma benutzt hast, brauchst du jetzt wahrscheinlich ein neues, weil das alte zu klein ist. Ihr könnt auch Kondome verwenden. Nimm nicht die Pille, solange du stillst.

Schwangere werden von Ärzten vielleicht noch auf die Notwendigkeit einer guten Ernährung hingewiesen und bekommen Vitamintabletten verschrieben – *nach* der Geburt wird ihnen und ihrer Ernährung jedoch nur noch wenig Aufmerksamkeit gewidmet. Auch wenn du nicht stillst, ist eine gute Ernährung unbedingt wichtig. Wenn du einen guten Appetit hast, kann das ein Zeichen dafür sein, daß du die Umstellungsphase nach der Geburt überwunden hast. Wenn du keinen Appetit hast, solltest du etwas unternehmen. Nimm auf jeden Fall weiterhin viele Vitamine und Eisen zu dir.

In den ersten Wochen fällt dir das Treppensteigen noch schwer, einmal am Tag reicht dir wahrscheinlich schon. Gib acht beim Heben von schweren Sachen. Achte auf die Signale, die dir dein Körper gibt. Auf keinen Fall solltest du Anzeichen von Müdigkeit einfach übergehen. Zeichen, daß etwas nicht in Ordnung ist, sind starke Blutungen (besonders wenn sie stärker sind als auf dem Höhepunkt deiner Periode), unangenehm riechender Ausfluß, erhöhte Temperatur, eine gerötete Brust, die sich heiß anfühlt und schmerzt. Wenn solche Beschwerden auftreten, mußt du dir sofort mehr Ruhe gönnen und deinen Arzt anrufen, falls es nicht besser wird. («Die dritte Phase», siehe Seite 146.)

Unsere Gefühle für das Kind sind oft zwiespältig

Daß wir jetzt ein Kind haben, wird den meisten von uns erst so richtig klar, wenn wir aus der Klinik heimkommen. Von jetzt an müssen wir uns um dieses hilflose Wesen kümmern und sind dafür verantwortlich. Wir machen uns viele Gedanken und haben oft Ängste:

> Eigentlich sollte ich jetzt sehr zufrieden und ausgefüllt sein, denn ich bin Mutter geworden. Ich habe aber sehr gemischte Gefühle. Ich muß die ganze Zeit für mein Kind da sein, so daß ich keine Zeit mehr für meine anderen Interessen finde. Ich bin angebunden, wo ist meine Unabhängigkeit geblieben? Ich bin nervös – wenn ich nun etwas falsch mache? Ich traue mich nicht einmal, das Baby zu baden, aus Angst, daß ich es fallen lassen könnte.

Sehr viele von uns haben solche Gefühle. Es ist nicht so, daß wir «instinktiv» wissen, wie wir am besten mit unserem Baby umgehen. Es kommt auf die Erfahrung an. Wir lernen dazu und fühlen uns mit der Zeit sicherer. Wenn wir mit anderen Frauen über unsere zwiespältigen Gefühle und Ängste sprechen, bekommen unsere Gedanken ganz andere Relationen. Wir erkennen, daß wir gar nicht alles von Anfang an immer gleich richtig machen können, jede von uns ist anfangs unbeholfen und unsicher.

Von dem Moment an, wo dein Kind geboren ist, hast du es mit einem anderen Menschen zu tun, den du erst kennenlernen mußt und der erst mit dir vertraut werden muß. Dein Baby ist nicht so zerbrechlich, wie du glaubst, und es hat einen angeborenen Überlebenswillen. Das soll nicht heißen, daß du dir keinen Rat von außen holen sollst. Ruf deine Hebamme oder deinen Kinderarzt an oder die Geburtsklinik, wenn du Fragen hast, die die Gesundheit und das Wohlbefinden deines Kindes betreffen. Auch wenn du noch nicht in der Praxis des Kinderarztes warst, kannst du dir bei ihm Rat holen. Dafür ist er da. Laß dich nicht beschwichtigen oder abweisen, sondern stelle all die Fragen, die dich bewegen.

Babies sind sehr verschieden. Wenn dein Kind nur aufwacht, wenn es Hunger hat, dich anstrahlt und gleich wieder schläft, wenn es satt ist, dann kommt dir das, was wir hier schreiben, vielleicht übertrieben vor. Wenn du jedoch ein sehr unruhiges Kind hast, das enorme Anforderungen an dich stellt, sehr oft aufwacht, Blähungen hat und dich zwei Drittel des Tages oder gar voll beansprucht, dann bist du mit deinen körperlichen Kräften bald am Ende und verlierst leicht die Fassung. Das Schreien eines Säuglings ist zermürbend und zehrt an den Nerven, besonders wenn es dein eigenes Kind ist. Am Anfang bist du vielleicht hilflos, wenn dein Baby vor Schmerzen schreit.

Die Abhängigkeit deines Babys von dir macht dich zornig. Eine Zeitlang wurde angenommen, daß nur Säuglinge schreien, die nicht erwünscht sind. Ein wirkliches Wunschkind wäre auch ein braves Kind. Heute wissen wir, daß zum Beispiel eine Unverträglichkeit der Babynahrung der Grund für Blähungen sein kann. Dann solltest du die Marke wechseln, das Kind zum Beispiel auf Sojamilchpulver umstellen oder, wenn noch nicht viel Zeit seit dem Abstillen vergangen ist, das Baby wieder anlegen. Vermeide eine Zeitlang Kohl, Zwiebeln und andere Nahrungsmittel, die Blähungen verursachen, ebenso scharf gewürzte Gerichte.

Gib deinem Baby Wärme, Körpernähe und Geborgenheit, wann immer es danach verlangt.

Wenn du gerade eine solche Zeit durchmachst, ist das alles bestimmt nur ein schwacher Trost für dich. Du kannst auf jeden Fall sicher sein, daß diese ersten Schwierigkeiten bald vorüber sind. Auch die gründlichste Vorbereitung wird dich kaum in die Lage versetzen, diese ersten Wochen stets gelassen durchzustehen. Wir können dir nur einen Rat geben: Laß dich beim Herumtragen und Trösten des Babys öfter ablösen, so daß du jeden Tag wenigstens einmal ausspannen kannst.

Eine große Rolle spielt es, ob Mutter und Kind in ihrem Temperament übereinstimmen. Eine sehr lebhafte Mutter kommt sehr gut mit ihrem Kind aus, wenn es auch lebhaft ist. Genauso geht es einer ruhigen Frau mit einem ruhigen Kind. Eine lebhafte Frau hat aber wahrscheinlich mit einem ruhigen Kind ihre Schwierigkeiten, wie auch eine ruhige Frau mit einem lebhaften Kind.

In der folgenden Geschichte werden, so finden wir, sehr anschaulich die Gefühle wiedergegeben, die viele von euch haben, wenn ihr mit eurem Baby nach Hause kommt:

> Ich war der Meinung gewesen, daß Babies zu bestimmten Zeiten Hunger haben, und zwar alle vier Stunden, um 6, 10, 14, 18, 22 und 2 Uhr, und auch mein Kind hat zu diesen Zeiten Hunger, außerdem aber auch noch um 5, 7, 9, 11, 16, 20 Uhr und um Mitternacht. Die meiste Zeit laufe ich mit nacktem Busen herum. Entweder trocknen die Brustwarzen gerade nach der letzten Mahlzeit, oder ich mache mich für die nächste bereit. Aber ich empfinde auch eine ungeheure Zärtlichkeit. Ich habe mir nicht vorstellen können, daß ich soviel Liebe für mein kleines Kind empfinden könnte und habe es nie für möglich gehalten – dieses unglaubliche Gefühl unendlicher grenzenloser Liebe –, dieses Verlangen, das Kind vor allem zu beschützen. Und dieses erschreckende, beängstigende Gefühl in der ersten Woche, daß du so etwas Winziges und Verletzliches gar nicht am Leben erhalten kannst.

Veränderungen in der Beziehung zum Partner

Wir müssen uns darüber im klaren sein, daß unsere Beziehung zu unserem Partner stärker belastet sein kann. Vielleicht beneidet er uns darum, daß wir Kinder gebären können, oder er hat das Gefühl, daß wir ihn wegen des Kindes vernachlässigen. Es gibt Väter, die ihr Kind einfach nicht beruhigen können, besonders dann, wenn es gestillt wird. Einige Väter werden richtig eifersüchtig auf das Kind, wenn es an der Brust trinkt. Wir selber brauchen jetzt einen Menschen, der für uns sorgt und uns Rückhalt gibt, unsere Reserven sind erschöpft, so daß wir die Erwartungen unseres Partners in dieser Zeit nicht immer erfüllen können. Sowohl die Mutter als auch der Vater können sich zurückgesetzt und vernachlässigt fühlen, weil der Partner/die Partnerin dem Baby bedeutend mehr Aufmerksamkeit schenkt als ihr oder ihm. Es kommt auch sehr häufig vor, daß die

Mutter ihr Kind ganz für sich allein haben möchte und niemanden in seine Nähe läßt.

Mir fiel es schwer, die Verantwortung zu teilen und meinen Partner auf seine Weise das Kind versorgen zu lassen. Das Kind war für mich eine Art Legitimation. Irgendwie glaubte ich an den Mutterinstinkt und traute meinem Mann einfach nichts zu. Beim zweiten Kind hatten wir Schwierigkeiten in unserer Ehe, deshalb wollte ich meine Tochter, die ich mir sehr gewünscht hatte, ganz für mich allein haben. Dadurch vernachlässigte ich auch meinen Sohn. Es hat ein halbes Jahr gedauert, bis mir klarwurde, was da lief.

Manche von uns haben in der Zeit nach der Geburt fast gar kein sexuelles Interesse. Andere bekommen ziemlich bald wieder Lust, mit ihrem Partner zu schlafen. Wir sollten selbst herausfinden, wann der richtige Zeitpunkt für uns ist. Wenn du deine Narbe am Damm nicht mehr spürst, wenn du das Gefühl hast, daß deine Vagina sich erholt hat und du keine Blutungen (*Lochien*) mehr hast, ist Geschlechtsverkehr medizinisch unbedenklich. Masters und Johnson führen an, daß viele Frauen innerhalb der ersten drei Wochen nach der Geburt wieder Geschlechtsverkehr haben. Die Zeit, in der Geschlechtsverkehr als tabu gilt, hängt von den jeweiligen Kulturkreisen ab. Die Ärzte empfehlen meistens eine sechswöchige Abstinenz, als Grund führen sie Infektionsgefahr an. Diese Zeitspanne fällt mit dem Zeitpunkt der ärztlichen Nachuntersuchung zusammen, und diese Regelung stammt aus einer Zeit, in der es noch keine Antibiotika gab. Wenn du einen festen Partner hast, hat zwischen euch schon ein Austausch an Keimen stattgefunden, so daß ihr an sie gewöhnt seid, ohne daß es zu einer Infektion kommt. Einige Frauen empfinden den Geschlechtsverkehr in der ersten Zeit jedoch als sehr unangenehm und haben kaum Lust, weil sie sich körperlich nicht wohl fühlen. Das ist ein sehr triftiger Grund, mit dem Geschlechtsverkehr zu warten, bis du wieder Lust dazu hast. Bei Frauen, die stillen, kann der Uterus während des Geschlechtsverkehrs manchmal stark kontrahieren, was oft als unangenehm empfunden wird. Auch schießt bei sexueller Erregung die Milch manchmal so plötzlich ein, so daß ihr eine Dusche abbekommt. Einige Frauen empfinden die *Episiotomienaht* (Narbe des Dammschnitts) sehr lange als schmerzhaft. Dagegen helfen Sitzbäder mit einem Kamillenaufguß oder Kamillosan, das beschleunigt die Heilung.

Geringes sexuelles Interesse kann mit einem niedrigen Östrogenspiegel zusammenhängen. Das kommt ziemlich häufig vor und bedeutet nicht, daß du «frigide» geworden bist. Wenn du Lust zum Geschlechtsverkehr hast, jedoch findest, daß deine Vagina nicht feucht wird, hat das auch physiologische Gründe (zu niedriger Östrogenspiegel) und ist besonders oft bei stillenden Frauen der Fall. Du kannst in diesem Fall ein nicht parfümiertes Gleitmittel benutzen oder dir von deinem Arzt etwas verschreiben lassen.

Dein geringes Interesse am Geschlechtsverkehr kann auch daran liegen, daß all die Veränderungen, die in der letzten Zeit stattgefunden haben, dir wie ein Traum vorkommen: Du mußt dein neugeborenes Kind versorgen, dein Partner hat Erwartungen an dich. Vielleicht hast du noch ältere Kinder, die du nicht zu kurz kommen lassen willst und deine eigenen Bedürfnisse werden bei alldem vernachlässigt. In einer solchen Situation wünschen wir uns im Grunde, daß sich jemand um uns bemüht und sich uns zuwendet, ohne uns mit einer sexuellen Erwartungshaltung zu begegnen. Schließlich gibt es außer dem Geschlechtsverkehr eine Menge anderer sexueller Ausdrucksmöglichkeiten (siehe Bd. I, Kapitel 11: «Sexualität»).

> Ich hatte nach der Geburt überhaupt keine Lust, mit meinem Mann zu schlafen. Die wenige Zeit, die mir blieb, wenn das Kind schlief, brauchte ich dringend für mich. Mein Bedürfnis nach körperlicher Nähe war durch das Kind voll befriedigt, zum Teil sogar fühlte ich mich durch das Kind überbeansprucht. Ich hatte oft das Bedürfnis, allein zu sein, in mich hineinzuhorchen und zu fühlen, was ich wollte, und dazu brauchte ich Zeit. Das war mir wichtiger, als mit meinem Mann zu schlafen. Er hat das verstanden und fühlte sich nicht verletzt, doch verstärkte es sein Gefühl des Alleinseins, wenn ich die Beziehung zu dem Kind intensiv lebte. Er hat auch eine sehr gute Beziehung zu dem Kind, meint jedoch, er müsse sich viel mehr anstrengen und sich viel mehr einfallen lassen.

Es ist sehr wichtig, daß ihr miteinander offen über eure Gefühle und Abneigungen reden könnt. Vielleicht kennt ihr Leute in ähnlicher Situation, mit denen ihr eure Probleme besprechen könnt.

Die dritte Phase

Die Phase, in der dir langsam die Konsequenzen deines Mutterseins bewußt werden, kann ein Jahr und länger dauern. Wenn wir selbst ein Kind bekommen, erinnern wir uns wieder an unsere eigene Kindheit, an die Zärtlichkeiten und Zurückweisungen; die Geburtserfahrung kann in uns Gedanken an den Tod, unseren eigenen oder den naher Verwandter, unserer Eltern oder Großeltern auslösen. Vielleicht kommt wieder die ganze Eifersucht und Wut hoch, die wir unseren Geschwistern gegenüber empfunden haben. Und vielleicht machen wir uns jetzt Gedanken darüber, was für eine Veränderung das Kind für die Beziehung zu unserem Partner bedeutet. Häufig sind wir wochen- und monatelang deprimiert und ratlos, weil wir davon ausgingen, daß unser Leben sich irgendwann wieder «normalisieren» würde und wir uns in unseren Gefühlen wieder besser auskennen könnten. Wir sollten uns mit dem Gedanken vertraut machen, daß wir *mit* dem Kind nie mehr genauso ein Leben führen können wie vorher. Das bedeutet, daß die Entscheidung für ein Kind im Idealfall auch eine bewußte Entscheidung für Veränderungen im eigenen Leben beinhaltet. Die nächsten Jahre müssen wir bei allen unseren Plänen die Bedürfnisse unseres Kindes mit einbeziehen. (Natürlich bleibt eine veränderte und wichtige Bindung und Verantwortung bestehen, wenn unser Kind selbständig ist.) Wenn wir die Erfahrungen der Schwangerschaft, der Geburt und der Zeit danach auf positive Weise verarbeitet haben, gewinnen wir an Stärke und entwickeln uns weiter, so daß wir die Verantwortung nicht unbedingt ständig, aber doch meistens gern tragen und auch die damit verbundenen Verpflichtungen.

Es ist ganz natürlich, daß du dich gelegentlich nach der aufgegebenen Unabhängigkeit zurücksehnst, wütend bist auf dein Kind und dich unzufrieden fühlst. Jede von uns hat eigene Bedürfnisse, und manchmal möchten wir einfach auch einmal eine bestimmte Zeit ohne unsere Kinder verbringen. Wenn wir unsere Bedürfnisse berücksichtigen und auf sie eingehen, sind wir unbeschwerter. Wenn wir einmal ohne unsere Kinder etwas unternehmen, können wir danach wieder besser auf sie eingehen. Besonders beim ersten Kind bist du mit einer völlig neuen Situation konfrontiert. Jedes Kind bringt Veränderungen in der Beziehung zum Partner mit sich und schafft neue Konstellationen. Nachdem ihr euch in eurer Beziehung halbwegs aufeinander eingestellt habt, seid ihr plötzlich Mutter und Vater. Aus den Spannungen der Umstellungszeit nach der Geburt entstehen Meinungsverschiedenheiten über Vorstellungen bei der Kinderpflege, -versorgung und -ernährung. Die neuen Aufgaben sind ungewohnt für euch, ihr seid oft müde und erschöpft und habt vielleicht auch noch finanzielle Schwierigkeiten.

Wahrscheinlich verschlimmern sich unsere Depressionen, weil wir uns zu viel aufbürden; weil wir eine ganz bestimmte Vorstellung von der Mutterrolle haben und sie unbedingt erfüllen wollen. Unsere Erwartungen sind teilweise dadurch beeinflußt, was wir selbst für Mütter hatten und teilweise durch unsere Phantasievorstellungen von der idealen Mutter. Die Diskrepanz zwischen der idealen Mutter in unserer Vorstellung (ein tadelloser Haushalt, wir selber heiter und gelassen, immer nett aussehend, wenn Besuch oder unser Mann zur Tür hereinkommen; völlig ausgefüllt von der Pflege und Versorgung unseres Babys) und den Gefühlen, die wir wirklich haben, macht uns angst. Wenn unsere Phantasiemutter weniger anspruchsvoll ist, können wir vielleicht unsere Schwächen besser tolerieren und ohne schlechtes Gewissen auch an unsere eigenen Bedürfnisse denken.

Andernfalls haben wir wahrscheinlich oft Schuldgefühle: Die Wohnung ist durcheinander, viele Dinge bleiben liegen, und wir haben beide Hände voll mit dem Baby zu tun. Nachdem wir jetzt ein Kind haben, glauben wir oft, daß wir gar keine besondere Aufmerksamkeit mehr verdienen. Einige Studien kommen zu dem Ergebnis, daß eine Frau, die dieser Phantasiemutter in sich selbst gewahr wird und sich entschließt, hilfreiche Ratschläge anzunehmen, die demoralisierenden jedoch zu verwerfen, ihre eigenen Fähigkeiten sehr viel realistischer einschätzen kann und auch mit ihrer eigenen Mutter besser auskommt. Die Hilfe unserer Mütter kann in dieser Zeit sehr wichtig sein, aber das hat nur dann einen Sinn, wenn unsere Mütter uns auch wirklich unterstützen können und uns so akzeptieren, wie wir sind. Was wir nicht gebrauchen können, sind kritisierende Bemerkungen, wenn wir gerade dabei sind, mit unserer neuen Situation fertig zu werden. Wir sollten uns über die Probleme mit unseren Müttern und ihren Ratschlägen auf jeden Fall vorher im klaren sein. Dieser Zeitpunkt ist denkbar ungünstig, um uns selbst und unseren Müttern zu «beweisen», wie gut wir allein mit allem fertig werden.

Viele Frauen fühlen sich im ersten Jahr nach der Geburt ziemlich lustlos, haben weniger Interesse an den Dingen, die ihnen vorher Spaß gemacht haben und lassen sich leicht aus der Fassung bringen. Es fällt uns sehr schwer, uns in dieser Zeit in unseren Gefühlen zurechtzufinden. Es dringt so viel auf uns ein. Unsere Stimmungen wechseln manchmal sehr schnell, unsere Empfindungen scheinen aus unbekannten Tiefen zu kommen.

Viele unserer Stimmungen hängen damit zusammen, wie wir selbst unsere früheste Kindheit erlebt haben und was für zwiespältige Gefühle das jetzt in uns auslöst. Viele dieser Gefühle kommen auch daher, daß wir Angst davor haben, als Mutter zu versagen. Eine der Hauptursachen für diese Depressionen nach Schwangerschaft und Geburt hängt mit dem ungeheuer großen gesellschaftlichen Druck zusammen, der auf eine Frau ausgeübt wird: Sie sollte alle ihre früheren Interessen und Aktivitäten aufgeben und ausschließlich für ihr Kind dasein.

Beim ersten Kind bedeutet das Muttersein eine ganz abrupte Unterbrechung unserer vorherigen Lebensweise. Wir geben vielleicht unsere Stellung auf, wenigstens für die Zeit des gesetzlichen Mutterschutzes. Aus unserer halbwegs gleichwertigen Beziehung zu unserem Partner, in der beide arbeiteten, beide Entscheidungen trafen und sich die Hausarbeit teilten, wird eine ziemlich traditionelle Beziehung. Die Anforderungen, die an uns gestellt werden, entsprechen der stereotypen Frauenrolle. Sechs Stunden oder auch mehr am Tag reden wir manchmal mit keinem erwachsenen Menschen, weil wir uns ausschließlich der Versorgung unseres Säuglings widmen. Doch von der Gesellschaft erwarten wir in dieser Situation vergebens Unterstützung. Wir wissen nicht, wohin wir uns wenden können, um unsere Verwirrung, die Probleme mit unserer neuen Rolle und auch unsere neugewonnenen Freuden mitzuteilen. Es ist eine traurige Tatsache, daß das Muttersein in unserer Gesellschaft keinen großen Stellenwert einnimmt. Es wird zwar viel über die wichtige Aufgabe einer Mutter geredet, aber wir sprechen nie so ernsthaft über diesen Tätigkeitsbereich wie über andere Arbeit von Frauen. Das Muttersein gilt nicht als Arbeit, obwohl die Zeit, die Energie und die geistige Beanspruchung, die es von einer Frau fordert, kaum mit den anstrengendsten Berufen vergleichbar sind. Die Arbeit einer Frau mit ihrem Kind oder ihren Kindern ist interessant und kann sehr abwechslungsreich sein; trotz der vielen langweiligen Arbeiten (die es in jedem Beruf gibt) ist es wunderbar, am Wachstum und an der Entwicklung eines kleinen Menschen beteiligt zu sein. Doch diese wichtige Aufgabe der Mutter findet kaum Anerkennung. In unserer Gesellschaft wird von einer Frau erwartet, daß sie die Mutterrolle irgendwann einnimmt; ist sie aber erst einmal Mutter geworden, dann läßt die Gesellschaft sie im Stich. Und obendrein wird ihr die Verantwortung für die Probleme, die ihr Kind vielleicht einmal hat, in die Schuhe geschoben, und sogar das Verhalten von Erwachsenen wird damit entschuldigt, daß ihre Mütter sie falsch behandelt haben.

Viele von uns stellen fest, daß die alleinige Verantwortung für einen

Säugling eine viel größere Belastung ist, als sie je gedacht hatten. Es ist wichtig für uns, daß wir uns von Anfang an mit anderen zusammentun und die Arbeit und die Freude, die uns unsere Kinder machen, teilen.

Wir haben die Erfahrung gemacht, daß unsere Selbständigkeit und unser seelisches Gleichgewicht für unsere Kinder genauso wichtig sind wie für uns selbst – wir bleiben selbständige Persönlichkeiten, auch wenn wir jetzt Mütter sind! Wenn wir uns also über das Wohlbefinden unseres Kindes Gedanken machen, müssen wir dabei unsere eigenen Bedürfnisse ebenso wie die unserer Kinder berücksichtigen. Auch wenn wir allein das Kind geboren haben, wissen wir doch, daß wir von uns aus gar nicht dazu in der Lage sind, das Kind auch ganz allein zu erziehen und gleichzeitig unseren eigenen Bedürfnissen gerecht zu werden. Entsprechend unserer jeweiligen Situation sollten wir von Anfang an einen Weg suchen, wie wir uns die Versorgung des Kindes mit anderen teilen können. Und dieses Teilen schließt auch eine gemeinsame Verantwortung mit ein, bedeutet also nicht einfach nur geteilte Arbeit. Von den Erwachsenen, die mit unserem Kind täglich zusammen leben, erwarten wir, daß sie wissen, wie sie mit dem Kind umgehen und uns nicht dauernd fragen, weil wir «Expertinnen» sind.

Für unser Kind ist es wichtig, mehr als nur eine Bezugsperson zu haben und von mehr als nur einem Erwachsenen liebevoll versorgt zu werden. Die Fürsorge, die unser Baby braucht, können wir selbst, der Vater des Kindes, Freunde, mit denen wir zusammen in einer Wohnung leben, und Verwandte ihm geben. Wir können auch mit anderen zusammen eine Babygruppe organisieren. Eines ist wichtig: Wir sollten uns als Mütter nicht für unersetzlich halten, sonst laufen wir Gefahr, unsere Kinder zu stark an uns zu binden.

Wir sind gern für unsere Kinder da, widmen ihnen gern viel Zeit, aber wir brauchen auch Zeit für uns und wollen den Kontakt mit anderen Menschen haben, damit wir uns weiterentwickeln und entfalten können.

Wochenbettdepression

In modernen Technologiegesellschaften erlebt fast jede Mutter, so wie wir es am Anfang dieses Kapitels beschrieben haben, eine Phase und nicht nur einen Moment von Furcht und Depression (die Schätzungen variieren je nach Grad der Depression und Orientierung der Wissenschaftler, es werden jedoch Zahlen bis zu 95 % angegeben). Fast jede dritte leidet an wiederkehrenden Depressionen. Bis zu zwei von tausend Frauen erleben diese Depression als so tiefgehende Störung ihres Lebens, daß sie ins Krankenhaus müssen. Es ist ganz eindeutig, daß wir Aufklärung brauchen über die sogenannte «Wochenbettdepression», um uns gegen sie schützen, sie erkennen und mit ihr umgehen zu können, und damit sie so wenig bleibende Schäden anrichten kann wie möglich.

Formen der Wochenbettdepression

Nachgeburtliche Depressionen treten nicht immer in derselben Form auf. Es gibt:

- den *Baby Blues*: Damit wird eine Phase von mehreren Tagen beschrieben, in der eine Frau zum Weinen neigt, ängstlich ist, sich unsicher oder einsam fühlt. Im typischen Fall tritt diese Phase eine Woche oder zehn Tage nach der Geburt auf. Bei dieser Art der Depression vergehen Trostlosigkeit und Ängste nach einer Weile und lassen sich durch Ausruhen, Entlastung durch eine andere Pflegeperson und Trost von nahestehenden Menschen vertreiben. Der Wunsch, mit dem Kind zu leben und für es zu sorgen, Schlafrhythmus und Appetit sind unbeeinflußt.
- *leichte Form der Depression:* Bei dieser Form der Depression treten anfallartig immer wieder Zustände auf, in denen sich die Mutter unfähig und verlassen fühlt, Angst hat und vielleicht auch Schwierigkeiten zu essen, zu schlafen, zu arbeiten und mit der Sexualität. Diese Gefühle können durch ein besonderes Vorkommnis hervorgerufen werden, zum Beispiel wenn das Kind die ganze Nacht hindurch schreit oder durch ein Gespräch mit einer kinderlosen Freundin, die mehr Energie zu haben und interessanter zu sein scheint. Depressionen können dich heimsuchen, wenn du unter Druck stehst oder erschöpft bist (wenn Gäste kommen oder bei beruflichen Belastungen). Die Depressionen halten bis zu mehreren Tagen oder einer Woche an, können jedoch durchbrochen werden durch Ruhephasen, Zeit, die du außer Haus und ohne Kind verbringst oder durch Gespräche mit Menschen, die wissen, was es bedeutet, für ein Neugeborenes zu sorgen.
- *Chronische Depression*: Wenn du an einer ernsthaften Wochenbettdepression leidest, überfällt dich die Angst sehr häufig, und die Phasen

dauern wochen-, sogar monatelang. Unter diesen Umständen scheinen sogar grundlegende alltägliche Tätigkeiten wie Kochen, Anziehen und für das Kind sorgen unmöglich. Frauen, die unter dieser schweren Form von Depression leiden, können nicht aufstehen oder ihr Heim verlassen. Die Depression wird nicht durch besondere Ereignisse herbeigeführt, sondern sind bleibender Ausdruck des Gefühls von Hilflosigkeit. Eine Frau, die darunter zu leiden hat, braucht Hilfe von einer Person, der sie vertraut, zum Beispiel von ihrem Hausarzt oder einer Therapeutin.

Ursachen der Wochenbettdepression

Vor vierzig Jahren wurde im allgemeinen angenommen, Frauen, die unter stärkeren Formen der Wochenbettdepression litten, seien seelisch krank, würden unbewußt die normale Verantwortung der Mutterschaft ablehnen. Heute steht dieser Auffassung die Erkenntnis entgegen, daß einer Wochenbettdepression zwei Arten von Streß zugrunde liegen.

Die Streß-Forschung fand heraus, daß offenbar die drastische Reduktion von Östrogen und Progesteron in der nachgeburtlichen Phase an der Entstehung von Depressionen beteiligt ist. Man nimmt an, daß die Wochenbettdepression der prämenstruellen Depression gleicht, wobei zu bedenken ist, daß manche Frauen für diese Hormonumschwünge anfälliger sind als andere. Die hormonellen Veränderungen in der Phase nach einer Geburt ähneln außerdem auffällig dem, was geschieht, wenn Menschen einer stark streßauslösenden Situation ausgesetzt sind, einem Kampf zum Beispiel.

Diese biochemischen Theorien entlasten die einzelne Frau von der Verantwortung, dennoch haben sie einen Nachteil: Implizit gehen sie davon aus, daß eine Wochenbettdepression durch Psychopharmaka vollständig geheilt werden kann. Diese Medikamente jedoch können nur die Symptome der Depression zeitweilig beheben und der Frau das Gefühl geben, besser mit ihrem Alltag und der Kinderpflege zurechtzukommen. Depressionen, die durch nichtchemische Faktoren ausgelöst werden, wie Isolation, Armut oder Streß, können jedoch damit nicht geheilt werden (vgl. zu den Risiken der Psychopharmaka Bd. I, Kapitel 3: «Alkohol, Psychopharmaka und Zigaretten»).

Andere Untersuchungen zeigen, daß viele Frauen durch ihre Lebenssituation besonders anfällig sind für tiefe Depressionen in den Monaten, die auf eine Geburt folgen. Die Untersuchungen, die Ann Oakley in London an Müttern nach der Geburt durchführte, kamen zu dem Ergebnis, daß 98 von 102 interviewten Frauen immer wieder Depressionen durchmachten.* Oakley gelang es zu zeigen, welche Lebensumstände die Wochenbettdepressionen beeinflussen:

1. In welchem Ausmaß nimmt der Partner an Schwangerschaft, Geburt und Versorgung des Kindes teil?
2. Wie realistisch ist das eigene Bild von Mutterschaft?
3. Hat die Mutter auch Interessen außer der Versorgung ihres Kindes und kann sie ihnen auch nachgehen?
4. Wie stark kann sie sich auf Unterstützung und Rat von Freunden und Verwandten verlassen?
5. Lebt sie unter Bedingungen, die sie von anderen Erwachsenen isoliert?
6. In welchem Maß konnte sie mitbestimmen, was während der Schwangerschaft und Geburt geschah?.

Die Arbeit von Oakley bestätigt Untersuchungen, die in den USA bereits in den sechziger Jahren durchgeführt wurden. Offenbar ist eine Wochenbettdepression der Ausdruck von Trauer um einen Verlust, wenn Frauen durch die Mutterschaft isoliert werden und ihre Selbstbestimmung einbüßen.

Wer ist besonders anfällig für Depressionen?

Es gibt Frauen, die nach einer Geburt nur für kurze Zeit niedergeschlagen sind, und andere, die schließlich in der Psychiatrie landen. Warum sind manche von uns so viel verletzlicher als andere? Es gibt eine Reihe von Faktoren, die Wahrscheinlichkeitsaussagen zulassen, welche Frauen am härtesten von nachgeburtlichen Depressionen betroffen sein werden:

1. Frauen, die ihr erstes Kind bekamen oder schon nach früheren Geburten unter Wochenbettdepressionen litten.
2. Wenn ein Umzug oder Veränderungen im Lebensstil sie entweder geographisch oder emotional aus der Familie herausgerissen haben.
3. Wenn ein Elternteil der Frau starb, als sie noch sehr jung war; die Erfahrung, verlassen worden zu sein; sexueller Mißbrauch, körperlicher Mißbrauch oder eine traumatische Scheidung, die ihr Angst einflößt, Mutter zu werden.

* Ann Oakley: Women Confined, New York 1980

4. Ein allgemein schlechter Gesundheitszustand.
5. Der seelische Gesundheitszustand (aus eigener Erfahrung zu wissen, wie man mit Streß umgehen kann oder andere zu kennen, die es können, kann sehr hilfreich sein).
6. Die Bereitschaft des Partners, Freuden und Verantwortungen bei der Versorgung des Kindes zu teilen.

Eine Studie fand heraus, daß 60 % der Frauen, bei denen mehrere der oben beschriebenen Situationen zutrafen, unter einer Depression in leichter oder chronischer Form litten.* Wenn deine Lebensgeschichte oder deine gegenwärtigen Lebensumstände dich dafür anfällig machen, kannst du schon bevor das Kind zur Welt kommt, etwas dagegen tun. Wende dich an Freunde oder Verwandte, die dich mögen. Lege den Grundstock dafür, die Elternschaft mit deinem Partner zu teilen.

Mit Depressionen umgehen

Was soll eine Frau tun, wenn sie sich mitten in einer Wochenbettdepression befindet? Hier einige Vorschläge von Frauen, die es selbst durchgemacht haben:

- Finde heraus, ob im Krankenhaus, der Klinik, einem nahe gelegenen Frauenzentrum oder der Kirche eine Diskussionsgruppe für junge Eltern existiert. Gehe probeweise einmal dorthin. Hast du den Eindruck, daß sie dir hilft, sorge dafür, daß dein Kind versorgt ist, damit du regelmäßig teilnehmen kannst.
- Sprich mit einer Freundin über das, was dich beschäftigt.
- Nimm dir *jeden Tag* Zeit für dich selbst.
- Geh ins Freie, mit dem Kind oder allein, wann immer das Wetter es zuläßt. Bemühe dich, mit anderen Erwachsenen zu sprechen, denen du begegnest – Eltern mit Kindern, dem Postboten, den Nachbarn.
- Erledige jeden Tag ein bißchen Hausarbeit, damit du dich nicht schließlich durch das bedroht fühlst, was sich angehäuft hat. Noch besser: Erledige sie mit einer Freundin zusammen, einen Tag bei ihr, den anderen bei dir.
- Versuche jemanden zu finden, die dir vermitteln kann, wie es auf «lange Sicht» ist, Kinder aufzuziehen, die dir aus eigener Erfahrung

* R. E. Gordon u. a.: Factors in postpartum emotional adjustment, Obstetrics and Gynecology, Vol. 25, No. 2, Februar 1965

erzählen kann, welche Schwierigkeiten sie hatte, wie sie damit zurechtzukommen lernte. Alle Häuser und Wohnungen sind voller Frauen, die ein großes Wissen haben, wie man Mutterschaft überleben und genießen kann. Sie sprechen selten von sich aus darüber, weil sie glauben, ihre Kenntnisse wären für andere nicht Nutzen.

- Kümmere dich um dich selbst. Such dir einen Sport, der dir gefällt und übe ihn so regelmäßig aus, wie es dir möglich ist. Achte darauf, daß du zu deinem Vergnügen kommst. Zieh mitten am Tag etwas an, das dir besonders gefällt. Kauf das ein, was du besonders magst. Versuche Neuem gegenüber aufgeschlossen zu sein.

Bessert sich deine Stimmung dadurch nicht, brauchst du vielleicht Hilfe von außen. Ob das auf dich zutrifft, kannst du an folgenden Zeichen erkennen:

- Du hast jedes Interesse verloren, etwas für dich selbst zu tun.
- Du bist von Alkohol oder Medikamenten abhängig geworden.
- Du hast einen Selbstmordversuch gemacht.
- Du hast ständig ernsthafte Schwierigkeiten mit deinem Partner angesichts der Veränderungen, die das Elternsein mit sich bringen. Äußern können sich diese Probleme in langen, verletzenden Auseinandersetzungen, körperlicher Gewalt, Affären, die die Beziehung bedrohen, verlassen werden oder selbst gehen.
- Als Alleinstehende hast du möglicherweise ein so verzweifeltes Bedürfnis nach Zuwendung, daß du dich auf eine Reihe kurzer Beziehungen einläßt, die dir Energie rauben und dein Selbstwertgefühl untergraben, ohne dir zu geben, was du dir erhofft hast: Zuneigung und Trost.

Wenn du Hilfe von außen suchst, ist es notwendig, einen Berater oder Therapeuten zu finden, der bereit ist, die Gründe der Depression auch in deiner äußeren Situation zu suchen und nicht nur in deinem inneren Zustand. In einer Gesellschaft wie der unseren, in der Menschen, die Zeit mit der Fürsorge für andere verbringen, leicht geringgeschätzt werden, dauert es vielleicht eine Weile, bis du jemanden findest, der deine Depressionen wirklich ernst nimmt. Auch legst du wahrscheinlich Wert darauf, daß dir jemand hilft zu lernen, selbstbewußt und konstruktiv mit den Veränderungen in deinem Leben umzugehen. Das kann dich später vor Depressionen schützen. Zögere nicht, andere Frauen zu fragen, ob sie dir jemanden empfehlen können. Bitte sie um Rat, erkundige dich in Elterngruppen, Frauenzentren, bei einer Hebamme oder einem Kinderarzt, den du magst, nach Therapiemöglichkeiten. Dieses ist ein privater, erster Schritt. Später bist du vielleicht fähig, dein Wissen über Wochenbettdepressionen in die gemeinsame Arbeit mit anderen Müttern einzubringen.

Die Gesundheit der Mütter

Über die Gesundheitsvorsorge bei Neugeborenen gibt es zahlreiche Handbücher. Nach der Gesundheit der Mütter hingegen wird so gut wie nirgendwo gefragt.

Der Streß, Mutter zu sein

Neugeborene und kleine Kinder zu versorgen ist eine lohnende, aber *harte Arbeit.* Ist ihr Kind zwischen einem Jahr und drei Jahren alt, beschäftigt sich eine Mutter solange es wach ist, etwa *alle fünf Minuten* mit dem Kind. Streßforscher haben die Neigung, bei ihren Untersuchungen Frauen, die mit kleinen Kindern zu Hause sind, zu übersehen. Die Untersuchungen an Fabrikarbeitern aber zeigen, daß Routinearbeit zu Erschöpfung, Konzentrationsschwäche und Appetitverlust führt, gelegentlich außerdem zum Verlust des Selbstwertgefühls. M. Howell kam in ihrer Studie über Kinderschwestern zu dem Ergebnis, daß die Geduld und Ausdauer eines Erwachsenen, der in engem Kontakt mit kleinen Kindern arbeitet, nach *sechs Stunden* erschöpft ist.* Um das zu verhindern, müssen wir Möglichkeiten finden, Pausen zu machen, uns kurze Unterbrechungen gönnen oder regelrecht frei nehmen. Das gilt besonders für die Frauen, die aus freier Wahl, durch die Trennung von ihrem Partner oder weil der Partner sich nicht um die Kinder kümmert, allein sind. Es ist lebensnotwendig, daß Frauen einander diese «Pausen» ermöglichen, indem sie sich mit der Betreuung ihrer Kinder abwechseln, Spielgruppen organisieren oder die Kosten für einen Babysitter teilen.

Es gibt jedoch noch eine andere Form von Streß, der Mütter unterworfen sind. Von vorzeitlichen Mythologien bis zu jüngsten Forschungen wurde uns glauben gemacht, eine Frau müsse jederzeit ihre eigenen Bedürfnisse hinter die ihrer Familie zurückstellen. Wiederholt fanden Wis-

* M. Howell: Helping Ourselves: Families and the Human Network, Boston 1975

senschaftler heraus, daß fast doppelt so viele Frauen wie Männer an wiederholten oder schweren Depressionen leiden. Bis vor kurzem ließ sich diese Tatsache kaum erklären, denn man ging davon aus, daß Männer sehr viel mehr Streß ausgesetzt seien als Frauen. Nun aber erkennen wir, daß Männer zwar zeitweise unter starkem Streß stehen (im Beruf, durch Krankheit usw.), Frauen aber *chronischen Streß* durchstehen müssen, fortwährend das Gefühl haben, auf die Forderungen anderer eingehen, allen Bedürfnissen gerecht werden zu müssen, aber nur in seltenen Fällen dazu fähig zu sein. Das macht jede Frau in den Monaten nach einer Geburt und den Jahren, in denen sie die Mutterrolle spielt, anfällig für Depressionen.

Solange wir uns selbst zum «universalen seelischen Puffer» machen, wie eine Mutter es nannte, kommen wir zwangsläufig selbst zu kurz. Wir müssen die Verantwortung wenigstens zu einem kleinen Teil an andere abgeben, den Vater, eine Wohngemeinschaft oder ältere Kinder.

Wer bemuttert die Mutter?

Die meisten Mütter gehen ganz auf in der Beschäftigung mit ihrem neugeborenen Kind. Kehrt aber erst einmal eine bestimmte Routine ein oder sind bestimmte Tätigkeiten und Fähigkeiten mehr oder weniger selbstverständlich geworden, ist es wichtig, die Beschäftigung mit dem Kind und eigene Interessen auszubalancieren.

Untersuchungen über den Gesundheitszustand von Müttern zeigen, daß fast alle Mütter über die Sorge für das körperliche und seelische Wohl ihrer Kinder ihr eigenes Wohl außer acht lassen. Wir bestehen darauf, daß unsere Kinder sich zum Essen hinsetzen und nahrhafte Mahlzeiten zu sich nehmen, spielen, genug Bewegung, Sonne und frische Luft bekommen, wir selbst bleiben jedoch im Haus und putzen das Wohnzimmer. Sind die Stiche verheilt und die Nachuntersuchung sechs Wochen nach der Geburt vorüber, gilt die Aufmerksamkeit der Medizin nicht mehr der Mutter, sondern dem Kind.

Wir aber leben vielleicht noch fünfzig Jahre – oder länger – in dem Körper, der die Kinder gebar, um die wir uns so hingebungsvoll kümmern. Wir müssen das Ideal der Selbstaufopferung aufgeben und ebenso sorgfältig auf die eigene Gesundheit achten wie auf die unserer Kinder – Zahn um Zahn, Vitamin um Vitamin. Das Problem aber sind nicht nur wir selbst, sondern zu einem gewissen Teil auch das Gesundheitssystem.

Die Trennung von Kinderheilkunde und Erwachsenenheilkunde bedeutet im Alltag wahrscheinlich, daß der Weg zum Arzt nur angetreten wird, wenn ein Familienmitglied ein besonderes Problem hat, nicht aber um die ganze Familie durchzuchecken. Wir brauchen medizinische Einrichtungen, wo Ärzte für Erwachsene und Kinder, Laboreinrichtungen, Ernährungsspezialisten und Psychotherapeuten unter einem Dach versammelt sind und es beaufsichtigte Spielräume für Kinder gibt, damit Mütter sich bei ihren Terminen Zeit lassen können.

Zur «Mutter-Kind-Bindung»

Wenn wir jedesmal Schuldgefühle haben oder uns beklommen fühlen, weil wir unser Kind allein lassen, reagieren wir damit auf einen Mythos, der behauptet, eine Mutter, die ihr Kind liebt, würde es nach Möglichkeit nie allein lassen. Daß Kinder die Liebe und Fürsorge Erwachsener brauchen, steht außer Frage. Die herrschenden Vorstellungen über «die Mutter-Kind-Bindung» aber haben dazu beigetragen, daß viele Frauen in den Jahren, in denen sie Kinder großziehen, ein eingeengtes Leben führen und mehr Schuldgefühle haben, als für eine aktive Erwachsene gut ist.

Zwischen 1930 und 1950 beobachteten Wissenschaftler an neugeborenen Affen, die ohne Mutter waren, Erscheinungen eines Traumas. Bei der Erforschung der Frage, ob sich diese Beobachtung auch auf menschliche Kinder übertragen lasse, boten ihnen die Waisen- und Krankenhäuser, die der Zweite Weltkrieg gefüllt hatte, «natürliche Laboratorien», in denen sie an Kindern, die von ihren Eltern getrennt waren, Trauer und Depression studieren konnten. Sie stellten die Hypothese auf, die abwehrende Reaktion eines acht oder neun Monate alten Kindes gegenüber Fremden sei Ausdruck einer besonderen Bindung an die Pflegeperson, die Mutter. Schließlich wurde daraus die Theorie der «Mutter-Kind-Bindung», derzufolge Kinder zwischen sechs und neun Monaten eine besondere, enge Beziehung mit der Mutter verbindet. Jede längere oder regelmäßige Trennung von der Mutter verursache Verlassenheitsängste, die die Beziehungsfähigkeit eines Kindes auch im späteren Leben beeinträchtigten. Das positive Ergebnis dieser Arbeit soll hier nicht übergangen werden: Sie führte dazu, daß kranke Kinder im Krankenhaus nicht mehr von ihren Eltern getrennt werden und daß man Kinder in Waisenhäusern so früh wie möglich zur Adoption freigibt.

Aber diese Theorie wurde außerdem von Kinderärzten und konservativen politischen Gruppen als Argument gegen die außerhäusliche Arbeit von Müttern benutzt und verhinderte die Finanzierung von Tagesheimen, Kinderhorten und halben Stellen, die Frauen mit kleinen Kindern Alternativen bieten würden. Betrachten wir jedoch die Argumente, die unser Recht auf Arbeit bestreiten, aus der Nähe, wird folgendes deutlich:

1. Die ursprünglichen Untersuchungen fanden in Ausnahmezuständen statt. Sich die Betreuung eines Kindes mit einem Partner, einer Tagesmutter oder einer Verwandten zu teilen, ist einfach nicht mit einer Trennung durch Krieg oder Krankheit zu vergleichen.
2. In vielen Kulturen spielen ältere Kinder, Tanten und sogar Großväter die Rolle der wichtigsten Bezugsperson. Es schadet Kindern nicht, wenn sie von mehr als einer Person liebevoll betreut werden. Auch muß dies nicht die Mutter sein. In vielen Familien wird gut und liebevoll für die Kinder gesorgt, solange die alleinstehende Mutter ihrer Arbeit und ihrem Eigenleben nachgeht.
3. Lagen bestimmte ökonomische oder strategische Gründe vor, hatten weder bessergestellte Familien noch Regierungen etwas dagegen, daß Frauen von ihren kleinen Kindern getrennt wurden. Wenn zum Beispiel Waffen gebraucht wurden, zögerte man nicht, Mütter zur Arbeit in Rüstungsbetrieben zu verpflichten; im Nazi-Deutschland geschah dies trotz der herrschenden Mütterideologie und nachdem die Frauen nur wenige Jahre zuvor systematisch aus dem Berufsleben verdrängt worden waren. Und in den USA wurden von der Regierung während des Zweiten Weltkriegs große Tagesheime gebaut, damit die Frauen der «Workingforce» beitreten konnten. Dort konnten die Kinder sogar mit ihren Müttern zu Abend essen, um dann die Nacht bei ihnen zu verbringen.

Im Licht dieser Tatsachen betrachtet, sieht die «Mutter-Kind-Bindung» ganz anders aus. Eine Frau, die es so einrichtet, daß ihr Kind gut versorgt ist, braucht nicht das Gefühl zu haben, sie würde ihr Kind «verlassen», wenn sie arbeiten geht, einen Abendkurs macht, Freunde trifft oder Gymnastikstunden nimmt. Und haben die Kinder Probleme, muß sie sich nicht automatisch voll Reue vorwerfen, nicht zu Hause geblieben zu sein!

Kinder und Beruf

Eine Frau, die arbeiten gehen muß oder möchte und ein Baby zu Hause hat, hat allein mit den persönlichen Entscheidungen und Kompromissen, die sie ständig finden muß, mehr als genug zu tun. Manchmal ist das Baby krank, an manchen Tagen weint es, wenn sie geht, an anderen Tagen kann sie sich einfach nicht von ihm trennen. Durch Schuldgefühle und mögliche Gefahren, die eine Mutter sich ständig ausmalt, darf sie sich nicht fesseln lassen.

Die Absicht, arbeiten zu gehen, stellt viele Mütter kleiner Kinder praktisch wie auch emotional vor eine Reihe von Problemen. Sie müssen eine Betreuung für das Kind finden und den Anforderungen sowohl zu Hause wie auch am Arbeitsplatz gerecht werden. Wir lieben und vermissen unsere Kinder, wir fürchten, in ihrer Zuneigung durch jemand anders ersetzt zu werden, wir wollen wissen, daß sie auch anderen Bezugspersonen wirklich am Herzen liegen.

Diese Ängste und bangen Fragen sind normale Zeichen von Fürsorge. *Tiefe Zweifel und Schuldgefühle jedoch, wie sie viele Frauen, die sich entschließen, arbeiten zu gehen, empfinden, gehören nicht zur Berufstätigkeit einer Mutter.* Mit diesen Zweifeln reagieren wir darauf, daß wir mit der Vorstellung aufwuchsen, die Fürsorge für andere, und besonders für Kinder, sei «Frauenarbeit». Da nahezu 60% aller Frauen mit noch nicht schulpflichtigen Kindern berufstätig sind, ist es an der Zeit, mit dieser Gleichung (Mütterlichkeit = ausschließliche Betreuung von Kindern) Schluß zu machen.

Es gilt als selbstsüchtig, wenn eine Frau ihr Kind «opfert», um arbeiten zu gehen. Im Gegensatz zu den Argumenten der politischen Rechten jedoch suchen die meisten Frauen sich nicht aus, arbeiten zu gehen. Sie tun, was sie tun müssen, um für den Lebensunterhalt ihrer Familien zu sorgen. Außerdem lebt ein großer Teil der Mütter von kleinen Kindern von ihren Partnern getrennt oder sind von vornherein allein. Die meisten alleinstehenden Frauen mit Kindern haben gar keine Wahl: Sie müssen arbeiten gehen oder werden abhängig von der Sozialhilfe.

Ein neues Verständnis von Mutterschaft

Unter dem Vorwand, «die Familie intakt zu halten», weigerten sich Regierung und Arbeitgeber, Kinderbetreuungseinrichtungen zu finanzieren und Arbeitsmöglichkeiten zu schaffen, die es Frauen ermöglichen würden, berufstätig und Mutter sein zu können, ohne unter dem Streß der Doppelbelastung aufgerieben zu werden. Berufstätige Mütter sind also darauf angewiesen, die vorhandenen Einrichtungen so zu nutzen, daß sie nicht das Gefühl haben müssen, daß das auf Kosten der Kinder geht. Um die Betreuung des Kindes von Anfang an sicherzustellen, sollte eine werdende Mutter sich schon vor der Entbindung Gedanken machen, welche Betreuung sie braucht und wer dafür in Frage kommt: ein gelegentlicher Babysitter, eine Halbtagsbetreuung oder eine Tagesmutter? Auch nach Kinderhorten und Spielgruppen sollte sie sich bereits während der Schwangerschaft umschauen. Die Vor- und Nachteile der verschiedenen Möglichkeiten können wir hier nicht diskutieren. Wir empfehlen im Anhang einige Bücher dazu, vor allem aber, Kontakt mit anderen Eltern aufzunehmen. Wissen aber muß jede Mutter, daß auch ein kleines Kind in einer Kindergruppe keinen Schaden erleidet. Die Erfahrungen anderer Länder wie China, Schweden und Israel zeigen, daß Kinder, die in Gruppen aufwachsen, zu normalen Erwachsenen werden. Kinder, die von klein auf in einer Gruppe betreut werden, sind ebenso liebevoll, intelligent und emotional gesund wie Kinder, die zu Hause aufwachsen. Kinder, die in Kinderhorte gehen, werden unter Umständen sogar kreativer und unabhängiger als Kinder, die zu Hause bleiben. Entscheidend ist, daß die emotionalen Beziehungen zu ihren Eltern und anderen Erwachsenen verläßlich und stabil sind.

Über die individuellen Lösungen hinaus, die bisher möglich sind, müssen wir eine neue Art von Mutterschaft erfinden, die uns erlaubt, das Aufziehen von Kindern mit unserem Eigenleben zu verbinden, ob das nun Arbeit ist, sexuelle Beziehungen oder andere Interessen. Die Tatsache, weibliche Fortpflanzungsorgane zu besitzen, muß und darf nicht darüber bestimmen, wie wir die Jahre zubringen, die die erfülltesten unseres Lebens sein könnten. Dazu aber ist notwendig, gesellschaftlich einiges zu verändern, zum Beispiel:

- müssen Frauen ermutigt werden, ihren Tagesablauf so einzuteilen, daß selbstverständlich auch Dinge darin Platz haben, die für ihre Gesundheit wichtig sind (Sport, in Ruhe essen, Ausruhen);
- müssen in allen Betrieben Betriebskindergärten eingeführt werden und Betreuungseinrichtungen für Kleinkinder, damit Frauen zur Arbeit zurückkehren können, wenn sie wollen oder müssen. In Betriebskinderhorten sollten Frauen ihre Kinder stillen und Eltern mit ihren Kindern zusammen essen können

- müssen Arbeitgeber dazu gebracht werden, in solchen Einrichtungen ebenso einen Vorteil zu sehen wie in dem allgemeinen Versicherungsschutz, und sie dürfen nicht mehr argumentieren können, Frauen einzustellen sei teurer als Männer
- muß die Arbeitsstruktur verändert und mehr gutbezahlte Teilzeitstellen geschaffen werden
- muß die Forderung «gleicher Lohn für gleiche Arbeit» verwirklicht werden, so daß der Beitrag der Frauen am Familieneinkommen ebenso wichtig wird wie der des Mannes, damit seine Arbeit nicht als die *eigentliche* Arbeit gilt und er von der Arbeit mit den Kindern freigestellt wird.

Der Tod eines Kindes

In den ersten Lebenstagen sterben mehr Kinder als zu jedem anderen Zeitpunkt in der kindlichen Entwicklung, und fast all diese Kinder sterben in Kliniken. Das Klinikpersonal weiß wenig darüber, mit welchem Verhalten es den Eltern helfen kann, deren Kind vielleicht nicht überleben wird oder gestorben ist. Das Klinikpersonal richtet sich nach den üblichen medizinischen Prozeduren und verhält sich den Eltern gegenüber so, wie es sich in der Situation gerade ergibt oder geht zu den kulturell und gesellschaftlich üblichen formellen Verhaltensweisen bei Todesfällen über.

In Südamerika kommen alle Verwandten, um gemeinsam mit den Eltern über den Tod des Neugeborenen zu trauern. Bei uns wird alles getan, um sämtliche Hinweise auf das Baby möglichst schnell zu beseitigen, und zwar hauptsächlich zur Schonung anderer.

Es ist noch nicht so lange her, da durften Mütter ihre zu früh geborenen Kinder nicht berühren, sowohl wegen der Infektionsgefahr als auch aus dem Grund, weil befürchtet wurde, daß in den Frauen mehr Gefühle aufgewühlt würden, wenn das Kind sterben würde und sie es schon berührt und kennengelernt hatten. Nachdem durch antiseptische Maßnahmen die Infektionsgefahr verringert worden ist, dürfen in manchen Kliniken die Mütter, nachdem sie sich sorgfältig gesäubert und in Kittel gehüllt haben, ihre Kinder im Brutkasten versorgen.

Einige Psychologen kommen jedoch eher zu dem Schluß, daß eine Frau, die ihr Kind in den Armen gehalten hatte, zwar am Anfang einen größeren Schmerz empfunden haben mag, auf die Zeit danach bezogen, es ihr jedoch half, ihre Trauer zu durchleben und über den Verlust hinwegzukommen.

An einer amerikanischen Klinik sind auf Grund einer Studie über Eltern, deren Kinder in der Klinik gestorben waren, bestimmte Veränderungen vorgenommen worden, zum Beispiel wurden die Zimmer anders belegt, so daß die Mütter, die ihre Kinder verloren hatten oder deren Kinder in Lebensgefahr schwebten, nicht zuschauen mußten, wie die anderen Frauen ihre Babies gebracht bekamen. Es wurde für eine gute Verständigung zwischen den Krankenhausangestellten gesorgt, so daß die Eltern dauernd über die Situation ihres Kindes auf dem laufenden waren. Mit den Eltern wurden Gespräche geführt, damit sie mehr über ganz normale Reaktionen auf einen solchen Verlust und über die Zeit der Überwindung eines solchen Schmerzes erfuhren. Den Eltern wurde geraten, offen miteinander über ihre Gefühle zu reden, und drei bis vier Monate später wurden noch einmal Gespräche geführt, um den Eltern bei der Überwindung ihres Schmerzes zu helfen.

Körperlich erholte ich mich trotz des Kaiserschnitts sehr schnell, doch es dauerte unendlich lange, bis ich mich seelisch von dieser Erfahrung erholt hatte. Ein Teil von mir selbst war gestorben, mehr als einmal, in doppelter Hinsicht – alle meine Hoffnungen, meine Pläne, meine Zärtlichkeiten richteten sich ins Nichts. Ich hatte nichts, was ich in den Armen halten konnte, und mein Bauch war leer. Ich fühlte mich wie eine ausgehöhlte Schale, die nur noch mechanisch die Handlungen ausführte, die im täglichen Leben notwendig waren. Viele meiner Bekannten und Freunde sagten: «Sei dankbar, daß du zwei gesunde Söhne hast», und das war ich auch, doch sie konnten nicht den Platz des Babys einnehmen, auf das mein ganzer Körper sich vorbereitet hatte. Ein Jahr später, als ich bei meinem Arzt war und beim Gespräch über die Geburt in Tränen ausbrach, meinte er: «Sie nehmen das zu schwer. Sie haben ihr Kind doch nie berührt und kennengelernt.» Die ganze Wut und Enttäuschung stieg wieder in mir hoch. Ich hatte mein Baby gekannt, ich hatte es neun Monate lang in mir gespürt, ganz nah bei mir, und mich darauf vorbereitet, seine Mutter zu sein. Und danach diese Leere.

Ernährung und Versorgung des Babys

Wenn du dir Gedanken darüber machst, wie du dein Baby ernähren willst, mit der Brust oder mit der Flasche, spielt vielleicht auch die Erwägung eine Rolle, wie sich das am besten mit deinen Vorstellungen über die Aufteilung bei der Kinderversorgung mit dem Vater vereinbaren läßt. Die meisten Frauen in unserer Gruppe haben ihre Kinder gestillt. Wir haben uns für das Stillen entschieden, weil wir diese Erfahrung machen wollten, weil wir stolz auf unseren Körper sind und froh darüber, daß die Nahrung für unser Kind von uns selbst kommt. Es ist jedoch kein Wunder, daß viele Frauen beim Gedanken ans Stillen gemischte Gefühle haben. Unsere Brüste sind Sexualobjekt geworden, uns wird hinterhergepfiffen, werden anzügliche Blicke zugeworfen, so daß wir uns selbst auch immer mehr als Sexualobjekt fühlen. Deshalb ist es vielen Frauen unangenehm, und sie geraten in Verlegenheit, wenn sie ihrem Baby in der Öffentlichkeit die Brust geben. Stillen hat sehr viel mit sexuellen Gefühlen zu tun, aber nicht, weil Männer unsere Brüste für sexuell aufreizend halten. Stillen ist ein sexuelles Erlebnis, weil es mit Glücksgefühlen, Sinnlichkeit und Befriedigung verbunden ist. Stillen bedeutet für uns auch eine Bejahung unseres Körpers.

Muttermilch ist auf die Bedürfnisse des Kindes abgestimmt. Babies, die keine Fertignahrung vertragen, haben keine Probleme, wenn sie Muttermilch bekommen. Stillen stärkt die Abwehrkräfte. Das *Kolostrum*, die Vormilch, enthält besonders viele Abwehrstoffe, durch die das Neugeborene gegen Staphylokokken, den Poliovirus, Durchfall und E. Coli-Infektionen geschützt ist. Der Hautkontakt beim Stillen ist für die psychische Entwicklung des Babys von großer Bedeutung. Wenn du dein Kind mit der Flasche ernährst oder zur Flasche übergegangen bist, brauchst du jedoch nicht das Gefühl zu haben, daß du zu deinem Kind nicht genügend Körperkontakt hast. Egal, wie du dich entscheidest, für das Baby ist es wichtig, daß es die Nähe der Person spürt, die es füttert, und daß diese Person ihm Zärtlichkeit und Wärme entgegenbringt. Wir können durch unser Verhalten dem Baby vermitteln, daß Essen eine lustvolle und zusammen mit anderen erlebte Erfahrung ist. Im Säuglingsalter legen wir schon den Grundstein für spätere Eßgewohnheiten, für das zukünftige Verhältnis zu Nahrung und Ernährung. Wenn du die Flasche gibst, dann sorg dafür, daß dein Kind möglichst oft deine nackte Haut spüren kann, und schau dein Kind beim Flaschegeben an.

Wenn du stillst, sind vor allem drei Dinge für dich wichtig: Du brauchst die nötige Information, um von Geburt an einen guten Start zu haben, du brauchst sehr viel Unterstützung durch deine Umwelt, vor allem durch deinen Partner, und Menschen, die dir nahestehen, um Schwierigkeiten zu überwinden. Du brauchst Zuversicht, wenn Zweifel an deiner Fähigkeit, Milch geben zu können, in dir entstehen. Du kannst deinem Körper vertrauen, du kannst ganz sicher sein, daß du die Fähigkeit besitzt, dein Kind zu stillen. Das Stillen ist ein Regelkreis, bei dem sich Angebot und Nachfrage die Waage halten. In diesem Regelkreis kommt es zu Störungen, wenn von außen eingegriffen wird. Und damit mußt du in unseren Kliniken rechnen. Wenn du dein Kind nicht nach Bedarf, sondern nur nach der Uhr stillen kannst, wird das empfindliche Gleichgewicht zwischen Nachfrage und Milchbildung gestört.

Stillen

Je früher du dein Kind anlegen kannst, um so besser. Zwanzig bis dreißig Minuten nach der Geburt ist der Saugreflex bei den meisten Säuglingen am stärksten. Die Vormilch, das Kolostrum, ist vom letzten Drittel der Schwangerschaft an in deiner Brust vorhanden. Es ist reich an Eiweiß und bietet deinem Kind alles, was es in den ersten Stunden seines Lebens braucht. Wenn du dein Kind nach Bedarf, auch nachts, stillen kannst, braucht es außer deiner Milch keine zusätzliche Nahrung oder Flüssigkeit. Etwa nach 48 Stunden, manchmal auch früher, unter Streß auch oft später, schießt die Milch ein. Es ist normal, daß Babies anfangs bis zu 10 % ihres Geburtsgewichts verlieren, laß dich also nicht durch das Wiegen unter Druck setzen. Wenn du deine Brust schon in der Schwangerschaft aufs Stillen vorbereitet und ab und zu auch schon Kolostrum mit der Hand ausgedrückt hast, ist der Druck in deiner Brust beim «Einschießen» wahrscheinlich nicht mehr so groß, aber auch wenn deine Brust sehr groß und hart werden sollte, so läßt das bald wieder nach.

> Die ersten zwei Tage hat meine Tochter sehr viel geschlafen. Am dritten Tag wurde sie unruhig. Ich auch, denn ich dachte, daß jetzt die Milch da sein müsse. Ich habe dann in meinem Stillbuch gelesen, daß es bis zu fünf Tage dauern kann, und mich wieder beruhigt. Die Schwestern haben sich allerdings immer mehr aufgeregt und mir vorgeworfen, daß ich sie verhungern ließe, weil ich ihr keine Flasche geben wollte. Am Nachmittag bekam ich dann ganz pralle Brüste. Das sah

ganz unglaublich aus, so wie bei den indischen Fruchtbarkeitsgöttinnen. Ich war ganz selig und erleichtert und auch so aufgekratzt, daß ich das viele Wachsein gut verkraften konnte.

Am wohlsten wirst du dich fühlen, wenn dein Kind immer dann bei dir trinken kann, wenn es hungrig ist. Geht das nicht, so wirst du besonders nachts wahrscheinlich sehr volle Brüste bekommen. Du kannst dann Milch mit der Hand abdrücken. Einzelheiten darüber erfährst du bei der La Leche League, die stillende Mütter berät und unterstützt. Je öfter das Kind an deiner Brust saugt, um so mehr Milch wird sich bilden. Lege dein Kind also häufiger an, wenn du meinst, daß deine Milch nicht ausreicht. Durch die Sauganregung wird ein Hormon freigesetzt, das die Milchbildung bewirkt, das Prolaktin. Je mehr dein Kind saugt, um so mehr Milch wird also gebildet. Ein weiteres Hormon, das Oxytocin, bewirkt, daß die Milch in deiner Brust auch freigegeben wird. Wenn dein Kind zu saugen beginnt, so dauert es einen Moment, bis du ein Prickeln spürst und weißt: Jetzt bekommt mein Kind die Milch. Du siehst dann auch, wie es eifrig schluckt. Durch Aufregung und Unruhe wird die Wirkung des Oxytocins beeinträchtigt, zuviel des Streß-Hormons Adrenalin zum Beispiel stört den Milchfluß. Der Grund, weshalb viele Frauen meinen, nicht stillen zu können, ist also nicht, daß sie keine Milch haben, sondern daß sie nicht freigesetzt wird, weil der durch das Oxytocin bewirkte *Let-down*-Reflex (Milchflußreflex) gestört ist. Beim Stillen braucht ihr in den ersten Wochen Ruhe und Entspannung.

Nimm kein Milchpulver, wenn du voll stillen willst, du brauchst es nicht, auch wenn die Kliniken es ständig anbieten. Fängst du erst einmal mit dem Zufüttern an, hast du weniger Milch und mußt bald neues Milchpulver besorgen. Damit sind wir bei einem weiteren nicht ganz unwichtigen Vorteil des Stillens: Deine Milch kostet nichts.

Das Vertrauen zu dir selbst

Du hast Milch (mehr als 95% aller Frauen könnten stillen) und sie reicht auch, wenn du dein Kind nach Bedarf anlegst. Nur in den ersten Wochen sind die Brüste oft ganz prall und voll, später nehmen sie mehr und mehr ihre frühere Form an und bilden dennoch immer mehr Milch. Die Größe der Brust hat auf die Milchmenge keinen Einfluß. Du selbst kannst dein Kind in den ersten vier bis sechs Monaten mit der ganzen Nahrung, die es braucht, versorgen. Bei unserer Ernährung werden wir mehr und mehr von der Industrie abhängig, nur wenige von uns versorgen sich selbst. Viele Nahrungsmittel, die wir kaufen, sind schon fertig zubereitet. Bei der Ernährung unseres neugeborenen Kindes haben wir wenigstens in den ersten Monaten die Möglichkeit zur Selbstversorgung. Stillen ist in unserer Gesellschaft immer noch etwas recht Exotisches. In der Öffentlichkeit sind wir einem spürbaren Druck ausgesetzt. Einigen von uns ist es passiert, daß wir beim Stillen in Lokalen dumm angeredet wurden, genauso wie in der Schwangerschaft. Die Stimmung, die uns entgegenschlägt, ist beinahe so, als müßten wir Frauen uns dafür entschuldigen, daß wir die Fähigkeit haben, Kinder zu kriegen und zu stillen.

Wir fordern, daß Frauen die Entscheidung, ob sie diese Fähigkeit wahrnehmen wollen, auf Grund von allen vorhandenen Informationen und unter Wahrnehmung aller zur Verfügung stehender Möglichkeiten treffen können, ohne dabei einem massiven Druck seitens einer von männlichen Normen bestimmten Gesellschaft und einer profitorientierten Industrie ausgesetzt zu sein. Immer mehr chemische Schadstoffe gelangen indirekt über die Luft, die wir atmen, und unsere Umwelt und direkt über unsere Nahrung in unseren Körper. In einer im Auftrag der Deutschen Forschungsgemeinschaft durchgeführten Untersuchung ist der Schadstoffgehalt in der Muttermilch festgestellt worden, und die Ergebnisse sind trotz des positiven Resümees der DFG beunruhigend. Die Verfasser kommen zu dem Schluß, daß «von klinisch-ärztlicher Seite keine Befunde vorliegen, die es rechtfertigen würden, vom Stillen abzuraten...», und «daß der Nutzen des Stillens derzeit höher einzuschätzen ist als ein möglicherweise vorhandenes Gesundheitsrisiko durch die festgestellten Rückstände in der Frauenmilch».

Die begonnenen Forschungsvorhaben sollten intensiviert werden mit dem Ziel, Empfehlungen auszusprechen, wie die Quellen für die Ansammlung von Schadstoffen im Körper beseitigt und damit Rückstände in Muttermilch reduziert werden können.

Damit können wir uns aber nicht zufriedengeben! Indirekt gibt man uns zu verstehen: Auf euren Körper ist kein Verlaß, die Milch, die ihr gebt, ist nicht einwandfrei. Die Konsequenz darf nicht darin bestehen, daß wir unseren Körper in Zweifel ziehen. Mit unserer Welt stimmt etwas nicht. Wir alle müssen uns für Veränderungen einsetzen, damit die Nahrungsmittel, die wir zu uns nehmen, und die Luft, die wir atmen, keine Bedrohung für uns und unsere Kinder darstellt.

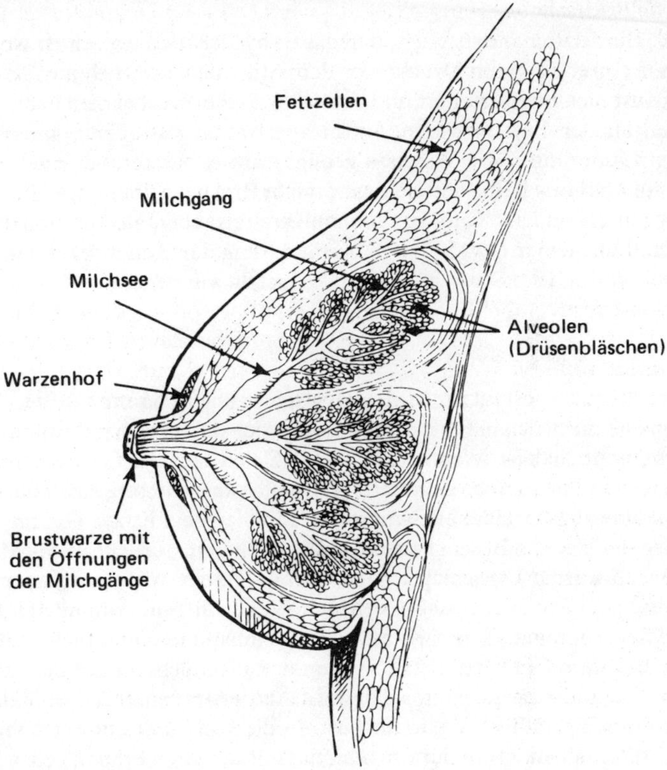

Häufig auftretende Schwierigkeiten

Die Milch geht zurück
Wenn du das Gefühl hast, daß dein Kind nicht satt wird, lege es häufiger an. Vielleicht wurde in der Klinik zugefüttert, so daß du jetzt einen größeren Nahrungsbedarf decken mußt. Ernähre dich gut und vergiß das Trinken nicht, aber greife dabei so selten wie möglich zu Kaffee und schwarzem Tee. Mach es dir beim Stillen bequem. Eine Methode, die sehr wirkungsvoll ist: 48 Stunden lang alle zwei Stunden anlegen.

Wunde Brustwarzen
Sie können dadurch entstehen, daß das Baby nicht den ganzen Brustwarzenhof ergreifen kann. Drücke vor dem Stillen etwas Milch aus, so daß die Brust nicht mehr so hart und voll ist. Laß die Brustwarzen nach dem Stillen an der Luft trocknen. Infrarotbestrahlungen oder Sonnenlicht bringt Linderung. Zum Waschen genügt warmes Wasser, verwende keinen Alkohol und keine Seife. Es gibt milde Brustwarzencremes, die dem Baby nicht schaden. Rotöl aus Johanniskraut ist ebenfalls sehr hilfreich. Es färbt nur leider etwas. Durch Vorbereitung der Brustwarzen auf das Stillen während der Schwangerschaft kannst du wunden Brustwarzen vorbeugen.

Milchstau
Wenn die Milch gestaut ist, wird die Brust hart und ist häufig gerötet. Sorg dafür, daß die Milch in Fluß kommt, sowie sich die Brust hart anfühlt und druckempfindlich ist. Wenn du dein Kind gleich nach der Geburt anlegen konntest und nach Bedarf stillst, ist ein Milchstau selten. Zeigen sich bei dir die oben beschriebenen Symptome, dann leg dein Kind so oft an, wie es mag. Falls es die Brustwarze nicht ergreifen kann, drücke etwas Milch ab. Mach warme Umschläge. Eine warme Dusche wirkt entspannend. Du mußt dafür sorgen, daß die Milch wieder in Fluß kommt. Honigumschläge sind gut. Setz dich mit deiner Hebamme oder der La Leche League-Gruppe in Verbindung, wenn du Rat brauchst. Falls du Fieber hast und es nicht zurückgeht, ruf deine/n Ärztin/Arzt an. Sag ihr/ihm, daß du weiterstillen willst. Vielleicht hast du dich schon in der Schwangerschaft öfter mit anderen Müttern oder mit schwangeren Frauen getroffen. Es ist sehr hilfreich, wenn du eine Frau, die deine Ansichten über Stillen und Geburt teilt, anrufen kannst, wenn du einmal nicht mehr weiter weißt. Frauen, die keine Erfahrung mit Stillen haben, frag besser nicht. Du wirst wahrscheinlich nur die ganzen Vorurteile präsentiert bekommen, die du vielleicht bei dir selbst gerade erst mühsam abgebaut hast.

Dein Partner kann eine Menge Dinge bei der Kinderversorgung übernehmen, wenn du stillst. Er kann das Kind trockenlegen, herumtragen, trösten, mit ihm schmusen – er ist also durchaus nicht dazu verdammt, untätig zuzusehen, wenn du dich fürs Stillen entschließt.

Die ersten sechs bis acht Wochen können ganz schön anstrengend sein, denn dein Kind kennt noch keinen Unterschied zwischen Tag und Nacht und wacht vielleicht alle zwei bis drei Stunden auf. Ungefähr sechs Wochen dauert es auch, bis sich deine Brüste auf den Nahrungsbedarf deines

Kindes eingestellt haben, so daß das empfindliche Gleichgewicht zwischen Angebot und Nachfrage nicht mehr so leicht gestört werden kann. Das Stillen mußt du erst lernen, und es dauert eine Zeit, bis es ganz selbstverständlich für dich und dein Kind geworden ist und du dir keine Sorgen mehr machst und immer sicherer wirst.

Stillen unter besonderen Bedingungen

Es gibt keinen Grund, weshalb Frauen nach einem Kaiserschnitt ihre Kinder nicht stillen sollten, auch wenn es ein bißchen schwieriger sein mag, damit anzufangen, weil die Mutter sich nach der Operation noch sehr schwach fühlt oder das Kind von den Medikamenten, die bei der Entbindung gegeben wurden, schläfrig ist. Manche Mütter wollen nach einem Kaiserschnitt keine schmerzlindernden Mittel nehmen, da ihr Kind sie durch die Milch aufnehmen wird.

Mütter von zu früh geborenen Kindern und Zwillingen können und sollten ihre Kinder stillen. Es gibt Untersuchungen, die belegen, daß die Milch von Müttern von Frühgeburten mehr Eiweiß enthält, als die von voll ausgetragenen Kindern.* Wenn das Kind zum Saugen zu klein und schwach ist, kannst du die Milch abpumpen und es damit füttern, bis es kräftig genug ist, an der Brust zu trinken. Selbst wenn du durch einen langen Krankenhausaufenthalt von deinem Kind getrennt bist, ist es im allgemeinen möglich, Stillzeiten zu verabreden und es so wenigstens zeitweise zu stillen.

Mit wenigen Ausnahmen können und sollen auch Frauen stillen, die wegen einer Krankheit Medikamente einnehmen. Nach Absprache mit dem Arzt oder einem gut informierten Apotheker können Medikamente, die durch die Milch vom Kind aufgenommen werden, oft durch andere nicht übertretende Mittel ersetzt, in geringerer Dosierung eingenommen oder ganz abgesetzt werden. Der Arzt muß auf jeden Fall wissen, daß du dein Kind auch weiterhin stillen willst.

Wenn du aus irgendeinem Grund aufhören mußt zu stillen oder dich dafür entscheidest, gar nicht erst anzufangen, kannst du den Milchfluß später reaktivieren, indem du dein Kind häufig saugen läßt. Es kann eine Weile dauern, bis die Milch einschießt, und bis dahin kann das Stillen eine frustrierende und schwierige Prozedur sein. Manche entschlossenen Frauen haben, nachdem sie schon völlig aufgehört hatten zu stillen, es wochen- oder sogar monatelang immer wieder versucht. Gelegentlich ist

* La Leche Information Sheet, No. 13, 13.12.1980

es sogar Frauen gelungen, die Jahre zuvor schon einmal gestillt hatten, Adoptivkindern die Brust zu geben.

Die Organisation La Leche League (vgl. Anhang) hat zu all den oben erwähnten Fällen Beispiele dokumentiert, kann wertvolle Hinweise geben und dich in einer schwierigen Zeit mit Rat und Ermutigung unterstützen.

Abwechselndes Füttern

Wenn du wieder arbeiten gehen willst, Zeit für dich selbst brauchst oder es deinem Partner oder einem anderen Familienmitglied wichtig ist, sich am Füttern zu beteiligen, läßt sich besonders nach den ersten Monaten ein Arrangement finden, bei dem nur teilweise gestillt wird. Du kannst mit der Hand oder einer Pumpe Milch abpumpen, sie kühlstellen oder, wenn sie nicht in den nächsten Stunden gefüttert werden soll, einfrieren und es anderen überlassen, sie dem Kind zu geben. Als Alternative findest du vielleicht eine andere stillende Frau, die bereit ist, dein Kind anzulegen, wenn du nicht da bist.

Wenn du nicht regelmäßig stillen kannst, versuche wenigstens zu den richtigen Stillzeiten Milch abzupumpen, um den Nachschub aufrechtzuerhalten. Denke daran, daß das Stillen vor allem durch die Nachfrage in Gang gehalten wird. Wir kennen Flugzeugstewardessen, die Milch abpumpen, wenn sie unterwegs sind und ihre Kinder stillen, wenn sie nach Hause kommen.

Manche Frauen empfinden das Abpumpen von Muttermilch als lästig. Andere haben Schwierigkeiten, genug Milch abzupumpen, um den Nachschub nicht zu gefährden. In diesen Fällen stillst du am besten nur ein- oder zweimal am Tag und gibst dem Kind zwischendurch Saft oder Fertignahrung oder stellst ganz auf Flaschenfütterung um. Finde einen Kompromiß, mit dem du dich wohl fühlst und das Gefühl hast, das Beste für dein Kind zu tun.

Stillen und Verhütung

Wenn du dein Kind ausschließlich stillst (das heißt nicht zusätzlich mit Fertignahrung oder fester Narhung fütterst), wird es wahrscheinlich sieben bis fünfzehn Monate dauern, bis dein Zyklus nach der Geburt wieder einsetzt. Die Hormone, die die Milchproduktion anregen, verhindern nämlich gleichzeitig die Menstruation. Stillen ist aber *keine* verläßliche Verhütungsmethode, wenigstens nicht länger als vier oder fünf Wochen nach der Geburt. Es ist möglich (wenn auch selten), daß eine Frau einen -

sprung hat und erneut empfängt, bevor ihre Menstruation einsetzt. Hast du schließlich nach einer Geburt wieder menstriert, ist die Wahrscheinlichkeit, schwanger zu werden, sogar besonders groß. Wenn du dich für eine Verhütungsmethode entscheidest, solltest du nach Möglichkeit wegen des erhöhten Risikos von Unterleibsentzündungen die Spirale vermeiden. Kürzlich wurde auch vor den sogenannten «Kombinationspräparaten» bei den oralen Kontrazeptiva gewarnt, die die Menge der nachfließenden Milch beeinflussen können und damit die Zeit, in der eine Frau stillen kann. Außerdem können Steroide in die Milch gelangen, die eine noch unerkannte Wirkung auf das Kind haben. Gegen die Pille (vgl. Bd. 1, Kapitel 13: «Verhütung») haben wir schwerwiegende Einwände.

Gesetzliche Bestimmungen für Schwangere und Mütter

Mutterschutzgesetz in der Bundesrepublik

Am 1. Januar 1988 wurde eine zusätzliche Mutterschaftsregelung eingeführt. Bisher war eine berufstätige Mutter sechs Wochen vor der Entbindung und acht Wochen – bei Früh- und Mehrlingsgeburten zwölf Wochen – danach von der Arbeit freigestellt. Dann konnte sie einen zehnmonatigen Erziehungsurlaub nehmen.

Mit der Neuregelung verlängert sich diese Zeitspanne auf zwölf Monate.

Das in dieser Zeit gezahlte Erziehungsgeld beträgt in den ersten sechs Monaten 600 DM. Danach richtet sich seine Höhe nach dem Einkommen der Frau.

Der Erziehungsurlaub muß unmittelbar im Anschluß an die Schutzfrist nach der Entbindung angetreten und spätestens vier Wochen vor Ablauf dieser Frist beim Arbeitgeber verlangt werden. Der Mutterschaftsurlaub kann mit Zustimmung des Arbeitgebers vorzeitig beendet werden.

Frauen, deren Arbeitsverhältnis während der Schwangerschaft vom Arbeitgeber zulässig aufgelöst worden ist oder mit Ablauf der Schutzfrist nach der Entbindung endet, können Mutterschaftsgeld für den Zeitraum beanspruchen, für den sie bei Bestehen eines Arbeitsverhältnisses Mutterschutzurlaub hätten beanspruchen können.

Arbeitslose Frauen, die Anspruch auf Arbeitslosengeld bei Beginn der Schutzfrist vor der Entbindung hatten, können die Weiterzahlung des Mutterschaftsgeldes verlangen.

Während des Mutterschaftsurlaubs darf keine Erwerbstätigkeit ausgeübt werden.

Die Mutter soll dem Arbeitgeber auf dessen Verlangen spätestens vier Wochen nach Beginn des Mutterschaftsurlaubs mitteilen, ob sie beabsichtigt, das Arbeitsverhältnis nach Beendigung des Mutterschutzurlaubs fortzusetzen. Die Absichtserklärung der Mutter, das Arbeitsverhältnis nicht fortzusetzen, bedeutet allerdings keine Kündigung des Arbeitsverhältnisses. Hierzu bedürfte es einer schriftlichen Erklärung der Arbeitnehmerin.

Der Arbeitgeber kann den Jahresurlaub der Mutter für jeden vollen Kalendermonat, für den sie Erziehungsurlaub nimmt, um ein Zwölftel kürzen.

Der Arbeitgeber darf das Arbeitsverhältnis der Mutter während des Erziehungsurlaubs und bis zum Ablauf von zwei Monaten nach Beendigung des Erziehungsurlaubs nicht kündigen. Die Mutter kann das Arbeitsverhältnis unter Einhaltung einer Kündigungsfrist von einem Monat zum Ende ihres Mutterschaftsurlaubs kündigen, soweit für sie nicht eine kürzere gesetzliche oder vereinbarte Kündigungsfrist gilt.

Was für Arbeiten darfst du während der Schwangerschaft nicht verrichten?

Als werdende Mutter darfst du nicht mit Mehrarbeit und nicht mit Nachtarbeit (zwischen 20 und 6 Uhr) beschäftigt werden. Auch nicht an Sonn- und Feiertagen. Unbedingt verboten sind alle Arbeiten, bei denen du schädlichen Stoffen ausgesetzt bist wie: Gase, Dämpfe, Strahlen. Arbeiten, bei denen du Hitze, Kälte, Nässe, Lärm und Erschütterung ertragen mußt, sind ebenfalls verboten, außerdem schweres Heben, häufiges Bücken oder Strecken und Arbeiten, bei denen erhöhte Unfallgefahr besteht. Es gibt noch eine Reihe anderer Arbeiten, die für werdende Mütter verboten sind. Du kannst nachsehen im Mutterschutzgesetz, das in der letztgültigen Fassung in allen Betrieben und Verwaltungen, die mehr als drei Frauen beschäftigen, aushängen muß und bei den meisten Krankenkassen oder über das Gesundheitsministerium in Bonn zu bekommen ist.

Entbindung in der Heimat
Ausländerinnen, die in ihrer Heimat entbinden möchten, wo sie mit der Unterstützung ihrer Verwandten rechnen können und wo sie sich vielleicht sicherer fühlen, können sich vor Beginn der Schutzfrist an die Krankenkasse wenden. Dort bekommst du Unterlagen, mit denen du am Heimatort nach den dort geltenden Gesetzen Mutterschaftshilfe bekommst. Das Mutterschaftsgeld wird nach der Rückkehr von der Kasse ausbezahlt oder dir an deinen Heimatort überwiesen.

Stillzeiten
Nach Ablauf der Schutzfrist, wenn du dein Baby weiterhin stillst, muß dir auf Verlangen zweimal täglich eine halbe Stunde oder einmal täglich eine Stunde dafür Zeit gegeben werden. Hast du eine zusammenhängende Arbeitszeit von mehr als acht Stunden, die nicht durch eine Ruhepause von mindestens zwei Stunden unterbrochen wird, muß eine Stillzeit von mindestens anderthalb Stunden gewährt werden. Ein Verdienstausfall darf dir dadurch nicht entstehen.

Mutterschaftsgeld
Wenn du in einer gesetzlichen Krankenversicherung bist, hast du Anspruch auf Mutterschaftsgeld während der Schutzfrist. Der Betrag berechnet sich nach dem durchschnittlichen Gehalt der letzten drei Monate vor Beginn der Schutzfrist. Die Krankenkassen zahlen bis 25 DM täglich. Ist dein Einkommen höher, wird die Differenz vom Arbeitgeber bezahlt. Bist du in der gesetzlichen Krankenversicherung als Familienangehörige mit versichert, erhältst du als Mutterschaftsgeld einmal 35 DM, das auf 150 DM erhöht werden kann. Frauen, die noch vor Beginn der Schutzfrist kündigen oder deren Arbeitsvertrag zu diesem Zeitpunkt endet, bekommen Mutterschaftsgeld in Höhe des Krankengeldes und sind weiterhin krankenversichert.

Was kann eine alleinerziehende Mutter tun?

Du kannst einen Antrag auf Sozialhilfe beim Sozialamt deines Wohnortes stellen, wenn du durch die Betreuung deines Babys nicht berufstätig sein willst oder kannst. Scheue dich nicht, diese Unterstützung zu beantragen, reich kannst du damit sowieso nicht werden, und ein Kind ohne Partner aufzuziehen ist eine Leistung. Die Regelsätze, die von Bundesland zu Bundesland leicht variieren, liegen derzeit bei 395 DM für den «Haushaltungsvorstand» und bei 178 DM für jedes Kind unter sieben Jahren; je älter die Kinder werden, um so höher steigt der Regelsatz (Stand 1. Juli 1986). Der Höchstsatz wird allerdings nur dann bezahlt, wenn vom Vater des Kindes keine Unterhaltsleistungen bezahlt werden und wenn deinen Eltern eine Unterstützung nicht zugemutet werden kann. Natürlich können auch alleinstehende Väter Sozialhilfe beantragen.

Ausführliche Information über deine Möglichkeiten erhältst du beim Verband Alleinstehender Mütter und Väter e. V. (VAMV). Ausländische Arbeitnehmerinnen haben ebenfalls Anspruch auf Hilfe zum Lebensunterhalt, Krankenhilfe, Hilfe für werdende Mütter und Wöchnerinnen. Der/die Antragsteller/in muß glaubwürdig nachweisen, daß er/sie nicht mit der Absicht, Sozialhilfe zu beziehen, in die Bundesrepublik gekommen ist. Die Inanspruchnahme wird der Ausländerbehörde gemeldet. Hilfe und Auskunft gibt das Ausländerreferat der Gewerkschaften, die Arbeiterwohlfahrt, die «Interessengemeinschaft der mit Ausländern verheirateten Frauen» und der VAMV. (Adressen siehe Anhang.)

Regelungen in anderen Ländern

Schweden

hat 270 Tage gesetzlichen Mutterschutz. Bis zu 60 Tage kann die Mutter vor der Geburt ihres Kindes nehmen. An den verbleibenden Tagen kann auch der Vater teilnehmen. Wer von den Eheleuten zu Hause das Baby versorgt, bekommt 90 % seines Einkommens. Hausfrauen bekommen etwa 15 DM täglich.

Italien

Hier bekommt die Mutter fünf Monate Mutterschutz. Drei Monate vor und zwei Monate nach der Geburt. Während der Stillzeit (bis zu einem Jahr nach der Entbindung) wird die Arbeitszeit um die Hälfte verringert. In den ersten Monaten kann auch der Vater zu Hause bleiben, sein Gehalt wird weiterbezahlt.

Frankreich:

Sechs Wochen vor und zehn Wochen nach der Entbindung dauert der Mutterschaftsurlaub. Bei Inanspruchnahme aller Vorsorgeuntersuchungen erhält die Mutter 700 DM. Nach der Entbindung erhält sie weitere 1000 DM Beihilfe und ein wöchentliches Stillgeld von knapp 20 DM (für höchstens fünf Monate). Nach zwei Jahren Babyurlaub hat sie ein Recht auf Wiedereinstellung.

England:
Jede Frau kann elf Wochen vor der Entbindung aufhören zu arbeiten, wenn sie mindestens zwei Jahre beim selben Arbeitgeber beschäftigt war. Bis zu 29 Wochen nach der Entbindung darf ihr nicht gekündigt werden. In den ersten sechs Wochen des Mutterschaftsurlaubs bekommt sie 90 % des Gehalts.

Schweiz
Die momentane Regelung des Mutterschutzes in der Schweiz sieht einen *Mutterschaftsurlaub* von insgesamt nur acht Wochen nach der Geburt vor, der nicht automatisch bezahlt ist. Er kann auf Verlangen der Mutter bis auf sechs Wochen verkürzt werden, wenn durch ein ärztliches Zeugnis die Arbeitsfähigkeit der Frau bestätigt wird.

Der gesetzliche *Kündigungsschutz* erstreckt sich nur auf je acht Wochen vor und nach der Geburt.

Die *Lohnfortzahlung* ist nach Dauer des Arbeitsverhältnisses abgestuft. Im ersten Beschäftigungsjahr hat die Mutter nur drei Wochenlöhne garantiert, in den folgenden Jahren, je nach Dauer des Arbeitsverhältnisses, für eine «angemessene längere Zeit», das heißt im zweiten Beschäftigungsjahr vier Wochen Lohnfortzahlung, nach zwei bis vier Jahren zwei Monate, nach fünf bis zehn Jahren drei Monate.

Österreich
Hier ist die Beschäftigung acht Wochen vor und acht Wochen nach der Entbindung (bei Früh- und Mehrlingsgeburten zwölf Wochen) verboten.

Im Anschluß an diese Schutzfrist steht der Mutter auf ihr Verlangen ein unbezahlter Urlaub (*Karenzurlaub*) bis zur Vollendung des ersten Lebensjahres ihres Kindes zu.

Während der Schutzfrist erhält die Frau ihr volles Gehalt als Wochengeld durch die Krankenkasse weiter. Während des Karenzurlaubs gewährt die Arbeitslosenversicherung der Mutter ein Karenzurlaubsgeld.

Es besteht ein Kündigungsverbot ab Beginn der Schwangerschaft bis zum Ablauf von vier Wochen nach Beendigung des Karenzurlaubs. Neben den normalen Leistungen der Krankenkasse wird noch ein einmaliger Entbindungsbeitrag gewährt. Die Mutterschaftsleistungen erstrecken sich auch auf die nichtverheirateten Angehörigen eines Versicherten mit folgender Einschränkung: An Stelle des Wochengeldes wird ein Entbindungsbeitrag bezahlt.

In Österreich hat jede Mutter Anspruch von rund 16000 ÖS = 2285 DM, wenn sie sich einen Mutter-Kind-Paß beschafft und sich und ihr Kind, wie vorgeschrieben, ärztlich untersuchen läßt. Die Paßformulare sind bei den Bezirksgesundheitsämtern erhältlich, außerdem ist jeder Arzt verpflichtet, sie für seine Patientinnen bei den Behörden anzufordern. Seit Einführung dieser Regelung ist die Säuglingssterblichkeit in Österreich um 35 Prozent gesunken.

21. Mögliche Komplikationen bei Befruchtung, Schwangerschaft und Geburt

Bei nicht allen Frauen verläuft das Schwangerwerden und Gebären vollkommen reibungslos. Viele müssen mit Situationen zurechtkommen, die sie als schmerzlich empfinden. Es kann sein, daß sie trotz aller Bemühungen nicht schwanger werden oder aber daß sie schwanger werden und kurz darauf das Kind wieder verlieren oder daß sie eine Eileiterschwangerschaft haben oder daß das Kind tot geboren wird. Diejenigen, bei denen eine Rhesusfaktorunverträglichkeit auftreten könnte, oder solche Frauen, in deren Familie Erbschäden aufgetreten sind, müssen möglicherweise beim Planen der Kinder besondere Vorkehrungen treffen.

Wir können lernen, mit möglichen Problemen und eigentlichen Krisen auf zweierlei Weise umzugehen. Als erstes müssen wir uns bewußt machen, daß bei jeder Schwangerschaft etwas schiefgehen kann. Es kann aber auch ebensogut alles glattgehen. Wir sollten diese Information im Hinterkopf behalten, um sie gegebenenfalls zur Verfügung zu haben. Wenn dieses Wissen uns jedoch beunruhigt, dann können wir Zwiegespräche führen – mit uns selbst, unserem Partner und unseren Freunden. Zweitens, wenn wir vermuten, daß etwas nicht in Ordnung ist, wenn wir nicht schwanger werden, Fehlgeburten haben oder wenn Probleme auftreten, die nicht gerade Krisenausmaß haben, sollten wir uns genauere Sach-Informationen verschaffen, mit denen wir unser Problem angehen können: Was passiert? Was soll ich tun? Wo kann ich Hilfe bekommen? Wie kann ich damit zurechtkommen? Was muß ich als nächstes tun?

Wenn wir unseren Arzt um Hilfe bitten, entweder vor der Schwangerschaft oder in der Frühschwangerschaft, werden wir oft abgewimmelt:

> Der Besuch beim Frauenarzt war depremierend. Auf unsere Frage, was wir vor der Zeugung eines Kindes berücksichtigen sollten (in der

Familie meines Mannes gibt es einen Schizophrenie-Kranken und in meiner einen Epileptiker), fragte er uns, ob wir nicht wüßten, wie das geht!

Der Arzt sagte mir, daß er das Thema «Fehlgeburt» nicht bespricht, weil er Frauen nicht ängstigen will, die seiner Meinung nach doch keine Fehlgeburt haben werden.

Diese Haltung zeugt nicht gerade von einer hohen Einschätzung unserer Intelligenz und emotionalen Stärke. Wir und unsere Ärzte beugen eventuell auftretende Komplikationen vor, wenn wir diese Fragen so klar wie möglich stellen und die Ärzte sie so rücksichtsvoll und aufrichtig wie möglich beantworten.

Zusammen mit unseren Ärzten können wir auch versuchen, körperliche Ursachen unserer Probleme zu ergründen, und wir können die verfügbare Literatur durchsehen. Wir können alles über Diagnose und Behandlung lernen. Wir haben ein Recht darauf, die Testresultate zu erfahren, und wir können auf weiteren Tests bestehen, wenn wir nicht zufrieden sind.

Wir können lernen, emotionale Stärke zu entwickeln, um unsere Situation durchzustehen. Krisen können Gefühle der Isolation, der Angst, des Ärgers, des Leids, der Schuld und Hilflosigkeit aufwerfen sowie Zwangsvorstellungen und negative Phantasien aufkommen lassen. Zu solchen Zeiten brauchen wir Anteilnahme von unseren Partnern, Freundinnen und anderen, die ähnliche Situationen durchgestanden haben. Wir müssen dafür sorgen, daß wir die nötige Hilfe bekommen, wenn wir sie brauchen.

Fruchtbarkeitsstörungen

Wenn wir uns zu unserem ersten Kind entschließen, vermuten wir nicht, daß wir unfruchtbar sein könnten. Wir wissen, daß es vielleicht monatelang dauern kann, aber an Unfruchtbarkeit denken wir nicht. Noch weniger sind wir darauf gefaßt, wenn wir bereits ein oder zwei Kinder haben. Wenn nach einem Jahr sexueller Beziehungen keine Schwangerschaft zustande gekommen ist, sprechen Ärzte von *Sterilität*. Von *Infertilität* sprechen sie, wenn Frauen zwar schwanger werden, aber den Fetus nie so lange tragen können, bis er lebensfähig ist. Wir sollten darauf bestehen können, auf Fruchtbarkeitsstörungen hin untersucht zu werden, wenn wir uns darüber Sorgen machen, daß wir nicht schwanger werden. Es wird manche überraschen zu hören, daß Unfruchtbarkeit recht häufig vorkommt und die Ursachen bei Männern wie bei Frauen liegen können. Etwa 15 bis 20% aller deutschen Ehepaare im fortpflanzungsfähigen Alter wünschen sich vergeblich ein Kind. In 35% der Fälle liegt es an der Frau, und 35% am Mann, und für die restlichen 30% finden die Ärzte keine Erklärung.

Obwohl bis vor kurzem Sterilität eigentlich als Sache der Frau angesehen wurde, ist es jetzt klar, daß Diagnose und Behandlung bei Mann und Frau gleichzeitig vorgenommen werden müssen. Wenn das Problem beim Mann liegt, nützt es herzlich wenig, bei der Frau alle möglichen unnötigen, schmerzhaften und teuren Tests zu machen. Die Diagnose beim Mann ist anatomisch einfacher, deshalb ist es naheliegend, als erstes einmal ein *Spermiogramm* zu erstellen, daß ein- bis zweimal wiederholt werden sollte, weil die Spermienzahl stark schwanken kann. Dabei werden Zahl,Qualität und Beweglichkeit der Samenfäden unter einem Mikroskop untersucht.

Durch neue Forschungen und Techniken kann immer mehr unfruchtbaren Menschen geholfen werden. An einigen großen Universitätszentren gibt es «Sterilitätskliniken», bei denen Paaruntersuchung selbstverständlich ist.

Immer mehr Paare üben Druck auf ihre Ärzte aus. Einige Probleme lassen sich leicht beheben, andere wiederum sind unlösbar, oder eine Behandlung spricht nur in 20% der Fälle an. Sterilität nimmt ständig zu, möglicherweise weil wenig über die Langzeitauswirkung von Verhütungsmitteln wie Pille oder Intrauterinpessar bekannt ist. Auch die höhere Rate an Geschlechtskrankheiten (siehe Bd. 1, Kapitel 14: «Sexuell übertragbare Krankheiten») mit den einhergehenden, unerkannten Langzeitinfektionen könnte eine weitere Ursache der Sterilität darstellen. Das gleiche gilt für Umweltgifte und Streß.

Emotionale Reaktionen auf Fruchtbarkeitsstörungen

Fruchtbarkeitsstörungen lösen eine Lebenskrise aus. Oft treten sie unerwartet ein und die Betroffenen wissen nicht, wie sie mit den Gefühlen umgehen sollen, die sie überfallen, wenn sich herausgestellt hat, daß sie nicht ohne weiteres Kinder haben können. Unmittelbare Reaktion sind meist ein Schock und Verdrängung. Viele Frauen haben das Gefühl, als könne ihr Leben nicht weitergehen, denn sie haben schon einen neuen Job, eine Ausbildung oder andere Pläne verschoben in der festen Überzeugung, spätestens nach sechs Monaten schwanger zu sein. Mit Freundinnen zusammensein, die Kinder haben, fällt ihnen nun vielleicht schwer. Oft treten Neid und Eifersucht auf, das Gefühl: «Warum sie und nicht ich?» Bestimmte Feiertage, wie Weihnachten oder Ostern, werden dermaßen auf Kinder ausgerichtet, daß sie für eine kinderlose Frau zu einer belastenden, einsamen und deprimierenden Zeit werden können. Außerdem fühlen sich viele Frauen von Freunden und ihrem Liebhaber im Stich gelassen. Denn der reagiert in dieser Krisensituation möglicherweise ganz anders. Viele Frauen werden wütend, wissen aber nicht, wohin und an wen sich ihre Wut richten läßt. In so einer Situation haben wir alle die Neigung, nach einem Grund oder jemandem, den wir verantwortlich machen können, zu suchen. Deshalb meinen viele kinderlose Frauen, sie würden durch ihren Zustand für etwas bestraft, das sie in ihrer Vergangenheit taten. Manche glauben irrationalerweise, eine frühere Abtreibung (auch wenn sie richtig durchgeführt wurde), Masturbation, ungewöhnliche Sexualpraktiken usw. seien der Grund. Dadurch aber wird keine Unfruchtbarkeit verursacht, und doch spuken vielen solche Vorstellungen im Kopf herum und bringen sie dazu, fürchterliche Schuldgefühle zu bekommen.

Die meisten Frauen reagieren mit Depression, Trauer und Verzweiflung.

> Ich wuchs auf in der Vorstellung, man müsse nur bereit sein, hart zu arbeiten und immer sein Bestes zu geben, dann lägen alle Möglichkeiten zum Greifen nah. Im allgemeinen hat sich das bewahrheitet. Aber die Theorie zerfiel, als ich begann, mich mit meinen Fruchtbarkeitsstörungen zu beschäftigen. Ich wurde sehr depressiv; außerdem bezweifle ich stark, ob ohne die Hilfe einer Freundin, die das gleiche Problem hat, meine Ehe noch intakt wäre.

> Ich mußte durch viel Schmerz und Angst gehen, bis ich langsam die Vorstellung annehmen konnte, daß ich vielleicht niemals Kinder haben werde. Nach dem ersten Schock haben mein Mann und ich mehr zueinander gefunden als je zuvor. Ich wünschte, daß mehr Ärzte, die es mit Fruchtbarkeitsstörungen zu tun haben, sich mit den Gefühlen ihrer Patienten beschäftigen würden, anstatt sie sich selbst zu überlassen.

Mögliche Gründe für Unfruchtbarkeit

Fruchtbarkeit ist von verschiedenen psychisch stark beeinflußbaren physiologischen Vorgängen und deren Zeitpunkt abhängig: Dein Partner muß Spermien von ausreichender Quantität, Qualität und Motilität (Beweglichkeit) produzieren. Du mußt eine gesunde Eizelle zur Verfügung stellen. Die Spermien werden in der Scheide abgelegt und wandern durch den Zervikalschleim durch die Gebärmutter in die Eileiter, wo sie mit dem Ei zusammentreffen. Der richtige Zeitpunkt des Geschlechtsverkehrs ist wesentlich, da die Eizelle nur sechs bis zwölf Stunden lebensfähig und das Spermium nur ein bis zwei Tage auf dem Höhepunkt seiner Befruchtungsfähigkeit ist. Sobald Same und Ei sich vereint haben, müssen sie sich richtig in der Uterusschleimhaut einnisten und weiterwachsen können. Die normale Testreihenfolge in der Sterilitätsdiagnose verfolgt alle diese Stadien in der Reihenfolge der Ereignisse.

Eine Frau kann unfruchtbar sein auf Grund von:

- *Entzündungen in der Beckengegend* (s. S. 280).
- *Wucherungen der Uterusschleimhaut* (s. S. 298).
- *sexuell übertragbaren Krankheiten* (unbehandelt kann zum Beispiel Gonorrhöe eine Verklebung der Eileiter zur Folge haben; siehe Kapitel 14 in Band 1).
- *endokrinen Gründen.* Starke Verschiebungen des Zyklus, verkürzte Gelbkörperphasen, Ausbleiben der Ovulation oder der Menstruation können an einer organisch oder psychisch ausgelösten Fehlfunktion der Eierstöcke, der Hirnanhangdrüse, des Hypothalamus, der Schilddrüse oder der Nebennieren liegen. Normalerweise werden im Menstruationszyklus zu bestimmten Zeiten bestimmte Hormone gebildet. Wird eins dieser Hormone nicht oder in ungenügender Menge produziert, kann der gesamte Zyklus so durcheinandergeraten, daß eine Befruchtung und Einnistung der Eizelle nicht möglich ist. Meist werden solche Zyklusveränderungen durch starke, streßhafte körperliche oder seelische Belastungen hervorgerufen. Krankheitsbedingte Zyklusveränderungen sind dagegen äußerst selten.

Nach der Einnahme von Anti-Baby-Pillen entwickeln viele Frauen kurzfristig oder auch für Monate eine Amenorrhöe (Aussetzen der Menstruation). In dieser Zeit werden sie nicht schwanger, weil alle Fortpflanzungsfunktionen ruhen. Frauen, die vor der Pilleneinnahme sehr unregelmäßig ihre Perioden hatten, oder Frauen, die erst spät ihre erste Regel bekamen, scheinen besonders zu diesem sogenannten «Post-pill-Syndrom» zu neigen.

- *Strukturelle Probleme der Gebärmutter oder Zervix.* Gewebe-Fehlbildungen, die auf angeborene Probleme zurückzuführen sind, auf Hormone, die die Mütter der betroffenen Frau in der Schwangerschaft genommen haben, können Fruchtbarkeitsstörungen verursachen, indem sie eine Empfängnis oder das normale Wachstum und die Ausdehnung der Gebärmutter während einer Schwangerschaft verhindern. Wenn die Zervix betroffen ist, kann es zu einer Fehlgeburt kommen.
- *Zervikale Faktoren.* Zervikalschleim mit ungünstiger Konsistenz oder spermienfeindlichem Ph-Wert (Säuregrad) kann wie eine Barriere wirken gegen Spermien, die versuchen, die Vagina hinaufzuschwimmen, oder deren Beweglichkeit beeinträchtigen.
- *Andere Faktoren* wie Genschäden, extremer Gewichtsverlust oder Gewichtszuwachs, übermäßige sportliche Betätigung, mangelnde Ernährung oder wiederholte Schlankheitskuren* sowie Umwelt- und Industriegifte können die Fruchtbarkeit einer Frau beeinträchtigen. Infektionen zum Beispiel, die durch T-Mycoplasma oder Chlamydien hervorgerufen wurden können Unfruchtbarkeit verursachen, indem sie die Beschaffenheit des Zervikalschleims verändern. Möglicherweise führen sie auch frühe Fehlgeburten herbei.

Unfruchtbarkeit kann auch die Form wiederholter Fehl- oder Totgeburten annehmen. In solchen Fällen ist das Problem nicht die Empfängnis, sondern die Unfähigkeit, eine Schwangerschaft auszutragen.

Die Probleme, die in Unfruchtbarkeit münden, können bei einem Paar auch in Kombination auftreten. Die Fruchtbarkeit von Männern wie Frauen beeinträchtigen können:

- *Immunologische Reaktionen:* Beide Partner können Antikörper gegen Spermien haben, die diese an der Fortbewegung hindern, indem sie sie immobilisieren oder zum Verklumpen veranlassen.
- *Informationsdefizit:* Viele Frauen wissen nicht, wann ihre fruchtbare

* Eine 1987 am Münchner Max-Planck-Institut für Psychiatrie durchgeführte Untersuchung hat ergeben, daß auch gesunde Frauen mit sonst stabilem Zyklus vorübergehende Störungen ihres normalen Gleichgewichts erleben, wenn sie eine Diät machen. Zwischenblutungen, Zyklusschwankungen und ausbleibender Eisprung können die Folge sein. Auf jeden Fall ist in dieser Zeit ihre Fruchtbarkeit reduziert.

Zeit ist, wie oft sie während dieser Zeit mit ihrem Partner schlafen sollten oder was sie während des Geschlechtsverkehrs tun können, um eine Schwangerschaft zu begünstigen.

Ein Mann kann unfruchtbar sein, weil

- *sein Körper keinen oder zuwenig Samen produziert:* Der üblichste Grund männlicher Sterilität ist Krampfaderbruch der Hoden (meistens auf der linken Seite), der die Spermenproduktion und -beweglichkeit behindert (ein Vorgang, der immer noch nicht ganz verstanden wird). Weitere Gründe: Infektion mit hohem Fieber kurz nach der Pubertät, unbehandelter Hodenhochstand, Übermaß an Röntgenstrahlen, Verlegung der Hoden, chronisch überhöhte Temperatur des Hodensacks (häufig beruflich bedingt), Einnahme bestimmter Medikamente, erbliche Deformierung oder Fehlen der Hoden, emotionaler oder körperlicher Streß.
- *die Samenfäden eine zu geringe Beweglichkeit haben:* Dies kann von einer chronischen Entzündung der Prostata (Vorsteherdrüse) herrühren, von einer operativen Entfernung der Prostata oder von hormonellen Faktoren, ausgelöst zum Beispiel durch seelische Belastungen (u. a. beruflicher Streß, Partnerschaftsprobleme).
- *er keinen Samen in der Vagina nahe der Zervix ablegen kann.* Dieses kann durch Impotenz verursacht sein, durch eine Penisöffnung entweder auf der Ober- oder Unterseite, durch frühzeitige Ejakulation oder Dickleibigkeit (so daß der Penis nicht eindringen kann) oder mangelnde Information über günstige sexuelle Positionen.
- *der Weg des Spermas verklebt ist:* Dies kann von einer unbehandelten Geschlechtskrankheit herrühren oder einer Infektion, einem Krampfaderbruch oder einer Vasektomie (Durchtrennung der Samenleiter).
- *andere Faktoren vorliegen:* schlechte Ernährung, übermäßiger Alkohol- oder Nikotinverbrauch.

Masters und Johnson berichteten, daß bei jedem achten Paar, das in den letzten 25 Jahren ihre Sterilitätsklinik besucht hat, die Frau innerhalb von drei Monaten ohne irgendwelche Behandlung außer der Vermittlung folgender Information schwanger wurde: Wenn dein Menstruationszyklus regelmäßig ist, sei er lang oder kurz, wirst du wahrscheinlich vierzehn Tage (mit einem Spielraum von plus/minus 48 Stunden) vor Beginn der nächsten Periode einen Eisprung haben. Mit anderen Worten, du solltest es am 12., 13., 14., 15. oder 16. Tag vor deiner nächsten Periode versuchen. Während dieser Tage ist es wichtig, den richtigen Zeitraum zu wählen. Die Samenproduktion des Mannes nimmt, wenn er zu oft ejakuliert, ab. Schlaf deshalb nicht öfter als alle 30 bis 36 Stunden mit deinem Partner, damit du in dieser Zeit immer lebende Spermen im Genitaltrakt hast. Den Zeitpunkt deiner Ovulation findest du noch genauer heraus, indem du die Beschaffenheit des Zervikalschleims im Verlauf deines Zyklus beachtest.

Wenn deine Gebärmutter eine normale Lage hat (ohne Knick), ist die wirksamste Stellung zum Schwangerwerden die, bei der dein Partner auf dir liegt, während deine Hüften durch Unterlegen von Kissen angehoben sind. Liebt euch so, wie es euch Spaß macht, und wenn dein Partner seinen Penis einführt, zieh die Knie an die Brust und laß Raum für ihn zwischen den Beinen. Er sollte so tief wie möglich eindringen und beim Orgasmus tief in der Vagina verharren, damit das Sperma ganz nahe am Muttermund abgelegt wird.

Etwa 60 bis 70 % der Spermien sind in den ersten paar Tropfen Ejakulat enthalten. Es ist am besten, wenn dein Partner gleich nach dem Samenerguß seinen Penis herauszieht und das Kissen unter deinen Hüften etwas aufrichtet, falls es zu flach geworden ist. In dieser Lage mit erhöhtem Becken und möglichst auch erhöhten Beinen kannst du etwa eine Stunde verharren, wenn du ganz sichergehen willst. So bleibt die Samenflüssigkeit lange genug in dir, um ein Eindringen in die Zervix zu erlauben.

Benutz keine Gleitcreme und kein Gel und spüle die Scheide danach nicht aus.

Auch wenn euch diese Methoden manchmal zu mechanisch vorkommen und nervös machen, brauchen die guten Gefühle, die ihr füreinander habt, dadurch nicht beeinträchtigt werden.

Wenn dein Menstruationszyklus sehr unregelmäßig ist, versuch mit Hilfe von Körperbeobachtungen (Zervixschleim, Muttermundveränderungen und Morgentemperatur deine fruchtbare Zeit herauszufinden.

Diagnose

Obwohl die Reihenfolge der diagnostischen Untersuchungen nicht immer dieselbe ist, werden doch einige oder alle der folgenden Tests durchgeführt:

1. *Du wirst körperlich gründlichst untersucht*, und deine Krankengeschichte wird aufgenommen.
2. *Der Beckenraum wird untersucht.* Dein Fortpflanzungstrakt, deine Brüste und die allgemeine Entwicklung werden einer Diagnose unterzogen. Dein Arzt muß genau Bescheid wissen über deine Menstruation, eventuelle vorhergehende Schwangerschaften, Geschlechtskrankheiten, Abtreibungen, Anwendung von Verhütungsmitteln, deine sexuellen Beziehungen (Häufigkeit, Stellungen, Gefühle).
3. Die *Kurve mit der Aufwachtemperatur* wird aufgezeichnet. Du mußt dazu täglich vor dem Aufstehen deine Temperatur mit einem Schnellthermometer im Mund oder After messen und sie auf ein Kurvenblatt eintragen. Leider gibt diese Kurve erst im nachhinein Aufschluß über deinen Eisprung. Wenn die Temperatur steigt, hast du schon ovuliert. In Zyklen mit einem Eisprung hast du vom Zeitpunkt deiner Periode bis zum nächsten Eisprung eine niedrige Temperatur. Etwa zum Zeitpunkt der Ovulation fällt die Temperatur gewöhnlich scharf ab und steigt dann wieder um 0,2° C oder mehr an. Manche Zyklen verzeichnen einen Anstieg ohne vorherigen Abfall. Das höhere Plateau hält gewöhnlich bis zur nächsten Periode an und sinkt dann kurz vor oder während der Blutung wieder. Laß dir von deinem Arzt ein Kurvenblatt zum Eintragen der Basaltemperatur geben.
4. *Samenanalyse des Mannes.* Der Mann muß seinen Samen in ein sauberes Glas ergießen und das Sperma sobald wie möglich unter einem Mikroskop auf Quantität, Qualität und Beweglichkeit untersuchen lassen. Nach der momentan gültigen Auffassung reichen Mengen über 20 Millionen Spermen pro Kubikzentimeter zur Befruchtung aus, wenn Motilität (50 %) und Morphologie (70 bis 80 % normale Form) gut sind. Das Volumen wird ebenfalls gemessen und sollte zwischen zwei und fünf Kubikzentimeter betragen. Das Spermiogramm wird meistens ein zweites Mal wiederholt, da die Samenanzahl und -beweglichkeit eines Mannes aus vielen Gründen (z. B. hoher Streß) unterschiedlich sein können. Wenn das Spermiogramm abnormal ist, sollte dein Partner sich weiteren diagnostischen Tests unterziehen, bevor du deine eigenen Untersuchungen fortsetzt. Mann und Frau können Schwierigkeiten haben, die Diagnose der Sterilität zu akzeptieren und zu verarbeiten.

Wenn alle Tests des Mannes normale Ergebnisse zeigen, wird die Frau weiter untersucht.

5. Als nächstes wird wahrscheinlich ein *Postkoitaltest* (Sims-Huhner-Test) gemacht. Kurz vor der nächsten Ovulation wirst du gebeten, Geschlechtsverkehr zu haben und dich kurz darauf ohne vorheriges Waschen in die Arztpraxis zu begeben. Dort wird ein wenig Schleim von deiner Vagina und deiner Zervix entfernt und auf Anzahl der lebenden aktiven Spermien hin untersucht. Ein normaler Test zeigt, daß die Spermien die Fähigkeit haben, den Zervikalschleim zu durchdringen und lebensfähig zu bleiben. Dieser Test kann mit einem Durchblasen der Eileiter, das zur selben Zeit des Zyklus vorgenommen wird, kombiniert werden.
6. Beim *Durchblasen der Eileiter* wird ein Gas, Kohlendioxyd, vorsichtig in kontrollierten Mengen durch die Zervix in den Uterus geblasen. Normalerweise entweicht es durch die Eileiter in die sie umgebende Bauchhöhle, was beim Aufsitzen Schmerzen in den Schultern verursacht. Das Gas wird allmählich vom Körper wieder abgebaut. Wenn es nicht mit Leichtigkeit entweicht, wird der Druck etwas erhöht, doch immer noch in sicheren Grenzen gehalten. Wenn der Test abnormale Ergebnisse aufzeigt, kann er noch einmal wiederholt oder durch Röntgenuntersuchung bestätigt werden. Oft ist es schwer, zwischen permanent verklebten und vorübergehend verkrampften Eileitern zu unterscheiden. Dieser bereits ältere Test wird vielerorts von dem modernen Uterotubogramm ersetzt.
7. Wenn deine Eileiter verklebt sind, kann dein Arzt ein *Uterotubogramm* vorschlagen, das normalerweise ambulant in einem Röntgeninstitut gemacht wird. Dabei wird ein Kontrastmittel in Uterus und Eileiter gespritzt, damit diese auf dem Röntgenbild sichtbar werden. Wenn die Eileiter offen sind, fließt das Kontrastmittel in die Umgebung dieser Organe und wird vom Körper aufgenommen. Dieser Test kann schmerzhaft sein, vor allem wenn viel Druck notwendig ist, um das Kontrastmittel durchzubekommen.
8. Als nächstes wird an Hand deiner *Basalkurve* überprüft, ob du einen Eisprung hast oder nicht.
9. Ein weiterer Eisprungtest ist die *Endometriumbiopsie*. Sie kann zwischen einer Woche nach dem vermutlichen Eisprung und dem ersten Tag der nächsten Periode vorgenommen werden. (Ärzte sind verschiedener Meinung darüber, wann der Test gemacht werden sollte, in bezug auf das Risiko für einen gerade entstandenen Embryo. Einige Ärzte raten zum Gebrauch von Kondomen, um eine Schwangerschaft während der Testzeit auszuschließen.) Nach einer geringen

Dehnung der Zervix, die Krämpfe verursacht, wird mit einem kleinen Instrument ein Gewebestückchen aus der Uterusschleimhaut entfernt und ins Labor zur mikroskopischen Untersuchung geschickt. Endometriumgewebe, das zur Zeit der Progesteronbildung (nach dem Eisprung) entfernt wird, unterscheidet sich von Gewebe unter dem Einfluß von Östrogen (vor dem Eisprung) oder Gewebe ohne hormonellen Einfluß. Hormonuntersuchungen in Urin und Blut können weiteren Aufschluß über Einsprung und hormonelle Vorgänge geben.

10. Wenn diese Tests keine Probleme aufzeigen, wird sicherlich als nächstes eine *Laparoskopie* oder eine *Kuldoskopie* gemacht. Durch diese beiden in einer Klinik vorgenommenen Verfahren ist es möglich, mit einem Lichtinstrument (Endoskop) Eileiter, Eierstöcke und Außenseite des Uterus und dessen Umgebung zu betrachten. Bei der Kuldoskopie wird das Endoskop durch einen kleinen Einschnitt in der hinteren Scheidenwand eingeführt, während die Frau in Knie-Ellbogenlage ist. Bei der Laparoskopie macht der Arzt eine kleine Öffnung in der Nähe des Nabels. Beide Eingriffe werden unter Narkose vorgenommen und sind sehr aufschlußreich. Manche Ärzte ziehen es vor, diese Verfahren am Anfang zu machen, andere nehmen sie nur vor, wenn alle anderen Tests keine eindeutigen Ergebnisse gebracht haben.

Alle diese Tests machen ein vorübergehendes Eindringen in eure Privatsphäre notwendig. Eure sexuellen Beziehungen unterstehen eine Zeitlang vor allem der wissenschaftlichen Untersuchung.

Außerdem möchte jeder darüber Bescheid wissen. Verwandte fragen, «Na – wißt ihr schon was?», oder schlimmer noch, sie schauen euch nur schweigend an und seufzen. Leute, die ihr kaum kennt, geben Kommentare zu eurer Situation ab. Da bleibt nur zu hoffen, daß ihr euch gegenseitig während dieser Zeit eine Stütze sein könnt und lernt, alles mit Fassung und Humor zu ertragen.

Behandlung

Wenn die Diagnose ein Problem aufgezeigt hat, kann die Behandlung beginnen. Wenn die männlichen Samen zwar beweglich, aber zu gering in der Anzahl sind, hast du die Möglichkeit, dich mit den Samen deines Partners künstlich befruchten zu lassen. Versuche mit Ansammeln und

Konzentrieren von Samenproben wurden durchgeführt, aber ohne großen Erfolg. Verklebte Samenstränge oder Krampfaderbruch können operativ behandelt werden. Manche Probleme mit der Beweglichkeit des Samens sprechen auf eine Behandlung mit Hormonen an, und die Verordnung von männlichen Hormonen kann die Samenanzahl vorübergehend erhöhen. Sinnvoller ist es jedoch oft, Streßfaktoren ausfindig zu machen und wenn möglich zu reduzieren.

Die Behandlung endokriner Störungen bietet bei Frauen die größte Aussicht auf Erfolg. Dabei setzen Ärzte eine ganze Reihe von Medikamenten ein, mit denen hormonelles Ungleichgewicht korrigiert, eine Ovulation herbeigeführt oder Verkürzungen der Lutelalphase (nach der Ovulation) behoben werden sollen.

Die wichtigsten Medikamente, mit denen ein Eisprung ausgelöst werden kann, sind Clomiphen; HCG, ein Hormon, das aus der menschlichen Plazenta extrahiert wird, und HMG, das aus dem Urin von Frauen jenseits der Menopause gewonnen wird.

Clomiphen wurde in den sechziger Jahren eingeführt und wird oft gegen Fruchtbarkeitsstörungen eingesetzt. Es wird vom fünften bis zum zehnten Tag des Zyklus oral eingenommen. Offenbar wirkt es direkt auf den Hypothalamus und regt ihn dazu an, mehr FSH (follikelstimulierendes Hormon) und LH (luteinisierendes Hormon) zu bilden, die ihrerseits auf die Eierstöcke wirken, damit die Eizelle reif und ausgestoßen wird. Etwa 80% der Frauen bekommen nach Einnahme dieses Medikaments einen Eisprung, und etwa 50% werden schwanger, wobei die Wahrscheinlichkeit von Mehrlingsgeburten 5 bis 10% beträgt. Bei manchen Frauen kommt es durch Clomiphen zu Empfindlichkeit der Brüste, heißen Wallungen, Kopfschmerzen, Sehstörungen und zur Zeit des Eisprungs einem Pochen in den Eierstöcken. Eine mögliche Komplikation ist eine Hyperstimulation der Eierstöcke, die, wenn sie nicht erkannt wird, zu einer Schädigung der Eierstöcke führen kann. Im Idealfall sollten Frauen bei dieser Behandlung in der Eisprungphase und am Ende jedes Zyklus untersucht werden, um sicherzugehen, daß sich keine Komplikationen entwickeln.

HCG wird oft mit Clomiphen kombiniert und etwa zur Zeit des erwarteten Eisprungs intramuskulär verabreicht. Es wirkt wie LH auf den Eierstock und unterstützt die Reifung und das Freisetzen der Eizelle.

HMG ist ein sehr wirksames Hormon, um einen Eisprung herbeizuführen, es sollte wegen seiner möglichen Nebenwirkungen und Risiken aber nur von einem Spezialisten für Fruchtbarkeitsstörungen verschrieben werden. HMG muß häufig injiziert werden, deshalb muß eine Frau, die sich damit behandeln läßt, oft täglich eine Praxis oder ein Labor aufsuchen, wo zudem Blut und Urin auf ihren Östrogengehalt untersucht werden. Manche Ärzte überwachen außerdem die Entwicklung des Follikels mit Ultraschall, wobei die Wirkung von Ultraschall auf die Eierstöcke nicht bekannt ist. Durch diese sorgfältige Überwachung und Steuerung des Hormonhaushalts wird die Gefahr reduziert, daß mehrere Eizellen von den Eierstöcken freigegeben werden und damit auch die Möglichkeit von Mehrlingsgeburten herabgesetzt. Bei diesem Medikament besteht ein etwas größeres Risiko als bei Clomiphen, daß es zu einer Hyperstimulation der Eierstöcke kommt.

Ein weiteres Medikament, mit dem Fruchtbarkeitsstörungen bei Frauen behandelt werden, bei denen im Blut ein erhöhter Gehalt des Hormons Prolaktin gefunden wird, ist *Bromokriptin.* Bei stillenden Frauen sind die Prolaktin-Werte normalerweise erhöht. Gelegentlich, zum Beispiel in Streßsituationen, bilden Frauen auch außerhalb dieser Phase zu viel von diesem Hormon. Es blockiert dann den Zyklus, der Eisprung bleibt aus. In solchen Fällen wird Bromokriptin oral eingenommen, bis der Prolaktinspiegel fällt und eine normale Ovulation erfolgt.

Bei der Behandlung von Störungen in der Lutealphase des Zyklus gibt es folgende Möglichkeiten, die allein oder zusammen angewendet werden können: Clomiphen, HCG und natürliches Progesteron. *Natürliches Progesteron* gibt es in Form von Vaginalzäpfchen oder als intramuskulär verabreichte Spritze. Die Zäpfchen werden im allgemeinen zweimal täglich eingeführt, beginnend nach der Ovulation. Synthetische Arten von Progesteron sind nicht zu empfehlen, denn sie können sich bei einer unerwarteten Schwangerschaft schädlich auf die Entwicklung des Fetus auswirken.

Mit chirurgischen Maßnahmen lassen sich eine Schwäche der Zervix und verschiedene körperliche Probleme des Uterus beheben. Vor allem die Mikrochirurgie, eine besondere Art der Chirurgie, wird eingesetzt, um Eileiter zu reparieren und Verklebungen zu entfernen. Außerdem werden Narbengewebe oder Wucherungen des Emdometriums oft mit Laserchirurgie (mit einem Kohlenstoffdioxidlaser), manchmal in Verbindung mit Mikrochirurgie entfernt. Endometriose kann operativ und/oder mit Tabletten behandelt werden. Störungen des Gebärmutterschleims werden, abhängig von ihrer Ursache, häufig mit Sexualhormonen behandelt (diese Behandlung kommt selten vor, Nebenwirkungen sind Flüssigkeitsretention und die Maskierung von Infektionen.) Spezielle alkalisierende Spülungen können helfen, wenn der Schleim zu sauer ist.

Bei vielen Frauen haben die Probleme mehrere Ursachen, und so kann bei der Behandlung auch eine Kombination von mehreren Medikationen eingesetzt werden, von denen viele teuer sind. Wichtig ist zu verstehen, wie diese Medikamente wirken, wie lange sie genommen werden sollen und welche Nebenwirkungen sie haben können.

Ergänzend zu solch einer Hormontherapie – oder auch statt dessen – können Frauen mit hormonell bedingten Fruchtbarkeitsstörungen versuchen, Streßfaktoren in ihrem Leben zu reduzieren. Yoga, Meditation, mehr körperliche und seelische Ruhe, bessere Arbeitsbedingungen, Klärung von Partnerschaftsproblemen und mehr körperliche Aktivität (aber kein Leistungssport) können hilfreich sein. Außerdem verfügen Heilpraktiker über eine ganze Reihe von Medikamenten, die den Hormonhaushalt ausbalancieren können, ohne selbst Hormone zu sein. Sie stimulieren nur die Selbstregulationsfähigkeit des Organismus. Vielfach kann auch eine psychologische Beratung oder eine Psychotherapie hilfreich sein, um die möglicherweise zugrunde liegenden seelischen Ursachen von Unfruchtbarkeit zu klären.

Zervikale Erkrankungen, wie Entzündung des Muttermunds, zerstörerischer Schleim oder schwache Zervix (Zervixinsuffizienz) sprechen auch recht gut auf Behandlung an. Bei Verklebungen im Uterus kann eine Kürettage (Ausschabung) helfen. Wenn ein mit Zysten übersäter Eierstock operativ behandelt wird, kann wieder eine normale Ovulation auftreten. Der Erfolg einer Operation oder einer Behandlung mit Antibiotika und Steroiden bei verklebten, undurchlässigen Eileitern ist weniger groß, doch werden neue chirurgische Eingriffe mit Hilfe eines Mikroskops die Erfolgsrate sicherlich verbessern. Wenn Verklebungen von chronischen Entzündungen im Beckenraum herrühren, kann eine Bauchoperation erforderlich sein, um das Narbengewebe zu entfernen, den Uterus zu suspendieren und die Befruchtungschancen zu vergrößern. Der Erfolg dieser Behandlung ist ganz individuell.

Wenn beide Partner Sterilitätsprobleme haben, werden sie außer an Sterilitätskliniken gewöhnlich von verschiedenen Ärzten behandelt. Der Mann wird zu einem Urologen geschickt, die Frau zu einem Gynäkologen. Es ist wichtig, daß beide Ärzte Kontakt zueinander haben.

Bei einer «nicht endgültigen» Fruchtbarkeitsstörung liegen normalerweise keine eindeutigen medizinischen Ursachen vor. Es kann für Patientin und Arzt schwierig sein herauszufinden, zu welchem Zeitpunkt die Tests besser abgebrochen, das Thermometer weggelegt werden sollte oder die verschiedenen Behandlungen aufzuhören haben. Die Hoffnung weicht möglicherweise einer tiefen Depression. Und das ist oft ein schmerzhafter Prozeß. Im Fall einer «endgültigen» oder absoluten Unfruchtbarkeit wird man vom Arzt mit den Fakten konfrontiert. Doch muß man sich an diese Tatsache erst gewöhnen und das eigene Leben neu überdenken. Vielleicht stellt sich ein Gefühl ein, als habe man auf einen Schlag alle seine Kinder verloren, oder Trauer um den Verlust eines Stücks von Frausein oder Mannsein, eines Teils, der nicht richtig funktioniert oder herausoperiert wurde. Diese Gefühle zu unterdrücken oder verleugnen bedeutet, die Auseinandersetzung damit hinauszuschieben. Irgendwo im Innern beschäftigt einen diese Erfahrung. Du hast die Wahl, diese sehr natürlichen, aber schmerzhaften Gefühle endgültig und direkt auszuleben oder sie zu unterdrücken. In manchen Fällen geht der Schmerz, unfruchtbar zu sein, niemals ganz fort, sondern wird angenommen als Schmerz, der vertraut ist und immer wiederkehrt, unvorhergesehen das ganze Leben lang. Trauer braucht viel Zeit. Bei der Trauerarbeit kann die Unterstützung von Freunden, Angehörigen oder Menschen, die die gleiche Erfahrung durchgemacht haben, sehr helfen.

Fehlgeburten

Es wird viele überraschen, daß auf sechs Schwangerschaften eine Fehlgeburt kommt. 75 % der Fehlgeburten kommen im ersten Trimester (erste bis zwölfte Woche) vor. Sie sind meistens ein Anzeichen dafür, daß etwas nicht in Ordnung gewesen ist. Meistens geht die chromosomische Zellteilung des befruchteten Eies nicht normal vonstatten, es stirbt ab, und im zweiten oder dritten Monat wird alles vom Körper abgestoßen.

25 % der Fehlgeburten treten im zweiten Trimester (13. bis 24. Woche) auf. Sie sind meistens darauf zurückzuführen, daß der wachsende Fetus entweder aus mechanischen oder hormonellen Gründen die plazentare Verankerung nicht aufrechterhalten kann oder daß sich der Muttermund wegen einer Muttermundschwäche frühzeitig öffnet und der Fetus ausgetrieben wird. Wenn ein Fetus zwischen der 24. und 28. Woche geboren wird, sprechen wir nicht mehr von einer Fehlgeburt, sondern von einer Frühgeburt, da das Baby ab diesem Zeitpunkt Überlebenschancen hat, die sich statistisch gesehen von Woche zu Woche verbessern.

Fehlgeburten treten also recht häufig auf, deshalb sollten wir darüber etwas wissen. Sie berühren uns körperlich und seelisch und lösen eine emotionale Krise aus, die von beiden Partnern gleich stark empfunden werden kann oder die jeder ganz verschieden erlebt.

> Als ich erfuhr, daß ich schwanger war, ging ich wie auf Wolken. Ich hatte eine leichte Schwangerschaft... Die langsamen Veränderungen meines Körpers waren mir nicht unangenehm. Die Entscheidung, ein Kind zu bekommen, hatte ich bewußt und wohlüberlegt getroffen, ich konnte ganz in dem Zustand einer zukünftigen Mutter aufgehen. Es war eine ganz besondere Zeit. Ich erwähne das alles, weil die Fehlgeburt, die ich dann erlitt, etwas zu tun hat mit dem Verlust von etwas, das so lange so tief in mir eingewurzelt war; und um das Ausmaß des Verlustes zu verstehen, muß man das Ausmaß des Glücks begreifen.

Eine Fehlgeburt im Anfangsstadium fühlt sich oft nicht anders an als eine sehr starke Periode. Am Ende des ersten Trimesters ist sie mit Blutungen und Krämpfen verbunden, die einige Tage anhalten, manchmal unregelmäßig kommen und gehen, bis die Gebärmutter wieder leer ist. Danach setzt sich die Blutung fort, bis die Uteruswände wieder abgeheilt sind. Fehlgeburten im zweiten Trimester sind mit Wehen verbunden, bei der die Zervix durch regelmäßige starke Kontraktionen eröffnet wird. Fehlgeburten sind beängstigend und erschreckend, weil sie so unvorhergesehen kommen. Man teilt Fehlgeburten in Phasen auf, die alle medizinische Namen haben.

Abortus Imminens (drohende Fehlgeburt)

Blutungen, die eventuell mit leichten Krämpfen verbunden sind. Die Zervix ist verschlossen. Der Vorgang kann von selbst, durch Bettruhe oder durch Medikamente wieder aufhören oder aber sich fortsetzen. Der Arzt wird gewöhnlich 24 Stunden lang Bettruhe verordnen, um zu sehen, was geschieht.

Abortus Incipiens (unaufhaltbare Fehlgeburt)

Der Vorgang ist schon so weit fortgeschritten, daß er nicht mehr aufhaltbar ist. Die Blutungen werden sehr stark, und die Farbe des Blutes wird gewöhnlich leuchtend rot, wenn die Ablösung der Plazenta von der Uteruswand beginnt; die Krämpfe werden sehr intensiv. Fetus, Fruchtblase und Plazenta können vollkommen intakt zusammen mit viel Blut ausgestoßen werden. So schwer es euch auch fallen mag – wenn die Fehlgeburt nicht in einer Klinik passiert, habt ihr jetzt die schwierige Aufgabe, Fetus und Plazenta in einen sauberen Behälter zu legen, um sie in einem Labor untersuchen zu lassen. Eine solche Untersuchung kann vielleicht die

Gründe für die Fehlgeburt aufzeigen. Du kannst verlangen, daß außer Routinetests auch spezielle Untersuchungen durchgeführt werden. Wenn die Tests ergeben, daß es sich um ein «Windei» gehandelt hat (bei dem gar keine richtige embryonale Anlage entstanden ist), kannst du beruhigt sein; es hat sich um einen Zufall gehandelt, und die Chance, daß dies nochmals passiert, ist ebenso gering oder hoch wie zuvor. Wenn die Untersuchung des fetalen Gewebes genetische Abweichungen aufzeigt oder auf eine Krankheit oder Infektion deinerseits hinweist, mußt du mit deinem Arzt zusammen überlegen, wie du weiter vorgehen willst. Wenn das fetale Gewebe normal ist, könnte es sein, daß dein Hormonspiegel zum Beispiel durch erhöhten Streß (Reisen, Umzüge, Partnerschaftskonflikte) nicht in Ordnung war oder eine Muttermundschwäche bestanden hat. Gegen letzteres gibt es entsprechende Behandlungen.

Eine unvollständige Fehlgeburt, *Abortus Incompletus*, bedeutet, daß Gewebsteile des Fetus im Uterus zurückgeblieben sind, so daß weiterhin Blutungen auftreten. Normalerweise wird eine Kürettage (Ausschabung) vorgenommen, um die restlichen Teile aus dem Uterus zu entfernen. Eine vollständige Fehlgeburt, *Abortus Completus*, bedeutet, daß alle Teile vom Uterus ausgestoßen worden sind. Du blutest zwar noch etwas, aber die Blutungen werden zunehmend weniger. Wenn du nach vier Tagen noch immer blutest, verständige den Arzt.

Eine andere Form von Fehlgeburt ist der *verhaltene Abort*, bei dem der Fetus im Uterus abstirbt, aber noch wochen- oder monatelang dort bleibt. Anzeichen dafür sind: keine Perioden, mangelnde Schwangerschaftszeichen, manchmal Schmierblutungen. In diesem Fall ist eine Ausschabung oder Geburtseinleitung erforderlich.

Geschlechtsverkehr kannst du nach einer Fehlgeburt wiederaufnehmen, wenn die Zervix geschlossen ist (um Infektionen zu vermeiden). Nach ein oder zwei Monatsblutungen kannst du versuchen, wieder schwanger zu werden. Es wäre gut, wenn du deine Pläne mit deinem Arzt besprichst.

Nach einer Fehlgeburt mußt du versuchen, mit deinen Gefühlen fertig zu werden und herauszufinden, warum du das Kind nicht halten konntest. Und du solltest dir immer wieder vor Augen halten, daß eine Fehlgeburt ein einmaliges Ereignis sein kann und die nächste Schwangerschaft vielleicht vollkommen problemlos ist. Laß dich auch nicht von dem Gedanken quälen, daß du irgend etwas «falsch» gemacht hast (zu viel Bewegung, Überarbeitung, zu viel Sex, schlechte Ernährung). Du brauchst dir keine Vorwürfe zu machen, denn solche Faktoren führen höchst selten zu

Fehlgeburten. Es wird eine Weile dauern, bevor du deine Spannungen wieder los wirst. Bei der einen dauert es länger als bei der anderen. Am besten ist es, wenn du deine Probleme aussprichst und sie mit anderen zu verarbeiten versuchst.

Angst tritt ebenfalls häufig auf: Du hast das Gefühl, die Kontrolle über deinen Körper verloren zu haben – und es könnte ja doch wieder passieren.

Versuche auf jeden Fall herauszufinden, warum du eine Fehlgeburt hattest. Einige der diagnostischen Verfahren, die oben für die Sterilität beschrieben wurden, sind auch hier anwendbar. Bitte, um Einsicht in den ärztlichen Bericht und laß dir die Wörter, die du nicht kennst, erläutern. Wenn du mit der Erklärung nicht zufrieden bist, frage, ob es nicht noch andere Tests gibt. Du hast das Recht, soviel wie möglich über deine Fehlgeburt zu erfahren.

Eine Fehlgeburt bedeutet nicht, daß du unfruchtbar bist. Wenn du jedoch zwei oder mehr Fehlgeburten hintereinander hast (habitueller Abort), wird es Zeit, die Ursachen genauer zu erforschen. Zusammen mit deinem Arzt solltest du jeden Schritt deiner Schwangerschaft, auch die Gründe für eventuelles Schmierbluten oder Krämpfe genauestens überwachen, und du solltest Pläne und Tests für die jeweiligen Möglichkeiten vereinbaren. Du wirst sehr viel Unterstützung brauchen – von deinem Partner, von Freundinnen oder möglicherweise von einer Selbsthilfegruppe, die sich mit Fortpflanzungsproblemen beschäftigt.

Totgeburten

Totgeburten kommen sehr selten vor. Doch wenn wir zu den Betroffenen gehören, haben Statistiken keine Bedeutung. Gewöhnlich sind Totgeburten darauf zurückzuführen, daß die Sauerstoffzufuhr zum Kind abgeschnitten wurde, bevor es auf der Welt war, oder daß Lunge und Herz versagen, nachdem die Nabelschnur durchtrennt wurde.

Für dich ist die Totgeburt ein Schock. Du warst auf den ersten Kontakt und auf die liebevolle Pflege deines Babys vorbereitet. Die Brüste sind voll mit Milch, die nun keiner braucht. (Es ist interessant zu wissen, daß in anderen Kulturen Frauen nach einer Totgeburt als Ammen hinzugezogen werden, um andere Babies aufzuziehen. Ammen haben in diesen Kulturen ein hohes Ansehen.) Auch geistig und seelisch bist du und andere Mitglieder deiner Familie vollkommen auf ein neues Lebewesen ausgerichtet.

Wenn der Tod bereits im Mutterleib eintritt, sollte die Geburt auf die schnellste und ungefährlichste Art herbeigeführt werden. Es wäre gut, wenn du in einem Zimmer außerhalb der Entbindungsstation untergebracht werden könntest und wenn das Krankenhauspersonal darüber informiert wäre, daß du dein Baby verloren hast.

Vor allem muß es dir und deiner Familie möglich sein, eure Trauer und euer Leid ungestört zum Ausdruck zu bringen, wenn ihr das Bedürfnis danach habt. Es mag sein, daß du dich anfangs zurückziehen und der Realität nicht stellen willst, weil die Last ganz einfach noch unerträglich ist. Vielleicht gibt es einen Zeitpunkt, wo deine Sinne vollkommen abgestumpft oder wie gelähmt sind. Wenn du um Hilfe bittest bei der Überwindung deines Leids, bleibt zu hoffen, daß diese Hilfe mit Wärme, Menschlichkeit und Verstand gegeben wird. (Viele Ärzte verschreiben trauernden Patientinnen routinemäßig Beruhigungsmittel. Diese Maßnahme kann den gesunden Verarbeitungsprozeß von Trauer und Leid beeinträchtigen. Ärzte sind oft selbst recht hilflos in solchen Situationen.)

Aussprüche wie «Sie können ja noch viele Kinder bekommen» oder «Denken Sie doch mal daran, was für ein nettes Kind Sie zu Hause haben» sind ganz und gar fehl am Platz. Die Frau trauert hier um dieses einzigartige Kind, das nichts mit vorhandenen oder zukünftigen Kindern zu tun hat. Die beste Hilfe, die ein anderer Mensch geben kann, ist mitfühlendes Zuhören und körperliche Nähe und Wärme.

Es ist wichtig, daß du weißt, wie das Kind gestorben ist. Es ist wahrscheinlich, daß weder du etwas für diesen Tod kannst, noch dein Arzt. Wenn du den Verdacht hast, daß der Tod durch Fahrlässigkeit von irgendeiner Seite verursacht wurde, solltest du dich bald mit einem Rechtsanwalt beraten.

Bei einer Totgeburt oder Fehlgeburt wird ein Vorgang abrupt abgebrochen und niemals beendet. Das Leid kann sich auf die Vollendung dieses Vorgangs konzentrieren. Es kann sein, daß ein Paar lange Zeit braucht, um Leid und Trauer zu verarbeiten. Gedenktage, wie der errechnete Entbindungstermin, Tag der Empfängnis oder der Todestag, werden das Erlebnis oft noch nach Jahren schmerzhaft in die Erinnerung zurückrufen.

Hier schildert eine Frau, welche Auswirkungen die Totgeburt auf sie und ihrer Familie hatte:

> Wie und ob wir «es» verarbeitet oder gar überwunden haben, wird sich uns erst bei einer neuen Schwangerschaft und bevorstehenden Geburt zeigen. Zur Zeit können wir sagen, daß es (oberflächlich gesehen) so ist, als wäre nichts geschehen.

Allerdings gibt es viele Momente, wo wir daran erinnert werden: Fotos, schwangere Frauen, Babies, Familie mit mehreren Kindern, Filme, ein Grab und in unterschiedlicher Intensität unsere Erinnerungen an die Geburt unseres Sohnes Mikulas.

Eine massive Reaktion unmittelbar danach konnte ich wegen der Operation nicht haben; erst nach drei Tagen konnte ich nachts weinen, bei dem Gedanken an unser totes, kaltes Baby, das irgendwo allein liegt so wie ich. Ich empfand, sie haben mir so oder so das Kind genommen, auch wenn es lebte, dürfte ich es nicht haben. Außerdem fühlte ich mich körperlich total kaputt...

Deshalb dachte ich zunächst, daß es so besser ist, da ich ihm nicht so Mutter sein könnte, wie ich wollte. Auch bei Schwierigkeiten dann mit Mikula, die sich deshalb ergaben, weil ich nicht einsatzfähig war, dachte ich so.

Meine Beziehung zu ihm war ganz anders geworden; ich hatte mich schon etwas von ihm abgelöst, danach aber hatte ich ganz starke Gefühle für ihn; es schien mir so, als würde ich meine für das zweite Kind «gespeicherte» Zuneigung und Liebe nun auf ihn projizieren. Ich hatte auch starke Ängste um ihn, als er mal leicht erkältet war. Diese beiden Punkte haben sich inzwischen wieder normalisiert.

Im Vergleich zu der Geburt unseres ersten Kindes fehlte mir und meinem Mann hier ein gemeinsames, tiefes Erlebnis. Jeder war eigentlich in wesentlichen, nicht nachzuvollziehenden Stunden sehr allein. Ich empfand und empfinde das als schmerzlich und trennend.

Meine erste Frage nach der Operation an den Arzt war, ob wir noch auf normalem Weg Kinder bekommen könnten, aber dieser Gedanke rückt immer wieder weg. Der Wunsch nach einem zweiten Kind, der Gedanke an eine dritte Schwangerschaft werden immer stärker beschattet von dem Ausgang der zweiten. Dabei kann ich nicht klar sagen warum. Es ist die Vorstellung, daß es doch gerade erst war, wo ich einen dicken Bauch hatte – irgendwie scheint eine Frustration geblieben zu sein, in die Richtung: So lange habe ich so viel getragen, habe ich mich mühsam aufs Stillen vorbereitet, haben wir uns auf die Geburt zu Hause vorbereitet, haben wir Mikula auf seinen Rivalen vorbereitet ... und alles war umsonst.

Ektopische Schwangerschaft (Eileiter- oder Bauchhöhlenschwangerschaft)

Wenn du im fortpflanzungsfähigen Alter bist, mit einem Mann geschlafen hast und in den Tagen oder Wochen darauf Schmerzen im Bauch verspürst, für die du keine Erklärung hast, solltest du eine ektopische Schwangerschaft nicht ausschließen. Bei einer ektopischen Schwangerschaft nistet sich das befruchtete Ei nicht in der Uteruswand, sondern meistens im Eileiter, sehr selten auch in der Bauchhöhle, im Eierstock oder in der Zervix ein.

Eileiterschwangerschaft: 99 % aller extrauterinen (= außerhalb der Gebärmutter) Schwangerschaften sind Eileiterschwangerschaften. Die Befruchtung findet fast immer im Eileiter statt. Wenn jedoch die Funktion des Eileiters in irgendeiner Weise behindert ist, wenn zum Beispiel die Zilien (die kleinen Härchen) das Ei nicht richtig weiterbefördern oder wenn die Form der Eileiter durch eine Entzündung verändert ist, so daß Dellen entstehen, oder wenn die Eileiter mißgebildet sind – dann kann es passieren, daß die Eizelle sich in einem Abschnitt des Eileiters festsetzt, anstatt in den Uterus weiterzuwandern. Das Ei bildet sogar eine Plazenta und breitet sich aus, als ob es in der Gebärmutter wäre. Der Embryo fängt an zu wachsen. Durch das Wachstum von Embryo und Planzenta werden auch die üblichen Schwangerschaftshormone gebildet, und der Körper weist alle Veränderungen einer normalen Schwangerschaft auf. Die Periode bleibt aus, die Brüste beginnen empfindlich zu werden, Übelkeit und Müdigkeit können eintreten. Der Uterus kann auch durch den Einfluß der Schwangerschaftshormone etwas weich und vergrößert sein. Ein Arzt wird auf Grund der Untersuchung und auftretenden Symptome auf eine normale Schwangerschaft schließen. Es ist schwierig, eine Eileiterschwangerschaft zu diagnostizieren, solange die Eileiter intakt sind.

Mit fortschreitender Schwangerschaft werden die Eileiter gedehnt. Da diese aber nicht für eine Dehnung vorbestimmt sind, werden sie, sobald sich die Plazenta in die Muskelwände der Eileiter eingräbt, früher oder später platzen. Dies geschieht zwischen der achten und zwölften Woche.

Jetzt werden Anzeichen für eine Eileiterschwangerschaft offensichtlich. Kurz vor Platzen der Eileiter verspürst du stechende Schmerzen an der Stelle, an der sich das Ei eingenistet hat, oder aber Krämpfe oder einen ständigen, dumpfen Schmerz in der Bauchgegend, der vorübergehend durch das Platzen gedämpft wird. Doch dann setzen innere Blutungen ein, und das Bauchweh beginnt gleich wieder. Es kann aber auch sein, daß du später Schmerzen in der Höhe des Zwerchfells oder in den Schultern wahrnimmst, die davon herrühren, daß das Blut zum Zwerchfell fließt und die von dort nach oben aufsteigenden Nervenbahnen reizt. Wenn die Blutungen sehr stark sind, kannst du in einen Schockzustand geraten, wobei dein Blutdruck sehr niedrig und dein Pulsschlag sehr schnell ist. Symptome eines Schockzustands sind heiße oder kalte Schauer, Übelkeit, Schwindelgefühle, Ohnmacht. Bei Auftreten solcher Symptome, besonders auch bei stechenden Bauchschmerzen, solltest du sofort den Arzt verständigen.

Manchmal tritt vor oder nach Platzen des Eileiters eine verspätete Periode ein mit schwachen, menstruationsartigen Blutungen, bei der Teile des Uterusgewebes abgestoßen werden, da die vom Fetus ausgeschiedenen Hormone nicht stark genug sind. Oder aber die Frucht ist abgestorben und die Östrogenproduktion hört auf. Diese Blutung kann dich und deinen Arzt irreführen, da ihr annehmen könnt, daß ein «natürlicher Abort» stattgefunden hat. Das ausgeschiedene Uterusgewebe sollte mikroskopisch untersucht werden, und wenn kein trophoblastisches Gewebe (Anzeichen einer Frühschwangerschaft) gefunden wird, muß eine Eileiterschwangerschaft vermutet werden.

Es gibt zwei Arten von inneren Blutungen: plötzlich auftretende starke Blutungen oder, häufiger noch, ein leichtes Tröpfeln in die Bauchhöhle. Wenn viel Blut abgelaufen ist, tut der Bauch weh, das Atmen fällt schwer, und beide Schultern schmerzen.

Eine Untersuchung der Beckengegend kann gar keine Aufschlüsse geben oder aber auch eine ganze Menge: Empfindlichkeit oder Ertasten einer Schwellung in Eileiter oder Eierstock, Vergrößerung des Uterus, Erweichen der Zervix, Völle hinter dem Uterus, Blutuntersuchungen können nützlich. Ektopische Schwangerschaften verursachen ein niedrigeres Niveau an HCG (Choriongonadotropin) als normale Schwangerschaften. Durch einen sehr empfindlichen Test kann ein niedriges HCG-Niveau und somit eine extrauterine Schwangerschaft schon sehr früh erkannt werden, bevor sie gefährlich wird.

Bei einer Kuldozentese (= von der Scheide aus) kann der Arzt eine Nadel durch die Scheide hindurch in den Raum zwischen Uterus und Enddarm einführen. Wenn nicht gerinnendes Blut daran ist, besteht der Verdacht einer ektopischen Schwangerschaft, da das Blut im Bauchraum nicht leicht gerinnt. In diesem Fall würde der Arzt einen operativen Einriff wie Kuldoskopie oder Laparoskopie (s. S. 240) vornehmen.

Die Behandlung bei einer Eileiterschwangerschaft besteht gewöhnlich aus der Entfernung des Eileiters, einer Salpingektomie. Dieser Eingriff wird unter Anästhesie vorgenommen. Die Mediziner sind sich nicht einig, ob der entsprechende Eierstock ebenfalls entfernt werden sollte. Die Chancen, schwanger zu werden, sind nach einer Eileiterschwangerschaft verringert. Eine weitere Eileiterschwangerschaft ist möglich.

Alternativen für Paare mit Fortpflanzungsproblemen

Wenn du in der Lage bist, eine Schwangerschaft auszutragen, kannst du dich *künstlich befruchten lassen* – sei es mit dem Samen deines eigenen Partners oder dem eines anonymen Spenders. Ebenso kannst du dich für eine *In-vitro-Fertilisation* entscheiden. Beides ruft noch immer widersprüchliche Gefühle hervor. Obwohl schon eine große Zahl Kinder auf diese Weise künstlich gezeugt wurden, ziehen es die meisten Eltern vor, anonym zu bleiben. Wichtige rechtliche, moralische, religiöse und philosophische Aspekte müssen berücksichtigt werden, und der Entschluß fällt oft schwer.

Mehr dazu in Bd. 1, Kapitel 17: «Neue Fortpflanzungstechnologien».

Adoption

Viele sterile Paare wollen sich durch Adoption den Wunsch nach einem Kind erfüllen. Der ständig wachsenden Zahl der adoptionswilligen Eltern steht jedoch eine ständig kleiner werdende Zahl von zur Adoption freigegebenen Kindern gegenüber. Wegen dieser für die adoptionswilligen Paare recht schlechten Ausgangssituationen hier eine Strategie, die helfen kann.

Zunächst wendet ihr euch an das Jugendamt eures ständigen Wohnsitzes und bittet um einen Gesprächstermin oder um die Zusendung entsprechener Unterlagen. Dabei werdet ihr alles über die formalen und rechtlichen Adoptionsbedingungen erfahren. Außerdem wird man euch sicher sofort mitteilen, daß die Aussichten für eine Adoption sehr schlecht sind und daß ihr mit einer langen Wartezeit von ein bis drei Jahren rechnen müßt. Laßt euch davon auf keinen Fall entmutigen – die Adoptiveltern, die wir kennen, mußten zwischen zwei Monate und maximal eineinhalb Jahre auf ihr Kind warten. Wenn ihr ein Gespräch mit einer Sozialarbeiterin des Jugendamtes über euren Adoptionswunsch geführt, ein amtsärztliches Zeugnis erhalten habt und die Sozialarbeiterin euch einen Hausbesuch abgestattet hat, werdet ihr eine «Pflegehalteerlaubnis» bekommen. Kopien dieser Bescheinigung schickt ihr dann mit einem netten persönlichen Brief an möglichst viele Jugendämter. Adressen sucht ihr am besten aus Telefonbüchern heraus, oder ihr erfahrt sie von anderen Eltern, die bereits ein Kind adoptiert haben. Ein Tip zur Auswahl der Städte: Die Aussichten auf ein Kind sind zur Zeit am besten in Großstädten mit hohem Anteil an ausländischen Arbeitnehmern oder in Kleinstädten in überwiegend katholischen Gegenden. Eine weitere Möglichkeit, ein Kind zur Adoption zu bekommen, besteht darin, sich an eine Organisation zu wenden, die Kinder aus der Dritten Welt vermittelt (wie terre des hommes). Allerdings betragen auch hier inzwischen die Wartezeiten bis zu drei Jahre, und die Kinder sind schon oft aus dem Kleinkindalter heraus. Ihr könnt die Wartezeit vielleicht dadurch ein wenig verkürzen, daß ihr euch bei den Stellen, bei denen ihr euch beworben habt, von Zeit zu Zeit wieder in Erinnerung bringt und deutlich macht, daß ihr weiterhin sehr an einem Kind interessiert seid.

22. Älterwerden

Bedingungen, unter denen Frauen älter werden

Eines Tages wird jede von uns – vorausgesetzt, wir leben lange genug – alt sein. Die meisten Menschen wünschen sich ein langes Leben, und die Medizin tut alles Erdenkliche, um unser Dasein zu verlängern. Dennoch werden alte Menschen in unserer Gesellschaft diskriminiert, und weder das Älterwerden noch das Altsein wird sehr geschätzt. Unsere Gesellschaft unterscheidet und bewertet Menschen nach Alter und Geschlecht.

Die Diskriminierung des Alters richtet sich unmittelbar gegen Personen, die lange gelebt haben. Subtil und unbewußt durchdringt sie unser Denken, und in so gut wie jeder gesellschaftlichen Institution begegnen ältere Menschen bestimmten Zurücksetzungen. Diese werden so lange wie «naturgegebene» Unterschiede aussehen, bis sie benannt und bekämpft werden.

Die Diskriminierung des Alters wird aus mehreren Quellen gespeist: Zuerst einmal wird in unserer Gesellschaft die Realität von Gebrechlichkeit und Tod geleugnet, und jede hegt insgeheim den Glauben, selbst unsterblich zu sein. Gebrechlichkeit und Schwäche stellen die herrschende Ideologie und kollektive Illusion von unbegrenzter Freiheit und Unabhängigkeit in Frage. Wir isolieren alte und kranke Menschen und nehmen die Abhängigkeit, in die wir selbst im Alter geraten können, und unsere Ängste vor Schwäche und Tod nicht zur Kenntnis. Diese Verleugnung verstellt uns den Blick auf unsere eigene Zukunft, wir versäumen vorauszudenken und uns ein Bild unserer späten Jahre zu machen.

Zweitens ist die Isolation älterer Menschen, die Ablehnung und Abwertung ihrer Kenntnisse und ihres Könnens, besonders in Zeiten schnellen gesellschaftlichen und technologischen Wandels, stark ausgeprägt.

Wir vergessen leicht, daß wir von Menschen mit mehr Lebenserfahrung eine Menge lernen können.

Unser profitorientiertes Gesellschaftssystem ist dafür veranwortlich, daß all diejenigen geringgeschätzt werden, die nicht «produktiv» sind – die alten, die ganz jungen, die behinderten und die für andere sorgenden Menschen. So werden viele von uns aus Altersgründen ins Abseits gedrängt, bevor sie selbst bereit sind, sich zurückzuziehen, denn es wird angenommen, daß ab einem bestimmten Alter von ihnen nichts Produktives mehr zu erwarten sei. Schichtunterschiede werden mit zunehmendem Alter oft stärker oder deutlicher. Reiche ältere Menschen können ihre ökonomische Position oft behaupten, wer aber ein geringes Einkommen hat, wird durch vorzeitige Entlassung oder Krankheit unvermeidlicherweise noch ärmer. Dies trifft insbesondere für Frauen zu.

Die Diskriminierung des Alters geht nicht nur von jungen Menschen aus, sondern bleibt in unseren Köpfen, selbst wenn wir älter werden. Das stereotype Bild der «Alten», verbreitet durch die Medien, trägt dazu bei. Seit einiger Zeit setzen sich ältere Frauen gemeinsam mit älteren Männern aktiv gegen diese Stereotypen zur Wehr. Die Grauen Panther, eine der wenigen politisch motivierten Alten-Organisationen, sind ein gutes Beispiel dafür.

> Die Diskriminierung des Alters, nicht das Alter selbst, behindert uns Alten. Mit siebzig tue ich Dinge, über die man, als ich sechzig war, den Kopf geschüttelt hätte, denn sie galten als «unpassend» für eine alte Frau. Dies allein zeigt schon, wie absurd diese Diskriminierung ist. Aber es zeigt auch, was die Veränderung gesellschaftlicher Einstellungen bewirken kann. Jedesmal, wenn wir an die Öffentlichkeit treten, verändern wir die Einstellung anderer. Daß unser Selbstbewußtsein größer wird, liegt heute in der Luft. Dadurch wird vieles möglich.

Die Feminisierung des Alters

Die Population alter Menschen ist überwiegend weiblichen Geschlechts. Frauen leben im Durchschnitt sieben Jahre länger als Männer. Insgesamt erreichen heute mehr Menschen ein hohes Alter als je zuvor. Noch 1875 lag die durchschnittliche Lebenserwartung bei nur 35 Jahren. Inzwischen hat sie für Frauen 76 Jahre und für Männer 69 Jahre erreicht.

Die Probleme, die sich mit zunehmendem Alter stellen – chronische

Krankheit, unzureichendes Einkommen, Pflegebedürftigkeit, Verlust von Verwandten und nahen Freunden – sind vor allem Probleme von Frauen. Wissenschaftler aber sind ebenso wie Politiker meist Männer und übersehen die besonderen Anliegen alter Frauen. Statistisch gesehen sind wir «unsichtbar», Projekte, die sich auf Statistiken berufen und nicht Ergebnis des Dialogs mit den Betroffenen sind, entsprechen nicht unseren Bedürfnissen. Daß unsere Zahl immer größer wird, hat aber auch eine positive Seite: Als politische Größe wird unsere Macht immer stärker. Allein die Frauen zwischen 45 und 65 machen heute mehr als 20 % des weiblichen Bevölkerungsanteils aus. Regierung und Presse müssen uns mehr Aufmerksamkeit widmen. Diese Aufmerksamkeit müssen wir zu unserem Vorteil nutzen, um die Veränderungen zu schaffen, zu fordern und zu erkämpfen, die den Bedürfnissen älterer und alter Frauen gerecht werden.

Frauenfreundschaften sollten wir ernster nehmen, ob wir verheiratet sind oder alleinstehend, denn wenn wir älter sind, werden es wahrscheinlich Frauen sein, auf die wir uns stützen können. Viele Frauen überleben ihre Männer, viele sogar um ein oder zwei Jahrzehnte, und gar nicht so wenige sogar den ältesten Sohn.

Diskriminierung von Alter und Geschlecht

Wenn wir älter werden, bekommen wir es mit einer doppelten Diskriminierung zu tun, denn Frauen und Männer werden mit zweierlei Maß gemessen, demzufolge Frauen früher als alt gelten. In Wahrheit aber sind Frauen vitaler. Im Hinblick auf ihre Lebenserwartung kann man sogar davon ausgehen, daß Frauen gegenüber gleichaltrigen Männern «jünger» sind. Dennoch läßt uns dieser ungleiche Maßstab Männer mit «geprägten» Gesichtern interessant erscheinen, Frauen hingegen sind einfach runzlig; graues Haar gilt bei einem Mann als distinguiert, bei einer Frau als Zeichen dafür, daß sie «jenseits von gut und böse» angekommen ist; «Reife» macht einen Mann sexuell attraktiv, eine Frau zur «Oma».

Die Sexualität von Frauen mittleren Alters sowie alter Menschen ist in unserer Kultur Anlaß für Witze, mit denen ins Lächerliche gezogen wird, was man als bedrohlich oder unpassend empfindet. Zum Teil sind diese Vorurteile auch das Ergebnis der falschen Gleichsetzung von Sexualität und Fortpflanzungsfähigkeit.

Armut

Nachdem Frauen in der Regel ihr Leben lang für ihre Arbeit gar nicht oder unterbezahlt wurden, ist es kein Zufall, daß sie im Alter beträchtlich ärmer sind als Männer. Die Zahl armer Frauen über 65 Jahren ist mehr als doppelt so hoch wie die gleichaltriger Männer. 1985 lag das mittlere Jahreseinkommen einer Frau im Rentenalter bei 7440 DM, das der Männer war doppelt so hoch. Viele ältere Frauen haben nicht genug Geld zum Leben, bei vielen sinkt der Lebensstandard im Alter deutlich und/oder sie müssen mit den begrenzten Unterstützungen des Sozialamtes oder ihrer Familien zurechtkommen.

- Hausfrauen haben keinen eigenen Rentenanspruch. Und diejenigen Frauen, die später wieder eine Arbeit gefunden haben, mußten sich oft mit niedrigbezahlten Jobs begnügen, die für ihre Rentenversicherung nicht viel brachten. Viele ältere Frauen haben wegen «mangelnder Berufserfahrung» auf dem Arbeitsmarkt auch gar keine Chance mehr.
- Frauen haben oft eine schlechtere Ausbildung und bekommen dadurch weniger Rente.
- Viele Frauen haben insgesamt nicht lange genug gearbeitet, um von ihrer Rente leben zu können. Die Mehrzahl der Frauen geht im Alter zwischen 17 und 25 arbeiten, viele hören dann auf, um Kinder großzuziehen, und fangen irgendwann zwischen 35 und 44 wieder an. Es fehlen ihnen also auf dem Rentenkonto entscheidende Jahre für eine auskömmliche Alterssicherung.

Finanzielle Vorsorge

Immer wieder wird in den Gruppen älterer Frauen darüber gesprochen, wie wichtig es ist, sich selbst auch in bezug auf die spätere finanzielle Absicherung ernst zu nehmen und Vorsorge zu treffen, um in späteren Jahren ohne Geldsorgen leben zu können. Das bedeutet für viele, sich zum erstenmal im Leben mit Geldangelegenheiten zu beschäftigen. Die Jahre zwischen 45 und 65 sind für Frauen entscheidend, was ihre wirtschaftliche Lage angeht. Haben sie vorher nichts verdient, können sie das in diesen Jahren tun, etwas für später zurücklegen oder sich entsprechend versichern und Pläne für das Alter schmieden.

Wir werden alle älter, deshalb müssen wir alle daran interessiert sein, die Forderungen und Angelegenheiten älterer Frauen zu unterstützen.

Wir müssen daran arbeiten, «Frauenarbeit» aufzuwerten und mehr Geld dafür zu verlangen, außerdem aber müssen wir lernen, das eigene Alter zu planen. Was älteren Frauen helfen würde, im Arbeitsleben festen Fuß zu fassen, hat viele Ähnlichkeiten mit dem, was auch für jüngere Frauen mit Kindern zu fordern ist: bessere Möglichkeiten bei der Betreuung kranker Familienangehöriger, mehr und wirksamere Gesundheitsvorsorge, Flexibilität im Beruf.

Eine Arbeit außer Haus ist nicht die einzige Art von Produktivität. Wir wissen, daß wir unseren Teil zum Erhalt der Gesellschaft beitragen, ob wir für Geld arbeiten, Kinder oder Enkel aufziehen, kranke Familienmitglieder pflegen oder ehrenamtlich in einer Gemeinde arbeiten. Wie unterschiedlich wir auch sein mögen, wir müssen zusammenhalten und dafür kämpfen, daß unsere Arbeit für unsere Familien und die Gesellschaft anerkannt und belohnt wird.

Die mittleren Jahre

Zwischen 45 und 65 Jahren liegt ein besonderer Lebensabschnitt. Zeitlich läßt er sich nicht genau eingrenzen, vielmehr kündigt er sich durch einen Schub frischer Energie an, unter Umständen auch durch eine gewisse Ruhelosigkeit und ebenso durch die wachsende Gewißheit, daß die Rolle in der Familie und damit eine bestimmte Lebensform zu Ende geht. In diesem Abschnitt ziehen wir Bilanz, fragen uns nach unseren eigenen Wünschen und überlegen, wie wir unsere Zeit und unsere Fähigkeiten neu und anders einsetzen könnten.

> Nach zwanzig Jahren Ehe und nachdem ich drei Kinder großgezogen hatte, fragte ich mich eines Tages: «Wer bin ich? Was tue ich? Wohin gehe ich?» Die einzige Antwort, die ich finden konnte, lautete: «Ich bin Ehefrau und Mutter.» Das war jedoch nur ein Teil meiner selbst – das machte mich nicht ganz aus. Als ich jünger war, hatte ich ganz genaue Konturen, aber in den Jahren als Mutter und Ehefrau, in denen meine Hingabe nicht belohnt wurde, haben sich diese Konturen verwischt.

> Ich brauche einfach mehr! Mehr freie Zeit, ohne Kinder, um mich auf meine Arbeit zu konzentrieren; mehr Zeit für mich; mehr Leidenschaft in meiner Ehe oder mit irgend jemand anders!

Diese neue Energie ist vielleicht das Ergebnis eines Gefühls von Freiheit nach zwei Jahrzehnten als Mutter. Selbst wenn wir unsere Kinder vermissen, können wir nun unsere freie Zeit dafür nutzen, neue Schwerpunkte zu setzen, Neues zu lernen, alte Kenntnisse und Fähigkeiten aufzufrischen, mehr Zeit für andere Menschen zu haben, arbeiten zu gehen, mehr in den Beruf zu investieren, Zeit zum Nachdenken zu genießen. Es ist ein Gefühl, als bekäme man sich selbst zurück, wie eine Frau es formulierte. Möglicherweise sehen wir vieles aus einer ganz neuen Perspektive, mit einem stärkeren Bewußtsein für die Vergänglichkeit des Lebens und gleichzeitig für den Wert der Zeit, die uns bleibt.

> Nun ist Zeit, die Dinge zu tun, die ich immer schon habe tun wollen. Ich denke nicht mehr «irgendwann», sondern «demnächst!»

> Es war ein Schock, als ein Freund von uns plötzlich starb. Das war der Anlaß, darüber nachzudenken, wie viele Jahre mir noch zusammen mit meinem Mann bleiben. Ich habe immer viel gearbeitet und auch einigen Erfolg gehabt. Meine Arbeit ist mir noch immer sehr wichtig, aber ich will nicht mehr ganz darin aufgehen. Jetzt sind wir beide über vierzig, und ich will Zeit für uns und Spaß haben.

Verluste

Außer Wachstum und der Eroberung neuer Lebensbereiche können die mittleren Jahre auch eine Reihe schmerzhafter Verluste mit sich bringen. Statistisch gesehen müssen besonders Frau im Alter zwischen 45 und 55 Jahren mit Verlusten fertig werden. Wir trauern um diese Verluste und wissen oft nicht, wie und wem wir unsere Gefühle mitteilen sollen.

Da gibt es Verluste in unserem Selbstbild, demzufolge wir stets jung, gesund und unverwüstlich sind, und das durch die allmählichen Zeichen des Alters erschüttert wird. Eine Krankheit läßt die Unversehrtheit unseres Körpers fraglich werden und unterminiert unser Selbstgefühl. Eine von elf Frauen bekommt Brustkrebs, vor allem im Alter zwischen 47 und 53. Sie werden mit der Notwendigkeit von chirurgischen Eingriffen konfrontiert und möglicherweise sogar mit dem Tod. Vielen Frauen wird bis zum Alter von 40 Jahren die Gebärmutter entfernt (in den USA widerfährt das 40 % der Frauen bis zum Alter von 40 Jahren, mit 65 sind es schon 50 %). Im Durchschnitt verlieren alle Frauen im Alter von 50 Jahren mit der Menopause ihre Fruchtbarkeit. Etwa zur gleichen Zeit wie unsere Gebärfähigkeit aufhört, gehen unsere Kinder aus dem Haus. Wichtige Beziehungen können enden oder sich verändern: Der Ehemann oder ein anderer Partner oder eine Partnerin, die wir geliebt oder mit der wir gelebt haben, stirbt. Im Durchschnitt werden Frauen im Alter von 56 Jahren Witwe. Oder sie werden von ihrem Partner wegen einer jüngeren Frau verlassen. Besonders Witwen sind sehr krankheitsanfällig. Der Verlust trifft sie besonders,

wenn sie ihre Identität hauptsächlich daraus bezogen haben, Ehefrau zu sein,

wenn sie nach der ersten Trauerphase isoliert und einsam zurückbleiben und keine neue Perspektive finden,

wenn sich herausstellt, daß alle anderen Freunde Paare sind,

wenn sie Arbeit suchen müssen, um ihre finanzielle Lage zu verbessern.

Wir erleben mit, wie unsere Eltern oder andere nahestehende Verwandte alt werden, krank werden oder sterben. Müssen wir für sie oder den Ehemann sorgen, bleibt uns nichts übrig, als die Pläne für langersehnte Veränderungen oder Abenteuer aufzugeben oder zurückzustellen. Zu alldem kommt vielleicht noch hinzu, daß wir weniger Geld oder keine ausreichende eigene Krankenversicherung haben, auf Sozialhilfe angewiesen und durch die Summe all dieser Faktoren erheblichem Streß ausgesetzt sind.

Veränderungen des Körperbildes

Die nach außen sichtbaren Zeichen des Alters sind zwar nicht so ernst wie bestimmte Symptome, die unsere Gesundheit bedrohen, aber sie können ebenso schmerzhafte Gefühle von Verlust hervorrufen. Sie machen schließlich die Entwicklung eines neuen Körperbildes erforderlich. Wenn wir die Veränderungen an uns bemerken oder beobachten, daß andere sich uns gegenüber anders verhalten, wird uns der Verlust des jugendlichen Aussehens, das, wie wir gelernt haben, weitgehend unseren Wert ausmacht, schmerzhaft bewußt.

Wenn wir nicht ein modern-dynamisches (sprich: jugendliches) Bild unseres Selbst vermitteln, kann es uns geschehen, daß wir bei der Arbeit für inkompetent und nutzlos gehalten werden. Es kann passieren, daß uns unfairerweise Chancen zur Veränderung und Entwicklung vorenthalten werden, wenn wir so alt aussehen wie wir sind, oder «uns gehenlassen», das heißt uns weigern, die Haare zu färben oder Diät zu leben. Aber auch in anderen sozialen Kontakten oder Beziehungen wird eine jugendliche Erscheinung möglicherweise überbewertet. Manche Frauen fühlen sich selbstbewußter, wenn sie die äußeren Zeichen des Alters mit Hilfe von Make-up oder Haarfärbemitteln hinauszögern (vgl. Schädlichkeit von Kosmetika in Kapitel 7: «Gesundheit und Umwelt»). Eine wachsende Zahl älterer Frauen ist jedoch davon überzeugt, daß Lebensjahre und Erfahrungen uns dazu berechtigen, unsere grauen Haare, Falten und zusätzlichen Pfunde – Zeichen einer reifen Frau – mit Stolz zu tragen. Älterwerden ermöglicht, mit neuen Farben zu experimentieren, einen unkonventionellen eigenen Stil zu finden und sich auf ganz neue Weise darzustellen.

> Wenn ich in den Spiegel schaue, bin ich immer überrascht, daß ich trotz grauem Haar und Falten nicht die Gefühle habe, die angeblich damit verbunden sind. Würde ich nicht ständig lesen, daß ich mich mit 53 in einer Krise befinden müßte, würde ich nicht ständig von der Gesellschaft daran erinnert, daß ich mich zurückziehen sollte, Depressionen haben, isoliert sein, unfähig sein oder mich schämen sollte, würde mir das gar nicht in den Sinn kommen. Ich baue einfach auf dem auf, was vorher war, und erschließe mir neue Möglichkeiten. Ich bin, wie immer, voller Energie und Engagement.

Die Kinder gehen aus dem Haus

In diesem Alter empfinden viele Frauen mit Befriedigung, daß sie ihre Aufgabe erfüllt haben oder zumindest, daß sie jetzt vorüber ist. Viele Frauen freuen sich auf diese Zeit, in der sie von der ständigen Verantwortung entlastet sind. Aber in diese Freude mischt sich auch Trauer, denn wir haben nicht mehr tagtäglich mit den Kindern zu tun, die manchmal zu engen Freunden und Vertrauten wurden. Geschiedene oder alleinstehende Mütter, die Unterstützung für die Kinder oder Sozialhilfe bekommen haben, stehen, wenn die Kinder aus dem Haus gehen, vielleicht auch finanziell schlechter da. War das Großziehen der Kinder ihre wichtigste Arbeit und haben sie keine Pläne für die Zeit danach geschmiedet, haben sie wahrscheinlich das Gefühl, am Ende angekommen zu sein. Identitätskrisen haben weniger damit zu tun, daß die Kinder flügge geworden sind und das Nest leer ist, als vielmehr mit der Frage: «Was soll ich nun mit mir anfangen?»

Wenn wir unsere Fähigkeiten und Interessen weiterentwickeln, fällt es leichter zuzugeben, daß wir unsere Kinder zwar vermissen, aber auch froh sind, nun mehr Zeit für andere Dinge zu haben.

Neue Abhängigkeiten

Gerade wenn wir loslegen möchten und vielleicht zum erstenmal überlegen, was wir überhaupt wollen, können neue familiäre Forderungen auf uns zukommen und die ältere oder jüngere Generation unsere Aufmerksamkeit beanspruchen.

> Als alleinstehende Mutter mit Kindern und kranken Eltern werde ich zwischen zwei Forderungen hin- und hergezogen. Am schlimmsten ist es an Sonntagen: einerseits sollte ich meine Eltern besuchen, denn sie werden am Wochenende nicht versorgt. Da ich aber die ganze Woche über arbeite und zweimal in der Woche zur Abendschule gehe, möchte ich andererseits aber sonntags auch etwas Erholung haben und mit meinen Kindern irgendwo im Freien etwas unternehmen. Wenn der Montag graut, habe ich einen Tag hinter mir, an dem ich weder ausschlafen konnte noch Zeitungen lesen, Brot backen oder mit einer Freundin spazierengehen konnte. Wenn ich mir jedoch so einen Tag gönne, dann habe ich für den Rest der Woche Schuldgefühle.

Eine zusätzliche Komplikation besteht unter Umständen auch noch darin, daß Liebhaber oder Ehemann kein Verständnis dafür haben, wenn wir damit beginnen, für die Eltern zu sorgen, gerade wenn die Kinder aus dem Haus sind.

Aus finanziellen Gründen kehren manchmal auch erwachsene Kinder nach Hause zurück. Manche Mütter übernehmen dann wieder die alte Mutterrolle, fühlen sich jedoch ausgenutzt und mißbraucht. Anderen Müttern gelingt es, auf Grund ihres neuerworbenen Gefühls von Unabhängigkeit eine neue Art der Beziehung aufzubauen.

> Als meine Kinder herangewachsen waren, aber wieder zu Hause wohnen wollten, machte ich ihnen klar, daß sie willkommen sind, jedoch nur als gleichgestellte Erwachsene, die ihren Teil der Verantwortung für den Haushalt tragen, nicht in der alten Mutter-Kind-Rolle.

Zwischen dem Kindergroßziehen und den Fürsorgepflichten der älteren Generation gegenüber aber gibt es vielleicht eine Atempause. Viele Wahlmöglichkeiten bleiben uns vielleicht nicht, doch haben wir das Recht, selbst wenn wir viele Bedürfnisse unter einen Hut bringen müssen, Zeit und Energie für uns selbst zu beanspruchen.

Die Bewältigung von Verlusten

Eine der schwierigsten Aufgaben in der Mitte des Lebens besteht darin, mit Verlusten fertig zu werden. Wenn uns eine Reihe von schmerzlichen Verlusten trifft, fühlen wir uns wie erschlagen und sehr allein. In einer solchen Situation darf man nicht viel von sich erwarten. Das beste, was man tun kann, ist, die eigenen Gefühle als normal zu betrachten und nicht zu versuchen, die Last allein zu tragen und gar Hilfe abzulehnen. Vorsicht aber vor Ärzten, die legitime Gefühle von Trauer und Wut wegmedikalisieren wollen! Es ist ein Zeichen von Stärke, Gefühle von Verzweiflung, Ärger, Schuld, Leere, Angst, Erleichterung, Sorge und Verwirrung zuzulassen. Für Trauer gibt es weder einen «richtigen» Moment noch eine «richtige» Form. Jede von uns hat ihre eigene Weise und jede braucht ihre Zeit. Frauen, die selbst schmerzhafte Verluste erlitten haben, können oft hilfreich sein. Trost finden viele auch darin, daß sie Erinnerungen ausgraben, schreiben oder ein Tagebuch führen.

Ein Leben neu aufzubauen, verschlingt enorm viel Energie. Nimm dir nicht zuviel vor und versuche nicht, dich auch noch der emotionalen Bedürfnisse anderer anzunehmen. Kümmere dich in dieser Situation vor allem um dich selbst. Vielleicht brauchst du mehr Ruhe als sonst. Es dauert lange, bis die Wunde heilt, laß dir Zeit, dein Vertrauen in die Welt und die eigenen Fähigkeiten wiederzufinden.

Körperliche Veränderungen während der Wechseljahre

Zu all den genannten sozialen Problemen kommen körperliche Veränderungen während der Jahre zwischen 45 und 55 hinzu. Unser gesamter Hormonhaushalt stellt sich darauf ein, daß wir keine Kinder mehr bekommen. Für viele von uns ist das eine große Erleichterung, endlich können wir unsere Sexualität ohne Angst vor Schwangerschaften genießen.

Aber auch die Freude an unserer eigenen Sexualität will gelernt sein. Hinzu kommt, daß sich viele von uns durch die körperlichen Anzeichen des Wechsels – Wallungen, Schweißausbrüche, vaginale Trockenheit, Kopfschmerzen, Schlaflosigkeit – verunsichert fühlen. Psychische Symptome wie Angstzustände und Depressionen machen sich bemerkbar. In den einschlägigen Fachbüchern finden sich ganze Listen von Symptomen des Wechsels, die von zahlreichen Ärzten durch Hormontherapien behandelt werden. Obwohl diese in vielen Fällen zu helfen scheinen, müssen wir uns darüber klarsein, daß wir unsere Ängste und Beklemmungen nicht einfach an Ärzte weitergeben können, die sie meistens gar nicht als solche anerkennen, sondern eher als Krankheit abstempeln. Erst wenn wir mit anderen Frauen zusammenkommen und über unsere Sorgen sprechen, merken wir, daß wir nicht allein sind, daß es vielen so geht wie uns. Gemeinsam können wir darüber nachdenken, was wir tun sollen, wie wir unser Leben neu gestalten können.

Vor allem sollten wir uns über die Vorgänge in unserem Körper während dieser Lebensphase informieren. Viele unserer Ängste verringern sich, sobald wir ihre Ursachen erkennen und zugleich erfahren, daß dies alles ganz «normal» ist und daß die körperliche Umstellung keineswegs den sozialen Tod bedeutet. Wir müssen nicht das gesellschaftliche Idol der ewigen Jugend und der strahlenden Schönheit übernehmen. Jeder Lebensabschnitt hat seinen ganz besonderen Wert, und wir haben auch nach den Wechseljahren noch viele Wirkungsmöglichkeiten in der Gesellschaft.

Im folgenden wollen wir Informationen geben über die wichtigsten körperlichen Veränderungen während dieser Zeit, die von den Ärzten Klimakterium (Wechsel) oder Menopause (Ende der Periodenblutungen) genannt wird. Vor allem wollen wir auf die Vorteile, aber auch auf die Gefahren der gängigen medizinischen Behandlung unserer Beschwerden, die wir nicht als Krankheit verstanden wissen wollen, hinweisen.

Was ist der Wechsel?

Mit «Wechsel» oder «Wechseljahre» wird jene Zeit benannt, in der die monatliche Regel unregelmäßig wird und schließlich ausbleibt. Bis dahin haben die Eierstöcke während des monatlichen Zyklus bestimmte Mengen Östrogene abgegeben. Mit dem Beginn des Wechsels hören die Eierstöcke auf, monatlich ein sprungreifes Ei zu produzieren, und scheiden weniger Östrogene ab. (Allerdings wird noch lange nach dem

Wechsel Östrogen in verringerten Mengen von den Eierstöcke und den Nebennieren produziert.) Zur selben Zeit verringert sich auch die Produktion von Progesteron, dem Hormon, welches in jedem Zyklus die Schleimhaut der Gebärmutter zur Aufnahme des befruchteten Eis vorbereitet. Diese Veränderungen in unserem Hormonaushalt bedeuten, daß wir keine Kinder mehr empfangen und gebären können. Sie verursachen auch verschiedene spürbare Körperreaktionen, bis dieser sich auf das neue hormonale Gleichgewicht eingestellt hat.

In den meisten Fällen verringert sich bereits einige Jahre vor Ausbleiben der Regel die Östrogen- und Progesteronproduktion. Der Wechsel beginnt für viele Frauen damit, daß die Perioden schwächer, kürzer und unregelmäßiger werden und manchmal einige Monate überspringen.

Bei manchen Frauen verkürzen sich die Zyklen, und die Blutungen werden stärker und dauern länger.

Es ist nicht möglich, das genaue Alter vorauszusagen, in dem der Wechsel beginnt, meistens zwischen fünfundvierzig und zweiundfünfzig Jahren. Nationale und geographische Unterschiede scheinen auch eine Rolle zu spielen. Die Annahme, daß je früher die Menstruation einsetzt, desto früher auch der Wechsel beginnt, hat sich als unrichtig herausgestellt.

Der Wechsel kann vorzeitig eintreten, wenn die Eierstöcke entfernt wurden oder erkrankt sind. Die Entfernung der Gebärmutter (Hysterektomie) hat keinen Einfluß auf den Zeitpunkt des Wechsels, außer es wurden auch beide Eierstöcke entfernt. Die Entfernung eines einzigen Eierstocks leitet den Wechsel nicht ein, denn der verbleibende Eierstock produziert immer noch genügend Östrogene. Werden die Eierstöcke einer jüngeren Frau entfernt, ohne die Gebärmutter herauszunehmen, werden meistens Östrogene medikamentös verabreicht, um die Perioden beizubehalten.

Symptome und Beschwerden

Die beiden hauptsächlichsten Symptome, die auftreten können, sind die sogenannten Wallungen und eine Verringerung der Feuchtigkeit und Elastizität der Scheide. Eine Wallung ist ein plötzliches Hitzegefühl, vor allem im Oberkörper. Oft bilden sich dabei rote Flecken auf der Haut. Eine Wallung dauert gewöhnlich einige Sekunden bis eine Minute und kann mit Schweißausbruch verbunden sein. Danach tritt oft ein Kältegefühl ein. Im Durchschnitt muß man mit vier bis fünf Wallungen am Tag rechnen; nachts sind sie häufiger und daher oft schlafstörend.

Man weiß noch nicht allzuviel über die Wallungen. Vermutlich sind sie die Folge einer «vasomotorischen Instabilität» (Labilität der Gefäße), welche die Nervenzentren und den Kreislauf beeinflußt. Eine wichtige Ursache ist, daß die Hirnanhangdrüse (Hypophyse) die Produktion des Hormons FSH (ein Hormon, welches die Eierstöcke anregt) erhöht, sozusagen als Antwort auf die Verringerung von Östrogen und Progesteron im Körper. Die gesteigerte Menge von FSH im Blut ist eine Störung im komplizierten Gleichgewicht der Drüsen. Wallungen sind dann eine Reaktion des Körpers, mit welcher er versucht, ein neues hormonelles Gleichgewicht herzustellen. Eine neuere Erklärung für Wallungen ist, daß die Hormonveränderungen die Nerven und Blutgefäße reizen, worauf die Blutgefäße mit einer Dehnung reagieren (eine Reaktion, die sonst auf Hitze erfolgt). Das andere Hauptmerkmal der Wechseljahre ist Trokkenheit und verminderte Elastizität der Scheide. Die vaginale Schleimhaut wird dünner und unelastischer, was zu unangenehmer Trockenheit führen kann. Dies geschieht meistens erst gegen Ende des Wechsels.

Vaginale Trockenheit führt leicht zu Reizungen der Schleimhaut und verstärkt damit Neigung zu Infektionen. Beim Geschlechtsverkehr kann ein Ersatz der natürlichen Gleitsubstanz notwendig werden, zum Beispiel ein wasserlösliches Vaginalgelee. Bei Schmerzen während des Geschlechtsverkehrs raten wir, einen Arzt zu befragen, da die Schmerzen auch andere Ursachen haben können.

Bisher wurde durch die medizinische Forschung kein gültiger Nachweis erbracht, daß außer den zwei beschriebenen Symptomen noch andere Beschwerden eindeutig in direktem Zusammenhang mit dem Wechsel stehen. Ein gewisser Prozentsatz von Frauen berichtet allerdings noch von anderen Beschwerden während dieser Zeit. Einige davon sind möglicherweise ebenso wie die Wallungen auf «vasomotorische Instalibität» zurückzuführen. Herzjagen, Angst, Schwindel, geschwollene Fußgelenke können weitere Reaktionen auf die Schwierigkeiten des Körpers sein, sich dem veränderten Hormonhaushalt anzupassen. Andere Symptome wie Schlaflosigkeit, Schwächegefühl, Kopfschmerzen und Müdigkeit könnten indirekte Folgen von Wallungen sein.

Zur Zeit weiß man noch zu wenig über die tatsächlichen Auswirkungen der hormonellen Veränderungen auf unser psychisches Befinden und die Rückwirkungen unserer Seelenlage auf den Hormonhaushalt. Denn wie schon im Abschnitt über das Älterwerden beschrieben, sind die Jahre des

Wechsels auch Jahre erhöhten sozialen Stresses. Auch ohne große körperliche Umstellungen wäre es nicht einfach, stabil und im Gleichgewicht zu bleiben.

Obwohl es, wie gesagt, keineswegs nachweisbar ist, daß außer den Wallungen und vaginalen Veränderungen noch andere Beschwerden auf die verminderte Östrogenausschüttung zurückzuführen sind, behandelt eine Reihe von Ärzten die verschiedensten Symptome als Teil eines «Wechselsyndroms», von Depressionen, Schwindel, Kopfschmerzen bis zu Blähungen und Durchfall. Da es unter den Ärzten selbst keine einheitliche Auffassung gibt, ist es für uns um so wichtiger, die Kontroverse zu kennen und zu wissen, was tatäschlich Wechselsymptome sind und wie man sie behandeln kann, sofern eine Behandlung notwendig wird. Keineswegs sollten wir die Ratschläge unserer Ärzte blindlings befolgen. Besonders skeptisch sollten wir gegenüber jenen Ärzten sein, die jedes Unbehagen gleich mit Medikamenten behandeln, aber auch gegenüber jenen, die uns einreden wollen, daß unsere Beschwerden nur in unserer Phantasie existieren. Es gibt durchaus Symptome, die eine gewissenhafte medizinische Behandlung erfordern, eine Behandlung, auf die wir ein Recht haben.

Behandlung

Ungefähr eine von fünf Frauen hat gar keine oder nur sehr geringe Wechselbeschwerden. Von den meisten Frauen, die unter irgendwelchen Beschwerden leiden, benötigt der überwiegende Teil keine eigentliche Behandlung. Auf jeden Fall sollten wir aber spätestens dann ärztliche Hilfe suchen, wenn unsere Beschwerden merklich unsere normalen Aktivitäten beeinträchtigen oder unmöglich machen und besonders dann, wenn sie zu Depressionen führen.

Wechselbeschwerden werden von den verschiedenen Ärzten auf die verschiedenste Weise behandelt. Einige verschreiben Medikamente nur auf die von der Frau geschilderten Symptome hin, andere lassen zuerst Labortests machen (zum Beispiel zur Bestimmung des Östrogenspiegels) und behandeln dann auf Grund der Laborergebnisse. Eine Reihe von Laborbefunden ist für den Wechsel charakteristisch, unter anderem ein erhöhter FSH-Wert in Blut und Urin, was ein indirekter Hinweis auf Veränderungen des Östrogenhaushalts ist. Mittels Vaginalabstrichen kann der Östrogenspiegel ebenfalls gemessen werden, dieser Test ist jedoch nicht sehr zuverlässig. Außerdem sollte immer beachtet werden, daß die

Hormonspiegel tageszeitlich schwanken. Die Östrogenausschüttung ist beispielsweise morgens am höchsten und nachmittags am niedrigsten. Es bedarf noch eingehender Forschungarbeit, bis wir die Östrogenmenge wirklich ganz präzise werden bestimmen können.

Bis dahin können weder unsere Ärzte noch wir selbst den Beginn des Wechsels exakt feststellen. Zusätzlich zu den Laborbefunden müssen wir unsere medizinische Vorgeschichte, unser Aussehen und unser Befinden sowie sonstige Beschwerden, die wir zur Zeit haben, mit in Betracht ziehen. Manche Ärzte verschreiben Beruhigungsmittel, Schlaftabletten oder aspirinähnliche Medikamente. Andere Ärzte wiederum empfehlen eine Hormonbehandlung, bei der aber auf keinen Fall mehr nur Östrogene, sondern eine Mischung aus Östrogen und Gestagen gegeben werden soll, um die Krebs-Risiken auszuschalten, die eine ausschließliche Behandlung mit Östrogen hätte. Es sollte nur bei sehr heftigen Wechselbeschwerden eine derartige Ersatztherapie in Betracht gezogen werden. Hinzu kommt, daß es oft recht schwierig ist, zwischen reinen Wechselbeschwerden und allgemeinen altersbedingten Beschwerden oder anderen Krisensymptomen zu unterscheiden. Deshalb sollten wir uns erst nach sehr reiflichem Abwägen für die Hormontherapie entscheiden. Hormone sind weder ein Jungbrunnen noch bewahren sie uns vor dem Altwerden. Sie verändern keine der Krisen, in der wir uns gerade befinden mögen und können im besten Fall einigen von uns in besonders mißlicher Verfassung vorübergehende Linderung verschaffen, wenn alternative Behandlungsformen nicht befriedigend geholfen haben.

Drei Gruppen von Frauen sollten auf jeden Fall Hormone vermeiden: Diejenigen, die schon einmal Krebs hatten, solche, die wiederholt Eierstockzysten oder Polypen hatten, und Frauen, die zu Krampfadern und Blutgerinnseln neigen. Auch Frauen mit Leber- oder Nierenleiden werden sie gewöhnlich nicht verschrieben, da Hormon-Tabletten zur Speicherung von Wasser und Salz beitragen. Aus demselben Grund wird auch bei bestimmten Herzkrankheiten, aber auch bei glandulär-zystischer Hyperplasie (Wucherungen der Gebärmutterschleimhaut), Endometriosen oder bei Fasergeschwulsten von einer reinen Östrogen-Behandlung abgeraten. Bei extremen Wechselbeschwerden werden jedoch manchmal Ausnahmen gemacht, in diesem Fall sollten die Ärzte jedoch über alle Risikofaktoren genau informieren.

Es gibt keine einheitliche Dosierung von Östrogenen: Art, Menge, Häufigkeit und Dauer der Verabreichung wechseln je nach Arzt und

Frau. Für gewöhnlich wird eine tägliche Dosis von 0,625 bis 1,25 mg konjugierter Östrogene in Tablettenform in Zyklen von 21 bis 25 Tagen verabreicht. Die zyklische Anwendungsform ist besonders wichtig, um die Nachteile fortgesetzter, ununterbrochener Östrogeneinnahme zu verringern. In Fällen, in denen konjugierte Östrogene nicht gut vertragen werden, verschreiben Ärzte natürliche kristallisierte Östrogene. Gegen Ende des Tabletten-Zyklus wird dann für mehrere Tage ein Gestagen zusammen mit Östrogen verabreicht.

In den meisten Fällen von Wallungen und vaginaler Trockenheit bringen Östrogene Erleichterung. Bei vaginaler Trockenheit genügt oft eine Östrogensalbe, wodurch auch die Risiken durch oral eingenommene Östrogene verringert werden.

Obwohl Östrogene häufig erfolgreich zur Behandlung anderer Beschwerden eingesetzt werden, von denen angenommen wird, daß sie auf Östrogenmangel beruhen könnten – wie Schlaflosigkeit, Reizbarkeit, Nervosität, Depression, Erbrechen und Verstopfung –, liegen noch keine medizinischen Daten vor, welche eine Östrogentherapie rechtfertigen würden. Wir wissen nicht, warum oder wie Östrogene in derartigen Fällen wirken, ob sie nur einen Placebo-Effekt haben, oder ob sich die Beschwerden nicht durch andere Einflüsse gebessert haben. Tatsächlich scheinen Östrogene Frauen mit Wechselbeschwerden vorübergehend zu helfen, indem sie die Beschwerden lindern; dagegen muß jedoch die Tatsache gehalten werden, daß Östrogene potentiell krebserregend wirken können.

Wie lange soll eine Hormonbehandlung dauern? Wenn irgend möglich, sollte die Dosis so bald wie möglich verringert werden, da noch vieles über die Wirkung von Östrogenen unbekannt ist und die Nachteile und Gefahren einer Östrogentherapie die Vorteile überwiegen können. Manche Frauen gewöhnen sich an einen hohen Östrogenspiegel nach beendeter Behandlung und bekommen wieder Wallungen und die vorherigen Beschwerden. Es gibt Ärzte, welche die Gefahren einer Östrogentherapie als minimal einschätzen und die Meinung vertreten, daß eine begonnene Hormonbehandlung möglichst das ganze Leben fortgesetzt werden sollte. Manchmal steigern sie sogar die Dosis, wenn etwa durch eine Grippe oder eine Infektion, durch eine Operation, bei Streß oder während einer Hitzeperiode die Wechselbeschwerden erneut auftreten.

Nebenwirkungen und Risiken der Östrogenbehandlung

Zusätzlich zu den Schwierigkeiten, die bei der allmählichen Verringerung der Östrogendosis entstehen, muß mit verschiedenen Nebenwirkungen und Risiken gerechnet werden. Wie bei der Pille erhöhen Östrogene die Neigung zu Bluthochdruck und Blutgerinnseln, letztere nimmt mit dem Alter noch zu. Normalerweise sollte die niedrigste Dosis eingenommen werden, die genügt, um die Beschwerden zu erleichtern, ohne Nebenwirkungen hervorzurufen, wie etwa Gewichtszunahme, Gefühl des Aufgedunsenseins, Spannen der Brüste, Übelkeit und verstärkter Ausfluß, und ohne den Aufbau der Gebärmutterschleimhaut zu provozieren, da dies zu Durchbruchs- oder Entzugsblutungen führen würde. Diese Blutungen, die bei über 30% der Frauen, die Östrogene nehmen, auftreten, setzen meist in den Tagen ein, in denen die Östrogene abgesetzt werden (Entzugsblutungen), oder ganz unregelmäßig zu irgendeinem Zeitpunkt während des Menstruationszyklus. Durch zu starke Östrogenstimulierung entstehen Wucherungen der Gebärmutterschleimhaut, da die Schleimhaut nicht aufhört zu wachsen, ziemlich dick wird und übermäßig viele Zellen produziert.

> Am Anfang war ich mit der Östrogenbehandlung wirklich zufrieden, weil meine Beschwerden nachließen; nach meiner Hysterektomie erfuhr ich aber, daß ich eine Gebärmutterhyperplasie hatte und gar keine Östrogene hätte nehmen dürfen, da die Gefahr von Gebärmutterkrebs für mich größer geworden war.

Bei Frauen mit dieser Art von Krankengeschichte kann es mit der Zeit wirklich zu Gebärmutterkrebs kommen, deshalb sollte etwas gegen Durchbruchsblutungen unternommen werden. Manche Ärzte verringern die Östrogendosis, um die Blutungen zu vermeiden. Wenn keine Dosis gefunden werden kann, die noch gegen die Beschwerden hilft, aber doch gering genug ist, daß es zu keinen Durchbruchsblutungen kommt, verordnen manche Ärzte eine kombinierte Östrogen-Gestagen-Behandlung, damit die Blutungen wieder regelmäßig werden. Das Gestagen bewirkt ein vollständigeres Abstoßen der Uterusschleimhaut und wirkt so einer Hyperplasie entgegen. Manche Ärzte sind der Ansicht, daß diese kombinierte Therapie sogar vorbeugend angewendet werden sollte, bevor Blutungen überhaupt entstehen, während andere den Standpunkt vertreten, daß die Vorzüge des Gestagens noch nicht bewiesen seien, auch nicht bei der Bekämpfung von Gebärmutterkrebs. Einige Pathologen glauben, daß es immer auch unreife Stellen in der Gebärmutterwand gibt, die auf Gestagen nicht ansprechen und daher nicht periodisch abgestoßen werden. Diese isolierten Stellen seien ständig einer Östrogenstimulierung und deren nachteiligen Wirkungen ausgesetzt.

Bei Frauen, die ausschließlich Östrogene einnehmen, ist jede Zwischenblutung wahrscheinlich eine Durchbruchs- oder Entzugsblutung. Die Blutung kann jedoch auch durch glandulär-zystische Hyperplasie, Polypen oder Gebärmutterkrebs verursacht werden. Um Östrogenblutungen von diesen anderen Blutungen zu unterscheiden, empfehlen viele Ärzte die kombinierte Östrogen-Gestagen-Therapie (siehe oben), die bei Östrogenblutungen hilft, ohne für gewöhnlich andere Blutungen zu beeinflussen. (Um die Ursache von Blutungen, die nicht durch Östrogeneinnahme hervorgerufen wurden, festzustellen, empfiehlt sich eine Endometriumbiopsie, also die Entnahme von etwas Gebärmutterschleimhaut, oder eine Ausschabung, um die Gebärmutterschleimhaut auf abnormale Zellen hin untersuchen zu können.) Einige Ärzte vertreten die Ansicht, daß die kombinierte Östrogen-Progesteron-Behandlung in seltenen Fällen sogar Blutungen stoppen kann, die durch Gebärmutterkrebs verursacht wurden. Bei einem derartigen Verdacht empfiehlt sich eine Endometrialbiopsie oder eine Ausschabung, zuzüglich zur kombinierten Östrogen-Progesteron-Behandlung.

Außer den Durchbruchs- und Entzugsblutungen haben Östrogene noch weitere Nebenwirkungen. Manche Frauen reagieren auf Östrogene mit Magenbeschwerden, Wassereinlagerung ins Gewebe und Gewichtszunahme. Einige leiden an Brust- und Bauchschmerzen, die auf Gewebeschwellungen zurückzuführen sind. Kopfschmerzen, Vaginalausfluß und Pigmentveränderungen der Haut können auch auftreten. Die Nebenwirkungen sind je nach Östrogenpräparat verschieden; am besten werden die natürlichen, konjugierten Östrogene vertragen.

Die Wirkung der Östrogene auf Krebs, Osteoporose, Herzkrankheiten
Östrogene beeinflussen den gesamten Stoffwechsel und im besonderen die Fortpflanzungsorgane. Die Diskussion um die Rolle von Östrogenen bei der Entstehung von Krebs ist noch nicht abgeschlossen, neuere Forschungsergebnisse weisen aber auf einen Zusammenhang zwischen Östrogentherapie und Krebs der Gebärmuttergewebszellen und Blutkrebs hin. Östrogene werden seit etwa 1940 angewendet, daher besitzen die Ärzte noch nicht genügend Erfahrungen über andere langfristige Wirkungen. Es ist jedoch wahrscheinlich, daß Östrogene Entzündungen der

Brustdrüsen (Mastitis) fördern, Entzündungen, die bösartig werden können.

Der Einfluß von Östrogenen auf Osteoporose ist umstritten. Osteoporose ist eine Krankheit des Knochenskeletts. In ihrem Verlauf werden nach und nach kleine Teile der Knochenmasse vom Körper resorbiert, die restliche Knochenmasse wird brüchig. Bis heute gibt es keinen Nachweis, daß Osteoporose durch Östrogenzufuhr geheilt wird. Es scheint jedoch die Entwicklung der Osteoporose auf begrenzte Zeit (drei bis neun Monate) zu verlangsamen, danach setzt sich der Abbauprozeß wieder fort, manchmal sogar beschleunigt. Die hohen Dosen von Östrogenen, die notwendig sind, um die Osteoporose in derartigen Fällen zu stoppen, können Blutungen hervorgerufen und das Risiko von Herzerkrankungen erhöhen. Da die Osteoporose auch bei Männern vorkommt, wird vielfach angenommen, daß sie einfach mit dem Altern zusammenhängt und weniger mit einem Östrogenmangel, die beste Vorbeugung und Behandlung daher eine reichliche Kalzium- und Proteinzufuhr ist, die mit viel Bewegung verbunden werden sollte. Es muß aber darauf hingewiesen werden, daß die Osteoporose kein unvermeidlicher Bestandteil des Alterungsprozesses ist, sondern eher eine Folge von zuwenig Kalzium und Proteinen bzw. von schlechter Kalziumverwertung sowie von mangelnder Bewegung und städtischer Lebensweise.

Auch der positive Einfluß von Östrogenen bei Herzerkrankungen konnte bisher nicht nachgewiesen werden. Statistische Unterlagen lassen vielmehr den Schluß zu, daß Herzerkrankungen nicht mit dem Wechsel, der Funktion der Eierstöcke oder mit verändertem Östrogenhaushalt zusammenhängen. Östrogene können vielmehr dazu beitragen, die Triglyceridwerte (Blutfette) im Blut zu erhöhen, die das Risiko von Herzerkrankungen vergrößern.

Es bedarf noch viel zusätzlicher Forschung, um den Einfluß von Östrogenen auf Osteoporose, Herzerkrankungen, Krebs und Depressionen genau bestimmen zu können.

Alternative Behandlungsmöglichkeiten

Wie schon weiter oben beschrieben, gibt es Wechselbeschwerden, die uns ernsthaft zu schaffen machen und unser Lebensgefühl so stark beeinträchtigen, daß wir zum Arzt gehen. Zunehmend versuchen Frauen sich aber zuerst einmal selbst weiterzuhelfen und mit Unpäßlichkeiten fertig zu werden. Wir lernen dabei, unsere Körpergefühle wahrzunehmen und Schmerzen als sinnvollen Ausdruck für Mängel und Störungen in unserem Körpersystem zu verstehen. Das gibt uns Kraft und ein beträchtliches Maß an Autonomie gegenüber der uns oft entmündigenden Schulmedizin.

Nun steht uns neben der traditionellen Medizin noch eine Reihe von Behandlungsmethoden offen, die zum Teil auf jahrhundertealter Erfahrung beruhen und die insgesamt als der «sanfte Weg» bezeichnet werden können, weil sie ohne Gifte arbeiten und von einem ganzheitlichen Menschenbild ausgehen. Die wichtigsten sind die *Neuraltherapie*, die *Akupunktur*, die wir von den Chinesen übernommen haben, und die *Homöopathie* bzw. die Phytotherapie (Pflanzenheilkunde). Sie alle haben sich bei Wechselbeschwerden bewährt, da sie auf dem Umstellungs- oder Regulationsprinzip aufbauen, das heißt, sie streben einen Ausgleich bei Störungen im Körpergeschehen an und setzen Selbstregulationsvorgänge in Gang.

Viele Frauen, die unter nervösen Spannungszuständen, Schlaflosigkeit und leichteren Formen von Depression leiden, wenden mit Erfolg das autogene Training und das Entspannungstraining an. Während die drei oben genannten Regulationstherapien von eigens dafür geschulten Heilpraktikern und Ärzten durchgeführt werden, können das autogene Training und sonstige Entspannungstechniken, wie auch Yoga, auch von ausgebildeten Laien oder Sportlehrern, Psychologen und medizinischen Therapeuten gelehrt werden. (Siehe hierzu auch den Abschnitt über alternative Heilverfahren, Bd. I, Kapitel 5.)

So wie sich immer mehr Menschen für alternative, unschädliche Behandlungsformen interessieren, wenden sie sich auch zunehmend wieder den natürlichen Heilpflanzen und allen Formen von Naturheilmittel zu. Bei nervösen Beschwerden und depressiver Stimmung während und nach den Wechseljahren, aber auch bei vegativen Störungen wie Herzklopfen, Schweißausbrüchen und Blutdruckschwankungen ist ein altbewährtes Heilmittel die *nordamerikanische Frauenwurzel*, die einen regulierenden Effekt auf das Nervensystem hat. Darüber hinaus stehen uns aus der Pflanzenheilkunde eine ganze Reihe von Präparaten zur Verfügung, die ein entsprechend weitergebildeter Frauenarzt, ein Arzt für Naturheilkunde oder ein Heilpraktiker individuell aussuchen und dosieren kann. Zu den Pflanzen, die in Frage kommen, zählen: Johanniskraut, Hopfen, Frauenmantel, Mönchspfeffer und Schlangenkraut.

Was im Kapitel «Ernährung» über die Bedeutung einer gesunden Ernährung für unser Wohlbefinden gesagt wurde, gilt natürlich besonders für Zeiten körperlicher Inanspruchnahme, also auch für die Wechseljahre. Eine besonders wichtige Rolle spielt in dieser Zeit unsere Versorgung mit *Vitamin E*. Wallungen können damit erleichtert, manchmal sogar ganz zum Verschwinden gebracht werden. Die Tagesdosis sollte jedoch auf jeden Fall unter 300 mg bleiben, da bereits ab dieser Menge gelegentlich Kopfschmerzen, Übelkeit und Darmbeschwerden auftreten können. Ab 800 mg ist mit einer Erhöhung des Blutdrucks zu rechnen. Es ist deshalb sinnvoll, es zunächst mit einer besonders Vitamin E-reichen Ernährung zu versuchen. Vitamin E kommt vor allem in Weizenkeimen, Vollkorn (besonders Hafer), Mais, Erdnüssen und Bohnen vor.

Wichtig ist für uns auch das *Kalzium* (in Milchprodukten, Käse, Früchten, Nüssen, Gemüse, Soja enthalten). Kalziummangel begünstigt nicht nur Osteoporose (Knochenentkalkung), wir brauchen es auch für andere Körperfunktionen, wie zur Blutgerinnung, für die Muskelbewegung und zur Nerventätigkeit.

Sport

Körperliche Bewegung wird mit zunehmenden Jahren immer wichtiger. Etwa ab 35 Jahren verlieren Frauen Knochensubstanz, und das liegt wahrscheinlich hauptsächlich an mangelnder Bewegung. Kraftsport kann die Festigkeit der Knochen verbessern. Läufer haben zum Beispiel festere Knochen. Schwerere Frauen sind weniger anfällig für Osteoporose, vielleicht weil ihre Knochen mehr Gewicht tragen müssen.

Die Vorteile körperlicher Bewegung für ältere Frauen sind bereits vielfach nachgewiesen worden. Bewegung kann die Streßbelastung reduzieren, den Blutdruck senken, Arterienverkalkung, Emphyseme und Osteoporose verhüten, das Risiko von Herz- und Schlaganfällen herabsetzen. Sport ist die Voraussetzung dafür, das richtige Gewicht zu finden und zu halten. Es fördert den Schlaf, verbessert die Beweglichkeit der Gelenke, hilft oft gegen Depressionen und trägt zum allgemeinen Wohlbefinden bei.

Durch sportliche Betätigung wird die Haut nachweislich besser durchblutet, wodurch sie zusätzlich mit Nährstoffen versorgt und wärmer wird. Auch der Kollagengehalt wird höher, wodurch die Haut dicker, elastischer und weniger faltig wird. Zum Glück ist es niemals zu spät, mit Sport anzufangen, und es gibt Sportarten, die bei fast jeder Form körperlicher

Einschränkung ausgeübt werden können. Ein paar Tips: Langsam anfangen, weniger fernsehen oder beim Fernsehen üben, gemeinsam mit einer Freundin trainieren, einen Kurs besuchen und die sitzenden Gewohnheiten überwinden; besonders gehen, Yoga und Schwimmen eignen sich für jedes Alter (vgl. Kapitel 4: «Frauen in Bewegung»).

Körpergewicht

Viele von uns (20 bis 42 %) nehmen während der Wechseljahre an Gewicht zu; wenn wir den Statistiken glauben, so ist dies bei Frauen, die im Haushalt tätig sind, nahezu doppelt so oft der Fall wie bei berufstätigen Frauen. Das Fett setzt sich besonders in der Magen- und Bauchgegend, an den Hüften, in der Brust, unter dem Kinn und an den Oberarmen an. Die Ursachen dafür sind vielfältig, es wird angenommen, daß sowohl die hormonellen Veränderungen wie auch oft die Verminderung der allgemeinen körperlichen Aktivitäten in dieser Lebensphase bei gleicher oder möglicherweise gesteigerter Nahrungsaufnahme dafür verantwortlich sind. Das ergibt dann den bekannten «Kummerspeck». Und Grund zum Kummer haben so manche von uns in dieser Zeit: Diejenigen, die wir bisher versorgt und umsorgt haben, brauchen unsere Fürsorge nicht mehr, wir lenken uns ab, indem wir uns selbst verwöhnen: Wir machen den scheinbaren Verlust unserer Wichtigkeit mit Gewicht wett. Und dies zu einem Zeitpunkt, an dem unser Körper schon weniger Nahrung benötigt.

Nun ist der tägliche Kalorienkampf um eine gertenschlanke, jugendliche Mannequinfigur sicher selbstzerstörerisch, weil er uns von uns selbst entfernt und uns zwingt, uns dauernd an eine uns von außen aufdiktierte Norm anzupassen. Auf die Dauer verletzt das unser Selbstbewußtsein, das wir aber brauchen, um uns und unser «Sosein» akzeptieren zu können. Dennoch gibt es eine Reihe triftiger Gründe, weshalb wir eine übermäßige Gewichtszunahme nicht als unser unentrinnbares Schicksal hinnehmen sollten: Sie belastet Herz und Kreislauf, die Verdauung, die Knochen und Gelenke und unseren gesamten Stoffwechsel. Für jedes Pfund Übergewicht müssen sich die Blutgefäße ausbreiten, was wiederum das Herz zwingt, das Blut über weitere Strecken zu pumpen. Übergewichtige Menschen bekommen öfter als andere Diabetes (Zuckerkrankheit), Arteriosklerose, und sie sind stärker infarktgefährdet.

Die Frage stellt sich für uns, ob ein direkter Zusammenhang besteht zwischen dem Wechsel und der Gewichtszunahme. Vor der Monatsblutung verspüren viele Frauen ein verstärktes Hungergefühl. Es scheint, daß ähnliche Faktoren während des Wechsels eine Rolle spielen, wie ja zahlreiche aus der prämenstruellen Zeit bekannte Symptome im Wechsel verstärkt in Erscheinung treten. Es ist also denkbar, daß die Veränderung des Hormonspiegels oder der erhöhte Streß dieser Zeit das Hungergefühl verstärkt.

Ohne uns dauernd selbst zu bekämpfen, sollten wir uns doch bewußt machen, daß wir mit zunehmendem Alter weniger Kalorien brauchen und daß der häufige Griff nach Süßigkeiten auch ein Ersatz sein kann für Zuwendung, die wir uns wünschen und nicht mehr bekommen, oder für die Zärtlichkeit, die wir geben möchten, die aber niemand mehr von uns verlangt. Diesen Zusammenhang zu sehen, ist nicht ganz leicht und die Konsequenzen daraus zu ziehen noch schwerer. Auch da hilft es, mit anderen Frauen, die ähnliche Probleme haben, darüber zu sprechen und sich mit ihnen zusammenzuschließen, um gemeinsam Erfahrungen auszutauschen und Eßstrategien zu entwickeln. Anstatt uns zu bekämpfen und zu kasteien, sollten wir uns vor, während und nach dem Wechsel dafür interessieren, *was* wir essen und mit welcher Ernährung wir auch unseren Allgemeinzustand günstig beeinflussen (siehe auch hierzu Kapitel 2: «Ernährung»). Wir alle wissen von selbst, daß eine Apfeltorte dicker macht als ein roher Apfel, daß Schlagsahne den Kreislauf mehr belastet als Joghurt. Aber jede von uns, die sich mit ihrem Gewicht herumstreitet, muß ihre eigene Entscheidung treffen, was sie sich zugestehen will und wie fit sie sich bewahren will; mit den Erfahrungen und der Zuwendung anderer Frauen wird es dann leichter sein, unsere Eßgewohnheiten zu verändern. Wenn wir unseren Körper, anstatt ihn mit Chemikalien vollzustopfen, gesund ernähren, um gesund zu sein, werden wir mehr Energien haben, um die Dinge im Leben zu tun, die uns interessieren und die wir tun wollen.

Tod

Mit der Realität des Todes kämpfen wir in jedem Alter. Wir verlieren unsere Eltern, vielleicht verlieren wir als Eltern ein Kind. Menschen, die wir lieben, sterben. Ein todkranker Mensch muß in jedem Alter mit dem eigenen Sterben fertig werden. Wenn wir älter werden, wird der Druck, die Realität des Todes anzuerkennen, jedoch besonders stark.

Wir fürchten, ein Mensch, der mit dem Tod rechnen muß, habe nicht mehr am Leben teil. In Wirklichkeit aber ist es genau andersherum. Je mehr wir den Tod annehmen können, je mehr wir seine Unausweichlichkeit erkennen, desto mehr können wir in der Gegenwart leben.

Manche sind dem Tod gegenüber aber auch weiterhin ambivalent oder haben Angst vor dem Tod oder Schwierigkeiten, damit fertig zu werden, daß sie sterben müssen. Über den Tod zu sprechen galt in unserer Gesellschaft bis vor einigen Jahren als Tabu. Durch das verstärkte Auftreten der bisher unbekannten Krankheit Aids ist dieses Thema jedoch stärker in das persönliche und ins öffentliche Bewußtsein getreten. Unsere Vorstellungen vom Tod wurden von der modernen medizinischen Wissenschaft in mancher Hinsicht verzerrt, zumal das Sterben mehr und mehr aus dem familiären Umfeld herausgelöst wird. Immerhin stirbt die Hälfte aller Bundesbürger im Krankenhaus und nur die allerwenigsten waren je dabei, wenn ein alter Mensch nach gelebtem Leben eines natürlichen Todes starb. Für viele Ärzte ist der Tod ein Widersacher, ein Übel, eine sichtbare Niederlage. Oft verwenden sie alle erdenklichen medizinischen Mittel, um ein Leben um jeden Preis zu verlängern. Die Lebensqualität des Kranken aber ziehen sie dabei nicht in Betracht, noch denken sie daran, ob es überhaupt irgendeine Aussicht auf Besserung gibt, oder berücksichtigen die Wünsche eines alten, kranken oder verletzten Menschen.

Als Reaktion auf die übertriebene Medikalisierung des Todes haben Todkranke, ihre Freunde und Verwandte zusammen mit engagierten Angehörigen der heilenden Berufe in den USA und der Bundesrepublik als humane Alternative zu den üblichen Krankenhäusern und Pflegeheimen «Hospize» gegründet. Ein solches «Hospiz» ist nicht nur ein Ort, sondern eine Idee und eine besondere Form der Fürsorge für Todkranke oder Leidende. Das, was wir an Krankheit und Tod am meisten fürchten, sind andauernde und unerträgliche Schmerzen. Diejenigen, die in den Hospizen arbeiten, helfen den Kranken, mit ihren Schmerzen umzugehen, zu Hause zu sterben oder an einem besonderen Ort, weder zu Hause noch im Krankenhaus. Im Mittelpunkt der Aufmerksamkeit stehen die oder der Kranke und ihre/seine Familie. Die Hospize bieten allen Beteiligten Unterstützung, Verständnis und eine Atempause. Das Angebot der Beratung besteht für die Hinterbliebenen auch noch in der wichtigen Zeit nach dem Tod eines Familienangehörigen.

Unseren eigenen Tod haben wir nicht in der Hand, das zu wissen, verleitet uns oft zu der Schlußfolgerung, wir könnten gar nichts tun – da wir die Wahl, ob wir sterben wollen, nicht hätten, hätten wir auch auf das «Wie» keinen Einfluß. Bestimmte Dinge aber können wir beeinflussen. Vielfach können wir bestimmen, wo wir sterben wollen – zu Hause, in einem Hospiz oder in einem Krankenhaus. So lange es uns möglich ist, können wir darum kämpfen, eine medizinische Versorgung zu erhalten, die uns hilft, unsere Würde zu bewahren, statt eine Behandlung hinzunehmen, die bei starken Schmerzen oder einer tödlichen Krankheit unangemessen ist. Wir können über unser Vermögen entscheiden und verfügen, daß lebensnotwendige Organe wie die Nieren oder die Leber nach unserem Tod anderen kranken Menschen eingepflanzt werden.

Trotz der juristischen, medizinischen und theologischen Kontroversen würden viele gern mitbestimmen, wie und wann sie sterben. Das Recht, unseren Tod mitzubestimmen, ist Teil unseres Grundrechts über unseren Körper und unser Leben. Wir wollen selbst definieren, was wir für eine erträgliche Lebensqualität, eine lebenswerte Existenz halten.

> Eine Freundin von mir hatte einen Schlaganfall und bekam, um einen weiteren zu verhindern, lange Zeit starke Medikamente. Vor kurzem weigerte sie sich – trotz einiger Warnzeichen –, zum Arzt zu gehen. «Der steckt mich ja doch nur ins Krankenhaus.» Am nächsten Tag starb sie friedlich in ihrem Bett. Bis zum Ende war sie aktiv gewesen. Das nenne ich einen guten Tod!

Wir können selbst mitentscheiden, ob wir um jeden Preis eine lange, zermürbende Krankheit und Abhängigkeit ertragen wollen, und haben jederzeit das Recht, eine Therapie abzulehnen. Solange es uns gutgeht, können wir schriftlich festlegen, was wir wollen und was nicht, allerdings gibt es keine Garantie dafür, daß diese schriftlichen Wünsche auch berücksichtigt werden.

Aktive Sterbehilfe wird zwar immer wieder diskutiert, ist jedoch gesetzlich verboten. Nicht verboten ist dagegen, einem todkranken Menschen die Schmerzen zu nehmen, auch wenn dadurch eine Verkürzung seines Lebens wahrscheinlich wird. Diese Möglichkeit sollte in der alltäglichen Medizinpraxis stärker genutzt werden, um Schwerkranken zumindest die unnötige Angst vor unerträglichen Schmerzen zu nehmen.

Wenn wir am Ende unseres Lebens das Recht auf Selbstbestimmung beanspruchen, wird damit die Entscheidung nicht weniger ernsthaft oder endgültig, ebensowenig wie damit Schmerz und Trauer derer, die wir zurücklassen, geringer werden. Diese Fragen aber sind sehr komplex. Alle Gesichtspunkte abzuwägen, kommt aber mit Sicherheit eher dem sterbenden Menschen selbst zu als irgendeiner außenstehenden Autorität.

23. Frauenspezifische Krankheiten und Beschwerden

Dieses Kapitel hätte ein eigenes Buch werden können. Wir mußten uns aber auf Gesundheitsprobleme beschränken, von denen viele Frauen betroffen sind oder über die verläßliche Informationen anderswo nicht so leicht zu bekommen sind. Wir bitten unsere Leserinnen zu beachten, daß die medizinische Wissenschaft fortwährend neue Ergebnisse hervorbringt und daß wir deshalb nur den gegenwärtigen Stand wiedergeben können. Die jeweils aktuellen Informationen finden sich bei den Adressen im Anhang dieses Kapitels.

Wenn möglich stellen wir nichtmedizinische Alternativen und Heilpraktiken vor, insbesondere Selbsthilfemethoden (vgl. Bd. I über die Auswahl alternativer Heilpraktiker). Oft bleibt jedoch nichts anderes übrig, als zur Behandlung der hier vorgestellten Gesundheitsstörungen zu einem Schulmediziner zu gehen, in eine Klinik oder ein Krankenhaus (siehe dazu auch Kapitel 24: «Frauen im Gesundheitswesen»).

Gynäkologische und andere Untersuchungen, Tests und Verfahren

Fragen an die Ärzte

Ärzte halten eine ganze Reihe von Untersuchungen, Tests und Verfahren für einen Bestandteil einer guten medizinischen Routinebehandlung. Manche dieser Verfahren greifen jedoch zu sehr in den Körper ein, versetzen die Patientin unnötig in Aufregung und Angst oder sind einfach nicht notwendig. Dazu ist zu wissen, daß manche Ärzte bestimmte Tests nur durchführen, um sich gegen mögliche gerichtliche Verfahren abzusichern. Folgenden Fragen sollen als Entscheidungshilfe dienen, ob und wann ein bestimmter Test notwendig ist.

Bevor eine Frau ihre Einwilligung zu irgendeiner der unten beschriebenen Untersuchungsmethoden gibt, sollten dem Arzt folgende Fragen gestellt werden:

1. Warum ist er der Ansicht, daß die Untersuchung notwendig ist?
2. Welches sind die Vorteile der vorgeschlagenen Untersuchung gegenüber anderen?
3. Wie wird sie durchgeführt?
4. Was empfindet die Patientin während und nach der Untersuchung?
5. Welche Risiken bestehen?
6. Welche Nebenwirkungen können auftreten, kann sie sich auf die Fruchtbarkeit auswirken?
7. Womit muß gerechnet werden, wenn sie nicht durchgeführt wird?
8. Wie erfahren und ausgebildet ist der Arzt, der diese Untersuchung durchführt? Wie oft im Jahr führt er diese Untersuchung durch?

Kein Mediziner kann für das Ergebnis irgendeiner Untersuchung garantieren, aber es liegt in seiner Verantwortung, alle erhältlichen Informationen weiterzugeben. Wenn du Zweifel hast oder mehr über eine Untersuchung erfahren möchtest, hole eine zweite Meinung ein.

Die allgemeine Untersuchung und wichtige Tests

Bei jeder körperlichen Untersuchung sollte ein Arzt sich die Zeit nehmen, genau zu erklären, was und warum er etwas tun wird. Das ermöglicht uns, mehr über unseren Körper zu erfahren und Fragen zu stellen, wenn wir wegen irgend etwas unsicher sind. Macht der Arzt einen ungeduldigen oder gehetzten Eindruck, sollte man sich überlegen, ob man nicht lieber zu einem anderen geht, der mehr Zeit und Geduld hat. Vielleicht ist es gut, zur Unterstützung eine Freundin mitzubringen. Bei einem Arzt, der seine Patienten respektiert, einfühlsam mit ihnen umgeht und ihnen alle verfügbaren Informationen zukommen läßt, ist es leichter, sich während der Untersuchung zu entspannen.

Bei einer allgemeinen Untersuchung ist folgendes zu erwarten:

- Fragen nach der medizinischen Vorgeschichte der Frau und ihrer Familie

- Untersuchung des Kopfes (Augen, Nase und Rachen), Haut und Nägel
- Brustuntersuchung mit Anweisungen zur Selbstuntersuchung
- Abhören von Herz und Lunge mit einem Stethoskop an mehreren Stellen
- Blutdruck- und Pulsmessung
- Bestimmung des Blutfarbstoffwertes (Hb-Wert) sowie ein vollständiges Blutbild
- Blutzuckertest, wenn in der Familie Diabetes vorkommt
- Blutuntersuchung auf Gonorrhöe oder Syphilis
- Urinanalyse (auch zur Überprüfung der Schilddrüsenfunktion)
- Feststellen des Gewichts
- Zellabstrich vom Muttermund
- Unterleibsuntersuchung einschließlich des Rektums (besonders bei Frauen über 45).

Untersuchung der Organe
Der Arzt sollte nicht nur den Unterleib untersuchen, sondern auch die Leber und Milz auf etwaige Vergrößerungen abtasten (wichtig zum Beispiel bei Frauen, die schon längere Zeit die Pille nehmen) und prüfen, ob die Nierenlager (etwa in Taillenhöhe) druck- oder klopfempfindlich sind.

Unterleibsuntersuchung

Zur Unterleibsuntersuchung gehören die Untersuchung der äußeren Geschlechtsorgane (Vulva), eine Untersuchung der inneren Organe mit Hilfe eines Spekulums, eine Tastuntersuchung und eine rektovaginale Untersuchung. Diejenigen Frauen, die regelmäßig Selbstuntersuchungen durchführen, sind mit dem, was dabei geschieht, vertrauter und können dem Arzt mitteilen, ob sie Veränderungen bemerkt haben oder ihm helfen herauszufinden, was bei ihnen individuell das Normale ist. Eine Frau, die zum erstenmal untersucht wird, sollte ihrem Arzt das vorher sagen und ihn bitten, langsam vorzugehen und zu erklären, was er tut. Wichtig ist, vor der Untersuchung die Blase zu leeren. Im einzelnen sehen die verschiedenen Untersuchungsschritte so aus:

Die äußere Untersuchung

Als erstes wird der Arzt feststellen, ob mit bloßem Auge Reizungen an den äußeren Geschlechtsteilen zu erkennen sind, Farbveränderungen, Schwellungen, Knoten, Hautrisse, Größe und Lage der Klitoris, Art der Behaarung, Vorhandensein von Läusen oder ungewöhnlicher Ausfluß. Dann wird er fragen, ob die betreffende Frau beim Lachen oder Husten Wasser verliert. Eine sogenannte Inkontinenz ist ein Zeichen für einen Gebärmuttervorfall bzw. eine Schwäche der inneren Beckenmuskeln, die Gebärmutter, Blase und Darmende an ihrem Platz halten.

Die Spekulumuntersuchung

Der Arzt führt das Spekulum in die Scheide ein (wenn es aus Metall ist, sollte es vorher angewärmt werden) und entfaltet damit die Scheidenwände. Zwischen den beiden Blättern des Spekulums kann er den Muttermund sehen. Er überprüft, ob ungewöhnlich viel Ausfluß vorhanden ist, die Scheidenwände oder der Muttermund entzündet sind und ob Verfärbungen, Anzeichen einer Verletzung oder andere Auffälligkeiten am Gebärmutterhals zu sehen sind.

Dann streift er mit Hilfe eines Spatels oder eines mit Watte umwikkelten Stäbchens die oberflächlichen Zellen zunächst der Muttermundoberfläche, dann des Muttermundkanals ab (dies tut meist nicht weh!) und streicht sie auf zwei verschiedenen Objekträgern für die Krebszellensuche (Krebsabstrich) aus. Außerdem sollten ein Ausstrich für die Untersuchung auf Gonorrhöe und eine Gonokokkenkultur angelegt werden.

Wenn du neugierig bist, wie dein Muttermund aussieht und du bisher noch keine Selbstuntersuchung gemacht hast, kannst du den Arzt um einen Spiegel bitten, damit du dich selbst betrachten kannst.

Die bimanuelle Untersuchung (die gynäkologische Tastuntersuchung)

Jetzt führt der Arzt einen oder zwei Finger der einen Hand in die Scheide ein, während seine andere Hand von außen durch die Bauchdecke hindurch tastet. Er kann so die Lage, Form, Größe, Festigkeit und Beweglichkeit der Gebärmutter beurteilen und Vorwölbungen, Zysten und Knoten, Anzeichen einer Entzündung oder von Verwachsungen sowie andere Veränderungen der Gebärmutter, Eileiter und der Eierstöcke feststellen. Wenn du Unterleibs- oder Kreuzschmerzen hast, wird er versuchen, deren Ursache durch die Tastuntersuchung des umgebenden Bindegewebes bis zur Wirbelsäule hin zu erkennen.

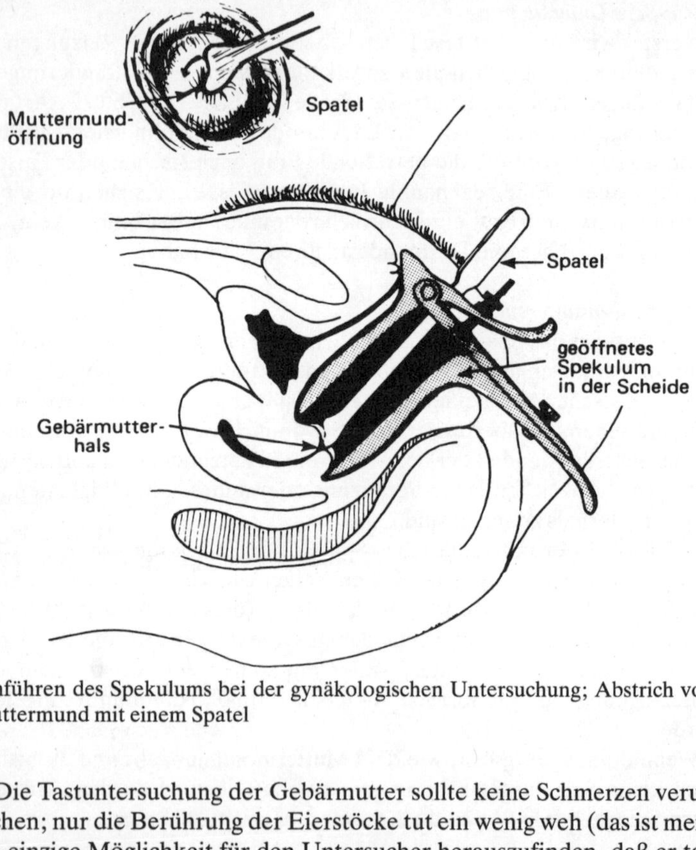

Einführen des Spekulums bei der gynäkologischen Untersuchung; Abstrich vom Muttermund mit einem Spatel

Die Tastuntersuchung der Gebärmutter sollte keine Schmerzen verursachen; nur die Berührung der Eierstöcke tut ein wenig weh (das ist meist die einzige Möglichkeit für den Untersucher herauszufinden, daß er tatsächlich die Eierstöcke getastet hat, weil sie nur so groß wie ein Fingerglied und deshalb sehr schwer zu finden sind). Für dich wie auch für den Untersuchenden ist die Tastuntersuchung viel leichter, wenn du dich entspannen kannst; vielleicht hilft es dir, wenn du durch den Mund atmest und dich darauf konzentrierst, die Hände, deinen Nacken, den Rücken und die Bauchdecke oder deine Füße zu entspannen.

Die rektale Untersuchung (die Tastuntersuchung des Darms)
Die Tastuntersuchung des Darms gehört zu jeder gynäkologischen Untersuchung dazu, da sie einen wichtigen Teil der Früherkennungsuntersu-

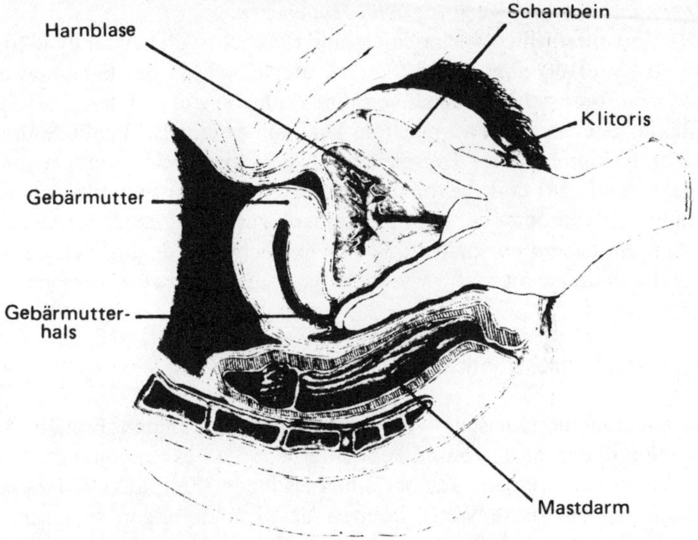

Bimanuelle gynäkologische Untersuchung (Untersuchung der inneren Geschlechtsorgane auf Größe und Form mit beiden Händen)

chung darstellt. Die Austastung des Rektums erlaubt Rückschlüsse auf die Funktionstüchtigkeit des Schließmuskels, auf Hämorrhoiden und andere Darmerkrankungen sowie die Lage der Beckenorgane.

Für manche Frauen ist diese Untersuchung recht unangenehm – wenn du irgendwelche Mißempfindungen hast, teile sie dem Untersuchenden mit! Es kann sein, daß du das Gefühl hast, als würde der Darm sich unwillkürlich entleeren, sobald der untersuchende Finger herausgezogen wird, aber das trifft nicht zu.

Die rekto-vaginale Untersuchung

Diese schließen viele Ärzte statt der rektalen Untersuchung an die bimanuelle Tastuntersuchung an. Dazu tastet er mit je einem Finger die Scheide und den Darm aus. Diese Art der Untersuchung ist besonders gut geeignet, um den Bereich zwischen Scheide und Darm zu beurteilen, und ist vor allem bei Entzündungen des Beckenraumes und Lageveränderungen der Gebärmutter aufschlußreich.

Allgemeines zur Untersuchung beim Frauenarzt
Ärzte sind unterschiedlich geschickt und rücksichtsvoll bei der gynäkologischen Untersuchung. Es gibt auch Unterschiede in der Fähigkeit der einzelnen Frau, sich zu entspannen. Dies kann bei ein und derselben Untersuchungstechnik viel ausmachen. Du kannst deine Beckenbodenmuskulatur trainieren (zum Beispiel durch entsprechende Übungen nach Kegel siehe S. 58) und, bevor du zum erstenmal zum Frauenarzt gehst, üben, einen Tampon oder ein Spekulum einzuführen, um zu lernen, wie du dich am besten entspannst. Wahrscheinlich wird es dir auch helfen, wenn du schon genau weißt, was du beim Frauenarzt zu erwarten hast.

Die gynäkologische Selbstuntersuchung

Durch die gynäkologische* Selbstuntersuchung können Frauen ihre Scheide und den Muttermund kennenlernen. Sie bekommen allmählich eine Vorstellung davon, was bei ihnen zu jedem Zeitpunkt des Zyklus normal ist. Auf diese Weise können sie Veränderungen sehr schnell wahrnehmen. Die Selbstuntersuchung wird dadurch zu einem wichtigen Instrument der Vorsorge und ermöglicht es, bestimmte Störungen sehr früh diagnostizieren und behandeln zu lassen. Sie ist kein Ersatz für eine ärztlich durchgeführte gynäkologische Untersuchung. Diese brauchen Frauen vor allem zur Krebsfrüherkennung, zum Ausschluß von Gonorrhöe und dann, wenn eine Behandlung mit verschreibungspflichtigen Medikamenten erforderlich wird.

Für die gynäkologische Selbstuntersuchung ist nötig:

- *ein Spekulum* (aus Plastik kosten sie nur etwa 5 DM, man bekommt sie wahrscheinlich am ehesten über ein Frauenzentrum oder einen Frauenbuchladen),
- *ein Spiegel*,
- *eine Lichtquelle* (eine starke Taschenlampe oder ein Birnchen, das an eine Batterie angeschlossen und dann ans Spekulum geklemmt wird,
- *ein Gleitmittel* (zum Beispiel Wasser, Speichel oder etwas Diaphragma-Verhütungscreme, jedenfalls keine normale Hautcreme).

Es wäre günstig, wenn jede Frau ihr eigenes Spekulum hätte, um ganz sicher zu sein, daß es frei von Keinem von sexuell übertragbaren Krank-

* Gynäkologie, griech. = Lehre vom Weib

heiten ist. Nach jedem Gebrauch wird das Spekulum am besten mit Wasser und antiseptischer Seife gewaschen. Du brauchst es nicht zu sterilisieren – das machst du mit dem Penis ja auch nicht. Übe vor dem erstenmal das Auf- und Zumachen des Spekulums, damit du damit vertraut wirst. Und schaue vielleicht noch einmal in den Abschnitt über den Bau der inneren Geschlechtsorgane in Band I.

1. Sobald du damit vertraut bist, wie das Spekulum funktioniert, setzt du dich bequem auf die Bettkante, auf den Boden oder hockst dich mit breit geöffneten Beinen hin – je nachdem, was dir am angenehmsten ist. Wichtig ist, daß deine Blase entleert und deine Bauchmuskeln entspannt sind. Wenn du am liebsten dabei liegst, legst du dir am besten ein Kissen ins Kreuz und richtest dich so halb auf.
2. Feuchte das Spekulum mit einem Gleitmittel leicht an. In noch geschlossenem Zustand führst du es jetzt mit dem Griff zur Seite in deine Scheide ein, etwa in der gleichen Richtung, wie du einen Tampon einführen würdest.
3. Wenn es ganz eingeführt ist, drehst du es langsam, so daß der Griff nach oben zeigt.
4. Wenn du jetzt den Griff zusammendrückst, öffnen sich innen die beiden Blätter des Spekulums.
5. Wenn du das vorher noch nie gemacht hast oder in einer ungeschickten Stellung sitzt oder hockst, kann es sein, daß das Spekulum dazu neigt, wieder aus der Scheide herauszugleiten. Es kann auch sein, daß du das Spekulum hin und her bewegen mußt, bis dein Muttermund sichtbar wird. Eine Freundin kann dir dabei sehr behilflich sein, vor allem wenn sie selbst schon damit Erfahrung hat. Wo der Muttermund sitzt, kann von Tag zu Tag stark wechseln, und wir müssen ihn manchmal recht lange «suchen». Wenn du ihn nicht gleich siehst, kannst du das Spekulum wieder ein wenig herausziehen, deine Bauchmuskeln kurz anspannen und es dann wieder versuchen. Oder du drückst die Gebärmutter mit der einen Hand von außen durch die Bauchdecke dem Spekulum entgegen. Vielen hilft es, wenn sie kurzzeitig in die Hocke gehen oder das Becken ein wenig «schütteln».
6. Du kannst jetzt mit der Taschenlampe in den Spiegel leuchten und den Spiegel so halten, daß du in den Tunnel hineinsehen kannst, den dein Spekulum gebildet hat. Die weiche, rosafarbene Schleimhaut, die so ähnlich wie dein Rachen aussieht, ist deine Scheidenwand. Die Vorwölbung am Ende des Tunnels, die von einer ganz glatten, glänzenden Schleimhaut überzogen ist, ist dein Muttermund. Was aussieht wie das

Stilgrübchen einer Kirsche, ist beim Muttermund die Öffnung des Gebärmutterkanals. Viele Frauen sind am Anfang erstaunt, wie sehr ihr Muttermund an die Spitze eines Penis erinnert.

7. Zieh das Spekulum einfach gerade heraus, aber lasse es dabei noch geöffnet (sonst könnte sich die Scheidenschleimhaut einklemmen). Wenn du vorher die Spekulumblätter besonders weit geöffnet hattest, kannst du sie jetzt wieder ein wenig zusammenklappen, damit der Scheideneingang nicht so stark gedehnt werden muß.

Ausschabung (Kürettage, Abrasio)

Die Ausschabung – von den Ärzten meist Abrasio genannt (von abradere [lat.] = auskratzen) – ist der häufigste gynäkologische Eingriff überhaupt. Sie wird aus den verschiedensten Gründen durchgeführt. Nach einer Fehlgeburt oder falls nach einer Geburt Plazentareste in der Gebärmutterhöhle zurückgeblieben sind, wird immer eine Ausschabung vorgenommen, um die Ausbreitung einer Entzündung zu verhindern. Als Abtreibungsmethode setzt sich glücklicherweise zunehmend die schonendere Absaugmethode durch. Manche Ärzte machen routinemäßig fast vor jeder größeren gynäkologischen Operation eine Ausschabung. Sie wird sowohl zur Suche nach Polypen, Myomen und Gebäurmutterkrebs eingesetzt als auch, um die Ursache von Blutungsstörungen, Ausfluß aus der Gebärmutter oder Störungen der Fruchtbarkeit festzustellen. Die herausgeschabte Gebärmutterschleimhaut wird dazu unter dem Mikroskop untersucht.

Bei einer Ausschabung wird der Gebärmutterhalskanal zunächst erweitert (Dilatation), indem mehrere immer dicker werdende, etwa bleistiftlange Metallstäbe eingeführt werden. Dabei muß der Arzt achtgeben, daß er die Gebärmutter nicht durchstößt. Es ist ebenfalls möglich, einen Tag vor dem Eingriff einen dünnen Quellstift in den Gebärmutterhalskanal einzulegen, der die Zervix langsam und nahezu schmerzlos dehnt. Er saugt sich wie ein kleiner Tampon mit Körperflüssigkeit voll und wird daher etwas dicker. Dann wird die Gebärmutter sanft mit einer Kürette ausgekratzt. Die Kürette ist eine Metallschlaufe am Ende eines langen, dünnen Griffs. Es ist üblich, daß du während des Eingriffs eine kurze Vollnarkose bekommst, aber er ist auch in örtlicher Betäubung möglich. Zu den möglichen Komplikationen dieses Eingriffs zählen Infektionen, Blutungen und Narkosezwischenfälle. Die Erholung nach dem Eingriff

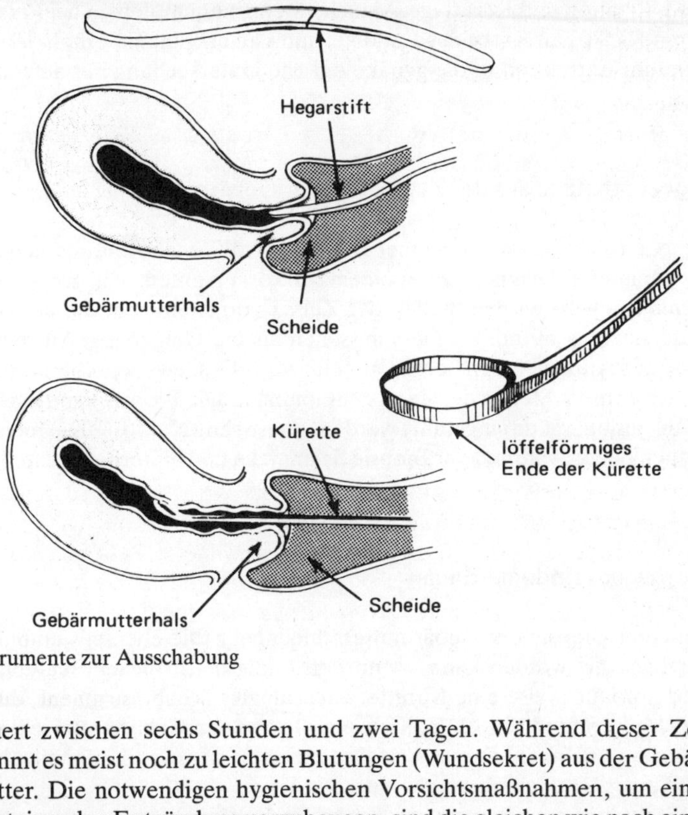

Instrumente zur Ausschabung

dauert zwischen sechs Stunden und zwei Tagen. Während dieser Zeit kommt es meist noch zu leichten Blutungen (Wundsekret) aus der Gebärmutter. Die notwendigen hygienischen Vorsichtsmaßnahmen, um einer aufsteigenden Entzündung vorzubeugen, sind die gleichen wie nach einer Schwangerschaft.

Vakuum-Extraktion

Eine neuere Alternative zu Dilatation und Kürettage ist die Vakuum-Extraktion, bei der eine kleine Kanüle in die Zervix eingeführt und die Gebärmutterschleimhaut mit leichtem Unterdruck abgesaugt wird. Dieses Verfahren kann bei örtlicher Betäubung in der Arztpraxis durchgeführt werden. Die Risiken einer Vollnarkose lassen sich so vermeiden. Im allgemeinen ruft es dieselben leichten bis mittelstarken Schmerzen hervor wie Dilatation und Kürettage. Manche Mediziner empfehlen bei Frauen, deren Risiko, an Krebs des Endometriums zu erkranken, erhöht ist, die Vakuum-Extraktion in die gynäkologische Untersuchung mit aufzunehmen.

Probeentnahme aus der Zervix und der Gebärmutter

Bei einer Probeentnahme, einer Biopsie, wird Gewebe entnommen und zur genaueren Diagnose unter einem Mikroskop untersucht. Eine *Zervikalbiopsie* wird an den Stellen der Zervix vorgenommen, die bei einer Untersuchung auffällig anders aussehen als die Umgebung. Mit einem Instrument, das einem Locher ähnelt, wird die Gewebeprobe an einer oder mehreren Stellen der Zervix entnommen. Die Biopsie kann in einer Klinik ambulant durchgeführt werden, meist ohne Narkose. Die meisten Frauen haben während der Biopsie Schmerzen und hinterher leichte Blutungen.

Biopsie des Endometriums

Bei einer Biopsie der Gebärmutterschleimhaut (die ebenfalls ambulant durchgeführt werden kann, wenn notwendig bei örtlicher Betäubung) wird normalerweise eine Kürette, ein schmales Schabinstrument, durch den Muttermund eingeführt, um eine Probe der Gebärmutterschleimhaut zu entnehmen. Dieses Verfahren wird oft angewandt, um die Ursachen einer Unfruchtbarkeit herauszufinden.

Macht man eine Biopsie, um Krebs der Gebärmutterschleimhaut festzustellen, ist die Zuverlässigkeitsrate recht hoch, für die Fruchtbarkeitsdiagnose gilt jedoch die Vakuum-Extraktion als genauer.

Kolposkopie

Dieses Verfahren wird mit einem Kolposkop durchgeführt, einem beleuchteten Vergrößerungsinstrument, das aussieht wie ein kleines an einem Stab befestigtes Fernglas. Damit werden die Wände der Vagina und der Zervix auf Zellveränderungen hin untersucht. Diese Untersuchung ist genauer als ein Abstrich, denn mit ihrer Hilfe lassen sich die

Stellen, an denen die Zellveränderungen vorkommen, genau lokalisieren. Um eine genaue Diagnose stellen zu können, kann daraufhin an diesen Stellen eine Probe entnommen werden. Die Kolposkopie ist nützlich bei der Diagnose unregelmäßiger Blutungen. Bei Frauen, die in der Schwangerschaft Stilbene (DES) bekommen haben, um eine Fehlgeburt zu verhindern, wird eine regelmäßige Kolposkopie empfohlen.

Eine Kolposkopie kann der Arzt in seiner Praxis leicht durchführen, sie verursacht im allgemeinen wenig bis gar keine Schmerzen. Allerdings wird sie oft mit einer Zervikalbiopsie kombiniert, die schmerzhaft sein kann. Außerdem ist bei der Untersuchung notwendig, das Spekulum länger als bei der gynäkologischen Kontrolluntersuchung eingeführt zu lassen, was für manche Frauen körperlich oder seelisch unangenehm ist.

Konisation oder Kegelbiopsie

Die Kegelbiopsie wird sowohl zu Diagnosezwecken eingesetzt als auch zur Behandlung. Dabei entfernt der Arzt einen konusförmigen Teil der Zervix um den Muttermund herum. Dieser Eingriff wird oft bei einer starken, gutartigen Gewebsveränderung (Dysplasie) empfohlen oder wenn sich in der Nähe des Muttermunds Krebszellen befinden. Wird eine Konisation zur Diagnose durchgeführt, stellt sich oft hinterher heraus, daß sie auch einen therapeutischen Zweck hatte, wenn nämlich bei dem Eingriff gleich das gesamte abnormale Gewebe entfernt wurde.

Die Konisation ist ein regelrechter chirurgischer Eingriff und wird bei Vollnarkose im Krankenhaus durchgeführt. Obwohl die Wundränder der Zervix, dort wo der Konus entnommen wurde, verschlossen (kauterisiert) werden, kommt es häufig zu Blutungen oder Infektionen. Das Entfernen von zu vielen schleimbildenden Drüsen kann die Fruchtbarkeit beeinträchtigen, denn dann wird zu wenig Gebärmutterhalsschleim gebildet. Manchmal kommt es nach einer Konisation zu einer Fehlgeburt, weil Muskelgewebe aus dem Muttermund mitentfernt wurde. Um Fehlgeburten wegen des geschwächten Haltemuskels zu verhindern, kann eine «Cerclage» gelegt werden, damit sich der Muttermund nicht zu früh öffnet. Sehr vereinfacht ausgedrückt heißt das: Der Muttermund wird bis zur Geburt zugenäht.

Die Konisation wird heute oft ersetzt durch eine neuere Therapie, eine *Laser*-Behandlung der veränderten Stellen der Zervix. Behandlungen mit Laserstrahlen verursachen nur selten Komplikationen und versprechen eine schnellere Heilung. Allerdings wird durch die Laserstrahlen das zu entfernende Gewebe zerstört, deshalb gibt es nach einer solchen Behandlung keine Gewebsprobe, die im Labor untersucht werden könnte. Die Laser-Konisation ist deshalb nur für therapeutische Zwecke sinnvoll.

Schiller-Test

Bei diesem Verfahren werden mit Hilfe einer Jodlösung die Stellen in der Vagina oder an der Zervix festgestellt, die als Probe entnommen werden sollen. Gesundes Gewebe, das mit dieser Flüssigkeit eingefärbt wird, nimmt eine dunkelbraune Farbe an. Verändertes Gewebe verfärbt sich nicht. Der Schiller-Test wird im allgemeinen bei Frauen gemacht, deren Mütter während der Schwangerschaft das Stilben Diethylstilböstrol (DES) nahmen, um eine Fehlgeburt zu verhindern.

Kauterisierung und Kryotherapie

Bei der Kauterisierung wird verändertes Gewebe durch Chemikalien wie Silbernitrat oder ein elektrisch aufgeheiztes Instrument zerstört. Manche Ärzte behandeln so abnormale, gutartige Zellentwicklungen (Dysplasie), Frühstadien von Krebs oder eine Zervixerosion (eine gerötete Stelle, die sich um den Muttermund herum bildet). Manchmal werden auch chronische Zervixentzündungen mit Kauterisation behandelt, vaginale oder genitale Warzen und Endometriose an Zervix und Vagina. Diese Behandlungen lassen sich in der Arztpraxis durchführen, am besten kurz nach der Menstruation. Dazu führt der Arzt ein Spekulum ein und bringt die Spitze des Kauterinstruments an die betroffene Stelle. Eine Narkose ist nicht notwendig. Nach der Behandlung bildet sich Schorf, unter dem gesundes Gewebe nachwachsen kann. Er fällt nach etwa einer Woche ab. Nach etwa sieben bis acht Wochen ist die Wunde vollständig ausgeheilt. Als Nebenwirkung kann es zu einem Anschwellen der Zervix kommen, zu zwei- oder dreiwöchigem Ausfluß und, selten, einer Infektion oder Unfruchtbarkeit, wenn die Drüsen an der Zervix geschädigt werden.

Bei der Kryotherapie, auch Kryochirurgie oder «kaltes Kauterisieren» genannt, wird flüssiger Stickstoff verwendet, um verändertes Gewebe zu vereisen und so zu zerstören. In der Praxis durchgeführt dauert es nur ein paar Minuten. Kryotherapie verursacht sehr viel weniger Schaden an der Muttermundöffnung als kauterisieren. Jedoch kann es einen starken wäßrigen Ausfluß verursachen und eine vorübergehende Veränderung des Gebärmutterschleims. Offenbar verursacht es jedoch keine Fruchtbarkeitsstörungen. Leider sind viele Ärzte noch nicht für eine Kryotherapie ausgerüstet.

Nach einer Kauterisierung oder Kryotherapie sollte man zehn bis vierzehn Tage lang keine Spülungen durchführen, keine Tampons verwenden und auf Geschlechtsverkehr verzichten, bis die Zervix ausgeheilt ist. Solange vermitteln auch Abstriche nur ungenaue Ergebnisse und lassen sich kaum auswerten. Beachte: Beim Kautern kommt es bisweilen zu Narbenbildung, weshalb Abstriche auch in Zukunft schwerer zu interpretieren sein werden.

Kohlendioxid-Laser

Die Behandlung mit Laser ist eine neue Technik, die als Alternative zu Konisation, Kauterisierung oder Kryotherapie Anwendung findet. Sie wird in einem Krankenhaus ambulant durchgeführt. Bei dieser Behandlung zerstört man mit einem Laserstrahl an den betroffenen Stellen die Zellen, wobei die Umgebung nicht oder kaum geschädigt wird. Eine Laserbehandlung verursacht wenig oder gar keine Blutungen und die behandelte Stelle heilt schnell ab. Diese Methode ist neu und teuer, weshalb sie bisher nur in großen Krankenhäusern ausgeführt werden kann. Wenn es mehr für diese Methode geschulte Ärzte gibt und mehr Krankenhäuser dafür ausgerüstet sind, kann die Laserbehandlung ältere Methoden ersetzen.

Nach einer Laserbehandlung zeigt ein Abstrich noch etwa sechs Wochen lang atypische Zellen. Dennoch sollten im Abstand von drei Monaten zwei Kontrollabstriche gemacht werden und zwei weitere im Abstand von sechs Monaten, bevor man zu der Routine des halbjährlichen oder jährlichen Abstrichs zurückkehrt.

Laparoskopie

Ein Laparoskop ist ein röhrchenartiges Sichtgerät mit einer kalten Lichtquelle, das durch einen kleinen Einschnitt unterhalb des Nabels in den Bauchraum eingeführt wird und dem Arzt ermöglicht, Gebärmutter, Eileiter und Eierstöcke direkt zu betrachten.

Laparoskopie ist nützlich bei der Diagnose von Eierstockzysten, Eileiterschwangerschaften, Unfruchtbarkeit durch blockierte Eileiter, unspezifische Unterleibsschmerzen oder Verwachsungen, Endometriose und um eventuell eine Spirale, die die Gebärmutter durchstoßen hat, wiederzufinden. Außerdem wird sie bei einigen Sterilisationsmethoden für Frauen eingesetzt. Eine Laparoskopie wird im allgemeinen in einem Krankenhaus durchgeführt, entweder in Vollnarkose oder bei örtlicher Betäubung. Vor dem Einführen des Laparoskops wird der Unterleib mit Kohlendioxid aufgebläht, um die Bauchdecke etwas anzuheben und die Geschlechtsorgane besser sehen zu können. In den ersten Tagen nach einer Laparoskopie haben Frauen oft Schmerzen unter den Rippen und bis zu den Schultern hinauf, weil das überschüssige Gas erst nach und nach vom Körper absorbiert wird und bis dahin das Zwerchfell reizen kann.

Narkose

Es ist nicht nur wichtig zu wissen, welcher chirurgische Eingriff vorgenommen wird, ebenso wichtig ist auch, die Art der dabei verwendeten Narkose zu kennen. Vor einer Operation sollte man dem Anästhesisten, wenn er sie nicht von sich aus anspricht, folgende Fragen stellen:

1. Welche Art der Narkose soll verabreicht werden?
2. Weshalb wurde diese Art der Narkose ausgewählt?
3. Wie wird die Anästhesie verabreicht?
4. Wie fühlt man sich nach einer solchen Operation?
5. Welche Risiken und welche Vorteile hat diese Art der Narkose gegenüber anderen?

Auf jeden Fall sollte dem Anästhesisten mitgeteilt werden, ob eine Allergie gegen bestimmte Medikamente besteht, wie eine frühere Narkose vertragen wurde und welche Medikamente gegenwärtig eingenommen werden. Außerdem muß er die Krankengeschichte und den gegenwärtigen Gesundheitszustand genau kennen.

Die Wirkung einer Narkose besteht vom Prinzip her in der Blockierung der Schmerzen. Es gibt drei Arten der Anästhesie: die Vollnarkose, bei der die Patientin bewußtlos ist, die örtliche Betäubung und die Leitungsanästhesie (zu der auch die Spinal- und Epiduralanästhesie gehören). Dabei ist die Patientin wach, und nur die Nervenbahnen des Körperteils, der operiert werden soll, sind betäubt.

Eine *Vollnarkose* wird meist mit der Injektion eines Narkotikums in die Vene (intravenös) eingeleitet und dann durch Inhalation eines Narkosegases, das mit Sauerstoff vermischt ist, aufrechterhalten. Die meisten Betäubungen werden erst verabreicht, wenn die Patientin ein Mittel bekommen hat, das den Körper entspannt. Das macht das Einleiten der Narkose für den Anästhesisten wie auch für die Patientin leichter. Nach jeder Vollnarkose können als Folge Übelkeit, Verwirrt- oder Benommenheit mehrere Stunden lang anhalten. Selten (etwa einmal bei 10000 bis 20000 Fällen) kommt es als unmittelbare Folge einer Anästhesie zu einem Todesfall oder einer Lähmung.

Spinale Anästhesie (im allgemeinen nach einer örtlichen Betäubung) ist eine Narkose, bei der das Betäubungsmittel direkt in den Rückenmarkskanal, und zwar in die Rückenmarksflüssigkeit gespritzt wird. Dadurch verlieren die Beine, der Unterleib und der Bauch vorübergehend ihre Schmerzempfindlichkeit. Meist wird eine Spinalanästhesie bei Operationen in der Bauchhöhle angewendet.

Die Betäubung hält länger an als eine Vollnarkose. Etwa eine von zwanzig Frauen bekommt nach der Operation starke Kopfschmerzen, die mehrere Tage anhalten können, wenn an der Einstichstelle eine kleine Menge der Rückenmarksflüssigkeit ausgelaufen ist. Dieses Symptom läßt sich lindern, indem man nach der Operation acht bis sechzehn Stunden, ohne den Kopf zu heben, flach auf dem Rücken liegt. Außerdem kann man darum bitten, das Einstichloch zu verschließen, damit nichts ausläuft. Seit der Einführung feinerer Nadeln ist diese Komplikation ohnehin seltener geworden.

Bei einer *Epidural-* oder *Caudalanästhesie* wird das Betäubungsmittel in eine Gewebeschicht neben dem Rückenmarkskanal gespritzt und nicht in den Rückenmarkskanal selbst. Dabei werden die Nervenenden, die aus dem Rückenmarkskanal austreten und dann zu den großen Körperteilen wie Bauchraum und Beinen führen, in der betäubenden Lösung sozusagen gebadet. Diese Art der Narkose findet häufig Anwendung in der Geburtshilfe und bei gynäkologischen Eingriffen. Mehr über Epiduralanästhesie und Caudalanästhesie (die ebenso wirkt wie die Epiduralanästhesie, nur tiefer, am Kreuzbein, gesetzt wird) vgl. Kapitel 19: «Geburt und Geburtsvorbereitung». Frage in jedem Fall nach, ob bei dir eine örtliche Betäubung oder eine Leitungsanästhesie statt einer Vollnarkose möglich ist, besonders wenn du schon einmal bei oder nach einem Eingriff Probleme mit der Atmung hattest.

Vor der *örtlichen Betäubung* wird von manchen Ärzten eine Lösung oder ein Gel, das die Nervenenden taub macht, auf die Schleimhaut aufgetragen, damit der Einstich nicht weh tut. Erst dann kommt die eigentliche Betäubung, eine Injektion, die bestimmte Nerven blockiert (wie zum Beispiel bei der Lidokain-Injektion, die Zahnärzte verabreichen).

Chirurgische Eingriffe

Nicht jeder Chirurg ist auf allen Gebieten perfekt. Fachärzte für allgemeine Chirurgie sind deshalb nur dann eine gute Wahl, wenn sie für die in Frage kommende Operation besonders geschult sind.

An Frauen werden sehr viele unnötige Eingriffe vorgenommen, deshalb müssen wir große Vorsicht walten lassen, wenn uns zu einer Operation geraten wird. In vielen Analysen des Gesundheitswesens wird deutlich, daß zu viele chirurgische Eingriffe vorgenommen werden, unter anderem auch deshalb, weil es viele Chirurgen gibt. Ein wichtiger Teil der Ausbildung zum Chirurgen besteht darin, möglichst viele Operationen durchzuführen. Das bedeutet, er muß Patienten finden, die ihr Einverständnis zu einer Operation geben. Weil so gut wie alle Operationskosten von den Krankenkassen übernommen werden und weil Operationen bei Privatpatienten, je nachdem, wie groß der Eingriff ist, unterschiedlich hoch abgerechnet werden können, gibt es für Chirurgen einen starken finanziellen Anreiz, so viele und so komplizierte Operationen vorzunehmen wie möglich. Auch die Krankenhäuser profitieren davon, wenn viele komplizierte Operationen durchgeführt werden. Und eben weil sich chirurgische Eingriffe als Behandlungsform derart verbreiten konnten, haben auch viele Betroffene die Mentalität der Chirurgen übernommen («im Zweifelsfall wegschneiden») und sind leicht zu überzeugen, daß eine Operation notwendig ist.

Bevor du deine Einwilligung zu einer Operation gibst, solltest du folgende Schritte unternehmen:

1. Einen zweiten oder sogar einen dritten Arzt konsultieren, nach Möglichkeit einen, der sich anders spezialisiert hat oder deinem ursprüng-

lichen Arzt nicht bekannt ist. Versuche einen Arzt zu finden, der dir dabei helfen will, eine Operation nach Möglichkeit zu vermeiden. Zum Beispiel bieten manche Internisten Alternativen zu den von Gynäkologen oder Chirurgen vorgeschlagenen Eingriffen an. So ein Arzt wird oft als «konservativ» bezeichnet, was nichts mit seiner Weltanschauung zu tun hat. Es bedeutet vielmehr, daß er so lange nicht zu invasiven Maßnahmen greift, wie er nicht der Überzeugung ist, daß sie absolut notwendig und unumgänglich sind. Die Operationen, die von Ärzten am häufigsten für unnötig gehalten werden, sind: Hysterektomie, Knieoperationen, Ziehen von Venen, Entfernen der Prostata, Eingriffe an der Nasenscheidewand, Dilatation und Kürettage, Augenoperationen gegen grauen Star, Brustoperationen und Gallenblasenentfernung (siehe dazu auch: Rechte als Patientin, Seite 406).

2. Frage den Arzt nach Untersuchungen, die zeigen, daß es in vergleichbaren Fällen durch die Operation tatsächlich zu einer Besserung kam. Zum Beispiel haben sorgfältige wissenschaftliche Studien gezeigt, daß viele Herzkranzgefäß-Bypass-Operationen sinnlos sind und manchmal sogar lebensverkürzend, und doch wird dieser Eingriff ständig populärer.
3. Frage außerdem nach möglichen Risiken, Nebenwirkungen und Langzeitfolgen.
4. Untersuche in einer Selbsthilfegruppe oder allein, welche medizinischen oder nichtmedizinischen Alternativen vor oder anstatt einer Operation ausprobiert werden können. Heute geben medizinische Wissenschaftler selbst zu, daß bei den häufig durchgeführten Eingriffen mindestens sieben Operationen nicht in jedem Fall mehr notwendig sind oder bald von anderen, weniger invasiven Behandlungen ersetzt werden können. Dazu gehören: Entfernung der Gebärmutter, Herausnehmen der Mandeln, Entfernung der Gallenblase, des Blinddarms oder des Magens und radikale Mastektomie (Brustamputation).
5. Frage, ob die Operation häufig durchgeführt wird, in welchem Krankenhaus und an wie vielen Menschen, überprüfe, ob die Kosten in vollem Umfang von der Krankenkasse ersetzt werden (wichtig für Privatpatienten!) und ob die Methode dort anerkannt ist. Da es keine gesetzlichen Richtlinien außer den Strafrechtsbestimmungen gibt oder eine übergeordnete Instanz, die die Chirurgen kontrolliert, werden fortwährend neue Verfahren lanciert, die sich nicht selten

ohne ausreichende Voruntersuchungen und Auswertungen noch im Versuchsstadium befinden und dennoch angewendet werden.

6. Frage besonders nach der Komplikations- und Sterblichkeitsrate in der Klinik, wo die Operation durchgeführt werden soll. Krankenhäuser haben sehr unterschiedliche Kriterien, was Sorgfalt angeht, auch die Ergebnisse bei bestimmten Eingriffen sind von Krankenhaus zu Krankenhaus verschieden.
7. Frage, wie oft dein Chirurg den vorgeschlagenen Eingriff schon durchgeführt hat.
8. Frage, ob du eine Vollnarkose (eines der größten Risiken bei den meisten chirurgischen Eingriffen) und einen Krankenhausaufenthalt vermeiden kannst (eine der Hauptursachen für Infektionen nach einer Operation), indem du die Operation ambulant ausführen läßt.
9. Besprich all dies mit deiner Familie und guten Freunden.
10. Nimm dir die Zeit, die du brauchst, um eine sorgfältige Entscheidung zu fällen. Wenn es sich nicht um einen Notfall handelt, besteht meist kein Grund zu übertriebener Eile.

Vor und nach einem chirurgischen Eingriff

Weil eine Operation dem Körper drastisch Nährstoffe entzieht, braucht er, um diesen Verlust zu ersetzen, eine Nahrung, die sehr viel Proteine, Vitamine und Mineralstoffe enthält. Vitamin A, B, C und D, Zink und Eisen können außerdem in Absprache mit dem behandelnden Arzt als Ergänzung der Ernährung genommen werden.

Nach diesen allgemeinen Informationen zu Diagnose- und Therapieverfahren soll nun auf einzelne Beschwerde- und Krankheitsbilder eingegangen werden.

Die Zervix

Zervizitis

Mit dem Begriff Zervizitis wird jede Entzündung oder Infektion des Gebärmutterhalses bezeichnet. Eine Zervizitis steht oft im Zusammenhang mit anderen Infektionen, wie vaginale Infektionen, sexuell übertragbaren Krankheiten oder Unterleibsentzündungen. Außerdem kann sie herbeigeführt worden sein durch eine Verletzung des Zervixgewebes, zum Beispiel beim Einführen einer Spirale, bei einer Abtreibung oder Geburt.

Wird eine Entzündung des Gebärmutterhalses nicht behandelt, kann sie zu Fruchtbarkeitsstörungen führen, denn durch Veränderungen des Zervikalschleims kann das Eindringen von Spermien erschwert sein.

Je nach Schwere und Dauer der Entzündung kann es zu verstärktem Ausfluß aus der Vagina kommen, Schmerzen beim Geschlechtsverkehr, Schmerzempfindungen im Unterbauchbereich und/oder verstärktem Harndrang. Bei schweren Infektionen kann auch Fieber auftreten.

Diagnose

Bei der Tastuntersuchung fühlt sich der Gebärmutterhals wärmer und größer an als sonst. Außerdem verursacht die Bewegung der Finger des Arztes bei der Tastuntersuchung ein unangenehmes Gefühl. Bei einer Spekulumuntersuchung sieht die Zervix rot und leicht geschwollen aus, und manchmal ist auch etwas Ausfluß zu erkennen. Wenn nur der Muttermund betroffen ist, sieht die Zervix möglicherweise normal aus, und man sieht nur einen gelblichen Ausfluß, der aus dem Muttermund austritt.

Wenn du wegen einer Unterleibsuntersuchung zum Arzt gehst, solltest du ihm mitteilen, ob der Ausfluß für dich normal ist (manchmal halten Ärzte vernarbtes Gewebe und normalen Ausfluß für Zeichen einer Zervizitis). Eine Kultur zeigt, ob Bakterien die Ursache der Infektion sind oder Erreger einer sexuell übertragbaren Krankheit. In manchen Fällen wird auch ein Abstrich gemacht, um die Möglichkeit von Zervikalkrebs auszuschließen.

Medizinische Behandlung

Wenn die Untersuchungsergebnisse zeigen, daß eine sexuell übertragbare Krankheit wie Tripper, Syphilis oder Chlamydien für die Infektion verantwortlich sind, bekommst du Antibiotika in Form von Tabletten oder als Spritze. Bei einer leichten Zervizitis, die durch andere Infektionen oder eine Verletzung verursacht wurden, verschreiben die Ärzte normalerweise Vaginalcremes, die Sulfonamide oder andere Antibiotika enthalten oder Gels auf Jodbasis. In schwereren Fällen empfehlen Ärzte Kryochirurgie oder Elektrokauterisierung. Solche Behandlungen helfen zwar oft auch dann, wenn alle anderen Möglichkeiten versagt haben, sollten jedoch nur als letztes Mittel in Frage kommen, denn sie können Schmerzen verursachen und es wird etwa sechs Wochen dauern, bis die Zervix ausgeheilt ist.

Selbsthilfebehandlung

Bei leichtem Symptomen, die nicht in Verbindung mit einer Unterleibsentzündung oder einer ernsten sexuell übertragbaren Krankheit stehen, können folgende Mittel helfen: Spülungen mit kanadischer Gelbwurz (Hydrastis canadensis). Man nimmt einen Viertel Teelöffel auf einen knappen Liter Wasser, zweimal täglich, zwei bis drei Wochen lang, Vitamin C-Spülungen (500 mg in einem knappen Liter Wasser, täglich drei bis fünf Wochen) oder Essigspülungen (vgl. Seite 323). Mehr Informationen über Kräutermittel siehe Anhang.

Um die Heilung zu beschleunigen, das Immunsystem zu stärken und zur Prävention ist Vitamin C auch in Tablettenform hilfreich (500 bis 1000 mg am Tag), das gleiche gilt für Zink (25 mg am Tag) oder Echinacea-Präparate. Außerdem kann man mit dem Finger auch etwas Vitamin E direkt auf die Zervix auftragen. Ulmus rubra kann als Spülung oder als Paste zubereitet werden, die in einem Diaphragma oder am Ende eines Tampons direkt an die Zervix herangebracht werden.

Unabhängig von der Behandlung aber solltest du versuchen, mehr auszuruhen und auf gesunde Nahrung zu achten.

Zervixerosion

Eine Zervikalerosion ist meist zurückzuführen auf eine kleine oder größere Veränderung (gutartige Läsion), die neben dem Muttermund an der Zervix entstehen kann. Sie ist normalerweise rosarot und sieht manchmal rauh und uneben aus. Etwa 95 % aller Frauen im gebärfähigen Alter haben irgendwann einmal eine Zervikalerosion, die durch eine Verletzung verursacht werden kann. Mögliche Ursachen dafür sind: eine Geburt, Infektionen, eine Spirale oder (bei manchen Frauen) die Reibung beim Geschlechtsverkehr.

Die Zervikalerosion verursacht kaum Symptome. Das häufigste Symptom ist ein weißlicher Ausfluß (Leukorrhöe, Weißfluß), der eventuell unangenehm riecht. Bei einer Reizung der erodierten Stelle kann er auch blutig sein. Im allgemeinen wird eine Zervikalerosion nicht entdeckt oder erst, wenn eine Frau ohnehin zur Unterleibsuntersuchung geht. Bei einer Selbstuntersuchung mit dem Spekulum ist möglicherweise eine rötliche, unebene Stelle zu sehen, die sich bei Berührung leicht rauh anfühlt.

Diagnose
Der erste Schritt zu einer Diagnose ist ein Abstrich. Zeigen sich dabei veränderte Zellen, wird etwas vom Zervikalgewebe entfernt und unter dem Mikroskop untersucht (Biopsie). Mit der Biopsie läßt sich unterscheiden, ob eine Zervikalerosion vorliegt oder Zervikalkrebs. Die Behandlung einer Zervikalerosion ist umstritten. Die meisten Ärzte sind der Auffassung, sie schade nicht und solle sich selbst überlassen bleiben, andere meinen, wenn eine Zervikalerosion nicht behandelt würde, könne sie chronisch werden und unter Umständen sogar zu Krebs führen, wofür es bislang allerdings keinerlei gesicherte Hinweise gibt. Außerdem vertreten manche Ärzte die Ansicht, eine unbehandelte Zervikalerosion könne die Fruchtbarkeit einer Frau beeinträchtigen. Mit regelmäßigen Selbstuntersuchungen kannst du selbst die Erosion überwachen und wenn sie größer zu werden scheint, einen Arzt hinzuziehen.

Medizinische Behandlung
Bei einer leichten Erosion verschreiben die meisten Ärzte eine Sulfonamidcreme, die in die Vagina gestrichen wird, im allgemeinen zweimal pro Tag. Liegt jedoch keine Infektion vor, hilft diese Behandlung wahrscheinlich nicht (vgl. Zervizitis, Seite 244).

Wenn die Erosion ernst zu nehmen ist, empfiehlt der Arzt wahrscheinlich eine Kauterisierung oder Kryotherapie. Vor einer solchen Behandlung sollte aber in jedem Fall ein Abstrich gemacht werden. Soweit die Gewebsveränderung gutartig ist, kann man sich überflüssige Behandlungen ersparen. Außerdem ist es sehr schwierig, nach einer solchen Behandlung einen Abstrich von dem veränderten Gewebe akurat zu interpretieren.

Selbsthilfebehandlung
Bei einer leichten Erosion helfen alle Mittel, die auch gegen Zervizitis empfohlen werden. Manche Frauen fanden, daß es hilft, bei der Menstruation auf Tampons zu verzichten.

Zervikaleversion

Ärzte verwechseln manchmal Zervikalerosion mit einer Zervikaleversion und schlagen unnötige Behandlungen vor. Eine Eversion des Gebärmutterhalses ist eine verbreitete Erscheinung; dabei wächst das Gewebe, das den Zervikalkanal auskleidet, nach außen in den vaginalen Teil des Gebärmutterhalses. Sie bekommt dadurch ein rotes Aussehen und eine knotige Oberfläche, die sich aber weich anfühlt. Diese Ausstülpung muß nicht behandelt werden, es sei denn, daß sie mit einer Infektion einhergeht. Zu einer Eversion kann es durch eine Verletzung der Zervix bei einer Abtreibung, Geburt usw. kommen.

Bei den meisten Frauen treten keine Symptome auf, das häufigste Zeichen ist ein leichtes Zunehmen von unauffälligem Ausfluß.

Polypen

Polypen des Gebärmutterhalses erscheinen als hellrote tubusartige Ausstülpungen am Muttermund, entweder einzeln oder in ganzen Büscheln. Sie bestehen nahezu immer aus gutartigem Gewebe, das sich im Zervixkanal «anhäuft». Polypen kommen sehr häufig vor, sie bilden sich oft, wenn der Körper versucht, sich selbst nach einer Infektion an der Zervix zu heilen, indem er neues Gewebe bildet, oder während einer Schwangerschaft, wenn die hormonellen Veränderungen zum Wachstum von zu viel zervikalem Gewebe anregen. «Kontaktblutungen» nach einem Geschlechtsverkehr, nach Spülungen oder Selbstuntersuchungen sind oft das einzige Symptom. Bei einer Schwangerschaft fangen Polypen manchmal an zu bluten. Die meisten Polypen enthalten viele Blutgefäße und haben nur eine sehr zarte äußere Haut.

Medizinische Behandlungen

Polypen müssen nicht in jedem Fall behandelt werden. Wenn sie klein sind und es nur zu geringen oder gar keinen Kontaktblutungen kommt, reicht es, sie mit einer Selbstuntersuchung zu überwachen. Verändern sich die Symptome oder fangen die Polypen an zu wachsen, kann man sie auch entfernen lassen. Zervikalpolypen gehen nur sehr selten in Krebs über. Gelegentlich sehen sie jedoch aus wie Zervikalkrebs und rufen ähnliche Symptome hervor. In diesem Fall sollte mit einem Abstrich und einer Biopsie Sicherheit geschaffen werden.

Einen Polypen kann der Arzt, normalerweise bei örtlicher Betäubung, in seiner Praxis herausnehmen. Er entfernt den Polypen und verschweißt den Ansatz mit einer Kauternadel. Ist der Polyp sehr groß oder sind mehrere vorhanden, müssen sie vielleicht im Krankenhaus entfernt werden. Bisweilen wachsen die Polypen nach. In diesem Fall ist meist eine Ausschabung notwendig, um sie auf Dauer zu entfernen.

Zervikale Leukoplakie

Als Leukoplakie wird ein weißer Gewebsfleck bezeichnet, der sich an Schleimhäuten bildet (in der Wange, der Vagina, der Zervix usw.). Damit versucht der Körper, eine Stelle, an der veränderte Zellen wuchern, zu heilen. Am häufigsten kommt sie bei Frauen über vierzig vor, manchmal in Verbindung mit Ausfluß oder Blutungen. Wenn du eine Leukoplakie an der Zervix entdeckst, sollte bei einem Abstrich besonders sorgfältig und fest über die Stelle gestrichen werden. Ist das Abstrichergebnis normal, die weiße Stelle aber immer noch da, schlagen die meisten Ärzte vor, sie zu entfernen, zum Beispiel mit einer Biopsie. Manche Mediziner halten sie für eine Wucherung im Vorkrebsstadium. Allerdings bekommen die meisten Frauen mit Leukoplakie niemals Krebs.

Zervikale intraepitheliale Neoplasie (Zervikale Dysplasie)

«Dysplasie» bedeutet anormales Zellwachstum, Zervixdysplasie oder zervikale intraepitheliale Neoplasie ist der Begriff, mit dem Zellneubildungen am Gewebe des Gebärmutterhalses beschrieben werden. In den meisten Fällen verursacht sie keine Symptome und wird erst bei einem Routineabstrich entdeckt.

Eine Dysplasie ist kein Krebs, und in den meisten Fällen entwickelt sie sich auch nicht zu Krebs. Die Entwicklung von Zellneubildungen verläuft in einem Kontinuum, an dessen einem Ende die Zellen alle normal sind, während am entgegengesetzten Ende invasiver Krebs liegt. Die unterschiedlichen Stadien oder Klassen der Dysplasie sind manchmal kaum zu unterscheiden. Die Grenzen zwischen den einzelnen Klassen oder Stadien verwischen sich, und verschiedene Laboratorien oder Ärzte ordnen ein und dieselbe Zellprobe durchaus in verschiedene Stadien ein. Eine Diagnose ist deshalb oft schwierig und damit auch die Entscheidung, wie behandelt werden soll. Bei manchen Frauen kommt es zu ernst zu nehmenden Veränderungen (mit unterschiedlicher Geschwindigkeit), bei den meisten Frauen bilden sich jedoch die Zellen nach und nach wieder in ihren normalen Zustand zurück. Welcher Fall eintreten wird, läßt sich nicht vorhersagen. Deshalb wird jede Dysplasie nach der Diagnose behandelt und/oder genau überwacht, mit wiederholten Abstrichen oder anderen diagnostischen Methoden.

Weil eine Dysplasie nicht zu sehen ist und viele Frauen nicht Bescheid wissen, bekommen sie es oft mit der Angst, wenn diese Diagnose gestellt wird. Aber es besteht kein Grund zur Panik, wenn sich bei einem Abstrich anormale Zellen zeigen. Die meisten Zellveränderungen, wie auch die Dysplasie, gehen sehr langsam vor sich. Manche Ärzte wollen ihre Patientinnen jedoch zu einer Behandlung drängen. Weil die Diagnosetests aber nicht immer hundertprozentig zuverlässig und weil Ärzte, was die Diagnose und die Art der Behandlung angeht, so uneins sind, ist es gut, einen zweiten Arzt oder ein anderes Labor zu konsultieren. In den meisten Fällen verläuft eine diagnostizierte Dysplasie leicht, und die Zellen bilden sich spontan zurück. Veränderungen können mit Hilfe häufigerer Abstriche oder anderer Diagnosetests überwacht werden.

Für diese Untersuchung werden mit einem Holzspatel oder einem Wattestäbchen die oberflächlich abschilfernden Zellen abgestreift. Diese Zellen werden danach in einem darauf spezialisierten Labor unter dem Mikroskop genau betrachtet und beurteilt.

Jede Frau sollte spätestens ab dem 35. Lebensjahr – besser ab dem 25. Lebensjahr – einmal jährlich einen Abstrich vornehmen lassen. Diese Untersuchung ist besonders wichtig für alle Frauen, die die Pille nehmen. In der Bundesrepublik bekommt jede Frau ab zwanzig von ihrer Krankenkasse einen entsprechenden Berechtigungsschein zugeschickt.

Noch sind sich die Ärzte nicht darüber einig, welches die jeweils beste Behandlungsmethode ist, wenn bestimmte veränderte atypische Zellen bei einem Abstrich entdeckt werden. Deshalb ist es für uns wichtig, einige grundlegende Fakten über Abstriche und die Behandlungsmöglichkeiten selbst zu kennen, für den Fall, daß unser Abstrich «positiv» ist (siehe unten). Um es noch einmal zu betonen:

Ein positiver Abstrich bedeutet noch nicht, daß du Krebs hast. Zellen, die nicht «normal» sind, sind nicht unbedingt bösartig. Ein Abstrich allein kann auch keine endgültige Diagnose ermöglichen. Er deutet vielmehr darauf hin, daß einige Zellen in der Veränderung begriffen sind oder sich bereits verändert haben und daß sie in der Folge beobachtet werden sollten.

Grundsätzlich kann das Resultat des Krebsabstrichs entweder «negativ» – wenn keine atypischen Zellen vorhanden sind – oder «positiv» sein, wenn atypische Zellen im Abstrich gefunden werden. Die folgende Tabelle zeigt die Einteilung und Bewertung der Befunde nach Papanicolaou (ein Arzt, der die auf der Beurteilung von Zellen beruhende Diagnostik aufbaute) in fünf Gruppen:

Es besteht kein Grund zur Panik, wenn dein Abstrich in die Gruppe II,

Einteilung und Bewertung der mikroskopischen Befunde von Zellabstrichen nach Papanicolaou

Klassifizierung nach Papanicolaou	Befund	Interpretation
Papanicolaou I	ausschließlich sicher gutartige Zellen	unverdächtig (negativ)
Papanicolaou II	eindeutig gutartige Zellen bei entzündlichen (zum Beispiel trichomonadenbedingt) oder klimakterisch bedingten Veränderungen	unverdächtig (negativ)
Papanicolaou III	atypische Veränderungen, die aber nicht mit Sicherheit als krebsverdächtig bezeichnet werden können	zweifelhaft, weitere Abstrichkontrollen (leichte Dysplasie)
Papanicolaou IV	einzelne atypische Zellen, die ein Carcinoma in situ – also ein Krebsfrühstadium – vermuten lassen	verdächtig, Gewebeuntersuchung – Konisation – ist erforderlich (schwere Dysplasie = positiv!)
Papanicolaou V	zahlreiche atypische Zellen, die für einen Krebs (Carcinoma in situ) sprechen	äußerst verdächtig, Gewebeuntersuchung – Konisation – ist zwingend erforderlich (schwere Dysplasie = positiv!)

Wichtig: Diese Einteilung und Beurteilung ist je nach Labor und Arzt sehr unterschiedlich. Die Unterschiede zwischen den verschiedenen Zellatypien sind auch nicht immer ganz eindeutig und klar. Auch die Qualität der Diagnostik ist von Labor zu Labor sehr verschieden; manche Labors sind gewissenhafter als andere.

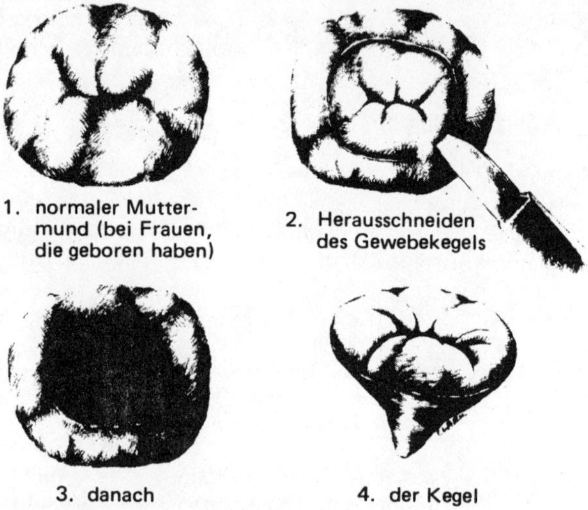

Herausschneiden eines Gewebekegels aus dem Gebärmutterhals (bei entzündlichen oder unklaren Veränderungen der Muttermundschleimhaut)

III oder sogar IV fällt. Du mußt jetzt weder gleich deine Gebärmutter entfernen lassen noch heißt es, daß du Krebs kriegen wirst. Es handelt sich nur um ein Frühwarnzeichen.

Wenn dein Abstrichresultat einen *Papanicolaou II* ergibt, kann die Ursache irgendeine Entzündung oder Reizung des Muttermunds sein, so daß sich die Zellen verändert haben. Das weitere Vorgehen besteht in der Behandlung der zugrunde liegenden Entzündung und der Abstrichkontrolle bei der regelmäßigen Früherkennungsuntersuchung in etwa einem Jahr.

Wenn du einen *Papanicolaou III* hast (leichte Dysplasie), ist es erforderlich, im Abstand von etwa sechs Wochen bis drei Monaten mehrmalige Kontrollabstriche machen zu lassen. Falls das Ergebnis immer das gleiche bleibt, empfehlen die meisten Ärzte, zusätzlich zur Beurteilung der oberflächlich abschilfernden Zellen im Abstrich auch ein Bild von der «Architektur» des darunterliegenden Muttermundgewebes zu gewinnen, um die Art und Ausdehnung der Gewebeunruhe festzustellen. Dazu wird ein Gewebekegel aus dem Muttermund entnommen und danach sorgfältig Scheibchen für Scheibchen unter dem Mikroskop untersucht. Dieses Vorgehen heißt *Kegelbiopsie* oder *Konisation*; siehe hierzu auch Seite 237.

Der Eingriff wird meist im Krankenhaus und in Vollnarkose durchgeführt. Er kann auch während einer Schwangerschaft vorgenommen werden, da die Wunde am Gebärmutterhals wieder schnell und gut verheilt.

Wenn dein Abstrich in die Gruppe *Papanicolaou IV* fällt, kann es sich bloß um eine schwere Dysplasie handeln, die noch nichts mit Bösartigkeit zu tun hat, oder es hat sich schon ein Carcinoma in situ entwickelt. Dies ist ein Minikrebs, der sich im Anfangsstadium seines Wachstums befindet und noch völlig auf das Oberflächengewebe des Muttermunds beschränkt ist. Bei einem Abstrich aus der Gruppe Papanicolaou IV wird gewöhnlich eine Konisation durchgeführt, um eine eindeutige Diagnose stellen zu können. Da dabei die erkrankte Stelle entfernt wird, stellt es sich meist heraus, daß diese diagnostische Maßnahme gleichzeitig schon die Behandlung war. Wichtig ist, daß die Ränder des entfernten Gewebekegels nur gesundes Gewebe enthalten haben. Wenn nicht, muß dir zur Entfernung der Gebärmutter (Hysterektomie) geraten werden. Da die Einstellung der Ärzte, wann eine Konisation und wann eine Hysterektomie erforderlich ist, sehr unterschiedlich ist, solltest du selbst mitentscheiden können und dafür deine Abstrichbefunde und alle anderen erforderlichen Informationen erhalten, bevor du einem chirurgischen Eingriff zustimmst. Frage deinen Arzt nach der genauen Begründung seines geplanten Vorgehens!

Auch bei einem Befund der *Gruppe V* nach *Papanicolaou* wird die Konisation zu diagnostischen, oft auch gleich zu therapeutischen Zwecken eingesetzt. Dies ist möglich, solange der betroffene Bereich sich im Mikroskop als *sehr begrenzt* herausstellt.

Vorbeugung

1. Untersuchungen haben gezeigt, daß die Verwendung einer Barrieremethode zur Empfängnisverhütung (Kondom oder Diaphragma) an Stelle eines oralen Kontrazeptivums (Pille) oder der Spirale Zervikaldysplasie und Krebs verhindern helfen. Eine Untersuchung zeigte, daß bei Frauen, bei denen bereits eine Dysplasie festgestellt wurde, die Verwendung von Kondomen zu einer Normalisierung der Zellen führte. Wichtig ist, außer der Prävention die Veränderungen durch wiederholte Abstriche oder andere Tests zu überwachen.
2. Manche sexuell übertragbaren Krankheiten und Infektionen können zu abnormalem Zellwachstum beitragen (zur Vorbeugung vgl. Kapitel 14: «Sexuell übertragbare Krankheiten»).
3. Eine Ernährung, die reich an Vitamin C ist und/oder Vitamin C in

Form von Nahrungszusätzen, kann dazu beitragen, Dysplasie und Zervikalkrebs zu verhindern. Wenn Zellveränderungen am Zervikalgewebe festgestellt wurden, kann die Einnahme von Folsäure (10 mg am Tag) und Vitamin C (100 mg am Tag) dazu beitragen, daß sie sich zurückbilden.

4. Einiges weist darauf hin, daß Herpes und Krebs mit Dysplasie in Zusammenhang gebracht werden kann. Wer Herpes hat, sollte besonders die jährlichen oder halbjährlichen Abstriche sehr wichtig nehmen. Damit lassen sich zwar keine Zellveränderungen verhüten, aber sie können so früher festgestellt und angemessen behandelt werden.
5. Mit allem Nachdruck sind mehr Forschungen zu fordern, die Zellveränderungen, Dysplasie und Krebs im Zusammenhang mit beruflichen Risikofaktoren untersuchen und herausfinden, welche Rolle männliche Geschlechtspartner bei Dysplasie und Krebs spielen.

Wer ist besonders gefährdet von Zervikaldysplasie oder Zervikalkrebs?
Wir kennen die Ursachen für Zellveränderungen, die wir Zervikaldysplasie oder Zervikalkrebs nennen, noch nicht. Doch ist bereits abzusehen, daß durch bestimmte Faktoren das Risiko für diese Erkrankungen größer wird.

1. Durch sexuell übertragbare Infektionen wie Herpes, Chlamydien, Trichonomaden und Condyloma.
2. Neuere Untersuchungen lassen vermuten, daß eine Proteinsubstanz in der Samenflüssigkeit bei dagegen empfindlichen Frauen Zellveränderungen verursachen kann. Auch bei Frauen, deren Partner am Penis Krebs bekommt, ist das Risiko höher.
3. Synthetische Hormone (wie Stilbene oder die Pille) können die Wahrscheinlichkeit, Zervikaldysplasie oder Krebs zu bekommen, erhöhen.
4. Neuerdings wurde Zervikalkrebs mit Rauchen in Verbindung gebracht.
5. Frauen, die schon früh mit Geschlechtsverkehr angefangen haben, sind eventuell gefährdeter. Körperliche Veränderungen in den Zellen, die die Vagina auskleiden, treten besonders häufig bei jungen Frauen unter zwanzig auf. Erst mit den Jahren werden empfindlichere, weichere Zellen von robusteren Zellen ersetzt. Bei Frauen, die Geschlechtsverkehr haben, bevor diese Veränderungen abgeschlossen sind, reagieren die Vaginalzellen empfindlicher auf alles, was Zellveränderungen herbeiführen kann.
6. Wenn entweder die Frau oder der Mann viele Sexualpartner hatten, sind die Risiken, Zellveränderungen zu entwickeln, etwas höher. Barriere-

methoden (Kondom oder Diaphragma) können das Risiko herabsetzen. Diese Argumente wurden manchmal benutzt, um Frauen Vorwürfe wegen ihrer sexuellen Lebensgewohnheiten zu machen, so als ob diese Zellveränderungen «verursachen» würden. Zunächst einmal wissen wir noch gar nicht genau, was zu derartigen Veränderungen führt. Zweitens – und das wird oft übersehen – kann auch die Anzahl der Geschlechtspartner vom Liebhaber der Frau (und nicht der Frau selbst) ausschlaggebend sein dafür, wie groß die Wahrscheinlichkeit ist, daß sich bei ihr solche Abnormalitäten entwickeln. Drittens kommt es auch bei Frauen, die nur mit einem Mann schlafen, zu Zellveränderungen. Und schließlich: Weder früher Geschlechtsverkehr noch viele Partner *verursachen* Zellabnormalitäten. Dadurch, daß man dem Opfer solcher Veränderungen die Schuld dafür zuschiebt, wird man es mit Sicherheit nicht heilen.
7. Bei Frauen und ihren Partnern, die bei der Arbeit mit karzinogenen Substanzen in Berührung kommen (im Bergbau, in der Textilindustrie, in der metallverarbeitenden und chemischen Industrie) besteht ein größeres Risiko für zervikale Veränderungen.
8. Bei Frauen aus den sozio-ökonomisch unteren Schichten, die sich eine gesunde Lebensführung und Arbeitssituation nicht leisten können, liegt die Wahrscheinlichkeit für Zervikaldysplasie und Krebs viel höher, und sie werden diese Probleme viel früher bekommen als Frauen aus der Mittelschicht. Das mag ebenso mit den größeren Gesundheitsrisiken im Beruf zusammenhängen, mit denen Unterschichtsfrauen und/oder ihre Partner zu tun haben, als auch damit, daß sie sich nicht gesund ernähren können.

Medizinische Behandlung

Nach Art und Schwere der Zervikaldysplasie (siehe Übersicht auf Seite 254) richtet sich auch die Behandlung. Wir gehen davon aus, daß eine Frau, bei der diese Veränderungen festgestellt wurden, eine angemessene Behandlung gegen die Symptome wünscht, unnötige oder unangemessene Behandlungen oder chirurgische Eingriffe jedoch vermeiden will. Abhängig von der Diagnose bevorzugen Ärzte unterschiedliche Behandlungen. Deshalb kann es wichtig sein, einen zweiten oder dritten Arzt zu konsultieren, bevor du dich zu einer Behandlung entschließt.

In jedem Fall ist darauf zu achten, daß Verfahren wie die Kolposkopie und Konisation von Ärzten ausgeführt werden, die dafür besonders ausgebildet wurden, geschickt und erfahren sind. Die einfachste Methode ist erst einmal abzuwarten, regelmäßig Abstriche durchzuführen und/oder Kolposkopien (vgl. Seite 236) und Probeentnahmen. Außerdem hilft möglicherweise die regelmäßige Anwendung von Kondomen. Der nächste Schritt ist eine Kryotherapie, bei der die verdächtigen Zellen gefroren werden, dann verschorfen, um durch neue, gesunde Zellen ersetzt werden zu können (vgl. Seite 238). An Stelle einer Kryotherapie kann auch ein Kohlendioxid-Laser (vgl. 239) verwendet werden, insbesondere wenn die betroffene Stelle zu groß ist oder die Veränderung zu weit fortgeschritten ist, um mit Kryotherapie behandelt zu werden.

Wenn wiederholte Abstriche oder Kolposkopien bestätigen, daß es sich um eine schwere Dysplasie oder um Carcinoma in situ handelt oder wenn die veränderte Stelle sich in den Zervixkanal ausdehnt (und deshalb mit einer Kolposkopie oder Kryotherapie nicht mehr zu erreichen ist), wird eine Konisation oder Kegelbiopsie empfohlen. Das konusförmige Stück Gewebe, das bei dieser Operation im Krankenhaus entfernt wird, wird untersucht, um sicherzugehen, daß das veränderte Gewebe vollständig entfernt wurde. Weitet sich die veränderte Stelle über die Grenzen des entfernten Konus hin aus, wird der Arzt entweder zu einer zweiten Konisation raten (um ein größeres Stück zu entfernen) oder zu einer Hysterektomie (Entfernung von Zervix und Uterus). Eine Hysterektomie wird außerdem oft als angemessene Behandlung bei invasivem Krebs empfohlen. Dazu ist eine große Operation notwendig, die verschiedene Risiken birgt.

Einige dieser Behandlungen sind unangenehm und gelegentlich auch etwas schmerzhaft. Nach einer Konisation, Kryotherapie oder Laserbehandlung sollten keine Tampons verwendet, keine Spülungen gemacht und auf Geschlechtsverkehr verzichtet werden. (So lassen sich Schmerzen und das Risiko einer Infektion möglichst gering halten.) Manche Frauen bekommen vorübergehend leichte Krämpfe, Blutungen und/oder Ausfluß oder werden sehr druckempfindlich am Bauch.

Eine Konisation birgt ein gewisses Risiko, unfruchtbar zu werden, denn sie kann die Zervix schwächen. Eine Hysterektomie beendet die Gebärfähigkeit einer Frau für immer. Beide Operationen können jedoch sinnvoll sein, um das Leben einer Frau zu retten. Immer wenn eine solche chirurgische Behandlung empfohlen wird, sollte jedoch zuerst eine zweite oder sogar eine dritte Meinung eingeholt werden, um herauszufinden, ob sie wirklich notwendig ist und welche anderen Behandlungsmöglichkeiten es gibt, besonders bei schweren Fällen von Zervikaldysplasie oder Krebs *in situ*.

Die Brüste

In der Adoleszenz, wenn unsere Brüste beginnen, sich zu entwickeln, sind wir meist froh und stolz, fühlen uns aber zugleich etwas unsicher. Wir machen uns Sorgen, ob der Busen zu groß wird oder zu klein bleibt, als attraktiv oder unattraktiv angesehen wird. In diesem Alter gehen viele Mädchen ein bißchen vornübergebeugt, drücken Schulbücher gegen die Brust in der Hoffnung, daß niemand ihre reifenden Brüste bemerkt. Andere stopfen ihre Büstenhalter aus und tragen besonders enge Pullover. Das Selbstbild von Frauen ist eng verflochten mit der Einstellung zu ihren Brüsten, und die hängt nicht zuletzt von der Reaktion anderer auf sie ab. Diese Reaktionen können für erwachsene Frauen ebenso verwirrend und widersprüchlich sein wie für junge Mädchen.

Viele Frauen entdecken, daß ihre Brüste für sie selbst, für die, die uns betrachten oder mit denen wir sexuell zusammen sind, außerordentlich viel Lust bereiten können. Es gibt Frauen, die allein durch die Stimulation ihrer Brüste einen Orgasmus erleben. Dann wieder sind uns unsere Brüste im Weg oder wir schämen uns ihrer. Für viele Frauen sind außerdem viele Ängste mit ihren Brüsten verknüpft – von der einfachen Furcht vor einem Hängebusen bis hin zu der überwältigenden Angst vor der Erkrankung oder dem Verlust einer Brust.

Diese positiven und negativen Gefühle werden verstärkt von der Fixierung der Gesellschaft auf die weibliche Brust. Provokativen Abbildungen von bloßen Brüsten begegnen wir überall. Sie werden dazu benutzt, um Autos und Alkoholika zu verkaufen. Auch ist manchmal die «Oberweite» ausschlaggebend, wenn es darum geht, ob eine Frau eine Stelle bekommt oder behält. Die meisten Männer haben keine Hemmungen zu pfeifen oder einer Frau auf die Brust zu starren oder sie sogar unaufgefordert zu berühren. Manche Frauen bemitleiden andere Frauen wegen deren «Oberweite» oder lehnen sie gar ganz ab. Was eigentlich nur die kurzfristige Verwirrung einer Heranwachsenden sein sollte, wächst sich aus zu einer lebenslangen Sorge über Größe und Form der Brüste. Und dieser Zusammenhang mit unserer Sexualität vermehrt vielfach unsere Ängste und macht es uns schwer, unsere Brüste als funktionierende Teile unseres Körpers zu betrachten, für deren Gesundheit gesorgt werden muß.

Variationen der weiblichen Brust

Brüste sind außerordentlich verschieden – manche Frauen haben einen großen, weit ausladenden Busen, andere einen kleinen, die einen feste, die anderen tief herabhängende Brüste, und bei manchen Frauen sind sie knotig. Die beiden Brüste einer Frau können unterschiedlich aussehen, die Brustwarzen können hervorstehen oder eingezogen sein. Die Warzenhöfe um die Brustwarze können groß oder klein sein, heller oder dunkler gefärbt, und normalerweise sieht man kleine Hubbel unter der Haut neben der Brustwarze. Bei manchen Frauen wachsen außerdem an der Grenze zum Warzenhof feine Haare.

Diese individuellen Unterschiede der Brüste rufen, ebenso wie Veränderungen durch Lebensalter und im Verlauf des Menstruationszyklus, oft unnötige Befürchtungen hervor. Leider wissen wir oft nicht genau, was als normal gilt, sowohl was das Aussehen der Brüste als auch deren Funktion betrifft, um sagen zu können, wann etwas von der Norm abweicht und beobachtet werden muß. Dieser Mangel an Information führt oft zu der Furcht, jede Veränderung und jeder Schmerz könne eine Symptom für Krebs sein, obwohl *die meisten Veränderungen, Knoten oder Schmerzen nichts mit Krebs zu tun haben*. Folgende Veränderungen treten häufig auf und sind gutartig:

Fibrozysten

(Dazu werden oft auch gerechnet: zystische Mastitis, Mastodynie, Sklerotische Adenosie und duktale Dysplasie.) Bei mindestens der Hälfte aller Frauen schwellen die Brüste im Verlauf des menstruellen Zyklus an, spannen oder es bilden sich Knoten, die nach der Periode wieder verschwinden. Zur Zeit des Eisprungs und kurz vor der Menstruation verändert sich der Hormongehalt im Blut, was oft dazu führt, daß sich Flüssigkeit in den Brustzellen staut. Dadurch bilden sich manchmal Zysten (kleine, mit Flüssigkeit oder halbflüssigen Substanzen gefüllte Gewebsaussackungen). In dieser Zeit sind eine Reihe leicht schmerzender Knoten in einer oder beiden Brüsten zu tasten, besonders in der Nähe der Achsel. Die meisten Knoten schwellen wieder ab oder verschwinden innerhalb von einem oder zwei Tagen nach Einsetzen der Menstruation.

Manche Frauen haben diese Fibrozysten von der ersten Periode an. Andere entwickeln sie erst, wenn sie über zwanzig oder über dreißig Jahre alt sind. In manchen Monaten, zum Beispiel in sehr stressigen Zeiten, ist es stärker, in anderen schwächer, verschwinden wird dieses Symptom erst mit dem Wechsel. Bei manchen Frauen ist es allerdings progressiv, das heißt, es nimmt mit den Jahren zu, und aus einem monatlichen leichten Spannen der Brust wird ein unveränderlicher stark schmerzender fester Knoten. Viele, besonders ältere Frauen finden heraus, daß sich die meisten Knoten im Laufe des Menstruationszyklus verändern, andere jedoch unverändert bleiben. Diese Knoten bilden sich vielleicht auch nach der Menopause nicht zurück.

Normale physiologische Veränderung oder Krankheit?
Bis vor kurzem bezeichneten die meisten Ärzte diese hormonabhängigen zyklischen Schmerzen und Knoten als Krankheit, zum Teil wohl, weil sie sie für abnormal hielten, und zum Teil, weil Krankenkassen zwar für die Behandlung von Krankheiten zahlen, nicht jedoch für die Therapie an normalen physiologischen Veränderungen. Heute machen immer mehr Mediziner darauf aufmerksam, daß diese ungenaue Terminologie bei Millionen von Frauen Ängste auslöst vor etwas, das zu einem normalen Menstruationszyklus dazugehört und ebensowenig eine Krankheit ist wie die Menstruation selbst, die Menopause oder eine Schwangerschaft. (Ein Kind zu stillen und zu versorgen kann unangenehm sein, es kann zu Komplikationen kommen, und dennoch spricht niemand von einer «Stillkrankheit».) Diese zyklischen Veränderungen als Krankheit zu bezeichnen kann außerdem zu einer Überbehandlung führen.

Früher war die Schulmedizin der Ansicht, eine Neigung zu Fibrozysten würde die Wahrscheinlichkeit, Brustkrebs zu bekommen, erhöhen. Neuere Untersuchungen, aber auch die Neuinterpretation alter Daten, lassen an der Zulässigkeit dieser Schlußfolgerung zweifeln. Die meisten Frauen mit gutartigen Knoten bekommen keinen Krebs.

Vorbeugung gegen Brustkrebs

Bisher gibt es kein sicheres Mittel zur Verhütung von Brustkrebs, aber es gibt Möglichkeiten, wie man sich gegen Umweltfaktoren schützen kann, die diese Krankheit verursachen oder begünstigen können. Auch kann man das Immunsystem stärken, um Brustkrebs fernzuhalten. Eins ist logisch: Je früher man anfängt, Dinge zu vermeiden, die Brustkrebs begünstigen, um so größer ist die Wahrscheinlichkeit, daß sie wirken. (Bedenke, daß Brustkrebs sich mehr als zwanzig Jahre, bevor er sichtbar wird, bilden kann.)

Das Wichtigste, was du tun kannst ist, weniger Fett zu dir zu nehmen. Die Wahrscheinlichkeit, Brustkrebs zu bekommen, erhöht sich offenbar mit einer zu fetthaltigen Ernährung. Schon bei der durchschnittlichen Ernährung machen Fette 40% aller Kalorien aus (Fleisch und Molkereiprodukte). Versuche sie durch faserhaltige Nahrungsmittel zu ersetzen (Obst, Gemüse und Vollkornprodukte).

Die Brust reagiert sehr empfindlich auf Zellschädigungen durch Röntgenstrahlen. Vermeide wenn möglich unnötige Röntgenuntersuchungen, besonders in der Pubertät oder während einer Schwangerschaft. Bei Röntgenuntersuchungen anderer Körperteile läßt sich die Brust mit einer Bleiweste schützen. Bei zahnärztlichen Röntgenuntersuchungen sollte der Körper mit einer Bleischürze geschützt werden. Röntgenuntersuchungen der Arme und Beine sind für die Brust weniger gefährlich (vgl. Seite 274).

Brustselbstuntersuchung

Brustkrebs (Mamma-Karzinom) ist die häufgiste Krebserkrankung bei Frauen und steht bei Frauen zwischen 37 und 55 Jahren als Todesursache an führender Stelle. Viele dieser Frauen hätten durch frühzeitige Diagnose und Behandlung gerettet werden können. Etwa jede 15. Frau muß damit rechnen, an Brustkrebs zu erkranken, und diese Rate ist wahrscheinlich noch im Steigen begriffen.

Deshalb kann die Bedeutung einer regelmäßigen und systematischen Brustselbstuntersuchung gar nicht eindringlich genug betont werden. Du selbst kannst viel besser als jeder Arzt über deine Brüste wachen; ihm fallen Veränderungen weit weniger auf als dir selbst. Ein Brustkrebsspezialist in England sagte einmal: «Bei einer großen Anzahl von Frauen, die mir von anderen Ärzten überwiesen werden, weil sie Knoten in der Brust haben, erweist es sich als Fehlalarm, wogegen 90% der Frauen, die kommen und sagen, ‹Ich habe einen Knoten, ich habe ihn selbst gefunden›, damit recht haben.» In der Bundesrepublik werden etwa 70 bis 80% der aufgetretenen Brustveränderungen von den betroffenen Frauen selbst festgestellt.

Aber obwohl viele von uns wissen, daß Brustselbstuntersuchungen wesentlich sind, können sie sich doch nicht dazu entschließen. Bei allen Untersuchungen hat sich gezeigt, daß Frauen, die mit dieser Routine anfangen, nach ein paar Monaten damit aufhören. Diejenigen, die sie von ihrem Arzt oder anderem medizinischen Personal beigebracht bekommen haben, neigen eher dazu weiterzumachen als die, die sie woanders lernen.

Als Autorinnen dieses Kapitels müssen wir feststellen, daß keine in unserer Gruppe von sieben Frauen ihre Brust regelmäßig untersucht, obwohl zwei von uns eine Brust entfernt bekamen und dementsprechend ein hohes Risiko besteht, erneut Brustkrebs zu bekommen. Wenn wir uns weiter umschauen, zeigt sich, daß auch Frauen in unserer Bekanntschaft ihre Brüste fast nie regelmäßig untersuchen. Die meisten haben versucht, es sich anzugewöhnen, und viele haben sogar beruflich direkt mit dem Thema Frauen und Gesundheit zu tun. Warum reagieren wir dennoch so irrational? Warum ist es so schwierig, etwas zu tun, an das wir glauben und was allem Anschein nach helfen kann, unser Leben zu retten?

In den Köpfen der meisten Frauen bedeutet ein Knoten sofort Krebs, und Krebs bedeutet Verlust der Brust. Für viele Frauen ist die Aussicht, eine Brust zu verlieren, bedrohlicher als die Möglichkeit, an Krebs zu sterben.

Wenn alle wüßten, daß in den meisten Fällen von Brustkrebs keine vollständige Entfernung der Brust mehr notwendig ist, würden Frauen vielleicht nicht länger vor Selbstuntersuchungen zurückschrecken oder eine medizinische Behandlung so weit hinauszögern, wenn sie einen Knoten finden.

Wie die Selbstuntersuchung gemacht wird

Folgende Dinge solltest du regelmäßig und systematisch jeden Monat machen. Anfangs wird es sogar ratsam sein, deine Brüste öfter als einmal monatlich zu untersuchen, damit du sie während aller Phasen deines Menstruationszyklus kennenlernst. Wenn du im gebärfähigen Alter bist, ist es am besten, dich gleich im Anschluß an deine Periode zu untersuchen, und zwar jeden Monat am gleichen Tag deines Zyklus, wenn die Brüste am wenigsten spannen. Es ist wichtig, daß du während der Untersuchung warm und entspannt bist.

1 a) Stelle dich zuerst gerade vor einen Spiegel. Merke dir Größe und Form deiner Brüste und prüfe dann, ob sie sich verändert haben. Die Brüste der meisten Frauen sehen rechts und links nicht

ganz gleich aus. Es ist wichtig, daß du feststellst, ob sich an *deinen* Brüsten etwas verändert hat.

1 b) Suche deine Haut nach Dellen oder Grübchen ab. Dabei mußt du die Brüste vielleicht hochheben, um darunterzuschauen.

1 c) Untersuche deine Brustwarzen nach Veränderungen oder Austritt von Sekret, aber drücke sie nicht so stark, als wolltest du etwas aus ihnen herauspressen.

2 a) Hebe deine Arme über den Kopf und sieh nach, ob Veränderungen aufgetreten sind, wobei du auch auf jenen Teil der Brust achtest, der den Übergang zur Achsel bildet.

2 b) Drehe dich leicht nach beiden Seiten, damit du deine Brust auch von der Seite betrachten kannst.

2 c) Beuge dich mit noch immer erhobenen Armen nach vorn und achte auf irgendwelche ungewöhnlichen Veränderungen.

2 d) Schau dich noch einmal im Spiegel an, während du deine Handflächen zusammendrückst oder die Hände locker in die Hüfte stützt.

3 a) Dann lege dich hin. Strecke während der Untersuchung den einen Arm hinter deinem Kopf aus oder lege die Hand unter den Kopf, wobei der Ellbogen flach liegen soll. Ein kleines Kissen oder ein großes gefaltetes Handtuch unter deiner Schulter werden das Brustgewebe besser verteilen. Wechsle später die Stellung und laß deinen Arm gestreckt seitlich neben dem Körper liegen. Taste deine Brust sanft und systematisch mit dem vorderen Teil deiner Handfläche ab und halte dabei die Finger gerade und geschlossen. Wenn du deine Fingerspitzen verwendest, kann das verwirrend sein, insbesondere wenn du drüsenreiche Brüste hast, denn Fingerspitzen ertasten auch die allerfeinsten Unregelmäßigkeiten. Die Handfläche sollte in der Lage sein, neuauftretende Knoten, die normalerweise nicht da waren, zu ertasten. Vielleicht ist es auch leichter, die Brüste im Bad abzutasten, wenn deine Hände eingeseift sind. Untersuche deine Brüste systematisch. Manche Leute empfehlen, die Brust im Geiste zu vierteilen oder zu halbieren, andere wieder wollen sie in drei horizontale Bereiche einteilen.

3 b) Welche Methode du auch immer anwenden willst, du mußt alle Teile deiner Brust untersuchen einschließlich der Brustwarze und dem Teil unter dem Arm. Anfangs ist es schwierig zu beurteilen, wieviel Druck du ausüben sollst, es ist deshalb vielleicht gut, eine andere Frau zu fragen, die darin schon Erfahrung besitzt. Auf keinen Fall darfst du die Brust zu stark drücken oder kneifen. Vergiß nicht, daß du nur nach Veränderungen suchst.

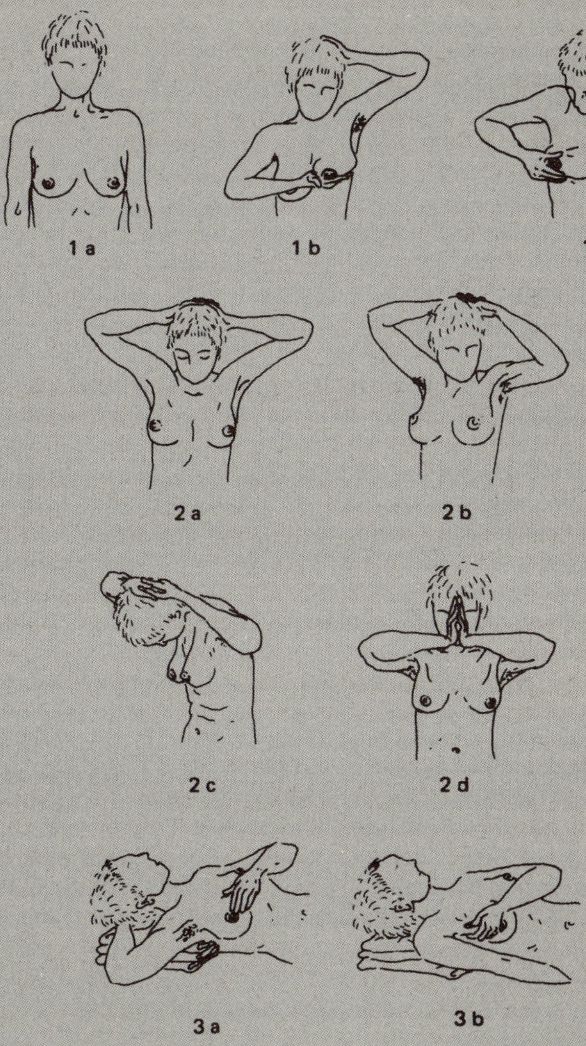

Selbstuntersuchung der Brust
Zeichnung: Susanne Lieberknecht-Vögely

Worauf wir bei einer Brustuntersuchung achten müssen
Vor allem suchen wir nach Veränderungen. Deshalb ist es so wichtig, diese Untersuchung regelmäßig durchzuführen, damit wir unsere Brüste genau kennen und Veränderungen gleich bemerken. Unter Veränderungen verstehen wir:

- Ungewöhnliche Knoten, Verdickungen oder lokalisierte knotige Bereiche. (Bei vielen Knoten hat man das Gefühl, mit der Handfläche über den Knöchel der anderen Hand zu reiben, aber auch weiche Knoten sollten wir nicht vernachlässigen.)
- Ungewöhnliche Veränderungen einer Brust in Größe und Form.
- Wenn eine Brust ungewöhnlich höher oder tiefer sitzt als die andere.
- Buckel oder Dellen der Haut.
- Eine ungewöhnliche Schrumpfung oder «Einziehung» der Brustwarzen.
- Austritt von Flüssigkeit aus der Brustwarze.
- Ekzemartige Hautveränderungen in der Gegend der Brustwarzen oder Veränderungen in der Hautbeschaffenheit.
- Anschwellen des Oberarms.
- Vergrößerte Lymphknoten, vor allem in der Achselhöhle.
- Schmerzen oder Unbehagen, die wir vorher nicht empfanden und die nicht auf die Zeit unmittelbar vor oder während der Periode beschränkt sind.

Fibroadenome

Bei Frauen um die Zwanzig bilden sich manchmal Knoten, die sich nicht im Laufe des Zyklus verändern, meist handelt es sich dabei um Fibroadenome. Bei Frauen über dreißig bilden sich selten Fibroadenome. Die Fibroadenome, die in jungen Jahren auftreten, bleiben oft ein Leben lang. Frauen können ein oder mehrere Fibroadenome bekommen, in einer oder beiden Brüsten. Weshalb sie sich bilden, weiß man nicht, aber einiges weist darauf hin, daß die Ursachen etwas mit dem Abbau von Fett zu tun haben. Gelegentlich wird ein Fibroadenom so groß, daß es die Durchblutung stört oder die Form der Brust verändert. Solche Fibroadenome werden im allgemeinen chirurgisch entfernt. Manchmal wächst ein Fibroadenom nach, wenn auch nicht unbedingt so groß wie zuvor. Mit dem Wechsel geht das Wachstum im allgemeinen zurück, ein Zeichen dafür, daß sie nicht bedenklich sind (Krebs bildet sich nämlich, wenn überhaupt, nur sehr selten von selbst zurück). Das Hauptproblem bei Fibroadenomen ist, daß sie sich oft anfühlen wie Krebsgeschwülste. Je jünger die Patientin, desto wahrscheinlicher geht der Arzt davon aus, daß es sich bei einem Knoten um ein Fibroadenom handelt und nicht um Krebs. Aber da sich das außer durch eine gründliche Untersuchung nicht mit Sicherheit feststellen läßt, wird wahrscheinlich eine Biopsie notwendig sein. Gegenwärtig gibt es keinerlei Anzeichen dafür, daß ein Zusammenhang von Fibroadenomen und Brustkrebs besteht. Außer der regelmäßigen Tastuntersuchung kannst du versuchen, deine Ernährung umzustellen. Viele Frauen konnten bestimmte gutartige Knoten auf diese Weise reduzieren oder sogar ganz vermeiden. Medizinische Untersuchungen haben einen Zusammenhang zwischen der Ernährung und gutartigen Brustveränderungen festgestellt, wenn er sich bisher auch noch nicht endgültig nachweisen läßt.

Hier einige Vorschläge zur Ernährung und für Vitaminzusätze, die häufig helfen, Knoten in der Brust zu reduzieren:

1. Vermeide fette und frittierte Speisen

2. Nimm weniger Salz

3. Verzichte auf Getränke oder Speisen, die Koffein enthalten – Kaffee, Tee, Cola, Schokolade und viele Medikamente (Aspirin)

4. Rauche nicht

5. Versuche täglich folgende Zusätze zu nehmen:
   - Vitamin E: 100 bis 200 Milligramm (wird bereits von vielen Medizinern bei Fibroadenom verschrieben)
   - Vitamin B_6: maximal 100 Milligramm
   - Nachtkerzenöl: zwei bis vier Gramm.

Bei manchen Frauen bringt die Umstellung der Ernährung den Knoten dazu, sich innerhalb eines Zyklus zurückzubilden, andere müssen diese Diät bis zu sechs Monaten durchhalten, bevor es zu einer Besserung kommt. Wenn nach zwei Monaten der Knoten nicht entscheidend zurückgegangen ist, solltest du dich von einem Arzt untersuchen lassen.

Medizinische Bewertung eines Knotens

Wenn du das Gefühl hast, der Knoten müsse ärztlich untersucht werden, ist es wichtig, den richtigen Arzt dafür zu finden. Zwar wird sich wahrscheinlich herausstellen, daß es sich um eine gutartige Geschwulst handelt, trotzdem ist es am besten, für die geringe Chance, daß es sich um Krebs handelt, zu einem gynäkologischen Brustspezialisten zu gehen, der sowohl mit Krebs als auch mit gutartigen Geschwülsten Erfahrungen hat. Selbst wenn du zu deinem Hausarzt ein gutes Vertrauensverhältnis hast, ist die Wahrscheinlichkeit groß, daß er die neuesten Forschungen zu Diagnose und Behandlungsmöglichkeiten nicht kennt. Du wirst dich möglicherweise aus «Loyalität» dem Arzt gegenüber auf Diagnosen und Behandlungen einlassen, die in deinem Fall nicht angebracht sind. Die Adresse eines erfahrenen Mediziners kannst du zum Beispiel bei der zuständigen Ärztekammer erfragen oder in einem Frauengesundheitszentrum. Wenn du in einer Kleinstadt lebst, möchtest du wahrscheinlich in die nächste größere Stadt gehen, in ein großes Krankenhaus oder eine Universitätsklinik. Der Vorteil, sich dort von einem Team untersuchen zu lassen, besteht darin, daß es wahrscheinlich flexibler ist, was Diagnose und Behandlung angeht und wahrscheinlich den jeweils neuesten Stand der Forschung kennt.

Vermeide, einen Termin zu verabreden, der kurz vor oder in die ersten Tage der Menstruation fallen wird oder um die Zeit des Eisprungs. Die Brüste sind in dieser Zeit wahrscheinlich knotiger als sonst, und der Arzt kann durch die zyklisch bedingte Schwellung einen verdächtigen Knoten übersehen.

Der Arzt sollte die Brüste sorgfältig untersuchen, während du die Arme über den Kopf und dann auf die Seite ausgestreckt hältst, einmal im Sitzen und einmal im Liegen. Diese Untersuchung ist sehr wichtig, denn ein Knoten ist manchmal nur in einer von beiden Körperpositionen zu fühlen. Die Tastuntersuchung mag unangenehm sein, schmerzhaft ist sie aber im allgemeinen nicht. Der Arzt wird zu einem wissenschaftlichen, wenn auch unvermeidlich etwas subjektiven Urteil kommen, ob der Knoten sich wie ein Karzinom anfühlt. Krebstumore sind normalerweise unregelmäßiger, härter und lassen sich weniger leicht hin und her schieben als gutartige Geschwülste, *aber nur eine Biopsie* (bei der ein Teil oder der ganze Knoten entfernt wird und einige Zellen unter einem Mikroskop auf Krebs hin untersucht werden) *kann das mit Sicherheit feststellen, selbst wenn die Brust zusätzlich geröntgt wird.*

Nadelpunktion – der erste Schritt

Um bei einem verdächtigen Knoten nach Möglichkeit eine sichere Diagnose zu stellen, wird zunächst am besten eine Nadelpunktion vorgenommen. Die meisten Knoten erweisen sich als gutartige, mit Flüssigkeit gefüllte Zysten. Der Arzt kann das mit Hilfe einer Punktion, die er in seiner Praxis durchführen kann, leicht feststellen. Eine Punktion bringt nicht die Probleme eines kleinen chirurgischen Eingriffs mit sich, wie zum Beispiel eine Biopsie. Außerdem geht es schneller und ist auch weniger schmerzhaft. Der Arzt führt dazu eine feine Kanüle in den Knoten ein. Viele Ärzte geben zuerst ein lokales Betäubungsmittel, andere nicht. Manche Frauen finden die Betäubungsspritze ebenso schmerzhaft wie die Punktion selbst. Handelt es sich wirklich um eine Zyste, läßt sich mit der Nadel die Flüssigkeit leicht herausziehen. Die Zyste fällt dann in sich zusammen. Weil die meisten Zysten (über 95%) gutartig sind, besonders bei jüngeren Frauen, lassen viele Ärzte die Zysten-Flüssigkeit erst gar nicht im Labor testen. Besteht jedoch ein erhöhtes Risiko für Brustkrebs, sollte man die Probe untersuchen lassen. Besprich das vor der Punktion mit dem Arzt, denn es ist vielleicht zu spät, hinterher darum zu bitten. Wenn die Zyste sich schnell zurückbildet, wird vielleicht eine Biopsie notwendig, denn eine schnelle Rückbildung kann in bestimmten Fällen ein Zeichen dafür sein, daß der Knoten karzinös ist.

Wenn der Knoten bei der Punktion keine Flüssigkeit enthält, kann es sich dennoch um eine Zyste oder eine andere gutartige Geschwulst handeln. Aber um in diesem Fall ganz sicherzugehen, ist eine Biopsie notwendig.

Die Punktion als erster Schritt zur Bewertung eines Knotens findet immer mehr Verbreitung, wird aber noch nicht überall routinemäßig durchgeführt. Da die meisten Knoten sich als Zysten erweisen, lassen sich mit einer Punktion eine Menge Zeit, Geld und Befürchtungen ersparen. Schlägt der Arzt nicht als erstes eine Punktion vor, sollte man ihn darum bitten. Bei einer knotigen oder großen Brust sind Knoten aber vielleicht so tief versteckt oder fühlen sich an wie ein Karzinom, daß manche Ärzte in diesem Fall vor der Punktion zuerst zu einer Biopsie raten. Andere versuchen es zuerst mit einer Nadelbiopsie (siehe unten).

Biopsie

Bei diesem Verfahren werden Teile des Knotens oder der ganze Knoten entfernt und auf Krebs untersucht. Bei einer Biopsie kann entweder mit einem Skalpell oder einer feinen Nadel ein Teil des Knotens entfernt werden, oder der ganze Knoten wird operativ herausgenommen. Am häufigsten werden Nadelbiopsien durchgeführt. Sie können auch in der Praxis des Arztes vorgenommen werden. Dabei führt der Arzt nach einer örtlichen Betäubung der Brust eine spiralförmige Nadel ins Gewebe ein, die einen kleinen Teil des Knotens herausschneidet. Die so gewonnene Gewebsprobe der Brust wird in einem Labor auf Krebs untersucht. Im Gegensatz zu einer chirurgischen Biopsie verursacht diese Art der Biopsie weniger Narben, außerdem ist sie weniger kosten- und zeitaufwendig.

Den Ergebnissen jeder Biopsie (mit der Nadel oder dem Skalpell) ist jedoch nur vollständig zu trauen, wenn sie eindeutig positiv sind, das heißt, wenn ein Karzinom festgestellt wird. Das liegt daran, daß Knoten gelegentlich heterogen sind – zum Teil bösartig und zum Teil gutartig. Es besteht immer die Möglichkeit, daß eine Biopsie gerade den bösartigen Teil nicht berührt.

Für eine Frau unter dreißig, bei der kein erhöhtes Krebsrisiko besteht, ist eine Nadelbiopsie dennoch ein guter zweiter Schritt. Brustkrebs kommt bei so jungen Frauen außerordentlich selten vor. Knoten erweisen sich, selbst wenn sie sich im Verlauf des Zyklus nicht verändern oder keine Flüssigkeit enthalten, fast in allen Fällen als gutartig. Eine junge Frau kann sich also mit einer Nadelbiopsie zufriedengeben, besonders wenn die Ergebnisse zeigen, daß es sich bei dem Knoten um ein Fibroadenom handelt. Bisher wurde noch nicht festgestellt, daß Fibroadenome heterogen sein können.

Unter Medizinern gibt es sehr unterschiedliche Einstellungen zur Biopsie. Manche entnehmen schnell Gewebsproben, um sich abzusichern. Andere versuchen, diese Prozedur zu vermeiden. Manche warten lieber ab, auch wenn ein Knoten bei einer Tastuntersuchung von Krebs nicht zu unterscheiden ist. Das ist manchmal durchaus angemessen. Manche beruhigen ihre Patientinnen und raten ihnen, sich nicht verrückt zu machen, aber diese Einstellung ist manchmal zu leichtfertig und außerdem beleidigend. Wenn ein Knoten noch nicht punktiert wurde, sollte man nachfragen, ob das vor einer Biopsie nicht ratsam wäre. Versuche einen Arzt zu finden, der dir erklärt, warum bei diesem besonderen Knoten eine Gewebsprobe entnommen wird oder warum nicht. Das erleichtert es dir zu entscheiden, ob du die Empfehlung des Arztes befolgen willst oder nicht, wenn im Fall von Krebs eine Behandlung notwendig wird.

Entschließt du dich zu einer Biopsie, muß entschieden werden, welche Art der Biopsie sinnvoll ist, und ob sie unter Vollnarkose oder nur mit örtlicher Betäubung durchgeführt werden soll.

Bei einer Frau mit mehreren Knoten ist es einfacher, sie mit einer Nadelbiopsie zu prüfen, als jeden einzelnen vollständig herauszuschneiden. Häufige Schnitt-Biopsien können Narben in der Brust verursachen und sie entstellen. Außerdem kann sich Narbengewebe bilden, das mit der Zeit kein eindeutiges Bild mehr ermöglicht.

Bei den meisten Frauen bilden sich erst Knoten, wenn sie über dreißig oder über vierzig sind. Obwohl die meisten dieser Knoten gutartig sind, steigt die Wahrscheinlichkeit für Brustkrebs nach vierzig steil an. Deshalb ist nach vierzig das Risiko größer, daß bei einer Nadelbiopsie ein Karzinom übersehen wird, obwohl das nur selten vorkommt.

Anästhesie

Eine Nadelbiopsie wird fast immer unter örtlicher Betäubung durchgeführt. Chirurgische Biopsien – bei denen nur ein Teil oder der ganze Knoten entfernt wird – können mit örtlicher Betäubung oder Vollnarkose durchgeführt werden. Manche Frauen finden es zu belastend, eine Biopsie bei vollem Bewußtsein mitzuerleben, und bevorzugen deshalb eine Vollnarkose. Andere entscheiden sich für die örtliche Betäubung, denn sie sind während des Eingriffs lieber wach oder wollen die Gesundheitsrisiken einer Vollnarkose vermeiden (vgl. Seite 240).

Bei vielen Ärzten stößt man mit der Bitte um eine örtliche Betäubung auf Widerstand. Viele Chirurgen raten aus Gewohnheit zu einer Vollnarkose, wohl weil sie meinen, die Patientinnen würden die Vorstellung einer Lokalanästhesie fürchten, oder einfach weil sie sich unbehaglich fühlen, eine Operation an einem Menschen durchzuführen, der bei Bewußtsein ist.

Bei etwa 10 % der Eingriffe stellt sich heraus, daß Größe oder Tiefe des Knotens oder eine sehr große oder knotige Brust die Operation komplizierter machen als vorgesehen und eine Vollnarkose in jedem Fall notwendig ist.

Vor einer Biopsie

Wir raten dringend von einer Biopsie ab, bei der die Patientin vorher unterschreiben muß, daß sie mit einer Entfernung der Brust einverstanden ist, bevor sie überhaupt weiß, ob es sich bei ihrem Knoten um Krebs handelt. Bei dieser sogenannten «Schnellschnittmethode» entfernt der Arzt den Knoten, stellt einen Gewebeschnitt her und untersucht ihn, während die Patientin noch in Vollnarkose ist. Dazu wird die Gewebsprobe sofort nach dem Entfernen gefroren. Laboranten schneiden sie dann in dünne Scheiben und untersuchen sie unter dem Mikroskop nach Anzeichen für ein Karzinom. Die Resultate des Gewebeschnitts (die immer nur Annäherungswerte sind) liegen meist schon nach zwanzig Minuten vor. Wurde ein Karzinom gefunden, wird daraufhin die Brust amputiert. Das wichtigste Problem dabei ist, daß gelegentlich der unter Zeitdruck durchgeführte Test ungenau ist, und es wurde schon Frauen die Brust abgenommen, die gar keinen Krebs hatten. Selbst wenn du Krebs hast, läßt dieses Verfahren keine Zeit, um andere Behandlungsmöglichkeiten in Erwägung zu ziehen. Zum Beispiel ist Mastektomie bei einer bestimmten Art von Krebs der falsche Weg. Eine Fehldiagnose oder eine ungewollte Behandlung lassen sich leichter vermeiden, wenn die Biopsie getrennt von anderen Behandlungen durchgeführt wird und eine genauere Gewebsanalyse vorgenommen wird, um Krebs festzustellen oder auszuschließen. Dazu sind mehrere Tage erforderlich, aber diese Untersuchung ist präziser und vermittelt außerdem, um welchen Typ Krebs es sich handelt. Das wiederum kann sehr nützlich werden für die Entscheidung, wie am besten behandelt werden soll.

Vor der Biopsie kannst du den Chirurgen bitten, so zu schneiden, daß die Narbe so klein wie möglich wird. Ärzte achten manchmal nicht darauf, weil sie annehmen, daß die Brust später ohnehin entfernt wird. (Möglicherweise entscheidest du dich aber gegen eine Mastektomie, auch wenn du Krebs hast.) Abhängig von Größe und Sitz des Knotens läßt sich der Einschnitt in natürliche Hautfalten legen oder an den Rand des Warzenhofs oder auch in die Nähe der Achselhöhle. Jede durch eine Biopsie verursachte Narbe, Farbveränderung oder Entstellung wird mit der Zeit unauffälliger, obwohl es da von Frau zu Frau erhebliche Unterschiede gibt.

Frage nach, ob Östrogen- und Progesteron-Rezeptoren-Analysen geplant sind. Diese Untersuchungen zeigen an, wieweit ein Tumor von Hormonen beeinflußt wird. Sie müssen jedoch *unmittelbar* nach Entfernen des Knotens durchgeführt werden. Das Ergebnis kann großen Einfluß auf die Art der Behandlung haben (siehe unten). Es ist noch nicht überall selbstverständlich, Östrogen- und Progesteron-Rezeptoren-Analysen durchzuführen, deshalb sollte man sich nicht darauf verlassen, daß sie automatisch eingeschlossen sind oder daß der Arzt die entscheidende Bedeutung des Zeitfaktors kennt.

Das Resultat einer Biopsie

Das Warten auf die Ergebnisse einer Biopsie kann zu einer Pein werden. Frage, wann die Ergebnisse vorliegen werden und wann du angerufen wirst oder in der Praxis anrufen sollst. Wenn du am verabredeten Tag nichts hörst, rufe von dir aus an. Wenn die Resultate negativ sind, bedeutet das, daß du keinen Krebs hast. Positive Resultate meinen, daß ein Krebs gefunden wurde.

Wenn das Ergebnis negativ ist

Mit großer Wahrscheinlichkeit (80 bis 90% aller Biopsien) wird der Test negativ ausfallen. Bei Frauen vor dem Wechsel bezeichnen Ärzte den Knoten meist als nur «Fibrozyste», wobei dieser Begriff unglücklicherweise zum Sammelbegriff für alle nicht karzinösen Knoten bei jüngeren Frauen geworden ist. Vielleicht bist du so erleichtert, daß du keinen Krebs hast, daß du dich nicht weiter mit medizinischen Begriffen befassen möchtest. Jedoch solltest du nachfragen, was in deinem Fall der Begriff «Fibrozyste» genau besagt. Du mußt den genauen Namen kennen und wissen, ob dieser Typus die Neigung hat wiederzukehren, bzw. ob daraus Krebs entstehen kann. Vielleicht weiß der Arzt das nicht oder ist nicht bereit, sein Wissen mitzuteilen, in diesem Fall hilft nur Hartnäckigkeit.

Jede Patientin hat das Recht, eine Kopie aller Krankenberichte zu bekommen oder einzusehen. Es ist ratsam, sich eine Kopie von dem Untersuchungsergebnis der Biopsie zu beschaffen. Die dort angegebenen Daten können eines Tages nützlich sein, wenn vielleicht neue Fakten darüber vorliegen, welche Arten von Knoten mit Krebs in Verbindung gebracht werden. Eine eigene Kopie ist sinnvoll, wenn ein weiterer Arzt konsultiert werden soll oder du den Arzt wechselst. Außerdem bist du so gegen den Verlust deiner Krankenakten geschützt, der leider häufig vorkommt.

Wann ist eine Biopsie sinnvoll?

1. Wenn du beunruhigt bist über irgendwelche Veränderungen, die du in deiner Brust bemerkst – ob der Arzt die Biopsie nun für notwendig hält oder nicht. Viele Frauen haben einen sicheren Instinkt, welche Veränderungen, insbesondere Knoten, harmlos sind und welche gefährlich. Ein Krebsspezialist sagte, er würde immer auf die Intuitionen seiner Patienten hören, denn sie seien sehr oft richtig.
2. Wenn ein Arzt aus Erfahrung meint, daß ein bestimmter Knoten verdächtig sei oder sich anfühlt wie ein Karzinom.
3. Wenn andere Symptome vorliegen, die auf Krebs hinweisen. Zu diesen gehören harte, geschwollene Lymphdrüsen in der Achselhöhle, Hautausschlag auf der Brust, Ausfluß aus den Brustwarzen oder Grübchen oder Runzelbildung der Haut um die Brustwarze. (Diese Symptome sind in den meisten Fällen durch andere Auslöser verursacht, aber wenn sie in Verbindung mit einem Knoten auftreten, sollten sie besonders sorgfältig untersucht werden.)
4. Eine Frau, die als besonders gefährdet gilt und einen Knoten getastet hat (vgl. Kontroverse über besondere Risikofaktoren für Brustkrebs, Seite 277).

«Prophylaktische Mastektomie»

Immer mehr Frauen bekommen «prophylaktisch» oder «präventiv» die Brust entfernt, auch wenn sie gar keinen Brustkrebs haben, weil sie als besonders gefährdet gelten (siehe Seite 277). Leider garantiert die sogenannte subkutane Mastektomie, die bei «prophylaktischen» Operationen bevorzugt wird, nicht, daß eine Frau keinen Brustkrebs bekommt. Bei dieser Operationsform werden etwa 80 bis 95% des Brustgewebes entfernt, die Haut, die Brustwarze und etwas von dem darunterliegenden Fettgewebe bleiben intakt. Gleichzeitig wird oft eine Silikonprothese oder ein Beutel mit Kochsalzlösung eingesetzt, um das Gewebe der Brust zu ersetzen und ihr ein normaleres Aussehen zu geben. Bei etwa 50% der Betroffenen treten Komplikationen auf. Manche Frauen bekommen Krebs in dem kleinen übriggebliebenen Rest von Brustgewebe. Angesichts dieser Möglichkeit sollte sich jede Frau, die mit dem Gedanken spielt, eine prophylaktische Brustoperation durchführen zu lassen, für eine einfache Mastektomie entscheiden an Stelle der eher kosmetischen subkutanen Mastektomie. Jedoch auch das gibt keine vollständige Sicherheit. Es ist immer möglich, daß sich schon vor dem Eingriff in der Brust unbemerkt ein Karzinom gebildet hat und es bereits in anderen Teilen des Körpers zu Metastasen gekommen ist.

Manche Frauen plädieren auch von sich aus für eine prophylaktische Mastektomie, häufiger aber wird sie aus Gründen der Vorsicht von Ärzten angeraten. Und doch ist die Wahrscheinlichkeit, Brustkrebs zu bekommen, bei Frauen mit mehreren Risikofaktoren ebenso hoch, wie daran nicht zu erkranken. Außerdem sollte man nicht vergessen, daß auch die Operation mit einem gewissen Todesrisiko verbunden ist. Narkosezwischenfälle zum Beispiel kann es immer geben (siehe hierzu Seite 240). Inzwischen gibt es zudem weitere Anzeichen, daß die Risikofaktoren, auf deren Grundlage Ärzte versuchten vorherzusagen, wer als brustkrebsgefährdet gilt, falsch sind. Besonders fragwürdig ist die Empfehlung für eine prophylaktische Mastektomie, wenn der einzige Risikofaktor ein kleines Fibroadenom ist, das durch Ernährungsumstellungen zur Rückbildung gebracht werden kann. Erst wenn die medizinische Wissenschaft mit vollständiger Sicherheit vorhersagen kann, wer Brustkrebs bekommen wird, kann eine prophylaktische Mastektomie sinnvoll sein. Bis dahin sollte man äußerst vorsichtig reagieren, wenn ein Arzt sie empfiehlt.

Thermographie

Bei dieser relativ neuen Untersuchungstechnik werden die Temperaturunterschiede der verschiedenen Hautbezirke auf den Brüsten farbig dargestellt. Unnormal stark durchblutete Hautbezirke, die über Tumoren liegen, sind auf dem Wärmebild deutlich von anderen Bereichen zu unterscheiden. Diese Thermo-Fotografie hat zwar den Vorteil, daß sie die Brust nicht mit Strahlung belastet. Aber sie kann nur relativ große Tumore aufzeigen. Sehr kleine oder sehr tief liegende Geschwülste können leicht übersehen werden.

Ultraschall

Sehr häufig wird inzwischen die Ultraschalltechnik (auch Sonographie genannt) zur Feststellung von Brustknoten angewendet. Auch sie ist ohne Strahlenbelastung möglich. Auf dem Ultraschallbild lassen sich klar abgegrenzte Tumore erkennen und mit einiger Übung auch von Zysten unterscheiden. Vielfach wird als erster Schritt die Ultraschalluntersuchung gemacht, um einen bestehenden Verdacht auf einen Tumor entweder zu bestätigen oder zu zerstreuen. Da die Ultraschallaufnahmen jedoch keine so feine Auflösung haben wie die Bilder, die man bei einer Röntgenaufnahme der Brust bekommt, wird im Zweifelsfall immer noch zusätzlich eine Mammographie gemacht.

Mammographie

Nach einer Ultraschalluntersuchung und vor einer Biopsie wird im allgemeinen eine Mammographie durchgeführt, eine Röntgenuntersuchung der Brust. Viele Ärzte bedienen sich dieser zusätzlichen Untersuchung, um feststellen zu können, ob eine Biopsie notwendig ist. Allerdings ist die Mammographie als routinemäßige Früherkennungsuntersuchung bei Frauen ohne Symptome außerordentlich umstritten, wenngleich ihre Beliebtheit bei Ärzten weiter zunimmt.

Vorteile und Nachteile der Mammographie
Die Mammographie bietet wichtige Vorteile, so kann mit ihrer Hilfe Krebs festgestellt werden, der noch nicht zu tasten ist. Außerdem dient ein Mammogramm bei einem chirurgischen Eingriff als «Plan» oder «Landkarte» für den Operateur. Und sie bietet eine Grundlage, mit der spätere Mammogramme verglichen werden können, um festzustellen, ob in der Zwischenzeit ungewöhnliche Veränderungen eingetreten sind. Aber dieses Verfahren hat schwerwiegende Nachteile, zu denen unter anderem eine Fehldiagnose gehört. Denn versteckte Karzinome können übersehen oder gutartige Geschwülste fälschlich für Krebs gehalten werden. Außerdem besteht eine kleine, aber nicht zu leugnende Wahrscheinlichkeit, daß die Mammographie selbst Brustkrebs verursacht.

Es gab Fälle, wo falsch-positive Ergebnisse (fälschlich diagnostizierter Krebs) durch Mammographie, in Verbindung mit falsch-positiven Resultaten bei einer Schnellschnittbiopsie, zu Brustentfernungen führten, obwohl die Betroffenen gar keinen Krebs hatten. Denke daran, daß auch die Mammographie nicht mit letzter Sicherheit die wirklich mit Krebs befallenen Stellen zeigt. Um die Diagnose zu bestätigen, ist deshalb eine Gewebsentnahme aus der verdächtigen Stelle erforderlich.

In welchem Fall ist eine Mammographie angezeigt?
Bei einer Frau über fünfzig oder bei einer Frau, bei der bereits ein oder mehrere Brustkarzinome festgestellt wurden, wiegen die Vorteile der Mammographie die Nachteile wahrscheinlich auf. Wenn du Krebs hattest, sind die Chancen, daß der Tumor entweder nachwächst oder sich neue Tumore bilden, sehr viel größer als die Wahrscheinlichkeit, daß ein Mammogramm krebsauslösend wirkt.

Bei Frauen über fünfzig fand eine breitangelegte Untersuchung heraus, daß die Zahl der Todesfälle durch Brustkrebs unter denen, die jedes Jahr mammographiert wurden, etwa 30 % niedriger lag als bei nicht so regelmäßig untersuchten Frauen. Diese Studie ist der wichtigste Beweis für die Behauptung, Brustkrebs sei «heilbar», wenn er rechtzeitig entdeckt wird. Dieselbe Untersuchung zeigt jedoch, daß bei Frauen unter fünfzig eine jährliche Mammographie keinen Vorteil bringt. Die genauen Gründe für diese Unterschiede der Altersgruppen sind nicht bekannt, aber sie hängen möglicherweise mit den Veränderungen des Brustgewebes zusammen, die durch die Menopause und den allgemeinen Alterungsprozeß verursacht werden.

Wie soll sich aber eine Frau unter fünfzig verhalten, der von ihrem Arzt zu einer Mammographie geraten wird? Darauf eine Antwort zu geben ist nicht leicht, aber es ist wichtig zu fragen, weshalb dieses Verfahren, dessen Nutzen für diese Altersgruppe bisher noch nicht nachgewiesen wurde, empfohlen wird. Dann lassen sich die Gründe im Licht der Vorteile und Nachteile der Mammographie abwägen. Keine Frau sollte das Gefühl haben, sie müsse eine Mammographie durchführen lassen, nur weil ihr Arzt ihr dazu geraten hat. Nachdem sie alle Faktoren erwogen hat, entscheidet sie sich vielleicht für den Test, diese Entscheidung sollte aber das Resultat einer Zusammenarbeit mit dem Arzt sein.

Wichtige Fragen zu dem Thema Mammographie bei jüngeren Frauen sind die Zuverlässigkeit und die Sicherheit. Bisher hat noch keine Untersuchung für Frauen unter fünfzig gezeigt, daß bei denen, die eine oder regelmäßige Mammographien haben durchführen lassen, die Zahl der Todesfälle durch Brustkrebs geringer geworden wäre. Insgesamt hat die Mammographie eine Rate von falsch-positiven Ergebnissen (Diagnose von Krebs, wo keiner ist), die bei 7% liegt. Schätzungen über falschnagative Ergebnisse (Krebs übersehen, wo einer ist) differieren zwischen 4 und 30%. Diese falsch-positiven und falsch-negativen Ergebnisse sind häufiger bei Frauen nach dem Wechsel. Trotz all dieser Einwände gegen die unkritische Anwendung dieser Untersuchungsmethode steigt die Zahl insbesondere auch der jüngeren Frauen, bei denen eine Mammographie durchgeführt wird, weiter an. Das Durchschnittsalter für die erste Mammographie ist in den vergangenen zehn Jahren beständig zurückgegangen.

Eine Untersuchung, die keine letzte Sicherheit gibt, wäre, abgesehen von finanziellen und emotionalen Gründen, nicht so schlimm, wenn sie keine Gefahren bergen würde. Dies trifft auf die Mammographie jedoch nicht zu. Die Risiken, die mit der Röntgenuntersuchung verbunden sind, mögen klein sein, aber gegenwärtig gibt es keine Möglichkeit vorherzusagen, welche Frauen empfindlich auf Röntgenstrahlen reagieren. Das wichtigste Problem ist, daß bei der Mammographie Röntgenstrahlen verwendet werden, und Röntgenstrahlen können Krebs auslösen.

Ironischerweise setzt man Röntgenstrahlen auch zur *Behandlung* von Krebs ein. Hochdosierte Strahlungen, wie sie von einer Atombombe freigesetzt werden, können innerhalb von ein paar Monaten Krebs verursachen. Geringdosierte Strahlungen, wie bei der Mammographie oder anderen Röntgenuntersuchungen, bergen potentiell die gleichen Gefahren, wenn sie auch nicht so schnell wirken. Da Krebszellen dazu neigen, auf Strahlungen empfindlicher zu reagieren als normale Zellen, wird Krebs oft mit Strahlung behandelt. Die Strahlen können eine menschliche Zelle zerstören, sie schädigen oder unberührt lassen. Zellen, die durch die Strahlung geschädigt und nicht abgetötet wurden, neigen dazu, innerhalb eines Zeitraums von zwei bis zwanzig Jahren karzinös zu werden. Nicht jeder, der niedrigen Strahlungen ausgesetzt wird, bekommt Krebs. Aber es ist auch keine sicher unschädliche Dosierung bekannt. Sicher hingegen ist, daß die Auswirkungen kumulativ sind. Deshalb wird eine Frau, die einmal geröngt wird oder einmal zur Mammographie geht, wahrscheinlich mit geringerer Wahrscheinlichkeit Krebs bekommen als eine Frau, die oft geröngt wird. Aber es gibt keine Garantie dafür, daß nicht auch eine einzige Bestrahlung zu Krebs führen kann.

Außerdem gibt es deutliche Hinweise dafür, daß die Brüste jüngerer Frauen empfindlicher sind für Strahlenschäden als die Brüste älterer Frauen. Außerdem erhöht eine Frau, die im Alter von 25 oder 35 damit anfängt, jährlich eine Mammographie machen zu lassen, die Menge der

Bestrahlungen im Laufe ihres Lebens und damit ihre Chancen, Brustkrebs zu bekommen. Wenn ein Strahlenkrebs zwanzig Jahre braucht, um zu wachsen, bekommt eine 55jährige Frau im Alter von 75 Brustkrebs, eine 25 oder 35jährige hingegen schon im Alter von 45 oder 55 Jahren.

Angesichts dieser Tatsachen muß bei Frauen unter fünfzig von einer routinemäßigen Mammographie oder einer präventiven Vergleichsaufnahme stark abgeraten werden, wenn keine Symptome vorliegen. Dies gilt, solange für diese Gruppe nicht nachgewiesen werden konnte, daß die Untersuchung sinnvoll ist und bis sich das Ausmaß der Gefahren besser abschätzen läßt.

Wenn ein Arzt zu einer Mammographie rät, weil er einen verdächtigen Knoten getastet hat, kann man überlegen, ob vorher nicht eine Ultraschallaufnahme und eine Biopsie durchgeführt werden sollte. Wenn der Knoten so verdächtig erscheint, daß er eine Mammographie rechtfertigt, dann ist er auch verdächtig genug, um eine Biopsie zu rechtfertigen, ganz unabhängig davon, welche Ergebnisse die Mammographie zeigt. Das setzt allerdings voraus, daß es sich nicht um eine durch Punktion diagnostizierte Zyste handelt und daß der Knoten nicht im Laufe des Zyklus an- und abschwillt. Stellt sich bei der Biopsie heraus, daß der Knoten gutartig ist, wie das bei den meisten Knoten der Fall ist, dann hat man eine unnötige Bestrahlung vermieden.

Schwieriger wird die Entscheidung für jüngere Frauen unter fünfzig, die zwar keine verdächtigen Knoten haben, aber als stark brustkrebsgefährdet gelten. Manche Ärzte meinen, gerade gefährdete Frauen hätten den größten Gewinn von der Mammographie. Möglicherweise aber haben sie auch am meisten zu verlieren. Denn vielleicht bedeutet «starke Gefährdung», daß sie besonders anfällig sind für krebsfördernde Strahlen. Sollte dies zutreffen, dann wären insbesondere sogenannte «stark gefährdete Frauen» gut beraten, die Mammographie zu vermeiden. Bisher ließ sich jedoch keine der beiden Interpretationen beweisen.

Die Kontroverse zur «starken Gefährdung»

Außerordentlich wichtig ist, sorgfältig nachzuforschen, was der Bezeichnung «hohes Risiko» jeweils zugrunde gelegt wird. Einige Mediziner sind geschulte Epidemiologen oder Genetiker, die meisten aber sind zu beschäftigt, um bei den heutigen komplizierten

Risikostudien auf dem laufenden zu bleiben. Eine unangemessene Etikettierung kann zu unnötigen und risikoreichen Untersuchungen und Behandlungen führen. Hinzu kommt die emotionale Belastung, wenn man glaubt, brustkrebsgefährdeter zu sein als der Durchschnitt.

Kürzlich haben Wissenschaftler eine Reihe von Faktoren neu bewertet, die mit einem erhöhten oder hohen Risiko für Brustkrebs in Verbindung gebracht worden waren. In 75% der Fälle gab es *keinen* der Risikofaktoren, der auf eine höhere Krankheitswahrscheinlichkeit hingewiesen hätte. Andererseits hielten sich Frauen in Tausenden von Fällen wegen eines oder mehrerer dieser Risikofaktoren für besonders gefährdet und bekamen keinen Krebs. Daraus wurde von der Amerikanischen Krebsgesellschaft die Schlußfolgerung gezogen, daß *alle* Frauen stark gefährdet sind. Tatsächlich sind nur wenige Faktoren bekannt, die das Risiko erhöhen, und selbst diese lassen keine sicheren Voraussagen zu. Ein Beispiel: Nur wenn bei Mutter oder Schwester vor dem vierzigsten Lebensjahr Brustkrebs diagnostiziert wurde, ist das Risiko signifikant größer. Und es steigt noch, wenn der Krebs in beiden Brüsten gefunden wurde. Durch Bestrahlungen, DES und sehr hochdosierte Östrogenbehandlungen im Wechsel nimmt das Risiko höchstwahrscheinlich zu, denn die Reaktionen des Körpers auf diese Substanzen sind eindeutig abhängig von der Dosierung. Wer selbst schon einmal Brustkrebs hatte, bei der ist die Wahrscheinlichkeit größer, daß ein neues Karzinom (keine Metastasen) in der anderen Brust wächst (etwa 1% pro Jahr, 15 bis 20% auf die weitere Lebenszeit bezogen.)

Ohne diese Risikofaktoren sind Frauen im großen und ganzen gleich gefährdet. (Bei keiner Frau ist das statistische Risiko, Brustkrebs zu bekommen, größer als 20%.) Da Brustkrebs meist in der Altersgruppe der 40- bis 60jährigen entdeckt wird, werden wir alle mit diesem Risiko konfrontiert sein, wenn wir dieses Alter erreichen. Die meisten der anderen Faktoren haben mit dem sozioökonomischen Status zu tun, von dem meist die Art der Ernährung abhängig ist (viel Fett und Zucker, wenig frisches Gemüse, Obst und Vollkorn), die Sitzgewohnheiten (Autofahren, Sitzen im Beruf und bei der Hausarbeit) und mangelnde körperliche Aktivität.

Die Häufigkeit von Brustkrebs nimmt jedoch insgesamt weiter zu, deshalb ist es der konstruktivere Weg, das Risiko selbst so gering wie möglich zu halten, von den überholten oder irreführenden Untersuchungen der Vergangenheit abzusehen und die Prävention und damit unsere Zukunft ernst zu nehmen (vgl. außerdem Bd. I, Kapitel 7: «Umwelt und Gesundheit»).

Zur Zeit wird das Konzept der «starken Gefährdung» in Frage gestellt. Es hat sich gezeigt, daß alle Frauen gleichermaßen gefährdet sind, Brustkrebs zu bekommen. Allerdings folgerten die Wissenschaftler, die zu diesem Schluß kamen, daß deshalb alle Frauen stark gefährdet seien und deshalb regelmäßig zur Mammographie gehen sollten, auch wenn sie unter fünfzig sind! Aber selbst wenn alle Frauen unter fünfzig das gleiche Risiko für Brustkrebs haben, müssen wir zweierlei bedenken: Bisher hat weder eine Untersuchung die Vorteile der Mammographie für die Erkennung von Brustkrebs eindeutig ergeben noch konnte die Sterberate für Frauen unter fünfzig mit dieser Methode reduziert werden.

Jede Frau muß also letztlich selbst entscheiden, ob sie das Risiko eingeht, ein oder mehrere Mammographien in jüngeren Jahren machen zu lassen. Die Ärzte, die diese Möglichkeit empfehlen, sollten darüber aufklären, daß der Nutzen der Mammographie für diese Altersgruppe keinesfalls bewiesen ist und daß die Untersuchung potentielle Risiken birgt.

Viele Ärzte sind der Meinung, daß die Gefahren von induziertem Krebs bei den heutigen Röntgenverfahren viel geringer ist, da sie beträchtlich weniger Strahlungen verwenden als vor zwanzig Jahren. Eindeutig hat es auf diesem Gebiet Fortschritte gegeben. Die Geräte werden sehr viel häufiger auf technische Mängel oder unrichtige Anwendung hin überprüft. Die Maßstäbe sind strenger geworden, und das Personal ist besser geschult. Wissenschaftler haben unter anderem deshalb auch die Hoffnung, daß bestimmte Untersuchungen (insbesondere eine Reihe von skandinavischen Forschungen) den Nachweis erbringen, daß Mammographie die Rate von Brustkrebs bei jüngeren Frauen herabsetzen kann.

Selbst wenn die Mammographie sich als sinnvoll erweisen sollte, für jüngere Frauen wie für ältere, wird ihr Vorteil noch immer damit erkauft, daß sie bei einigen Frauen Krebs erzeugen kann, auch wenn sie bei anderen rettend wirkt. Für Frauen, die an Strahlenkrebs sterben, ist das jedoch kein Trost. Aus diesem Grund sind wir davon überzeugt, daß die Wissenschaft mehr Nachdruck auf die Entwicklung von wirklich unschädlichen und zugleich zuverlässigen Untersuchungsmethoden legen muß. In dieser Hinsicht sind schon einige Fortschritte gemacht worden, aber es sind noch sehr viel mehr notwendig!

Mammographie – Röntgenuntersuchung der Brust

1. empfohlen für Nachuntersuchungen bei Frauen aller Altersgruppen, die bereits Brustkrebs hatten
2. sinnvoll in Hinsicht auf eine Reduzierung der Sterberate nur bei Frauen über fünfzig
3. die Wirksamkeit bei Frauen unter fünfzig ist unbewiesen; weitere Untersuchungen werden durchgeführt
4. Nachteile der Mammographie:
   - die Bestrahlung kann Krebs auslösen
   - es kommt häufig zu Fehldiagnosen (falsch-positive und falsch-negative Ergebnisse); in manchen Fällen wurden unnötige Mastektomien durchgeführt
   - minimale Karzinome – ein Typus, der sich nicht ausbreitet oder lebensbedrohlich wird – lassen sich immer leichter erkennen. Dadurch kommt es häufiger zu unnötigen Behandlungen, die die «Heilungschancen» und «Überlebensraten» weiterhin verfälschen
5. Vorteil der Mammographie:
   - manches Karzinom läßt sich mit ihrer Hilfe feststellen, bevor es zu tasten ist
   - sie dient als «Landkarte» oder «Plan» bei einem chirurgischen Eingriff
   - Vergleichsmammogramme können mit späteren Mammogrammen auf verdächtige Veränderungen hin verglichen werden

Unterleib

Unterleibsentzündung

Der Ausdruck Unterleibsentzündung ist ein Sammelbegriff für alle entzündlichen Erkrankungen im Unterbauch. Meist kennzeichnet er eine Entzündung der Eileiter (Salpingitis), wobei oft die Eierstöcke mitbetroffen sind (Salpingo-Oophoritis oder Adnexitis); beim Ovarialabszeß handelt es sich um die seltene Entzündung oft nur eines Eierstocks. Bei der

Parametritis hat sich das die Gebärmutter umgebende Bindegewebe entzündet; dies ist vor allem die Folge von unbehandelten Entzündungen oder Verletzungen des Muttermunds. Auch die Entzündung der Gebärmutter (Metritis) oder ihrer Schleimhaut (Endometritis) gehört zu den Unterleibsentzündungen. Diese Entzündungen werden meist durch ganz verschiedenartige Erreger – Bakterien und Viren – hervorgerufen (80 %); weitere je 10 % beruhen auf einer Infektion mit Gonokokken oder Tuberkelbakterien.

Symptome

Bei einer Unterleibsentzündung können einige, die meisten oder gar keines der folgenden Symptome auftreten:

- plötzliches hohes Fieber oder auch nur wechselnde, erhöhte Temperatur
- Frösteln, Schüttelfrost
- Schmerzen im Unterbauch oder in den Beinen
- häufiger Harndrang, Brennen oder Schwierigkeiten beim Wasserlassen
- abnormaler oder übelriechender Ausfluß aus der Vagina oder Harnröhre
- Schmerzen oder Blutungen beim oder nach einem Geschlechtsverkehr
- unregelmäßige Blutungen und Schmierblutungen
- verstärkte Menstruationsschmerzen
- verstärkte Schmerzen bei der Ovulation
- Entzündung oder Infektion der Zervix – das kann sich äußern als Zervixveränderung II. oder III. Grades nach Papanicolaou (s. Seite 251)
- geschwollener Unterleib
- geschwollene Lymphknoten
- mangelnder Appetit
- Übelkeit oder Erbrechen
- Schmerzen im Nieren- und Leberbereich
- akneartige Ausschläge auf dem Rücken, der Brust, dem Hals oder im Gesicht
- Schwächegefühl, Müdigkeit, Niedergeschlagenheit
- geringeres sexuelles Interesse

Intensität und Ausmaß dieser Symptome hängen davon ab, welche Erreger die Unterleibsentzündung verursachen, wo sie sitzen (Gebärmutter, Eileiter, Gebärmutterschleimhaut usw.), wie lange die Infektion schon besteht, ob und wie viele Antibiotika genommen wurden und wie der allgemeine Gesundheitszustand ist – das heißt, unter welchen Belastungen die betroffene Frau steht und wie gut sie für sich sorgen kann. Ärzte charakterisieren eine Unterleibsentzündung als akut, chronisch oder stumm (wenn eine Frau keine Symptome bemerkt). Eine andere Möglichkeit, Unterleibsentzündungen in Kategorien zu unterteilen, besteht darin, sie nach zunehmender Ernsthaftigkeit zu unterscheiden – als Endometritis, Salpingitis oder Peritonitis (Bauchfellentzündung).

Komplikationen
Eine Unterleibsentzündung kann eine sehr ernste Krankheit sein. Wenn sie nicht behandelt wird, kann sich daraus eine Peritonitis entwickeln, also eine lebensbedrohliche Situation. Sie kann aber auch andere ernste Infektionen auslösen, wie zum Beispiel einen tubo-ovarianen Abszeß oder sich auf Enddarm und Leber ausbreiten. Wenn die Eileiter bei einer früheren Unterleibsentzündung geschädigt wurden oder durch eine Infektion verengt sind, kann es zu einer Eileiterschwangerschaft kommen, denn die Spermien sind viel kleiner als die Eizellen der Frau und passieren deshalb noch mühelos die verengte Stelle, während die Eizelle steckenbleibt.

Eine Unterleibsentzündung kann außerdem durch Verklebungen oder verschleppte Infektionen zu chronischen Schmerzen führen, zu Unfruchtbarkeit, frühen Fehlgeburten, Infektionen an den Augen der Frau oder denen ihres neugeborenen Kindes, an Rachen und Lungen, zu manchen Formen von Arthritis und sogar zum Tod. Bei schwangeren Frauen mit Infektionen durch Chlamydien besteht ein höheres Risiko für Totgeburten oder Säuglingssterblichkeit.

Die meisten Unterleibsentzündungen werden durch Mikroorganismen verursacht, die auch sexuell übertragbare Krankheiten hervorrufen. Diese können bei einem Geschlechtsverkehr mit einem infizierten Mann oder einer infizierten Frau in den Körper gelangen (auch wenn die Häufigkeit von Unterleibsentzündungen bei lesbischen Frauen relativ gering ist) oder bei der Einführung einer Spirale, bei einer Abtreibung, Fehlgeburt, Geburt, einem chirurgischen Eingriff, bei medizinischen Untersuchungen oder Behandlungen an der Gebärmutter, wie Biopsie der Gebärmutterschleimhaut, Hysterosalpingogramm (Röntgenuntersuchung der Geschlechtsorgane) oder einer Samenspende, wenn der Spender nicht sorgfältig auf sexuell übertragbare Krankheiten hin überprüft wurde. Nicht selten haben die männlichen Sexualpartner von Frauen mit einer Unterleibsentzündung überhaupt keine oder nur geringe Symptome, ge-

Unterleibsentzündung

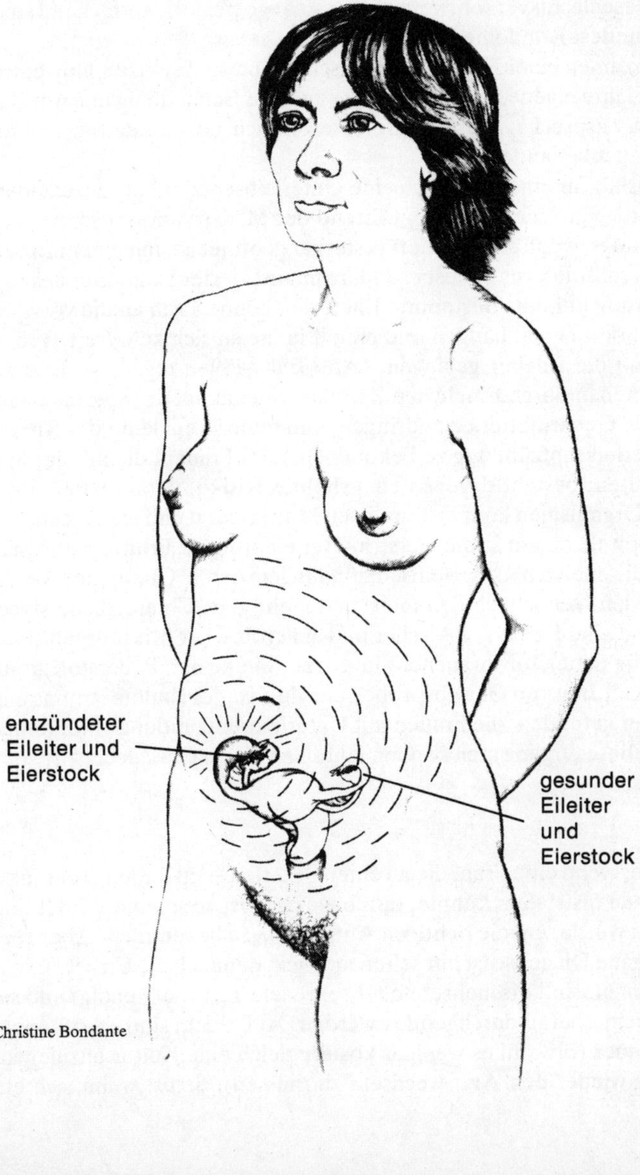

Christine Bondante

ben diese Mikroorganismen jedoch weiter. Deshalb müssen sie untersucht und gegebenenfalls behandelt werden, außerdem sollten sie entweder auf Geschlechtsverkehr verzichten, solange sie noch ansteckend sind, oder zumindest Kondome benutzen.

Ärzte können einer Frau mit chronischer Unterleibsentzündung einreden, es sei ihre eigene Schuld, wenn sie auf eine Behandlung mit Antibiotika nicht anspreche. Dabei wäre es eigentlich notwendig, auch ihren Partner mitzubehandeln.

Das Risiko für eine Frau, sich eine Unterleibsentzündung zuzuziehen, ist wesentlich größer, wenn sie während der Menstruation oder zur Zeit des Eisprungs, wenn also die Zervix stärker geöffnet ist, mit einer infizierten Körperabsonderung – insbesondere mit infizierter Samenflüssigkeit – in Berührung kommt. Bestimmte Bakterien können sich an die vorwärts eilenden Spermien anhängen und hinauf in die an sich keimfreie Gebärmutter und die Eileiter gelangen. (Anti-Baby-Pillen regen zur Bildung eines dichten undurchdringlichen Zervikalschleims an, der Spermien hindert, in die Gebärmutter einzudringen, und reduzieren damit das Risiko, eine Unterleibsentzündung zu bekommen.) Bei Frauen, die mit der Spirale verhüten, besteht dagegen ein erhöhtes Risiko, denn sexuell übertragbare Organismen können durch den Muttermund und am Rückholfaden der Spirale hinauf in die Gebärmutter eindringen. Früher nahm man an, daß die meisten Unterleibsentzündungen durch Gonorrhöe verursacht werden. Jedoch werden mehr und mehr auch Chlamydien, Mycoplasma und eine Reihe aerobischer und anaerobischer Mikroorganismen (solche, die Sauerstoff brauchen, und jene, die keinen Sauerstoff brauchen) in Kulturen von Gewebsproben der Zervix, des Endometriums und der Eileiter gefunden, die Frauen mit Unterleibsentzündung entnommen wurden. Diese Organismen können jahrelang in den Geschlechtsorganen überleben.

Diagnose

Ideal wäre, wenn eine Frau, die an einer Unterleibsentzündung erkrankt, sofort genau feststellen könnte, durch welche Organismen die Infektion verursacht wurde, um die richtigen Antibiotika zu bekommen. Aber eine solche genaue Diagnose ist nur selten möglich, denn um die Erreger exakt zu bestimmen, sind oft mehrere oder sehr viele Tests notwendig, und sie können nicht überall durchgeführt werden. Außerdem sind sie oft ungenau und teuer (obwohl es weniger kostet, gleich eine Kultur anzulegen, als immer wieder den Arzt wechseln zu müssen). Selbst wenn sich ein

Arzt oder ein Labor findet, wo Kulturen von Mycoplasma und Chlamydien angelegt werden, ist einem negativen Resultat oft nicht zu trauen, denn diese Organismen lassen sich nur sehr schwer kultivieren. Manchmal können die Erreger, die die Gebärmutter und die Eileiter infizieren, nicht in einer Probe von Zervikalgewebe nachgewiesen werden. Manche Ärzte verlassen sich auf Blutuntersuchungen, wie zum Beispiel die Blutsenkung oder das Auszählen weißer Blutkörperchen, die anzeigen, ob überhaupt eine Entzündung vorliegt; für die Diagnose einer Unterleibsentzündung sind sie jedoch nicht spezifisch genug. Wenn der Verdacht besteht, daß es sich um schwer zu kultivierende Organismen handelt, die sich in einer Kultur von Zervikal- oder Vaginalabstrichen nicht nachweisen lassen, kann eine Biopsie der Gebärmutterschleimhaut nützlich sein. Allerdings besteht die Gefahr, daß bei einer solchen Biopsie die Organismen weiter ausgebreitet werden und von der Zervix und der Vagina in den Uterus gelangen.

Röntgenuntersuchungen und Ultraschall sind bei der Diagnose von Unterleibsentzündungen im allgemeinen sinnlos.

Wenn du eine Unterleibsentzündung hast und mit einem Mann schläfst, muß auch er sich untersuchen lassen. Häufig wird bei Männern eine NGU festgestellt (nichtgonokokkale Urethritis). Manche der Organismen, die diese Infektionen bei Männern hervorrufen, können bei Frauen zu Unterleibsentzündung führen. Bei Männern wird ein Abstrich entnommen oder eine Spermaprobe, bei der der Mann in ein steriles Gefäß masturbiert. Die Probe muß sofort in Kultur-Medien gelegt werden (die sich nach den verschiedenen Organismen richten). Diese Methode kann wichtig sein, weil die urethralen Proben von Männern (im Gegensatz zu denen der Zervix bei Frauen) vielleicht gar keine Organismen aufweisen, denn die Krankheitserreger leben oft in höher gelegenen Teilen der männlichen Genitalorgane.

Gegenwärtig sind sich die Experten offenbar darin einig, daß man eine Behandlung nicht durch allzu langes Warten auf die Testergebnisse hinauszögern soll (die zudem oft von fragwürdigem Wert sind). Schließlich stehen Gesundheit und Fruchtbarkeit auf dem Spiel, und man hat keine Zeit zu verlieren.

Deshalb wird zur Zeit unter Gynäkologen und Urologen diskutiert, geforscht und gestritten über die Ursachen, Diagnose- und Behandlungsmethoden. Der Streit der Experten dauert an, inzwischen aber sollte man bedenken, daß die eigenen Schmerzen und das eigene Befinden die besten Indikatoren für die Gesundheit der Geschlechtsorgane sind. Kliniken und Spezialisten für sexuell übertragbare Krankheiten bieten die genauesten und modernsten Tests und Behandlungen bei Unterleibsentzündungen. Informationen sind bei der Pro Familia erhältlich.

Behandlung
Eine Unterleibsentzündung muß ebenso behandelt werden wie eine sexuell übertragbare Krankheit. Das heißt, es müssen zugleich die betroffene Frau und ihr Sexualpartner therapiert werden. Denn wird der Partner nicht behandelt, überträgt er die Mikroorganismen auch weiterhin und wird die Frau immer wieder infizieren.

Während der Einnahme von Antibiotika vermitteln Kulturen bis einige Wochen nach Absetzen der Medikamente keine genauen Ergebnisse. Das falsche Medikament zu nehmen, kann dazu führen, daß es nur um so schwieriger wird, die Mikroorganismen loszuwerden. Der Vorschlag, alle Frauen mit einer Unterleibsentzündung sollten warten, bis die Ergebnisse einer Kultur vorliegen und erst dann Antibiotika nehmen, ist auch nicht praktikabel. Der beste Weg ist, sorgfältig Proben zu entnehmen und Kulturen anzulegen, mit der Behandlung anzufangen und dann die Behandlung zu modifizieren, je nachdem, was in den Kulturen gefunden wird. Als Medikamente werden am häufigsten Tetracyclin, Erythromyzin, Ampizillin (wirkt nicht gegen Chlamydien oder Mycoplasma) und Metronidazol verschrieben. Im allgemeinen müssen diese Medikamente in hohen Dosierungen über einen längeren Zeitraum (zehn Tage bis drei Wochen) genommen werden. Um die Infektion loszuwerden, muß im Einzelfall vielleicht mehr als ein Antibiotika-Typ genommen werden.

Antibiotika können zu einer Vermehrung von Hefepilzen in der Vagina führen. Deshalb wird bei der Therapie der Unterleibsentzündung wahrscheinlich eine Behandlung notwendig, um die Hefepilze in Schach zu halten. Gegen Hefepilze kann man, wenn sie sich noch im Anfangsstadium ihrer starken Vermehrung befinden, Joghurt-Tampons einsetzen. Am besten wirkt biologischer Joghurt.

Ein Krankenhausaufenthalt sollte ernsthaft in Erwägung gezogen werden, wenn 1. die Diagnose nicht sicher ist, 2. Notfalleingriffe wie bei einer Blinddarmentzündung oder einer Eileiterschwangerschaft nicht auszuschließen sind, 3. Verdacht auf einen Abszeß im Unterleib besteht, 4. ein schwerer Krankheitsverlauf eine andere Form der Behandlung nicht zuläßt, 5. die Frau schwanger ist, 6. die Frau nicht in der Lage ist, zu Hause ihren Behandlungsplan einzuhalten, 7. die Frau bisher auf eine Therapie nicht angesprochen hat oder 8. eine Nachuntersuchung 48 bis 72

Stunden nach Beginn der Behandlung mit Antibiotika anders nicht gewährleistet ist.

Viele Experten raten allen Frauen mit einer Unterleibsentzündung, zur Behandlung ins Krankenhaus zu gehen. Leider folgen nicht alle niedergelassenen Ärzte dieser Empfehlung ihrer Kollegen und behandeln selbst schwere Entzündungen ambulant.

Die meisten Frauen kommen wegen einer Unterleibsentzündung ins Krankenhaus, um eventuelle Fruchtbarkeitsstörungen testen zu lassen oder weil die Infektion akut ausbricht.

Dort ist es möglich, Antibiotika intravenös zu verabreichen, so daß sich im Körper eine ausreichende Konzentration aufbaut, um die Infektion zu bekämpfen. Wenn eine Behandlung mit Antibiotika selbst dann noch keinen Erfolg hat, liegt das möglicherweise daran, daß die Antibiotika ungeeignet waren für die besondere Art der Infektion und/oder daß es zu einer erneuten Infektion gekommen ist, weil der Partner nicht mit Erfolg behandelt wurde. Außerdem versagen intravenös verabreichte Antibiotika manchmal, wenn ein Abszeß im Unterleib besteht oder es zu einer septischen Unterleibs-Venenentzündung gekommen ist. Manchmal wird auch ganz einfach eine falsche oder ungenaue Diagnose gestellt. Statt einer Zystitis (Blasenentzündung), die zusammen mit der Unterleibsentzündung auftritt oder ihr vorangeht, wird vielleicht angenommen, es handle sich um eine chronische Zystitis, ausgelöst zum Beispiel durch ein Trauma der Urethrea beim Geschlechtsverkehr. Es wird Frauen dann gelegentlich empfohlen, beim Geschlechtsverkehr eine andere Position auszuprobieren. Vielleicht bekommst du aber auch statt der richtigen Diagnose (sexuell übertragbare Krankheit) zu hören, du habest dich mit Keimen aus dem Darm selbst infiziert, weil du dich von hinten nach vorn abwischst; oder es wird behauptet, du habest Darmkrämpfe (spastisches Kolon), und deine Probleme seien emotionaler, nicht physischer Natur.

Wenn dagegen eine korrekte Diagnose gestellt und eine geeignete Behandlung durchgeführt wurde, kannst du gemeinsam mit dem Arzt entscheiden, ob zur Wiederherstellung der Fruchtbarkeit eine Operation durchgeführt werden soll, indem geschlossene oder vernarbte Eileiter wieder durchgängig gemacht werden (Tubenplastik). Vielleicht haben Infektionen auch Verklebungen, also fibröse Bänder von Narbengewebe, verursacht. Dadurch können die inneren Organe verwachsen sein, Schmerzen und Unfruchtbarkeit sind die mögliche Folge. In diesem Fall kannst du entscheiden, ob sie mit Hilfe einer Laparotomie entfernt werden sollen. Denke daran, daß eine Operation wiederum selbst zu Verklebungen führen kann. Bedenke außerdem, daß Ärzte manchmal Schmerzen den Verklebungen zuschreiben und nicht erkennen, daß eine erneute Infektion vorliegt.

Vielleicht wirst du zu einer Hysterektomie gedrängt, wenn der Arzt der Ansicht ist, daß die Unterleibsentzündung die Unterleibsorgane so weit geschädigt hat, daß sie nicht wiederherzustellen sind. In manchen Fällen werden bei akuter Unterleibsentzündung auch Notfallhysterektomien durchgeführt. Jedoch könnten mit Hilfe genauerer Analyse, Kulturen und den jeweils richtigen Antibiotika viele dieser Hysterektomien vermieden werden. Manche Frauen entscheiden sich jedoch selbst für eine Hysterektomie, um eine hartnäckige, schwächende Unterleibsentzündung loszuwerden.

Persönliche Fragen

Viele Frauen haben Schuldgefühle oder sind wütend über die eigenen sexuellen Erlebnisse oder die des Partners, die zu der Unterleibsentzündung mit ihrer dauernden körperlichen Beeinträchtigung und den Schmerzen geführt haben. Außerdem sind viele wütend auf das medizinische System, das nicht darauf vorbereitet ist, angemessen mit der wachsenden Zahl von Frauen umzugehen, die sexuell übertragbare Krankheiten bekommen und dann Unterleibsentzündungen entwickeln. Sexualpartner, die selbst keine Symptome spüren, wollen sich vielleicht nicht untersuchen oder behandeln lassen oder verstehen nicht, daß ein Geschlechtsverkehr mit ihnen vermieden werden muß. Sie suchen sich dann vielleicht eine andere dafür, und das kommt der betroffenen Frau oft vor wie eine Strafe. Außerdem birgt dieses Verhalten für die betroffene Frau das Risiko, erneut angesteckt zu werden. Leider werden wir allzuoft nur traurig, anstatt unsere Wut laut zum Ausdruck zu bringen. Es ist enorm frustrierend, mit einem Arzt oder einem ganzen Krankenhaus umzugehen, die entweder nicht dafür eingerichtet sind oder sich weigern, Kulturen für Chlamydien und Mycoplasma anzulegen. Viele Ärzte gestehen uns unsere sexuelle Aktivität auch nicht zu und mißbilligen, daß wir mit einer Krankheit zu ihnen kommen, die in so vielen Fällen durch Geschlechtsverkehr übertragen wurde. Oder sie stellen die Bedeutung unserer Symptome überhaupt in Frage. Das Gefühl, daß Mediziner, die uns eigentlich helfen sollen, uns mißtrauen, abfällig behandeln und moralisch verurteilen, macht die körperlichen und emotionalen Schmerzen nur noch schlimmer, die wir bei einer Unterleibsentzündung erleiden.

Selbsthilfe
Es gibt viele Möglichkeiten, wie man sich selbst helfen und die Heilung beschleunigen kann, solange man auf Testergebnisse oder die Wirkung der Antibiotika wartet. Warme Bäder und Wärme direkt auf dem Unterleib helfen, Schmerzen zu lindern, und transportieren Blut und Wirkstoffe in den Unterleib, die die Krankheit bekämpfen. Eine Wärmflasche oder Heizdecke erweist sich in dieser Zeit vielleicht als bester Freund. Schließe die Augen und stelle dir vor, wie deine Unterleibsorgane aussehen, wenn sie gesund sind, führe dir ein Bild vor Augen, wo sie rosig, mit Sauerstoff versorgt und entspannt aussehen. Verzichte auf Tampons oder Spülungen, sie können die Mikroorganismen in die Gebärmutter einschleusen.

Geschlechtsverkehr sollte erst dann wiederaufgenommen werden, wenn du dich einen gesamten Monatszyklus hindurch wohl gefühlt hast und dein Partner auf alle sexuell übertragbaren Krankheiten hin untersucht wurde und negative Befunde hatte. Manchmal dauert es Monate, bis man sich nach einer Unterleibsentzündung wieder wohl fühlt. Bei manchen Frauen kommt es Monate, nachdem die ursprüngliche Entzündung ausgeheilt ist, zu kurzen Krankheitsausbrüchen. Das kommt insbesondere dann vor, wenn sie ihre tägliche Gesundheitsvorsorge aufgeben oder zu großen körperlichen oder seelischen Belastungen ausgesetzt sind. Akupunktur kann die Schmerzen lindern helfen und die Energie ins Gleichgewicht bringen. Hilfreich ist auch ein Baumwolltuch, das in Rizinusöl getränkt wurde. Lege es auf den Unterleib, decke es mit Plastik ab, um Fettflecke zu vermeiden, und nimm dann ein Heizkissen oder eine Wärmflasche darauf, um möglichst viel Wärme in den Unterleib zu bringen. Ingwerwurzelkompressen können Schmerzen lindern und helfen, die angesammelten Giftstoffe auszuscheiden, sie halten die betroffene Stelle locker und freier von Verklebungen oder lösen Verklebungen, die sich bereits gebildet haben. (Diese Mittel wirken sehr stark und sollten am besten unter Anleitung eines ganzheitlichen Heilpraktikers angewendet werden.) Eine geschälte Knoblauchzehe, zerdrückt und in eine sterile Gaze eingeschlagen und mit Zahnseide umwickelt (eine Schlinge zum Herausziehen lassen!) kann als hausgemachter Tampon vier Tage lang (täglich wechseln!) bei Zervizitis und Vaginitis Linderung verschaffen. Eine ganze Reihe von Kräutern und Tees sind nützlich gegen Infektionen der Geschlechtsorgane und des Harntrakts. Himbeerblättertee zum Beispiel stärkt die Geschlechtsorgane. Vermeide Zucker und reduziere Milchprodukte (um die Schleimproduktion herabzusetzen), nimm viel

Vitamine C, A, D und B-Komplex, Zink und andere Mineralstoffe. Iß vollwertige, frische Lebensmittel, vermeide Streß so weit es geht. Verzichte auf Alkohol, Tabak und andere Genußmittel, die die Widerstandskraft herabsetzen, und reduziere deinen Schwarztee- und Kaffeekonsum. Wahrscheinlich bist du ungewöhnlich müde und erschöpft. Versuche viel zu schlafen. Bettruhe wird empfohlen, ist aber oft schwer durchzuhalten.

Vorbeugende Maßnahmen
Befolge zur Verhütung von Unterleibsentzündung folgende Richtlinien:

Zum Schutz vor Unterleibsentzündung gelten die gleichen Maßnahmen wie zur Prävention von sexuell übertragbaren Krankheiten. Die meisten Unterleibsentzündungen werden von Organismen verursacht, die durch Geschlechtsverkehr weitergegeben werden. Schaumzäpfchen zur Empfängnisverhütung, Creme und Gel töten manche der Bakterien, die beim Geschlechtsakt in die Vagina gelangen können. Deshalb sollte bei jedem Geschlechtsverkehr eine Barrieremethode und zusätzlich ein chemisches Verhütungsmittel angewendet werden (Kondom, Diaphragma), besonders wenn die Zervix um den Eisprung herum mehr geöffnet ist als sonst. Laß männliche Partner Kondome verwenden, insbesondere wenn einer von euch beiden mehrere Sexpartner hat. Verwende keine Spirale zur Empfängnisverhütung.

Bedenke, daß Unterleibsentzündungen in einem unglaublichen Ausmaß zunehmen. Vielleicht mußt du selbst ohne fremde Unterstützung herausfinden, was das beste für dich ist, so lange, bis mehr Ärzte anfangen, Frauen und ihre Partner mit geeigneten Mitteln zu untersuchen und zu behandeln.

Blasenkatarrh (Blasenentzündung, Zystitis)

Frauen, insbesondere wenn sie schwanger oder jenseits der Menopause sind, bekommen sehr viel häufiger als Männer eine Blasenschleimhautentzündung. Dabei spielen oft hormonelle Faktoren eine Rolle. Außerdem können Erreger von außen durch die viel kürzere Harnröhre leichter eindringen. Normalerweise ist die Blase keimfrei, während sich in der Harnröhre so gut wie immer Keime nachweisen lassen. So kommt es, daß zum Beispiel beim Katheterisieren sehr leicht eine Blasenentzündung verursacht werden kann. Fast jede Frau bekommt im Laufe ihres Lebens einmal einen Blasenkatarrh, und es kann schwierig sein, ihn wieder ganz loszuwerden. Wenn einmal Keime in die Blase eingedrungen sind und sich dort halten können, löst jede erneute mechanische Reizung oder jedes funktionell bedingte Abflußhindernis wieder eine Blasenentzündung aus. Die Erreger stammen häufig aus dem Darm, wo sie keinen Schaden anrichten (zum Beispiel Escherichia coli). Auch Trichomonaden können einen Blasenkatarrh auslösen. Schau dir außerdem die Umgebung der Harnröhrenöffnung an, ob dort Herpesbläschen sind, weil die Symptome von Blasenkatarrh und Herpes oft miteinander verwechselt werden. Die Symptome sind manchmal äußerst heftig. Wenn du plötzlich alle paar Minuten urinieren mußt und es dabei höllisch brennt, aber fast nichts herauskommt, dann hast du wahrscheinlich einen Blasenkatarrh. Manchmal hast du Schmerzen gleich über dem Schambein, und dein Urin kann, wenn du am Morgen zum erstenmal Wasser läßt, einen scharfen Geruch haben.

Außerdem ist es möglich, daß sich auch ohne eine Infektion vorübergehende leichtere Symptome zeigen (wie häufiges Wasserlassen), einfach durch zu viel Kaffee oder Tee (beide wirken diuretisch), prämenstruelles Syndrom, Lebensmittelallergien, Reizungen durch Slipeinlagen, Intimlotionen oder -sprays, Badezusätze, Seifen oder Spülungen. Solange du gesund und nicht schwanger bist, kannst du leichte Symptome selbst behandeln. Wenn jedoch nach 48 Stunden keine Besserung eintritt, wenn die Entzündung häufig wiederkehrt oder wenn sie von Schüttelfrost, Fieber, Eiter oder Blut im Urin, Erbrechen oder Schmerzen im Nierenbereich begleitet wird, sollte unbedingt ein Arzt aufgesucht werden. Das gilt ganz besonders für Schwangere. Diese Symptome können Zeichen dafür sein, daß es sich nicht nur um eine Reizung, sondern um eine bakterielle Infektion handelt, die bis zu den Nieren hochgewandert ist (Pyelonephritis, Nierenbeckenentzündung). Dies ist ein ernstes Problem, das medizinische Behandlung erfordert. Manche Forscher schätzen, daß 30 bis 50 % aller Frauen mit Zystitis-Symptomen außerdem auch eine «stumme» Nierenbeckenentzündung haben. Eine unbehandelte chronische Infektion kann zu ernsten Komplikationen wie hohem Blutdruck und sogar zu Nierenversagen führen oder, wenn sie während einer Schwangerschaft auftreten, einer Frühgeburt.

Vorbeugung

Wenn du an einem chronischen Blasenkatarrh leidest, kannst du dir wahrscheinlich mit den folgenden Verhaltensweisen und Tips selber helfen:

1. Trinke so viel Flüssigkeit, daß du mehrmals am Tag urinieren mußt (stündlich, sobald die ersten Symptome aufgetreten sind).

2. Beachte die hygienischen Vorbeugungsmaßnahmen bei Scheidenentzündungen (Seite 319), damit die Anzahl der Bakterien in deiner Harnröhre klein bleibt.
3. Trage genügend warme Unterwäsche, auch wenn dies nicht immer als besonders modisch gilt; Unterkühlungen können bei einer gewissen Empfindlichkeit sofort wieder akute Entzündungen auslösen und auch die Niere in Mitleidenschaft ziehen.
4. Du kannst, wenn du willst, regelmäßig Eibisch- oder Bärentraubenblättertee trinken (aus dem Kräuterladen).
5. Vermeide Gewürze und vor allem Alkohol, wenn möglich auch Kaffee, da dadurch die Blase gereizt wird.
6. Sieh zu, daß die Hände und/oder der Penis deines Partners sauber sind und vermeide die Stellungen beim Verkehr, die die Harnröhre dehnen oder verletzen können oder aber unnötig gegen die Blase drücken (wie etwa das Eindringen von hinten), insbesondere wenn die Blase nach einer gerade überstandenen Entzündung noch empfindlich ist.
7. Uriniere vor und nach jedem Geschlechtsverkehr (um mögliche Keime fortzuspülen).
8. Nimm bei den ersten Anzeichen eines Blasenkatarrhs ein heißes Bad (auch mehrmals täglich) oder versuche es mit einer Wärmflasche auf Bauch und Rücken.
9. Achte darauf, dich vollwertig zu ernähren und auch durch genügend Schlaf deine Abwehrkräfte zu stärken. Zusätzliche, das Immunsystem anregende Medikamente (z. B. Echinazea) kann dir jeder Heilpraktiker oder Arzt für Naturheilkunde empfehlen.

Aus Gründen der Vorsicht ist es besser, wenn jede Frau mit einer chronischen Blasenentzündung, vor allem wenn die Niere schon einmal mit beteiligt war, sich regelmäßig ihren Urin auf Bakterien und weiße Blutkörperchen hin untersuchen läßt. Es ist möglich, daß eine Entzündung auch ohne Symptome abläuft, so daß sich langwierige Nierenentzündungen zunächst unbemerkt anbahnen können und erst behandelt werden, wenn sie schon weit fortgeschritten sind und sich schwerer heilen lassen.

Diagnose

Wenn eine Blasenentzündung nicht innerhalb von 48 Stunden auf Selbsthilfebehandlungen anspricht oder häufig wiederkehrt, sollte ein Urintest durchgeführt werden. Eine normale Urinanalyse ist kein ausreichender Test bei einer Blasenentzündung. Der Arzt sollte einen «Mittelstrahlurin» verlangen. Das heißt, du fängst den Urin erst auf, nachdem du schon etwas Wasser gelassen hast. Der Urin wird auf Blut oder Eiter untersucht und eine Kultur angelegt. Manchmal hat eine Kultur trotz deiner Symptome einen negativen Befund, auch wenn du Symptome hast. Falschnegative Ergebnisse können vorkommen, wenn die Probe im Labor nicht richtig behandelt wurde oder durch viel Trinken die Urinprobe zu stark verdünnt war. Zu falsch-negativen Ergebnissen kommt es auch, wenn die Blasenentzündung keine bakteriellen Ursachen hat, sondern durch Angst oder Streß ausgelöst wurde. Andererseits kann das negative Ergebnis einer Kultur in Verbindung mit weißen Blutkörperchen im Urin (akutes urethrales Syndrom) auf eine Infektion mit Chlamydien hinweisen (vgl. Kapitel 14: «Sexuell übertragbare Krankheiten»). Manchmal haben Frauen auch Bakterien im Urin (Bakteriuria), ohne etwas zu merken. Wird eine Bakteriurie bei einem routinemäßigen Urintest festgestellt, solltest du dich behandeln lassen, um Niereninfektionen und andere Komplikationen zu vermeiden.

Ein spezieller Test, der zeigt, welche Art von Antibiotika dagegen eingesetzt werden sollen, ist normalerweise nicht notwendig, es sei denn, daß es bereits wiederholt zu Infektionen kam oder ernste Symptome auf eine akute oder chronische Nierenbeckenentzündung schließen lassen. Frauen, die wiederholt eine Pyelonephritis hatten, können außerdem auf Abnormalitäten des Harntrakts untersucht werden. Der übliche Test dafür ist ein intravenöses Pyelogramm. Dabei wird eine Kontrastflüssigkeit ins Blut gespritzt, die sich in den Nieren sammelt und eine eventuelle Blockierung oder ein Hindernis auf dem Röntgenbild sichtbar macht.

Behandlung

Ernste Symptome oder solche, die auf eine Nierenbeckenentzündung hinweisen, werden im allgemeinen sofort mit Medikamenten behandelt. Bei leichteren Beschwerden warten viele Ärzte lieber erst die Ergebnisse einer Kultur ab, bevor sie ein Medikament verschreiben.

Die meisten Infektionen im Harntrakt reagieren schnell auf Antibiotika. Zu denen, die am häufigsten eingesetzt werden, gehören Ampizillin, Nitrofurantoin, Tetracyclin oder Sulfonamide. (Frauen mit einem bekannten Mangel des Enzyms Glucose-6-phosphat-Dehydrogenase sollten keine Sulfonamide nehmen). Die Medikamente können in einer einzigen großen Dosis verabreicht werden oder verteilt über zehn bis vierzehn Tage. Sind die Symptome dann, mehr als zwei Tage nach Beginn der Einnahme, noch nicht verschwunden, sollte man ein weiteres Mal zum Arzt gehen.

Antibiotika verursachen oft Durchfall und vaginale Hefepilze. Viel Joghurt oder Acidophilus (in Kapseln, flüssiger Form oder als Granulat erhältlich) kann den Durchfall verhindern, denn durch diese Behandlung werden die normalen Bakterien im Darm, die von den Medikamenten getötet wurden, ersetzt (vgl. Seite 321 zum Thema Prävention und bei Vaginalinfektionen).

Gegen Schmerzen in Harntrakt gibt es ein Medikament namens Pyridium, ein lokales Anästhetikum, das die Schmerzen lindert, aber die Infektion nicht bekämpft. Es färbt den Urin leicht orangerot, was in der Unterwäsche bleibende Flecken hinterläßt. Pyridium kann zu Übelkeit, Benommenheit und möglicherweise zu allergischen Reaktionen führen. Wahrscheinlich sind Selbsthilfemethoden besser.

Nach Absetzen der Medikamente sollte eine weitere Urinuntersuchung gemacht werden, um sicherzugehen, daß die Erreger verschwunden sind (bei wiederholten Infekten eine Kultur).

Manchmal betrifft eine chronische Zystitis auch die Skene-Gänge (an der Öffnung der Urethra). In solchen Fällen hält man sich oft für geheilt, aber wenn diese Gänge gedrückt werden (wie zum Beispiel beim Geschlechtsverkehr) und etwas Eiter freisetzen, dann fangen die Symptome von vorn an. Manchmal werden die Skene-Gänge entfernt, um dieses Problem zu beheben, obwohl die Spezialisten sich über die Notwendigkeit einer solchen Operation streiten. (Es dauert einen Monat, bis man nach einem solchen Eingriff wiederhergestellt ist.)

Vielleicht empfiehlt der Arzt noch andere chirurgische Verfahren, zum Beispiel das Dehnen der Harnöffnung und/oder eine Erweiterung der Urethra, um den Abfluß zu erleichtern (internale Urethrotomie). Frage nach Unterlagen über die Wirksamkeit solcher Operationen. Eine Operation wird außerdem oft empfohlen, um einen Vorfall von Blase oder Urethra zu korrigieren, der oft im Zusammenhang mit chronischen Infektionen des Harntrakts steht. Kegelübungen (vgl. Seite 58) können eine solche Operation unnötig machen. Sie helfen außerdem, weitere Infektionen zu vermeiden.

Trotz der Einnahme von Medikamenten und/oder einer Operation haben viele Frauen auch weiterhin häufig Infektionen der Harnwege. Manchmal wirken diese Behandlungen einfach nicht – wenigstens nicht auf Dauer. Dann ist es besonders wichtig, die Faktoren anzugehen, die uns anfällig für wiederholte Infektionen machen – falsche Ernährung, Streß und herabgesetzte Widerstandskraft.

Gebärmutter und Eierstöcke

Abnorme uterine Blutungen

Der Begriff «Abnorme uterine Blutungen» umfaßt eine Vielzahl von ungewöhnlichen Blutungen: ungewohnt leichte oder sehr starke Perioden, Blutungen oder Schmierblutungen zwischen den Perioden, Zyklen, die sehr unterschiedlich lang sind. Solche Blutungen werden oft von streßbedingten hormonellen Veränderungen ausgelöst. Zudem treten sie gehäuft bei jungen Mädchen auf, deren Zyklus gerade erst eingesetzt hat, oder bei Frauen, die den Wechsel durchmachen. Aber auch viele Frauen über dreißig haben zum Beispiel zur Zeit des Eisprungs leichte Blutungen. Für Zwischen- oder Schmierblutungen in einem Menstruationszyklus ohne Eisprung (anovulatorischer Zyklus) haben Ärzte einen speziellen Begriff: «dysfunktionale uterine Blutungen». Bei Frauen, bei denen es nicht in jedem Zyklus zu einem Eisprung kommt, verspätet sich die Regel oft oder die Blutungen sind sehr stark und schmerzhaft (mehr zum Thema «Zyklus» im Band I). Andere mögliche Ursachen für langanhaltende oder irreguläre Blutungen sind die Spirale, manche Anti-Baby-Pillensorten, Unterleibsentzündungen, Eileiterschwangerschaft, Polypen, Myome, Endometriose und Krebs an Zervix oder Gebärmutter.

Bei Frauen nach der Menopause kann eine abnormale Blutung durch eine Östrogentherapie verursacht werden. Außerdem durch Vaginitis, Wucherungen der Gebärmutterschleimhaut (endometriale Dysplasie), Krebs und langanhaltenden Streß.

Doch manchmal läßt sich sogar nach ausgiebigen Untersuchungen keine eindeutige Ursache für die Blutungen finden.

Selbsthilfemethoden

Bei Frauen vor der Menopause läßt sich der Zyklus durch die Reduktion von Streß und Ernährungsumstellungen stabilisieren. Weniger tierische Fette und mehr Faserstoffe helfen, zu einem normalen Hormongleichgewicht zurückzufinden, denn dadurch wird der Cholesterin-Blutspiegel herabgesetzt. Cholesterin ist die Substanz, aus der der Organismus u. a. Östrogen synthetisiert. Außerdem können bei starken Blutungen Nahrungszusätze von Vitamin A, B_6, E und C, Zink, Kupfer und Jod helfen. Was die Dosierungen angeht, laß dich von einer holistischen Ernährungsfachfrau oder einem darauf spezialisierten Heilpraktiker beraten, wenn es in deiner Umgebung eine/n gibt. Auch Akupunktur kann helfen, das

Hormongleichgewicht wiederherzustellen. Bei starken Blutungen nimm mehr Eisen zu dir, um eine Anämie zu vermeiden.

Medizinische Behandlung
Sehr streßbelasteten Frauen, die kurz vor dem Wechsel stehen und leichte irreguläre Blutungen haben, schlägt der Arzt vielleicht vor, einen oder zwei Monate abzuwarten, um zu sehen, ob sich der Körper von allein normalisiert. Wenn die abnorme Blutung jedoch nicht aufhört und die Diagnosetests auf ein Hormonungleichgewicht hinweisen und/oder anovulatorische Zyklen, raten die meisten Ärzte zu Hormonbehandlungen (normalerweise eine Kombination aus Östrogen und Gestagen), um den Zyklus wiederherzustellen. Doch eine Hormonbehandlung läßt sich vielleicht vermeiden. Wenn die Blutung nicht zu stark und langanhaltend ist, können erst naturheilkundliche Mittel probiert werden. Manche Heilpraktiker haben Erfahrungen damit. Du selbst solltest versuchen, in dieser Zeit deinen Streß zu reduzieren. Wenn du dich außerdem für eine Hormontherapie entscheidest, suche einen Arzt, der im Umgang mit Hormonen Erfahrung hat, denn Fehler in der Dosierung, der Dauer der Einnahme oder der Auswahl des Präparats (Verhältnis von Östrogen und Gestagen) können eine Ausschabung notwendig machen, sogar zu einer Hysterektomie führen. Wenn du keinen Eisprung hast und schwanger werden möchtest, dann kannst du überlegen, ob du Clomiphen nehmen willst, ein stark wirksames Fruchtbarkeitspräparat, das die Ovulation anregt. Clomiphen wird mit bestimmten Risiken in Verbindung gebracht, wie der Bildung von multiplen Eierstockzysten.

Beckenbodenschwäche und Gebärmuttervorfall

Eine Beckenbodeninsuffizienz liegt vor, wenn die Muskeln des Beckenbodens die Organe im Beckenbereich nicht mehr richtig halten können. In schweren Fällen können Bänder und Gewebe, die die Gebärmutter festhalten, so geschwächt sein, daß es zu einem Vorfall der Gebärmutter in die Vagina kommt. Bei manchen Frauen entsteht eine Beckenbodeninsuffizienz und/oder ein Gebärmuttervorfall nach einer oder mehreren schweren Geburten, aber die Neigung dazu kann auch angeboren sein. Ein Gebärmuttervorfall geht oft einher mit einem Vorfall der Blase (Zystozele) und/oder des Rektums (Rektozele).

Das erste Zeichen für eine Beckenbodeninsuffizienz ist die Neigung, beim Husten, Niesen oder Lachen plötzlich das Wasser nicht mehr halten zu können. Wenn der Uterus in die Vagina hinuntergesunken ist, empfindest du ein dumpfes, starkes Gefühl in der Vagina oder hast das Empfinden, daß etwas aus dir «herausfällt». Diese Symptome werden im allgemeinen schlimmer, wenn sie nicht behandelt werden.

Vorsorge und Selbsthilfe
Das beste Mittel, eine Beckenbodeninsuffizienz und einen Gebärmuttervorfall zu verhüten, besteht darin, regelmäßig die Kegelübung und das Beinheben durchzuführen. Das stärkt die Muskeln im Beckenboden (vgl. Seite 58, Kapitel 19: «Geburt und Geburtsvorbereitung»). Ob deine Beckenmuskeln in guter Verfassung sind, kannst du ganz leicht selbst testen, wenn du beim Wasserlassen den Urin zwischendurch kurz anhältst. Kannst du den Urinstrahl nicht unterbrechen, mußt du mehr Kegelübungen machen; bis zu hundertmal am Tag, besonders in der Schwangerschaft und im Wochenbett, wenn die Beckenmuskeln besonders viel Unterstützung brauchen. Eine nur gering ausgeprägte Beckenbodenschwäche läßt sich auch durch Entspannungsübungen in der Knie-Ellbogen-Position beheben. Mache mehrmals am Tag folgende Übung: Im Knien die Unterarme auf den Boden legen, den Po in der Luft strecken. Manche Frauen haben herausgefunden, daß auch bestimmte Yogastellungen, wie Schulter- oder Kopfstand, Erleichterung schaffen.

Medizinische Behandlung
Bei einer Beckenbodeninsuffizienz oder einem leichten Gebärmuttervorfall ist im allgemeinen keine medizinische Therapie notwendig. Der behandelnde Arzt kann jedoch eine Überweisung zur Krankengymnastik ausstellen, wenn du mit den Übungen allein nicht zurechtkommst. Die Kosten trägt die Kasse. Wenn der Vorfall so schwer ist, daß er Unannehmlichkeiten verursacht, kann man ein Pessar einlegen lassen (eine Kappe aus Gummi, die genau auf die Zervix paßt und hilft, die Gebärmutter zu stützen). Der Nachteil besteht darin, daß es schwierig ist, eine genau sitzende Kappe zu bekommen. Außerdem wird dadurch leicht der Muttermund gereizt, und die Kappe muß häufig herausgenommen und gesäubert werden. Mit einem chirurgischen Eingriff, einer sogenannten «Scheidenplastik», oder einer anderen gynäkologisch-urologischen Operation kann die Gebärmutter angehoben und befestigt werden. Das gleiche gilt bei Blasen- oder Rektumvorfall. Viele Ärzte empfehlen bei einem Gebärmuttervorfall eine Hysterektomie, aber das ist oft nicht notwendig

und sollte nur als letzte Möglichkeit in Betracht kommen bzw. wenn Muskelwucherungen die Gebärmutter so schwer gemacht haben, daß sie den Beckenboden zusätzlich belastet.

Myome (Muskelgeschwülste)

Bei einer von vier oder fünf Frauen werden in der Gebärmutter Myome festgestellt, die fast immer gutartig sind und meist nur langsam wachsen. Nur ein äußerst geringer Prozentsatz wird später bösartig. Myome bestehen aus Gebärmuttermuskulatur, die überschießend gewachsen ist und Knoten bildet. Es wird diskutiert, ob es sich dabei um ein Freiwerden von Wachstumsenergie handelt, die normalerweise nur für die Schwangerschaft bereitgestellt ist. Die meisten Knoten liegen mitten in der Gebärmuttermuskulatur, aber einige können auch ganz dicht unter dem Bauchfell liegen und einen Stiel bekommen, so daß sie leicht mit einem Tumor an den Eierstocken verwechselt werden können.

Myome treten normalerweise zu mehreren auf. Sie können manchmal das Eintreten einer Befruchtung erschweren oder während der Schwangerschaft eine normale Entbindung verhindern, wenn sie sehr groß sind und selbst viel Platz beanspruchen. Aber meistens sind die Myome bei einer jungen Frau zu klein, um solche Schwierigkeiten hervorzurufen. Später können sie bei älteren Frauen so groß werden, daß sie Unregelmäßigkeiten im Menstruationszyklus hervorrufen – entweder Zwischenblutungen oder sehr starke Periodenblutungen. Große Myome können auch gegen den Darm oder gegen die Blase drücken und Infektionen der unteren Harnwege begünstigen. Selten verursachen sie Schmerzen, etwa durch Druck auf die Kreuzbeinhöhle, eher ein diffuses Druckgefühl im Unterleib oder das Gefühl, einen Fremdkörper mit sich herumzutragen.

Wenn Frauen Myome erst relativ spät bekommen, brauchen sie sich gewöhnlich keine Sorgen zu machen, insbesondere da die Myome nach den Wechseljahren schrumpfen oder gänzlich verschwinden.

Medizinische Behandlung

In vielen Fällen ist eine Behandlung nicht notwendig, aber bei starken Blutungen, Schmerzen, Schwierigkeiten beim Wasserlassen oder Fruchtbarkeitsstörungen können die Myome entfernt werden. In seltenen Fällen wird das bei einer Ausschabung gemacht, aber im allgemeinen ist eine

Operation notwendig, bei der die Knoten herausgenommen werden, die Gebärmutter jedoch unversehrt bleibt. Dazu ist ein Bauchschnitt erforderlich. Bei einer neuen Methode, die als «hysteroskopische Resektion» bezeichnet wird, wird das Myom mit dem Endoskop aus dem Gebärmutterinneren abgetragen. Sie gilt als sicherer und es kommt zu weniger Komplikationen als bei einer herkömmlichen Operation. Jedoch befindet sich dieses Verfahren noch im Versuchsstadium und sollte nur von einem Arzt durchgeführt werden, der viel Erfahrung im Umgang mit Endoskopiegeräten hat. Eine herkömmliche Myomoperation ist ein großer Eingriff mit einer höheren Komplikationsrate als bei einer Hysterektomie. Die Entfernung der Myome kann zu inneren Narbenbildungen führen, was wiederum Schmerzen beim Geschlechtsverkehr, Rückenschmerzen und abnorme uterine Blutungen zur Folge haben kann. Besteht eine Schwangerschaft, kann eine Myomoperation zu einer Fehlgeburt führen. In etwa 10 % der Fälle wächst das Myom nach dem Eingriff erneut.

Viele Ärzte raten zu einer Hysterektomie als Behandlung von Myomen bei Frauen, die über das gebärfähige Alter hinaus sind oder keine Kinder mehr möchten. Diese Operation ist möglicherweise unnötig, besonders bei Frauen, die kurz vor dem Wechsel stehen, denn das natürliche Abnehmen des Östrogenspiegels läßt die Myome ja im allgemeinen ohnehin schrumpfen. Alternativ wird mit Anti-Baby-Pillen oder reinen Gestagen-Präparaten behandelt, aber diese Methoden sind umstritten und können zu Nebenwirkungen führen. Die früher gebräuchliche Zerstörung der Eierstöcke zur Einleitung einer vorzeitigen Menopause und Schrumpfung der Myome wird heute von den meisten Ärzten, u. a. wegen des Strahlungsrisikos, abgelehnt. Wenn der Arzt diese Behandlung dennoch vorschlägt, sollte man sich eine zweite Meinung einholen.

Bei verdächtigen Blutungen oder wenn der Menstruationsfluß ungewöhnlich erscheint, wird das möglicherweise auch von endometrialen Polypen verursacht. Mehr dazu siehe Seite 248.

Endometriose

Endometriose ist eine verbreitete, meist sehr schmerzhafte Krankheit, die auftritt, wenn etwas von dem Gewebe, das die Gebärmutter auskleidet (Endometrium), an anderen Teilen des Körpers zu wachsen beginnt. Dieses «normale Gewebe an einem unnormalen Platz», das manchmal als Gewächs, Tumor oder Läsion bezeichnet wird, entwickelt sich meist im Beckenbereich – an den Eierstöcken, der äußeren Oberfläche der Gebärmutter, den Mutterbändern oder den Eileitern. Wucherungen treten gelegentlich auch an der Blase, den Därmen oder sogar an weit entlegenen Teilen des Körpers auf – in den Armen, Lungen oder im Kopf.

Diese anormalen Wucherungen bauen sich im Laufe des Zyklus auf und bluten, wenn die Menstruation einsetzt. Sie reagieren auf die zyklischen Hormonveränderungen genau wie die Gebärmutterschleimhaut. Da diese Mini-Blutungen nicht aus dem Körper abfließen wie die Menstruationsflüssigkeit, kann es zu inneren Blutungen kommen, Entzündungen und der Bildung von Zysten und Narbengewebe.

Endometriose kann bei der Menstruation, zur Zeit des Eisprungs oder beim Geschlechtsverkehr starke Unterleibsschmerzen verursachen, sie kann zu sehr starken oder irregulären Blutungen führen, einer höheren Gefahr von Fehlgeburten, Unfruchtbarkeit und anderen schweren Gesundheitsstörungen, einschließlich Eierstockzysten («Schokoladenzyste»), Verklebungen, einem erhöhten Risiko für Eileiterschwangerschaften und einer Schwächung des Allgemeinzustands. Und doch haben manche Frauen keine Symptome, außer Fruchtbarkeitsstörungen. Die Erkrankung wird möglicherweise auch erst entdeckt, wenn aus anderen Gründen ein chirurgischer Eingriff notwendig wird.

Besonders schwerwiegend bei dieser Erkrankung ist für viele Frauen, daß sie chronisch verläuft. In einer Untersuchung sagten 120 von 200 Frauen aus, daß sie sich zu bestimmten Zeiten unfähig fühlten, normal zu arbeiten oder sonst aktiv zu sein. Dieser Zustand dauert im allgemeinen einen bis drei Tage, manchmal auch Wochen oder sogar Monate, wobei die Zeit für ärztliche Behandlung oder einen Eingriff nicht mitgerechnet ist. Eine Frau rechnete aus, daß die drei Tage, die sie jeden Monat durch Schmerzen verlor, in zwanzig Jahren zwei Jahre ihres Lebens ausmachen. Die meisten Menschen würden eine zwei Jahre dauernde Krankheit nicht auf die leichte Schulter nehmen. Aber die Tatsache, daß ihre Beschwerden mit der Menstruation kommen und gehen bzw. besser oder schlimmer werden, bedeutet für viele Frauen, daß ihre Schwierigkeiten vielfach nicht ernst genommen werden. Sie fallen in die Rubrik «Monatsschmerzen» und werden damit abgetan.

Ursachen

Wie es kommt, daß das Gebärmuttergewebe sich an anderen Stellen einnistet, ist noch immer ein Rätsel. Da die Zysten bisweilen im Narbengewebe früherer Unterleibsoperationen auftreten, lautet eine Theorie, Endometriose werde durch eine Operation ausgebreitet oder irgendwie durch das Trauma der Operation verursacht. Eine andere Theorie besagt, Reste des eigenen embryonalen Gewebes der Frau haben sich später in Endometriose verwandelt. Und noch eine andere Theorie basiert auf der Annahme, daß Menstruationsblut und die darin enthaltenen Gewebsfetzen statt in die Scheide durch die Eileiter in die Bauchhöhle fließen und sich dann an einem Organ, Muskel oder Band festsetzen. (Das wird als «retrograder Fluß» oder «tubaler Reflux» bezeichnet.) Hormonelle, immunologische oder chemische Faktoren können zu der Entwicklung der Erkrankung ebenfalls beitragen. Manches weist darauf hin, daß eine Korrelation besteht zwischen den Symptomen primärer Dysmenorrhöe und Endometriose. Die Vorstudien einer Untersuchung der Endometriosis Association in Amerika zeigen, daß 97 % der Frauen mit Endometriose auch von Symptomen primärer Dysmenorrhöe berichten.

Dies steht möglicherweise im Zusammenhang mit dem Bericht von Frauen, daß Antiprostaglandine (Medikamente, die gegen primäre Dysmenorrhöe eingesetzt werden) manche der Symptome lindern. Es liegt zumindest nahe, daß die starken Krämpfe und die starke Prostaglandin-Produktion bei Dysmenorrhöe mit der Entstehung von Endometriose in Verbindung stehen.

Die Wucherungen des Endometriums können übrigens auch selbst Prostaglandine bilden, die wiederum Krämpfe auslösen. Es ist aber noch mehr Forschung notwendig, um die Verbindung zwischen den beiden Zuständen zu untersuchen und zu prüfen, ob Antiprostaglandine als Behandlung geeignet sind.

Antiprostaglandine sind relativ sicher im Vergleich zu den Medikamenten und Behandlungen, die heute gegen Endometriose eingesetzt werden. Junge Frauen mit schweren Menstruationsschmerzen sollten diese nicht als etwas «Normales» ansehen, das zum Frausein dazugehört. Statt dessen sollten sie darauf achten, ob noch andere Zeichen auf eine Endometriose hinweisen.

Die Diagnose wie auch die Behandlung von Endometriose wird behindert durch *Mythen*. In den USA wird sie in der medizinischen Literatur als «Karrierefrauenkrankheit» bezeichnet und die typische Endometriose-Patientin als ehrgeizige, aufstrebende, gebildete, egozentrische Frau Ende Zwanzig oder Anfang Dreißig charakterisiert, die eine Schwangerschaft zugunsten ihrer Karriere zurückgestellt hat. Zu dieser anachronistischen Sichtweise kam es vielleicht, weil dort die Frauen erfaßt wurden, die über genügend finanzielle Mittel und Bildung verfügen und davon ausgingen, daß sie Anspruch auf eine korrekte ärztliche Diagnose haben. Daß auch viele minderprivilegierte Frauen unter dieser Krankheit leiden, jedoch nicht auf einer genauen Diagnose bestehen, wird oft übersehen. Außerdem ist es nicht wahr, daß die Erkrankung erst mit Ende Zwanzig oder Anfang Dreißig beginnt. Viele sehr junge Frauen haben bereits vor dem zwanzigsten Lebensjahr Endometriose-Symptome. Im Gegensatz zu einem Mythos, der in der Medizin herumgeistert, ist eine Frau, die früh schwanger wird, nicht immun gegen diese Erkrankung. Zu viele Frauen haben sich selbst die Schuld an ihrem Leiden gegeben, weil sie nicht in jungen Jahren schwanger geworden sind.

Ein anderer Mythos besagt, Menstruationsschmerzen seien in erster Linie psychologisch zu erklären. Viele Gynäkologen, die sich in erster Linie als «Organ-Mediziner» verstehen, nehmen sie deshalb immer noch nicht ernst – und erkennen eine Endometriose oft nicht rechtzeitig.

Diagnose
Eine Endometriose läßt sich in manchen Fällen vom Arzt bei einer Unterleibsuntersuchung oder Tastuntersuchung feststellen, für eine definitive Diagnose wird jedoch meist eine Laparaskopie empfohlen, wenn sie Geschwülste an der Vagina oder Vulva bemerken. Da die Laparoskopie ein chirurgischer Eingriff ist, sind damit einige Risiken verbunden, die Patientin und Arzt sorgfältig gegen die Symptome abwägen sollten. Eine Endometriose wird manchmal mit anderen Störungen und Erkrankungen verwechselt (zum Beispiel einer Unterleibsentzündung, Eileiterschwangerschaft, Zysten, Krebs, Blinddarmentzündung oder Divertikulitis), bei denen ähnliche Symptome auftreten.

Behandlung
Sich für eine Behandlung zu entscheiden ist selten einfach. Eine Reihe von Faktoren können die Entscheidung beeinflussen, dazu gehört das Alter, die Frage, wo und wie schwer die Endometriose ist, Kinderwunsch, Erfahrungen mit Hormonen und Reaktionen darauf und die medizinische Vorgeschichte der Familie.

Das Ziel der Endometriose-Behandlung ist, die Eierstöcke an der Östrogenproduktion zu hindern und damit den Menstruationszyklus zu unterbrechen. Viele Ärzte empfehlen als «Therapie» eine Schwangerschaft, aber diese Empfehlung ist äußerst zweifelhaft. Eine Frau sollte ein

Kind bekommen, weil sie eins haben möchte, nicht um eine Krankheit zu heilen. Außerdem bietet eine Schwangerschaft keine «Heilung», wenn sie auch eine zeitweilige Erleichterung verschaffen kann. Und oft ist es gar nicht möglich, schwanger zu werden, denn Frauen mit Endometriose sind meist weniger fruchtbar als andere. Eine Frau, die diese Krankheit hat und sicher ist, daß sie ein Kind möchte, sollte sich allerdings klarmachen, daß eine Schwangerschaft mit dem Fortschreiten der Krankheit immer unwahrscheinlicher wird.

Als Endometriose-Therapie gibt es die Möglichkeit, sich mit Hormonen behandeln zu lassen. Danazol (ein Derivat des männlichen Hormons Testosteron) wird von den meisten Medizinern bevorzugt. Es verursacht eine Pseudomenopause und kann angeblich kleine Wucherungen zur Rückbildung veranlassen.

Die Endometriosis Association in Amerika stellte jedoch bei einer Nachuntersuchung von 180 Frauen fest, daß bei der Hälfte von ihnen durch die Danazol-Einnahme keine Besserung eintrat oder die Symptome sofort bzw. nach kurzer Zeit wiederkehrten, wenn sie das Medikament absetzten. Anti-Baby-Pillen und Gestagen (synthetisches Progesteron wie in Provera oder Depo-Provera) werden sehr viel seltener als Therapie eingesetzt.

Bei einem leichten Fall von Endometriose kommt wahrscheinlich eher eine Hormonbehandlung in Betracht als eine Operation. Außerdem kann das eine Möglichkeit sein, die Chancen für eine Schwangerschaft zu erhöhen. Andererseits berichten manche Untersuchungen, daß die Schwangerschaftsrate nach einer Operation höher ist.

Zur Behandlung von Endometriose finden eine ganze Reihe von Operationen Anwendung, von «konservativen» (Ausschaben, Wegschneiden oder Kauterisieren der Wucherungen) bis zu «radikalen» (Hysterektomie mit oder ohne Entfernung der Eierstöcke). Endometriose wird häufig chirurgisch behandelt, doch wahrscheinlich ist ein Eingriff nicht immer notwendig. Manche Ärzte meinen, daß nur operiert werden sollte, wenn dafür besondere Gründe vorliegen, zum Beispiel wenn sich eine große Ansammlung von Wucherungen gebildet hat (über fünf Zentimeter) oder wenn Endometriose durch die Verklebungen für Unfruchtbarkeit verantwortlich gemacht werden kann.

Manche Frauen, die nach einer Behandlung und Linderung der Schmerzen suchen (manchmal müssen sie sich für längere Zeit starke Schmerzmittel verschreiben lassen), haben sich *alternativen Heilverfahren* zugewendet – Visualisierung, Meditation, Akupunktur, Chiropraktik, Homöopathie, Kräuter oder bestimmte Ernährungsumstellungen.

Der Endometriosis Association liegen gegenwärtig noch zu wenige Berichte vor, um diese Methoden bewerten zu können, sie schlägt jedoch allen Frauen mit Endometriose vor, ihre Erfahrungen festzuhalten und weiterzugeben.

Diese Berichte werden sorgfältig untersucht, ebenso wie die Berichte über ärztliche Therapien. Durch Sammeln und Verbreiten dieser Informationen wollen wir gegenseitige Unterstützung erarbeiten, damit die Frauen sich nicht isoliert fühlen.*

Eierstockzysten (Ovarialzysten)

Solche Zysten sind recht häufig und verursachen oft keinerlei Symptome oder Beschwerden. Sie werden bei einer bimanuellen gynäkologischen Untersuchung entdeckt und erfordern für gewöhnlich keine Behandlung, da sie sich von selbst wieder zurückbilden. Nur wenn sie dies nicht tun, müssen sie diagnostisch vom Eierstockkrebs unterschieden werden, und deshalb werden sie dann manchmal doch entfernt.

Eine Zyste entsteht dann, wenn ein Eibläschen (Eifollikel) herangewachsen ist, wie dies während der Eireifung der Fall ist, aber nicht dazu gekommen ist, zu platzen und ein Ei freizusetzen. Die meisten dieser Zysten füllen sich mit Flüssigkeit; andere wieder werden zu festen Knötchen. Zysten können bestimmte Symptome verursachen, zum Beispiel Störungen im Ablauf des Monatszyklus, einen ungewöhnlichen Schmerz oder auch nur ein Druckgefühl während des Zyklus oder ein unerklärliches Anschwellen des Bauches.

Um festzustellen, ob eine Behandlung erforderlich ist, solltest du einfach einen Zyklus oder zwei abwarten, ob die Zyste verschwindet. Außerdem kannst du versuchen, deinen Streß zu reduzieren. Denn Zysten treten vielfach nur dann auf, wenn eine Frau seelisch oder körperlich

* Ähnliche Erfahrungs-Sammlungen könnten bei uns in Frauengesundheitszentren oder von Selbsthilfegruppen angelegt werden. Da das Problem sehr viele Frauen betrifft, wäre es sinnvoll, nach dem amerikanischen Vorbild der Endometriosis Association ein bundesweites Netzwerk von Gruppen zu bilden, das Informationen aus allen Bereichen sammelt, weitergibt und Forschungsprojekte anregt. – Anm. der Bearbeiterin

überlastet ist. Früher einmal war eine Bauchoperation die einzige Methode, um festzustellen, ob eine Zyste ein gutartiger Tumor oder aber ein bösartiger war, der entfernt werden muß. Heute ermöglicht die Laparoskopie oder eine Kuldoskopie (siehe zur Erklärung Seite 240) dem Arzt, diese Unterscheidung mit diesem geringfügigen körperlichen Eingriff durchzuführen. Erkundige dich auf jeden Fall, welche Methode angewendet werden soll und warum. Und wenn man dir rät, deine Eierstöcke gleich mit den Zysten herausnehmen zu lassen, frage auf jeden Fall nach der genauen Begründung, oder besser noch einen anderen Arzt nach seiner Meinung.

Entfernung der Gebärmutter (Hysterektomie)

hystera (griechisch) = Gebärmutter
ektomno (griechisch) = schneide aus

Bei der Entfernung der Gebärmutter handelt es sich um eine relativ einfache Operation von einer Stunde Dauer, in der etwa einhundert Gramm Muskelgewebe entfernt werden. Dennoch empfinden wir diese Operation nicht als Bagatelle, denn dieser Muskel hat sich in Jahren zuvor regelmäßig durch die Menstruationsblutung bemerkbar gemacht; den meisten von uns ist die Vorstellung, plötzlich keine Blutungen mehr zu haben, unheimlich. Zu viele Mythen sind um die Gebärmutter gesponnen worden, und auch die Vorstellung der monatlichen «Reinigung» des Blutes spielt oft gefühlsmäßig noch eine Rolle.

Eine Hysterektomie kann als «einfache Hysterektomie» nur die Gebärmutter betreffen oder «unter Mitnahme der Adnexe» gleichzeitig mit der Entfernung von Eileitern und Eierstöcken durchgeführt werden. Die Hysterektomie kann entweder als Bauchoperation durchgeführt werden oder auch von der Scheide aus, so daß du keine sichtbare Narbe zurückbehältst. Allerdings hat die letztere Methode eine etwas höhere Komplikationsrate, es sei denn, der Operateur ist sehr erfahren darin.

Die Ärzte sind sich hinsichtlich der Hysterektomie heute überhaupt nicht einig. Teilweise ist das darauf zurückzuführen, daß die Zahl der durchgeführten Hysterektomien während der siebziger Jahre auf dramatische Weise in die Höhe geschnellt war – trotz der eingeführten Krebsfrüherkennungsuntersuchungen, die zur Verringerung der wegen

Krebs durchgeführten Hysterektomien beitragen sollten! Eine mögliche Deutung für die noch immer hohe Zahl der Hysterektomien gibt vielleicht folgendes Faktum: Da in den letzten Jahren die Anzahl der auszubildenden Gynäkologen sprunghaft in die Höhe gestiegen ist (etwa 500 neue Fachärzte pro Jahr), und sie alle zu ihrer Facharztanerkennung als Gynäkologen dreißig Gebärmütter herausoperieren müssen, werden allein für jede neue Gynäkologengeneration pro Jahr 15000 Gebärmütter geopfert – von denen nur ein winziger Teil bösartige Veränderungen zeigt. Viele dieser Operationen hätten also vermieden werden können.

Ein Teil der Frauenärzte spricht sich dafür aus, daß die Weiterbildungsordnung für Gynäkologen geändert wird und, anstatt das handwerkliche Operieren weiterhin so stark zu betonen, die Psychosomatik als integriertes Gebiet in die Frauenheilkunde aufgenommen werden sollte.

Eine besonders bedenkliche Entwicklung ist die routinemäßige Entfernung der Eierstöcke bei Hysterektomie-Patientinnen, die auf die Wechseljahre zugehen (manchmal sogar schon bei Vierzigjährigen!). Normalerweise würden die Eierstöcke weiterhin kleine Mengen von Östrogen abgeben, so daß der Übergang von der Zeit vor der Menopause in jene nach der Menopause nicht so abrupt erlebt wird. Der plötzliche Entzug der Hormonproduktion kann das körperliche Unbehagen während des Wechsels erheblich steigern, und die künstliche Zufuhr von Hormonen kann diesen Mangel nicht ganz wettmachen.

Abgesehen von den Ausbildungsrichtlinien, die das ihre zu den Statistiken beitragen, rechnen Ärzte das plötzliche Ansteigen der Zahl von Unterleibsoperationen dem offensichtlichen Anwachsen von Endometriose, uterinen Blutungen, Unterleibsentzündungen und Krebs des Endometriums zu. (Ironischerweise hat möglicherweise die vermehrte Anwendung von reinen hochdosierten Östrogen-Behandlungen gegen Wechselbeschwerden zum Teil die steigende Rate von Endometriumkrebs mit verursacht – ebenso wie unbehandelbare Myome, die eine Hysterektomie notwendig erscheinen lassen.)

Für Gynäkologen und Chirurgen gibt es außerdem einen starken ökonomischen Anreiz, Hysterektomien und Oophorektomien (Entfernung der Eierstöcke) vorzunehmen. Diese Verfahren sind oft weniger kompliziert und gefährlich als andere Eingriffe und bieten zudem einen finanziellen Ausgleich für die niedrige Zahl von Geburten. Analysen des amerikanischen Gesundheitswesens zeigen, daß solche Operationen bei

Privatpatienten häufiger vorkommen als bei Kassenpatienten. Es steht zu vermuten, daß das in der Bundesrepublik nicht viel anders ist.

Warum aber sind Frauen bereit, ihr Leben aufs Spiel zu setzen für solche Operationen? Welche Faktoren sollten sie vorher bedenken?

Risiken und Komplikationen bei Hysterektomie und Oophorektomie

Die Mediziner, die uns zu einer Hysterektomie raten, teilen uns selten mit, daß die Sterberate bei Hysterektomien ziemlich hoch ist. Sie wird in der medizinischen Literatur von verschiedenen Autoren mit 50 bis 1000 Todesfälle auf 100000 Operationen beziffert. Als Sterilisationsmethode hat die Hysterektomie eine zehn- bis zwanzigmal so hohe Komplikationsrate wie die Unterbrechung der Eileiter. Die Frauen spielen also unwissentlich ein gefährliches Spiel und sind sich oft nicht im klaren darüber, daß sie mit Komplikationen bei der Anästhesie, der Operation selbst oder nach dem Eingriff zu rechnen haben.

Bei 40 bis 50% aller Frauen kommt es bei oder nach einer Hysterektomie zu folgenden Komplikationen:

1. *Infektionen:* Die meisten Infektionen lassen sich zwar erfolgreich mit Antibiotika behandeln, aber es kann auch zu schweren oder unbehandelbaren Infektionen kommen, die manchmal zum Tode führen. Viele Chirurgen verordnen heute deshalb routinemäßig vor der Operation Antibiotika.

2. *Komplikationen des Harntrakts:* Fast die Hälfte der Frauen, bei denen eine Hysterektomie durchgeführt wird, bekommt nach der Operation eine Nieren- oder Blasenentzündung. In den meisten Fällen ist sie nicht problematisch, aber manchmal macht sie eine zusätzliche Operation notwendig. Bei einer Radikaloperation können versehentlich Nerven durchtrennt werden, und die Frauen verlieren unter Umständen sowohl das Gefühl für Harndrang als auch die Kontrolle über die Blasenfunktion. Verletzungen der Urethra oder des Harntrakts treten in 20 bis 50 von 1000 Fällen auf.

3. *Blutungen:* Mehr als eine von zehn Frauen braucht eine Bluttransfusion, manchmal als Folge einer vorher undiagnostizierten Anämie.

Wann ist eine Hysterektomie notwendig und wann nicht?

Nach der Meinung vieler angesehener Ärzte ist eine *Hysterektomie* in den folgenden Fällen angezeigt:

1. Eine lokalisierte bösartige Geschwulst am Muttermund oder in der Gebärmutterschleimhaut;
2. gutartige Veränderungen, die aber erhebliche Beschwerden verursachen – zum Beispiel sehr große Myome oder eine nicht anders zu behandelnde Gebärmuttersenkung;
3. starke, unstillbare Blutungen, die auf Hormonbehandlungen oder eine Ausschabung nicht ansprechen, oder in solchen Fällen, wo diese Behandlungsmethoden für eine bestimmte Frau ungeeignet sind;
4. Erkrankungen der Eileiter und Eierstöcke, die auch die Entfernung der Gebärmutter als wichtige Vorsichtsmaßnahme nahelegen;
5. Gebärmutterkrebs;
6. ein Notfall bei einer Geburt, wo zur Rettung des Lebens der Frau die Gebärmutter entfernt werden muß.

Wenn nur so wenig Hysterektomien auf Grund von Krebs erfolgen und mehr als 50% der nachher untersuchten Gebärmütter sich als gesund herausstellen, ist die Frage berechtigt, warum es so viele Hysterektomien gibt. Zur weiteren Illustration der *nicht sachlich begründeten* Argumentation der Ärzteschaft nehmen wir das folgende Zitat des amerikanischen Arztes Ralph C. Wright auf, das sinngemäß auch von einem deutschen Gynäkologen stammen könnte:

> Wenn eine Patientin ihren Kinderwunsch erfüllt hat, sollte eine Hysterektomie unter Mitnahme der Adnexe auch aus prophylaktischen Gründen durchgeführt werden. Unter diesen Umständen wird die Gebärmutter zu einem nutzlosen, blutenden, Symptome produzierenden, krebsanfälligen Organ und sollte daher entfernt werden... Eine Frau zu sterilisieren und ihr gleichzeitig zu erlauben, ein total nutzloses und potentiell todbringendes Organ zu behalten, ist unvereinbar mit modernen gynäkologischen Vorstellungen. Die Hysterektomie ist die einzig logische Konsequenz für das Vorgehen bei der chirurgischen Sterilisation der Frau.

Nur allzuoft werden Hysterektomien bei Frauen aus den folgenden *nicht ausreichenden* Gründen durchgeführt:

1. Zur Behandlung von geringfügigen Beschwerden bei Frauen im mittleren Lebensalter, wie zum Beispiel bei kleinen Myomen oder sogar wegen prämenstrueller Spannungen;
2. als Abtreibungsmethode – es gibt schonendere Methoden! (siehe Bd. I, Kapitel 16: «Abtreibung»);
3. als eine Sterilisationsmethode – dies ist absolut abzulehnen, weil das Durchtrennen der Eileiter oder die bloße Koagulation eine bei weitem weniger gefährliche Operation ist.

Die Gründe für dieses leichtfertige Verfügen über unseren Körper halten keiner genaueren Untersuchung stand. Es ist unlogisch, eine größere Operation bei Hunderten von Frauen durchzuführen, nur um das Auftreten von Krebs und anderen Komplikationen bei einigen wenigen zu verhindern. Eine ähnliche Logik können wir uns für die Entfernung eines Teils der männlichen Sexualorgane nicht vorstellen! Abgesehen davon sollte nicht vergessen werden, daß solche prophylaktischen Eingriffe auch nicht ohne Risiken sind. Das zu vermeidende und das mit der Operation eingegangene Risiko müssen abgewogen werden. Und da das statistische Risiko, bei einer Hysterektomie zu sterben, höher liegt, als das Risiko, einem Unterleibskrebs zum Opfer zu fallen, ist die Entscheidung in diesem Fall einfach.

Wenn ein niedergelassener Arzt sich nicht die Mühe macht, mit seiner Patientin alle anstehenden Probleme zu besprechen, bevor er sie an die Frauenklinik überweist, ist ziemlich wahrscheinlich, daß sie gleich operiert wird, einfach weil der dort zuständige Arzt keine Zeit (oder Lust?) hat, alles gründlich zu besprechen.

Zu den seltener auftretenden Komplikationen bei einer Operation gehören:

1. *Darmstörungen:* Diese können auftreten, wenn der Darm bei der Operation geschädigt wird; 2% aller Frauen müssen nach einer Hysterektomie noch einmal operiert werden, um das Narbengewebe am Darm zu entfernen.
2. *Blutgerinnsel:* Kommen selten vor, sind aber immer potentiell lebensgefährlich, weil die Gerinnsel in die Lungen oder das Gehirn wandern können.

3. *Tod oder Lähmung durch die Narkose.*
4. *Postoperative Komplikationen*, wie Nachblutungen, nachoperative Infektionen, unzureichende Heilung, was zur Verengung der Vagina und starkem Ausfluß führen kann.

Langfristige Risiken

Kürzlich wurde nachgewiesen, daß das Risiko, eine Krankheit der Herzkranzgefäße zu bekommen, um das Dreifache erhöht, wenn kurz vor dem Wechsel eine Hysterektomie durchgeführt wird. (Das Risiko besteht unabhängig davon, ob auch die Eierstöcke entfernt wurden.) Dieser Untersuchung zufolge ist die Rate der Todesfälle durch eine Krankheit der Herzkranzgefäße nach einer Hysterektomie und Oophorektomie höher als die der Todesfälle durch Gebärmutterkrebs (siehe Kasten Seite 317).

Selbst wenn die Eierstöcke nicht entfernt werden, besteht die Wahrscheinlichkeit, daß der Wechsel plötzlich oder verfrüht einsetzt. Die meisten Ärzte versichern zwar, diese Risiken und Symptome ließen sich durch die Einnahme von Östrogentabletten vermeiden, doch damit sind ebenfalls Risiken verbunden (vgl. Seite 317 und den Abschnitt über die Menopause, ab Seite 210).

Wie das hormonelle System nach der Operation reagiert, ist von Frau zu Frau verschieden. Die Gründe dafür sind bisher noch nicht erforscht. Manche Frauen bekommen Hitzewallungen und leiden unter mangelnder Befeuchtung der Vagina. Andere haben keine oder nur geringe Beschwerden.

Hysterektomie, Oophorektomie und Sexualität

Viele Frauen machen sich Sorgen darüber, welche Auswirkungen eine Hysterektomie, mit oder ohne Oophorektomie, auf ihre Sexualität haben kann. Ärzte und populärwissenschaftliche Autoren neigen vielfach dazu, sie mit der Behauptung zu beruhigen, Frauen würden sich ihre sexuellen Schwierigkeiten nur einbilden. Erst vor kurzem wurde die körperliche Ursache für diese Probleme bei Frauen verstanden. Tatsächlich haben 33 bis 46% der Frauen nach einer solchen Operation Schwierigkeiten, zu einer ausreichenden Erregung und einem Orgasmus zu gelangen. Außerdem wissen wir nun, wie es zu diesen Veränderungen kommt.

Zuerst einmal haben viele Frauen vor allem dann einen Orgasmus, wenn der Penis oder Finger gegen die Zervix stößt, wodurch uterine Kontraktionen ausgelöst werden und die Stimulation des Perineums zunimmt. Ohne Uterus oder Zervix fehlt dieses Gefühl oder ist sehr viel schwächer.

Zweitens: Wenn die Eierstöcke entfernt wurden, sinkt der Blutspiegel der Androgene *, die normalerweise zum größten Teil in den Eierstöcken gebildet werden und auf die Sexualität wirken. Das wiederum setzt die sexuelle Ansprechbarkeit herab. *Androgene können nicht durch eine Hormontherapie ersetzt werden.* Selbst wenn die Eierstöcke nicht entfernt wurden, kann es zu diesen hormonellen Veränderungen kommen. Durch die Operation wird oftmals die Durchblutung der Eierstöcke gestört, und sie können nicht mehr voll arbeiten.

Drittens wird nach einer Oophorektomie die Vaginalbefeuchtung in den meisten Fällen geringer.

Viertens können gelegentlich lokale Nachwirkungen der Operation Probleme verursachen. Wenn die Vagina verkürzt wurde (vgl. Abschnitt über Vaginal-Hysterektomie, Seite 315), ist ein Geschlechtsverkehr möglicherweise unangenehm. Narbengewebe im Becken oder am oberen Ende der Vagina nach einer vaginalen oder abdominalen Operation kann außerdem Schmerzen beim Geschlechtsverkehr hervorrufen.

Manche Frauen bemerken keine Veränderungen oder finden Geschlechtsverkehr nach einer Hysterektomie sogar noch lustvoller, weil sie vorher wegen ihrer Myome Schmerzen hatten oder weil sie sich keine Sorgen mehr um die Verhütung machen müssen. Auch wenn eine Operation schmerzhafte Beschwerden wie Infektionen, Endometriose oder starke Blutungen beheben kann, wird die Sexualität nach einer Operation möglicherweise besser.

Allerdings verlieren auch viele Frauen ihr sexuelles Verlangen oder ihre Lust. Deshalb müssen die Vorteile einer Operation abgewägt werden gegen das Risiko, sexuelle Schwierigkeiten zu bekommen, die alles andere sind als «pure Einbildung» und sich nicht vorhersehen lassen.

Eine Frauen-Selbsthilfegruppe in Philadelphia tauschte Erfahrungen aus, wodurch sich die sexuelle Lust und Orgasmusfähigkeit nach einer Hysterektomie verbessern läßt. Hier ihre Empfehlungen:

- Stärkere Betonung des erregenden sexuellen Vorspiels durch die Frau selbst oder ihren Partner, durch nichtpornographische erotische Bücher, Filme, Bilder, durch verbale Sexualität, Massage, erotische Kleidung, einen neuen Ort oder Partner, eine andere «Technik», Tanzen oder andere Bewegungen, bei denen das Becken bewegt wird.

* Androgene = männliche Geschlechtshormone, die als Vorstufe zum Östrogen auch im weiblichen Organismus gebildet werden, zum Beispiel in den Nebennieren.

- Stärkeres Bemühen seitens des Mannes, den Penis gegen die Vagina zu stoßen, um das Peritoneum zu stimulieren. Tiefes Eindringen durch die Position, bei der die Frau auf dem Mann sitzt oder der Mann oben ist und die Beine der Frau über seine Schultern und ein Kissen unter ihr Becken legt.
- Verwendung von Kokosöl oder Gel, um Klitoris und Vagina zu befeuchten.
- Mehr Experimente mit oralem Sex oder sanfter Stimulierung der Klitoris.
- Eindringen der Finger vor dem Penis, sanfte Stimulation, um die Vagina auf das Eindringen des Penis vorzubereiten und die Befeuchtung anzuregen.
- Sich mehr Zeit nehmen und berücksichtigen, daß es länger dauert, bis eine Erregung eintritt.

Selbst wenn du darauf vorbereitet warst, die Gebärmutter entfernt zu bekommen und Depressionen nicht erwartet hast, weinst du vielleicht in den ersten Tagen oder Wochen nach der Operation häufiger und ohne sichtbaren Grund. Eine der Ursachen dafür sind wahrscheinlich die plötzlichen Hormonveränderungen. Viele Frauen sind auch seelisch sehr bewegt. Einen so einzigartig weiblichen Teil von sich zu verlieren ist für manche außerordentlich belastend. Viele Frauen fühlen sich beraubt. Vor der Menopause empfinden viele Frauen zudem Trauer und Bitterkeit, daß sie nun keine (weiteren) Kinder mehr bekommen können. Die Gefühle von Wut und Trauer zuzulassen, wenn du einen wichtigen Teil deiner selbst oder die sexuelle Lust verloren hast, ist ein wichtiger Teil des Heilungsprozesses.

Die Betroffenen selbst und diejenigen, die für sie sorgen, können oder wollen eine nachoperative Hysterektomie-Depression nicht gleich erkennen. Viele Gynäkologen empfehlen, sich in psychiatrische Behandlung zu begeben oder verschreiben Beruhigungsmittel (oder andere Abhängigkeit erzeugende Medikamente). Aber fast nie ermutigen sie dazu, sich die zugrunde liegenden körperlichen oder sexuellen Veränderungen bewußt zu machen und zu behandeln, die von einer Operation verursacht werden können. Beruhigungstabletten können im Zusammenhang mit einer Östrogentherapie schädliche Auswirkungen haben und doch werden sie von vielen Ärzten routinemäßig zusammen verschrieben. Es gibt sogar Präparate, die gleich beide Substanzgruppen enthalten.

Wenn du niedergeschlagen bist, versuche eine Frauengruppe zu finden, wo du in einer Atmosphäre der Geborgenheit über deine Gefühle sprechen kannst. Wenn du keine Gruppe finden kannst, überlege, ob du nicht selbst eine postoperative Gruppe gründen willst. Frauen fühlen sich nach einer Hysterektomie/Oophorektomie im allgemeinen nur besser, wenn die Operation eine ernste Gesundheitsstörung oder chronische, einschränkende Schmerzen beheben konnte.

Selbsthilfe: Erholung nach einer Hysterektomie/Oophorektomie
Nach einer Hysterektomie ist ein Krankenhausaufenthalt von zehn bis vierzehn Tagen üblich, je nach Art der Operation und der Narkose. In den ersten ein oder zwei Tagen sind die operierten Frauen meist an einen Tropf angeschlossen, haben einen Katheter und bekommen Medikamente gegen Übelkeit und Schmerzen. Nach einem Tag sollten sie aufstehen und werden ermutigt, leichte Körperübungen zu machen, um Kreislauf und Atmung zu normalisieren. Außerdem sollen sie oft husten, um die Lungen zu reinigen. Um Schmerzen zu lindern, hilft es oft, ein Kissen über die Wunde im Unterleib zu halten oder bei einem Vaginalschnitt die Beine zu kreuzen. Wenn der Darm wieder anfängt zu arbeiten, im allgemeinen am zweiten Tag, treten unter Umständen Blähungen auf. Umhergehen, ein Kissen auflegen und im Bett von einer Seite auf die andere rollen und langsame Tiefenatmung können helfen, ebenso wie Karminativum-Tropfen, die es auf jeder gynäkologischen Station geben sollte. Am dritten oder vierten Tag kann man anfangen, leichte Kost und Flüssigkeit zu sich zu nehmen. Nach der Entlassung treten meist noch leichte Blutungen oder Schmierblutungen auf, die allmählich abklingen. Durch den Östrogenverlust kann es außerdem zu Hitzewallungen kommen. Selbst wenn die Eierstöcke nicht entfernt wurden, kam es wahrscheinlich zu einem Östrogenverlust durch die Unterbrechung der Blutversorgung der Eierstöcke während der Operation. Außerdem wirst du wahrscheinlich auch weiterhin etwas Schmerzen haben, die durch Schmerzmittel nicht völlig zu beheben sind. Treten starke Schmerzen im Zusammenhang mit Fieber oder Ausfluß auf, solltest du sofort zum Arzt gehen oder die Klinik anrufen, denn das kann eine Infektion anzeigen.

Versuche es so einzurichten, daß du in den ersten Tagen nach der Entlassung versorgt wirst. Wenigstens in den ersten Wochen sollten Angehörige und Freunde im Haushalt und bei der Kinderbetreuung helfen.

Wahrscheinlich rät der Arzt, mehrere Wochen lang Wannenbäder, Spülungen, Autofahren, Treppensteigen und das Heben von schweren Gegenständen zu vermeiden. Wenn du Autofahren mußt oder kleine Kinder zu Hause hast, die getragen werden müssen, frage nach Empfehlungen, wie sich dies ohne Schaden machen läßt. Die meisten Ärzte empfehlen, sechs bis acht Wochen auf Geschlechtsverkehr und/oder aktiven Sport zu verzichten. Manche Frauen jedoch fangen damit auch früher wieder an. Beginne mit leichten Übungen (wie Spazierengehen) und nimm deine alten Gewohnheiten allmählich wieder auf. Visualisierungsübungen, bei denen man sich selbst als gesund und aktiv wahrnimmt, können den Heilungsprozeß beschleunigen. Eine vollständige Heilung dauert im allgemeinen vier bis sechs Wochen, aber manche Frauen fühlen sich noch sechs Monate oder sogar ein Jahr nach der Operation abgeschlagen und erschöpft.

Verschiedene Verfahren der Hysterektomie

Im folgenden sollen die gebräuchlichsten Verfahren bei der Hysterektomie vorgestellt werden. Anstatt sich nur mit dem Namen einer vom Chirurgen vorgeschlagenen Operationsmethode zufriedenzugeben, sollte jede Frau, die sich zur Hysterektomie entschließt, auf einer genauen Beschreibung der Techniken und ihrer spezifischen Vor- und Nachteile bzw. Risiken bestehen. Diese Erklärungen sind übrigens Teil der ärztlichen Aufklärungspflicht; wir haben also ein Recht auf sie!

- *vollständige Hysterektomie:* Bei dieser Operation werden Uterus und Zervix operativ entfernt, jedoch nicht die Eileiter und Eierstöcke. So kommt es auch weiterhin zu Eisprüngen, aber nicht mehr zu einer Menstruation, statt dessen wird die Eizelle in der Bauchhöhle resorbiert.
- *Vollständige Hysterektomie mit bilateraler Salpingo-Oophorektomie:* Dabei entfernt der Chirurg die Gebärmutter, die Zervix, die Eileiter (Salpinx) und beide Eierstöcke (Oophoron). In seltenen Fällen wird die Zervix belassen, aber weil dabei ein erhöhtes Risiko für eine Infektion oder Krebs in der Zervix besteht, gilt dieses Verfahren weitgehend als überholt. «Bilateral» bedeutet, auf beiden Seiten, obwohl manchmal nur ein Eierstock entfernt wird, wenn der andere nicht erkrankt ist. In seltenen Fällen, normalerweise um einen ausgebreiteten Krebs zu bekämpfen, entfernt der Chirurg auch den oberen Teil der Vagina und vielleicht die Lymphknoten im Beckenbereich. Das wird auch als «radikale Hysterektomie» bezeichnet.

Abdominale oder vaginale Hysterektomie?
Die Entfernung der Gebärmutter kann entweder durch einen Schnitt im Unterleib oder durch die Vagina erfolgen. Der Chirurg wird einen Unterleibsschnitt empfehlen:

- wenn auch die Eierstöcke entfernt werden sollen
- wenn ein großer Tumor in der Gebärmutter sitzt
- bei einer chronischen Unterleibskrankheit.

Im allgemeinen ziehen Chirurgen dieses Verfahren vor, weil sie dadurch die Bauchhöhle insgesamt besser sehen können. Allerdings ist die Wahrscheinlichkeit größer, daß sie dabei auch gesunde Eierstöcke entfernen, weil sie bei einer abdominalen Hysterektomie leichter zugänglich sind. Der Schnitt wird entweder horizontal oberhalb der Schambehaarung gelegt («Bikinischnitt») oder vertikal, zwischen Nabel und Schambehaarung. Vertikale Schnitte heilen im allgemeinen weniger schnell, weil dabei mehr Muskelfasern durchtrennt werden. Besprich mit dem Arzt, ob sich der gegebenenfalls vorgeschlagene Schnitt nicht vermeiden läßt.

Eine vaginale Hysterektomie, die unter anderem bei einem Gebärmuttervorfall angezeigt ist, also wenn der Uterus in die Vagina hinabsinkt (siehe Seite 296), hat den Vorteil, daß der Heilungsprozeß verkürzt werden kann. Außerdem hinterläßt sie keine sichtbare Narbe, da der Schnitt in der Vagina gemacht wird. Da vaginale Hysterektomien jedoch größere Geschicklichkeit erfordern als Bauchoperationen, ist es wichtig, einen Chirurg zu finden, der diesen Eingriff regelmäßig durchführt.

Operationsfehler können zu bleibenden Schwierigkeiten im Harntrakt führen. Weitere Nachteile sind eine mögliche Verkürzung der Vagina, was später zu Schmerzen beim Geschlechtsverkehr führen kann. Außerdem bekommen manche Frauen infolge der Lithotomie-Lage während der Operation (Kopf unten, Becken hoch) vorübergehend schwere Rückenschmerzen.

Gründliche Untersuchungen haben ergeben, daß die Komplikationsrate von 50% bei abdominalen Hysterektomien damit um ein Zwei- bis Vierfaches höher liegt als bei einer vaginalen Hysterektomie. Ausnahmefälle sind Frauen, die vorher einen Kaiserschnitt hatten. Bei ihnen treten nach einer vaginalen Hysterektomie fast zu 65% Komplikationen auf.

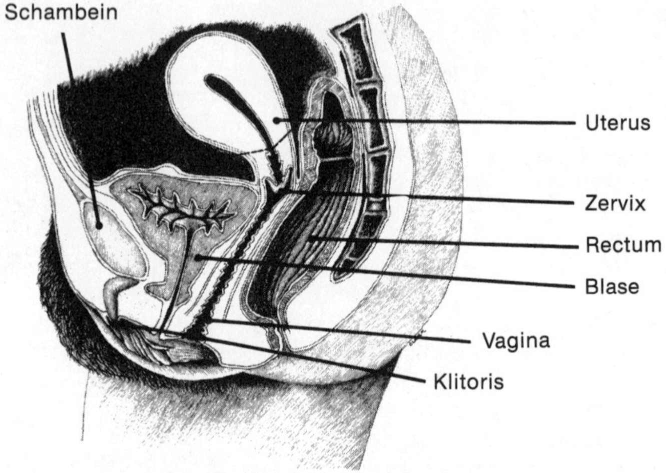
Schambein
Uterus
Zervix
Rectum
Blase
Vagina
Klitoris

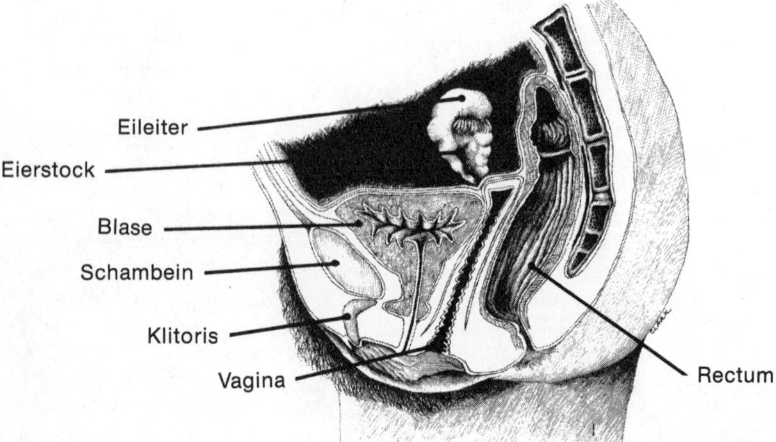
Eileiter
Eierstock
Blase
Schambein
Klitoris
Vagina
Rectum

Oophorektomie – Gründe und Risiken
Eine Oophorektomie bedeutet die Entfernung entweder nur von einem (unilateral) oder beiden (bilateral) Eierstöcken. Dabei werden manchmal auch die Eileiter mit entfernt. Nimmt man beide Eierstöcke heraus, wird normalerweise gleichzeitig eine Hysterektomie vorgenommen. Grund für eine Oophorektomie sind im allgemeinen: eine Eileiterschwangerschaft, Endometriose, bösartige oder gutartige Tumore oder Zysten am Eierstock und Unterleibsentzündungen. Ein vergrößerter Eierstock nach der Menopause kann karzinös sein und erfordert dringend eine Untersuchung.

Eine Frau, bei der nur ein Eierstock entfernt wird, nicht jedoch die Gebärmutter, ist auch weiterhin fruchtbar und menstruiert. Werden jedoch beide Eierstöcke entfernt, tritt eine chirurgisch indizierte Menopause ein. Selbst bei Frauen, die einen oder beide Eierstöcke behalten, zeigen sich (vorübergehend) die Symptome eines Östrogenmangels, weil die Eierstöcke nicht ausreichend mit Blut versorgt werden.

Viele Chirurgen entfernen bei einer Hysterektomie an Frauen über 45 die Eierstöcke gleich mit, unabhängig davon, ob die Eierstöcke erkrankt sind oder nicht. Jahrzehntelang war diese Praxis eine der umstrittensten in der Gynäkologie überhaupt. Die Befürworter dieses Verfahrens argumentierten, eine Oophorektomie würde die Wahrscheinlichkeit von Eierstockkrebs herabsetzen, von dem statistisch 1% der Frauen über 40 Jahren betroffen ist, und bei dem eine Heilungsrate von nur 20% besteht. Dagegen zeigen Untersuchungen, daß das tatsächliche Risiko, nach einer Hysterektomie Eierstockkrebs zu bekommen, sehr gering ist (nur etwa 1 Frau von 1000). Manche Mediziner halten das Krebsrisiko zudem für weniger bedeutend verglichen mit den Risiken, die der Verlust der Eierstockfunktionen mit sich bringen kann: Kreislaufkrankheiten, verfrühte Osteoporeose und abrupter Wechsel, wobei all diese Gesundheitsstörungen die schwierige Frage nach einer Östrogenbehandlung aufwerfen.

Die Oophorektomie beeinträchtigt auf jeden Fall das Hormongleichgewicht bei Frauen sowohl vor als auch nach dem Wechsel, denn die Eierstöcke produzieren normalerweise auch nach dem Wechsel noch bedeutende Mengen von Hormonen.

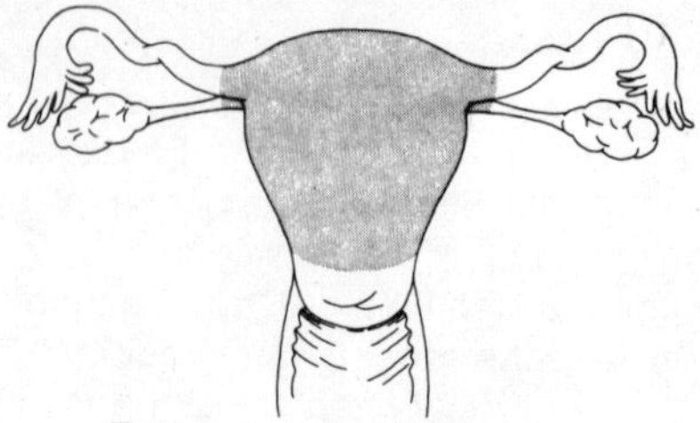

Entfernung der Gebärmutter
Zervix bleibt erhalten

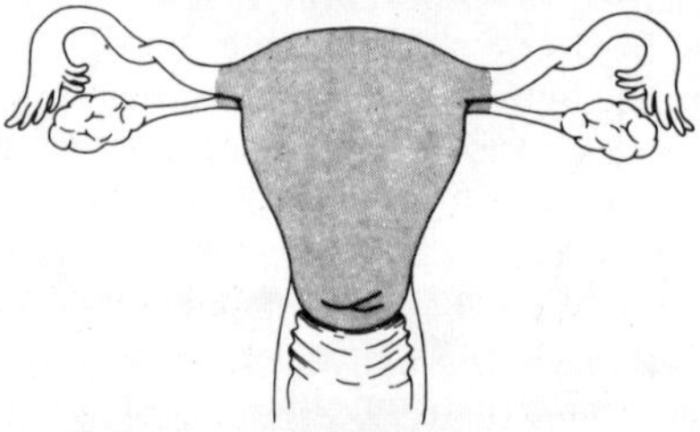

Entfernung der Gebärmutter
einschließlich Zervix

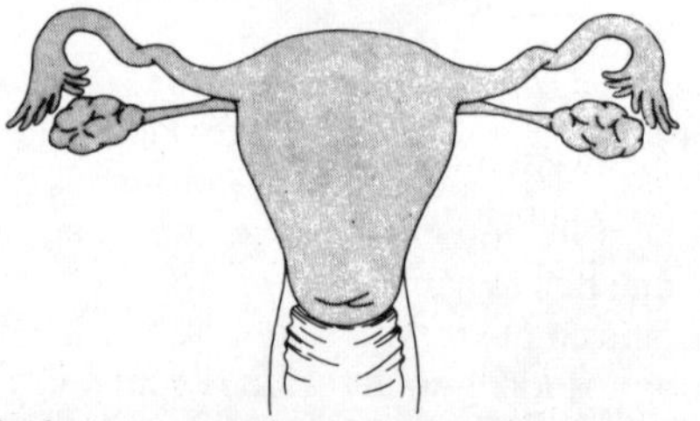

Entfernung der Gebärmutter einschließlich
Zervix und beider Eierstöcke

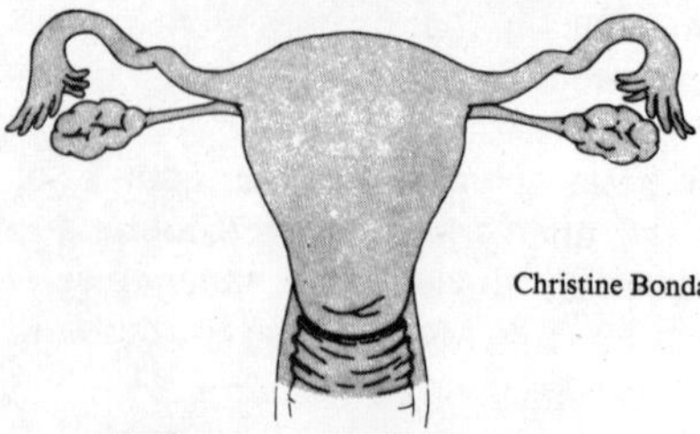

Christine Bondante

Entfernung der Gebärmutter
einschließlich der Zervix, beider Eierstöcke
und des oberen Scheidenanteils

Vagina und Vulva

Scheidenentzündung (Kolpitis, Vaginitis)

Alle Zellen, die deine Scheide auskleiden, können Feuchtigkeit ins Scheideninnere abgeben. Wenn eine Frau sexuell erregt ist, nimmt diese Flüssigkeitsabsonderung zu. Außerdem läuft, je nach Zyklusphase, bei vielen (aber nicht allen) Frauen von den Zervixdrüsen gebildeter Fruchtbarkeitsschleim (siehe oben) an den Scheidenwänden herab und, mindestens an den Tagen kurz vor dem Eisprung, auch aus der Scheide heraus. Dieser bei allen fruchtbaren Frauen mehr oder weniger stark vorhandene Ausfluß heißt Weißfluß und ist keineswegs krankhaft.

In der Scheide einer gesunden Frau gedeihen viele Bakterien. Einige davon erhalten das Säuregleichgewicht der Vagina und verhindern, daß sich Trichomonaden, Pilze und andere Organismen unverhältnismäßig rasch vermehren. In größeren Mengen können die von diesen Organismen abgesonderten Abfallprodukte die Scheidenwände reizen und Entzündungen hervorrufen. Wenn dies passiert, entsteht ein stärkerer Ausfluß, man spürt einen mehr oder weniger starken Juckreiz und ein Brennen in der Umgebung der Scheidenöffnung, die Innenseiten der Oberschenkel können wund werden und man muß dauernd Wasser lassen.

Um zu verstehen, wie solche Entzündungen zustande kommen können, ist es hilfreich zu wissen, wie es die Scheide normalerweise schafft, sich selbst gesund und sauber zu halten.

Der Schleim, der sich normalerweise in der Scheide befindet, ist sauer; er hat einen konstanten pH-Wert von durchschnittlich 4,0. Dies liegt an seinem Gehalt an Milchsäure. Die Milchsäure wird von den milchsäurebildenden Döderlein-Bakterien (Lactobacillus acidophilus) in Symbiose mit den Oberflächenzellen der Scheide produziert.

Die Oberflächenzellen der Scheide bilden unter dem steuernden Einfluß der Sexualhormone Glykogen, bis sie damit angefüllt sind, schilfern ab und werden von den Döderlein-Bakterien aufgelöst. Dadurch wird das Glykogen frei, und in einer einfachen chemischen Reaktion entstehen daraus schnell Maltose und Dextrose (zwei Zucker). Diese werden wiederum von den Döderlein-Bakterien zu Milchsäure vergoren, und das durch die Milchsäure entstehende saure Milieu der Scheide hilft den Döderlein-Bakterien, sich schnell weiter zu vermehren. Alle anderen Bakterien und Mikroorganismen jedoch, denen dies zu sauer ist, können sich nicht vermehren und sterben ab.

Östrogene

Oberflächenzellen der Scheide bilden Glykogen und schilfern ab — *Döderlein-Bakterien*

lösen die Zellen auf

Glykogen wird frei

Scheidenfermente

Maltose und Dextrose

vergären die Zuckermoleküle

Milchsäure (ph = 4,0)

das saure Scheidenmilieu fördert das Wachstum der Döderlein-Bakterien

Wenn dieses harmonische Gleichgewicht jedoch gestört wird, kann es zu einer übermäßigen Vermehrung der Keime in der Scheide kommen, und es sind die Anzeichen einer Entzündung festzustellen. Dafür gibt es die folgenden Ursachen:

- Anhaltender *Östrogenmangel*: Dieser führt dazu, daß die Oberflächenzellen nicht mehr so schnell nachwachsen, weniger abschilfern und nicht mehr ausreichend Glykogen enthalten.
- Eine *Verminderung des Säuregehalts*: Eine häufige Ursache ist die Vermehrung des alkalischen Zervixschleims, zum Beispiel in der Schwangerschaft oder unter der Anti-Baby-Pille. Auch direkt im Anschluß an eine Ejakulation steigt der Scheiden-pH von etwa 4 auf 7 bis 8 (so bleiben die Spermien beweglich und befruchtungsfähig).
- Direkte *Schädigung der Döderlein-Flora*: Dies ist eine der Nebenwirkungen jeder Antibiotika- oder Sulfonamidtherapie, sowohl als Scheidenzäpfchen als auch in Tablettenform oder als Spritze.

Weitere Faktoren, die vaginale Infektionen begünstigen, können sein: allgemein herabgesetzte Widerstandskraft (durch Streß, zu wenig Schlaf, unzureichende Ernährung, andere Infektionen im Körper), zu viele Spülungen, Schwangerschaft, Anti-Baby-Pillen oder andere Hormone, Antibiotika, Diabetes oder eine Vorstufe dazu, Verletzungen, Abschürfungen oder andere Reizungen in der Vagina (durch Geburt, Geschlechtsverkehr mit mangelnder Befeuchtung, Tampons oder durch das Einführen eines medizinischen Instruments oder eines Gegenstands zur Masturbation). Sogenannte «Hygienesprays» oder auch mit Deodorantien behandelte Binden und Slipeinlagen können an der Haut der Vagina oder Vulva Reizungen oder allergische Reaktionen auslösen. Im besten Fall sind sie nur unnötig, oft aber geradezu schädlich. Alle diese Produkte sollten auf der Packung Warnhinweise tragen! Frauen nach dem Wechsel sind besonders anfällig. Außerdem können solche Entzündungen durch einen Geschlechtsverkehr mit einem infizierten Partner hervorgerufen werden, auch wenn das sogenannte «Scheidenmilieu» in Ordnung ist (siehe Kapitel 14: «Sexuell übertragbare Krankheiten»).

Vorbeugung

So kannst du eine Scheidenentzündung gar nicht erst auftreten lassen oder die Wiederkehr der Entzündung vermeiden:

1. Wasche deine Vulva und deinen After regelmäßig. Tupfe deine Vulva nach dem Waschen vorsichtig ab und versuche, sie trocken zu halten. Vermeide «Intimsprays» und Seifen (die alkalisch sind) – verwende ein seifenfreies Hautreinigungsmittel, wenn du eine empfindliche Haut hast (zum Beispiel seba med, das einen pH-Wert von 5,5 hat).
2. Trage tagsüber Unterhosen aus Baumwolle. Vermeide Nylonunterwäsche und Nylonstrumpfhosen, weil sie Feuchtigkeit und Wärme nicht durchlassen und so die schädlichen Bakterien schneller wachsen können.
3. Vermeide Hosen, die im Schritt und um die Schenkel herum eng anliegen.
4. Wische deinen After immer von vorn nach hinten ab, um zu verhindern, daß Bakterien vom After in die Scheide oder in die Harnröhre gelangen.
5. Vergewissere dich, daß deine Sexualpartner reinlich sind. Ein Mann sollte seinen Penis täglich einmal waschen, natürlich besonders vor einem Geschlechtsverkehr. Ein Kondom kann zusätzlichen Schutz bieten.
6. Verwende ein wasserlösliches Gel aus einer Tube (enthält weniger Keime als aus einem Topf), wenn du zusätzliche Feuchtigkeit vor einem Verkehr brauchst. Nimm keine Vaseline! Untersuchungen haben gezeigt, daß die empfängnisverhütenden chemischen Mittel (Gel, Schaumzäpfchen) das Wachstum vieler Bakterien, von Trichomonaden und möglicherweise auch von Pilzen verlangsamen. Es ist also eine

gute Idee, diese Mittel zum Anfeuchten der Scheide und/oder zur Verhütung anzuwenden, vor allem, wenn du den Mann nicht besonders gut kennst.

7. Lasse dich auf keinen Geschlechtsverkehr ein, der schmerzhaft für dich ist oder Abschürfungen in deiner Scheide zur Folge haben kann.
8. Führe nichts in deine Scheide ein, was scharfe Kanten hat und was du nicht auch in den Mund nehmen würdest.

Medizinische oder alternative Behandlung?

Für einen Arzt besteht die Behandlung einer Vaginitis im allgemeinen darin, ein Antibiotikum oder ein Anti-Pilz-Mittel zu verschreiben, das die verursachenden Mikroorganismen abtötet. Dabei zerstören diese Medikamente jedoch auch das fragile Gleichgewicht von Bakterien und Hefen in der Vagina und können durch die Veränderung des normalen Säuregleichgewichts der Schleimhaut neue Entzündungen hervorrufen. Manche dieser Medikamente haben außerdem unangenehme oder sogar gefährliche Nebenwirkungen.

Als Alternative zu Antibiotika bei Vaginitis greifen viele Frauen auf natürliche oder Kräuterheilmittel zurück, die helfen, die normale Vaginalflora wiederherzustellen und die Heilung zu beschleunigen. Zum Beispiel kannst du aus Kräutern lindernde Spülungen bereiten, Wickel oder Sitzbäder (bei schweren sexuell übertragbaren Krankheiten oder Infektionen, die die Gebärmutter, die Eileiter oder Eierstöcke mit betreffen, solltest du dich allerdings nicht auf diese Hausmittel verlassen.)

Merke: Spülungen sind normalerweise nicht notwendig, außer zu Therapiezwecken oder zur Prävention. Bei Spülungen mit der «Frauendusche» (Irrigator) sehr vorsichtig vorgehen. Verwende lauwarmes Wasser und halte das Gefäß nicht höher als zwanzig Zentimeter über das Becken. In der Schwangerschaft niemals Spülungen vornehmen! Bei Schmerzen in der Vagina und/oder Fieber nach einer Spülung, sofort am gleichen Tag noch zum Arzt oder in ein Krankenhaus gehen.

Wenn du jedoch sicher sein kannst, daß du nicht an einer der gravierenden, sexuell übertragbaren Krankheiten leidest und weder Schmerzen noch Fieber hast, kannst du ruhig eine der folgenden Heilungsmethoden versuchen. Sie alle bauen darauf auf, daß dein natürliches Scheidenmilieu aus dem Gleichgewicht geraten war und jetzt wiederhergestellt werden muß. Es kann sein, daß diese Methoden etwas länger brauchen, als die ärztlichen, bis sie Erfolg haben. Ihr Wert liegt darin, daß du sie schon bei den geringsten Anzeichen einer Entzündung selbst anwenden kannst, bevor also wirkliche Beschwerden da sind. Auch frühe Pilz- und Trichomonadeninfektionen bilden sich so zurück.

1. *Essigwasser:* Du kannst ein - bis zweimal am Tag ein Essigsitzbad nehmen, pro Liter lauwarmes Wasser ein bis zwei Eßlöffel Essig. Dieses leicht angesäuerte Badewasser hilft der Scheide, ihr saures Milieu wiederherzustellen, so daß die fremden Bakterien schlechtere Lebensbedingungen vorfinden. Nimm lieber keinen Zitronensaft, da er in Wunden oder Abschürfungen und Rissen stark brennt. Versuche folgende Alternativen zur Spülung:
   - Setze dich mit gespreizten Beinen in die Badeschüssel, öffne deine Scheide mit den Fingern und lasse das Wasser hineinlaufen. Du kannst auch sorgsam mit deinen Fingern in die Scheide hineinfassen und versuchen, den Schleim herauszuwaschen. Reibe nicht zu sehr, um die Scheidenwände nicht zu reizen.
   - Du kannst einen Tampon (ohne die Papphülse) in die Lösung eintauchen und für einige Minuten bis Stunden die Scheide damit befeuchten. Es kann sein, daß du dadurch dauernd tropfst – das hängt davon ab, wie du gebaut bist. Bis du es herausgefunden hast, kannst du eine Binde verwenden oder ein Handtuch unterlegen.

     Den nassen Tampon einzuführen kann ziemlich schwierig sein. Unser Vorschlag: Wenn du ein *Diaphragma* hast, kannst du den nassen Tampon in das Diaphragma hineinlegen, es zusammenfalten und wie gewöhnlich einführen. Dann holst du das Diaphragma wieder heraus und läßt den Tampon drin. Anschließend mußt du das Diaphragma sorgfältig mit Seife und heißem Wasser waschen, um dich nicht wieder zu infizieren.
   - Du kannst auch eine Binde, die du mit Essigwasser beträufelt hast, einige Minuten bis Stunden vor deine Vulva legen, damit das Jucken und Brennen nachläßt.
2. *Joghurt:* Joghurt oder Joghurtwasser enthält nicht nur leichte Säuren, vor allem Milchsäure, sondern Joghurt enthält auch Milchsäure-Bakterien (Döderlein-Bakterien), sofern er nicht pasteurisiert ist. Es ist allerdings oft schwer, ihn zu bekommen, am ehesten in Reformhäusern oder Gesundheitsläden.

   Du kannst den Joghurt entweder mit einem Applikator, der den Packungen mit Scheidencremes und -gels beiliegt, oder mit einem Tampon, auf den du etwas Joghurt gestrichen hast, einführen; manche verwenden ihr Spekulum und einen Löffel. Du kannst auch Joghurt direkt auf deine Vulva auftragen, wenn du den Juckreiz dort lindern willst. Manche bereiten sich eine Lösung von zwei Eßlöffeln Joghurt pro Liter lauwarmes Wasser und nehmen dann ein Sitzbad darin. Oder du kannst Joghurt in einen Kaffeefilter füllen, das abfließende Joghurtwasser auffangen und wie Essigwasser (siehe oben) verwenden.

3. *Knoblauch:* Manche Frauen sind ihre Scheidenentzündung losgeworden, nachdem sie drei Tage lang, für jeweils etwa zwölf Stunden, eine Knoblauchzehe in ihrer Scheide wirken ließen. Mit folgendem Trick kannst du die Knoblauchzehe bequem wieder aus der Scheide entfernen: Schneide dir ein 25 bis 30 cm langes Stück Mullbinde oder andere Gaze ab, lege die gepellte, aber möglichst nicht angeschnittene Knoblauchzehe in die Mitte und drehe die beiden Stoffenden umeinander, schiebe das Knoblauchpäckchen in die Scheide, so daß die Enden der Mullbinde heraushängen, und ziehe einfach daran, sobald die Knoblauchzehe lange genug gewirkt hat. Du kannst die Behandlung mit einem Sitzbad in Essigwasser abschließen. Es ist bekannt, daß Knoblauch tatsächlich antibiotisch wirkt. Es handelt sich also um einen der Fälle, in denen ein Volksheilmittel dadurch rehabilitiert wird, daß man eine mit modernen Medikamenten der Pharmaindustrie vergleichbare Wirkungsweise entdeckt hat.
4. *Kamille:* Die bekannte entzündungslindernde Wirkung von Kamille kannst du ausnutzen, indem du dir einen Aufguß aus 500 g Kamillenblüten in fünf Liter Wasser bereitest, den du zehn Minuten ziehen läßt und dann darin badest.
5. *Kiefer und Lärche:* Die Nadeln und Sprossen von Kiefern und Lärchen, vor allem von Latschenkiefern, sollen Ausflußbeschwerden heilen können. Nimm ein bis drei Pfund, lege sie in zwei bis drei Liter kochendes Wasser und lasse sie eine halbe Stunde ziehen, dann kannst du den Sud dem Badewasser zugeben.
6. *Andere Kräuter:* Es wird sehr stark von deiner allgemeinen Einstellung zu Medikamenten und deiner Experimentierfreudigkeit abhängen, ob du bereit bist herauszufinden, wie sich eine Scheidenentzündung bei dir entwickelt, wenn du einige Tage und Wochen lang verschiedene Kräutertees verwendest. Im allgemeinen wird ein Eßlöffel der Kräuter auf ein Liter kochendes Wasser empfohlen, diesen Sud sollst du dann ziehen lassen, bis er kühl genug ist, um darin zu baden. Einige Kräuter, denen eine entzündungshemmende und beruhigende Wirkung nachgesagt wird, sind *Rosmarin, Salbai, Schwarzwurz* und *Eibisch*. Wenn du dich eingehend mit der Heilwirkung von Kräutern

beschäftigen möchtest, wird dir eines der großen Kräuterbücher sicher am zuverlässigsten weiterhelfen.

7. *Ernährung:* Damit alle Vorgänge im Körper harmonisch ablaufen können, ist eine ausgewogene Ernährung wichtig. Falsche Ernährung kann außerdem langfristig die Abwehrkräfte schwächen und auf diesem Weg auch zur Entstehung von Scheidenentzündungen beitragen (siehe auch Ernährungskapitel im ersten Band).
8. *Bewegung:* Das gleiche wie für die Ernährung gilt auch für die Bewegung. Körperliche Aktivität (nicht Leistungssport) hält die Körperfunktionen im Gleichgewicht und baut Streß ab, der sonst das Abwehrsystem fordert und als anhaltende Belastung auch überfordert.
9. *Rezeptfreie Medikamente:* Um das natürliche Gleichgewicht der Scheide wiederherzustellen, kannst du dir in der Apotheke verschiedene Präparate kaufen oder vom Arzt verschreiben lassen:
   - Vagiflor-Scheidentabletten, die lebende Döderlein-Bakterien enthalten und kühl aufbewahrt werden müssen;
   - Spuman c. Acid. lactic.-Stifte, die Milchsäure enthalten;
   - Dextrovagin-Scheidentabletten, die unter anderem Dextrose und Zitronensäure enthalten.

Hilfreich gegen wunde Stellen, Schmerzen und Juckreiz ist außerdem eine Zinkoxidpaste oder -öl.

Vielleicht hilft es, wenn du aufhörst, die Pille zu nehmen, und statt dessen zur Verhütung das Diaphragma mit Gel verwendest – das Gel verhindert durch seinen sauren pH-Wert gleichzeitig die Wiederkehr der Entzündung. Außerdem sollte der Arzt nach anderen Ursachen der Scheidenentzündung suchen. Vielleicht liegt bei dir eine Eversion (siehe Seite 247) vor, und das Absetzen der Pille oder eine Ätzbehandlung hilft. Oder du hast eine andere Unterleibsentzündung, die behandlungsbedürftig ist. Vielleicht ist die eigentliche Ursache deine Spirale, die du dir besser ziehen läßt.

Trichomonaden-Kolpitis (Scheidenentzündung durch Trichomonaden, Trichomoniasis)

Trichomonas vaginalis ist ein einzelliger Parasit, der bei Frauen und bei Männern vorkommt. Mindestens 50 % aller Frauen haben Trichomonaden in ihrer Scheide; Symptome treten aber erst dann auf, wenn sich das biologische Milieu der Schleimhaut ändert. Daher haben Männer fast nie Beschwerden, obwohl sie die Trichomonaden übertragen können. Bei Frauen tritt ein schaumig-wäßriger Ausfluß auf, der gelblichgrün oder grau aussieht und stark riecht. Die Schleimhäute sind gerötet, und du hast Juckreiz. Wenn du gleichzeitig noch eine andere Infektion hast, kann der Ausfluß dicker und mehr weißlich sein. Auch die Harnröhre entzündet sich oft, und du hast dann ein starkes Brennen beim Wasserlassen. Trichomonaden werden fast ausschließlich beim Geschlechtsverkehr übertragen; die Trichomoniasis gehört zu den sexuell übertragbaren Krankheiten; es hat nur historische Gründe, daß sie auch in diesem Buch in einem anderen Kapitel als die Gonorrhöe und Syphilis beschrieben wird. Die Trichomonaden können auch durch feuchte Gegenstände übertragen werden, denkbar sind Handtücher, Badeanzüge, Klobrillen, Waschlappen und Badewasser.

Diagnose
Ein Tropfen Schleim wird mit einer Platinöse entnommen und in ein Röhrchen mit 30° Celsius warmer Kochsalzlösung gebracht, diese wird vorsichtig zentrifugiert; im Mikroskop kann man dann die beweglichen, noch lebenden Trichomonaden erkennen.

Therapie
Trichomonaden gedeihen am besten in einer alkalischen Umgebung, so daß die bloße Wiederherstellung des sauren Scheidenmilieus eine Trichomonaden-Infektion im Frühstadium beheben kann. Da Blut alkalisch ist, neigen Frauen während der Menstruation noch mehr dazu, eine Trichomonaden-Entzündung zu bekommen. Eine Spülung oder ein Sitzbad mit Essigwasser (siehe oben) kann für die Vorbeugung sehr wichtig sein. Joghurt und vor allem Vagiflor, das lebende Döderlein-Bakterien enthält, helfen der Scheide meist sehr bald, mit den Trichomonaden fertig zu werden. Um ein Wiederauftreten der Entzündung zu vermeiden, kannst du dich an den folgenden Rat halten:

Regelmäßige Sitzbäder in Essigwasser;
Vagiflor oder ähnliches für die Nacht;
lose Baumwollkleidung, weil die Parasiten an der Luft nicht gedeihen;
keine Tampons, keine Seife und keine Intimsprays verwenden.

Die schnellste und zuverlässigste Methode, eine Trichomonaden-Entzündung zu behandeln, ist eine Kur mit Metronidazol (das bekannteste Präparat ist Clont), Tinidazol (Simplotan) oder Nifuratel (Inimur). Verschiedene Tests haben aber erwiesen, daß diese Mittel bei Tieren Genmutationen und bei Ratten und Mäusen Krebs hervorrufen können (mindestens sieben verschiedene Studien allein für Metronidazol). *Deshalb sollten Frauen dieses Mittel möglichst vermeiden!* Die geachtete amerikanische Fachzeitschrift *Medical Letter* rät, daß Metronidazol nur dann bei einer Trichomonaden-Infektion herangezogen werden sollte, wenn sie nicht anders behandelt werden kann. Inzwischen enthalten auch die Beipackzettel der deutschen Präparate Hinweise auf Kontraindikationen. Manche Ärzte neigen dennoch dazu, es gleich zu verschreiben. Wenn es unvermeidlich scheint, daß du diese Medikamente nehmen mußt, achtest du am besten selbst auf die folgenden Dinge:

- Oral sollte Metronidazol (wahrscheinlich auch die anderen genannten Mittel gegen Trichomonaden) von niemanden eingenommen werden, der ein Magengeschwür hat, noch an einer weiteren Infektionskrankheit leidet, früher einmal eine Blutkrankheit gehabt hat oder an einer Erkrankung des Zentralnervensystems, der Leber und der Nieren leidet.
- Trinke während der Behandlung keinen Alkohol, weil diese Kombination zu Kopfschmerzen, Übelkeit und anderen Nebenwirkungen führen kann.
- Zwischen zwei Kuren, die nicht länger als zehn Tage dauern dürfen, sollten mindestens vier bis sechs Wochen liegen.
- Vor der Behandlung sollte eine Bestimmung der Anzahl der weißen Blutkörperchen durchgeführt werden, weil du bei einem Mangel an weißen Blutkörperchen das Mittel nicht nehmen darfst. Nach dem Ende der Behandlung sollte diese Untersuchung wiederholt werden, um sicherzustellen, daß du einen solchen Mangel nicht durch das Medikament bekommen hast.
- Deine Sexualpartner sollten ebenfalls behandelt werden, auch wenn sie keine Symptome aufweisen, um eine neuerliche Ansteckung zu vermeiden; während der Behandlung sollte jeder Geschlechtsverkehr unterbleiben.

Soorkolpitis (Scheidenentzündung durch Pilze, Candidiasis)

Die häufigste Pilzerkrankung im Genitalbereich ist die Candidiasis. Candida albicans, ein Hefepilz, wächst normalerweise in unschädlichen Mengen in deinem After und der Scheide. Wenn dein Körperhaushalt zum Beispiel durch Streß aus dem Gleichgewicht geraten ist, können hefeähnliche Organismen übermäßig rasch wachsen und einen weißlichen, zähflüssigen, manchmal auch krümeligen Ausfluß hervorrufen. Er sieht wie Hüttenkäse aus, riecht wie Hefeteig und verursacht einen schier unerträglichen Juckreiz. Wenn eine Frau während der Entbindung eine Pilzinfektion der Scheide hat, kann sie sie auf ihr Baby übertragen. Deswegen gehört ein Candida-Test auch inzwischen zur Schwangerenvorsorge. Das Kind bekommt, wenn die Mutter nicht behandelt wurde, einen Soor im Rachen und im Verdauungstrakt mit lauter weißlichen Belägen auf der enzündeten Schleimhaut und muß mit Nystatin-Tropfen oder Gentianaviolett behandelt werden.

Die Candida gedeiht am besten in einer nur ganz leicht sauren Umgebung. Der pH-Wert der Vagina ist gewöhnlich stärker sauer, als es die Candida mag, aber wenn Frauen die Pille nehmen, schwanger sind, zuckerkrank sind oder menstruieren (dann steigt der pH-Wert der Scheide auf 5,8 bis 6,8, weil das Blut alkalisch ist), bietet die Scheide dem Hefepilz nahezu ideale Wachstumsbedingungen. Entsprechend wichtig werden dann die vorbeugenden Maßnahmen für Scheideninfektionen.

Während einer antibiotischen Behandlung entfällt für die Pilze die Konkurrenz der Bakterien um Platz und Nahrung, so daß sie sich meist übermäßig vermehren. Wenn du Antibiotika nehmen *mußt*, ist es also gut, gleichzeitig darauf zu achten, daß die Scheide immer sauer genug bleibt (siehe Tips Seite 322).

Die Mittel zur Vorbeugung und frühen Behandlung einer Scheidenentzündung (siehe Seite 321) sind auch geeignet, das Ausbreiten einer sehr frühen Pilzerkrankung zu verhindern. Wenn allerdings eine Candidiasis bereits ihren Lauf genommen hat, reichen diese Maßnahmen meist nicht aus, weil der Juckreiz besonders lästig ist. Da die meisten speziell gegen Pilze wirkenden Mittel rezeptpflichtig sind, brauchst du einen Arzt; außerdem ist es sinnvoll, ihn nachschauen zu lassen, ob es sich wirklich bloß um eine Pilzinfektion handelt.

Diagnose

Ein Tropfen Sekret wird mit der Platinöse entnommen, auf ein Glasplättchen (Objektträger) ausgestrichen, eventuell gefärbt, und im Mikroskop kann man dann die feinen Pilzfäden erkennen.

Therapie

Die medikamentöse Behandlung der Candidiasis besteht meist in der Verabreichung irgendeiner Form von Nystatin (Biofanal-Scheidenzäpfchen, Moronal-Zäpfchen), Natamycin (Pimafucin-Creme oder Vaginaltabletten), Clotrimazol (Canesten-Vaginaltabletten oder -Creme), Miconazolnitrat (Gyno-Daktar Vaginal-Creme, Vaginal-Ovula oder -Tampons) oder ähnlichen Präparaten. Die örtlich wirkenden Pilzmittel haben weniger Nebenwirkungen als oral eingenommene; sie können auch während einer Schwangerschaft angewendet werden. Oft sind sie allein aber nicht stark genug, um schwerere Hefepilzinfektionen zu heilen. Manche Ärzte verschreiben sehr schnell Pilzmittel in Tablettenform, um den Darm «pilzfrei» zu machen und eine Reinfektion der Scheide vom After her zu vermeiden. Wir halten es für besser, dafür zu sorgen, daß wieder ein gesundes Scheidenmilieu zustande kommt – unter anderem deshalb, weil wir Pilzmittel nicht ewig essen wollen. Denn sie haben zum Teil erhebliche Nebenwirkungen, die von Kopfweh und Magen-Darm-Störungen über Allergien bis hin zu Knochenmarksschädigungen und schweren seelischen Beeinträchtigungen reichen können.

Eine andere, seit langem bekannte Behandlungsmethode besteht im Bepinseln von Muttermund, Scheide und Vulva mit bestimmten Farbstoffen. Gentianaviolett, aber auch Kristallviolett und Methylviolett werden im Verhältnis 1:500 oder 1:100 in Wasser gelöst und wiederholt aufgetragen. Um das Violettwerden der Kleidung zu vermeiden, trägst du am besten Binden.

Wie auch bei jeder anderen Erkrankung ist es natürlich am sinnvollsten, nicht nur das Symptom – hier das verstärkte Wachstum der vorhandenen Pilze – zu behandeln, sondern die eigentliche Ursache zu bekämpfen. Also:

- die Pille absetzen (spätestens beim zweiten Rückfall!) und statt dessen andere Verhütungsmittel anwenden;
- die antibiotische Behandlung, wenn möglich, beenden und eine spätere Antibiotika-Therapie auch aus diesem Grund kritisch prüfen;
- eine bestehende Blutzuckererkrankung energisch behandeln;
- die allgemeine Widerstandsfähigkeit stärken, also soviel schlafen, wie es der Körper braucht, die Ernährungsgewohnheiten verbessern, psychische Belastungen erkennen und versuchen zu mindern, Umweltbelastungen und Rauchen einschränken;
- nach einer möglichen zugrunde liegenden schwächenden Erkrankung suchen.

Tips, um Rückfälle zu vermeiden:

- Die Sporen der Pilze können auch außerhalb des Körpers lange Zeit überdauern. Ziehe also nur Kochbares an und wechsle es täglich.
- Laß auch für deinen Partner ein Pilzmittel aufschreiben. Männer haben zwar recht selten Symptome, können dich aber wieder infizieren. Während der Behandlung ist es ratsam, keinen Geschlechtsverkehr zu haben (auch die Candidiasis gehört zu den sexuell übertragbaren Krankheiten).

Gardnerella (früher auch «Hämophilus» genannt)

Das Bakterium Gardnerella vaginalis ist eine der häufigsten Ursachen für Vaginitis. Ebenso wie Pilze gedeihen auch diese Bakterien, wenn der normale pH-Wert der Vagina gestört ist. Gardnerella kann durch Geschlechtsverkehr übertragen werden, weniger häufig auch durch Spülungsgeräte, Toilettensitze, Waschlappen und Handtücher. Die Symptome sind ähnlich wie bei Trichomonaden, aber der Ausfluß ist eher cremig-weiß oder leicht grau und besonders nach einem Geschlechtsverkehr übelriechend (häufig fischig). Obwohl die Bakterien auf einem Abstrichpräparat recht einfach zu erkennen sind (einer Mischung aus Vaginalsekret und Salzlösung, unter einem Mikroskop untersucht), wird die Infektion manchmal falsch diagnostiziert. Eine zuverlässigere Diagnose bietet eine Kultur, besonders bei Frauen, die mehr als eine Infektion haben. Allerdings wird sie nicht in allen Labors angelegt.

Behandelt wird im allgemeinen mit Antibiotika (Tetracyclin oder Ampizillin – zu 60 % wirksam), Sulfonamidcreme oder Zäpfchen (weniger als 30 % wirksam). Manche Ärzte verschreiben Clont, was aber wegen seiner Nebenwirkungen nur mit Vorsicht und nur, wenn nichts anderes hilft, angewendet werden sollte (vgl. Trichomonaden, Seite 325). Gardnerella kann durch Geschlechtsverkehr übertragen werden, deshalb muß auch der Partner behandelt werden, normalerweise mit Antibiotika.

Selbsthilfe

Zur Selbsthilfebehandlung ist es wichtig, 1. den Säuregrad des Körpers anzuheben, durch Trinken von einem Viertelliter ungesüßtem Preiselbeersaft pro Tag, 2. abwechselnd Salzwasser und Essigspülungen oder -sitzbäder, eine Woche lang, 3. Joghurt-Tampons oder -Spülungen, 4. Knoblauchzäpfchen (siehe Seite 324) und Sitzbäder und Spülungen mit einem

Aufguß von kanadischer Gelbwurz (Hydrastis canadensis) oder Pimentrinde, 5. manche Frauen empfinden die Einnahme von Vitamin C als hilfreich. (Allgemeine Empfehlung für alle oben genannten Maßnahmen: einmal täglich.)

Unspezifische Vaginitis

Andere vaginale Infektionen werden als nichtspezifisch bezeichnet. Der Ausfluß ist weiß oder gelblich, manchmal mit etwas Blut vermischt. Die Wände der Vagina können sich weich und geschwollen anfühlen, mit Flüssigkeit gefüllt oder bedeckt von einer dicken, zähen Eiterschicht. Symptome wie bei einer Blasenentzündung können das erste Zeichen dafür sein (siehe Seite 290). Kreuzschmerzen, Krämpfe und geschwollene Drüsen im Beckenbereich können auftreten. Normalerweise wird eine solche Entzündung mit sulfonamidhaltigen Cremes oder Zäpfchen behandelt und manchmal auch mit Antibiotika. Für Frauen, die eine Schwefelallergie haben, gibt es auch andere Möglichkeiten.

Manche Mediziner sind der Ansicht, die meisten Fälle von Vaginitis würden durch Gardnerella-Bakterien ausgelöst. Andere bestreiten diese Auffassung. Mit einem Abstrich oder einer Kultur läßt sich die Ursache im allgemeinen feststellen.

Selbsthilfemaßnahmen

Die Mittel zur Selbsthilfe sind die gleichen wie für Infektionen, die von Gardnerella-Bakterien verursacht werden. Außerdem kannst du eine Spülung oder ein Sitzbad mit einem Aloe vera-Aufguß versuchen, um die gereizte Schleimhaut zu beruhigen, oder mit Chlorophyll, um den Sauerstoffgehalt der Zellen, die die Vagina auskleiden, zu erhöhen.

Vulvitis

Vulvitis, eine Entzündung der äußeren Geschlechtsteile, wird normalerweise durch eine Reizung verursacht, Bakterien oder eine Pilzinfektion, Verletzungen oder allergische Reaktionen auf im Handel übliche Produkte, zum Beispiel bestimmte Seifen, Puder, Deodorantien, Binden oder Slipeinlagen, synthetische Unterwäsche, Strumpfhosen und Medikamente. Eine Vulvitis tritt oft zusammen mit einer anderen Infektion auf, wie Vaginitis oder Herpes. Streß, unzureichende Ernährung und mangelnde Hygiene können die Anfälligkeit für Vulvitis erhöhen. Frauen mit Diabetes können Vulvitis bekommen, weil insgesamt der Zuckergehalt in den Körperzellen höher ist und dadurch auch der pH-Wert in der Vagina höher liegt. All diese Faktoren setzen die Widerstandskraft gegen Infektionen herab. Frauen nach dem Wechsel bekommen ebenfalls leicht eine Vulvitis. Denn wenn der Östrogengehalt im Blut zurückgeht, wird das Gewebe der Vulva dünner, trockener und unelastischer, was für Reizungen und Infektionen anfälliger macht.

Die Symptome einer Vulvitis sind Juckreiz, Rötung und Schwellung. Manchmal bilden sich mit Flüssigkeit gefüllte Bläschen, die aufgehen, eitern und verschorfen (sie ähneln Herpesbläschen). Kratzen kann weitere Reizungen, Eiterbildung und Abschilferung zur Folge haben, aber auch eine sekundäre Infektion. Manchmal wird die Haut durch Kratzen dicker und weißer. Bei diabetischer Vulvitis treten oft wunde, rote und gereizte Stellen auf. Zur Vorbeugung sind dieselben Maßnahmen zu empfehlen wie gegen Vaginitis (siehe Seite 319).

Medizinische Behandlung

Bei einer vaginalen Infektion oder Herpes wirkt die Behandlung dieser Probleme auch gegen eine Vulvitis.

Abhängig von der Ursache der Vulvitis verschreibt der Arzt Salben gegen Pilze. Juckt die Entzündung sehr stark, verordnet er möglicherweise eine Kortisonsalbe oder andere lindernde Lotionen. (Niedrigdosierte Kortisonscremes helfen, wenn sie nur kurze Zeit verwendet werden. Frauen nach dem Wechsel wird vielfach eine lokal anzuwendende Östrogensalbe oder eine Östrogentherapie verschrieben. Sie sollten beides aber mit großer Zurückhaltung anwenden, denn beide Mittel wurden mit verschiedenen Krebsarten in Verbindung gebracht, vgl. Seite.)

Wenn eine Vulvitis andauert oder schlimmer wird, ist vielleicht eine Biopsie notwendig, um die Möglichkeit von Krebs auszuschließen. Das läßt sich bei örtlicher Betäubung in der Praxis des Arztes durchführen.

Selbsthilfemaßnahmen

Alles, auf was du empfindlich reagieren könntest, sollte sofort abgesetzt werden: Medikamente, Seifen, Körperpuder, Deodorantien, Toilettenpapier usw. Halte die Vulva sauber und trocken, vermeide Wäsche aus Chemiefasern und andere Kleidung, in der sich Stauwärme entwickelt. Warme Sitzbäder mit Beinwell-Tee wirken lindernd. Um Wundwerden zu vermeiden, verwende Handtücher und Unterwäsche aus weicher Baumwolle oder Leinen. Kalte Kompressen aus naturbelassenem Vollmilchjoghurt oder Hüttenkäse können ebenfalls gegen Jucken und Reizungen helfen. Gegen Jucken hilft auch eine Zinkspat-Lotion. Ein warmes Sitzbad, dem einige Löffel Hafermehl zugesetzt werden, kann sehr lindernd wirken. Verwende darüber hinaus eine sterile, nichtreizende Gleitcreme beim Geschlechtsverkehr. Und schließlich: Versuche, dich vollwertig zu ernähren, häufiger als sonst auszuruhen und Möglichkeiten zu finden, besser mit Streß umzugehen.

Krebs

Die meisten Frauen (etwa zwei Drittel) erkranken nicht an Krebs. Viele, bei denen Krebs festgestellt wurde, sind Jahre nach der ersten Diagnose krebsfrei. Warum birgt diese Krankheit für uns so viel Schrecken? Der Grund liegt teilweise darin, daß die Medien sich fortwährend mit diesem Thema beschäftigen, teilweise aber auch darin, daß die Möglichkeiten der Behandlung fast ebenso schlimm erscheinen wie die Krankheit selbst und daß die Heilungschancen gering sind (61 % all derer, die an Krebs erkranken, sterben innerhalb von fünf Jahren). Bei Frauen kommt noch hinzu, daß sich Krebs oft in den Geschlechtsorganen bildet (Brust, Eierstöcke, Gebärmutter). Da die konventionelle Behandlung zum Beispiel von Brustkrebs vorsieht, die Brust chirurgisch zu entfernen, fürchten wir, unsere Attraktivität, unsere «Weiblichkeit» zu verlieren in einer Gesellschaft, die die Identität einer Frau häufig untrennbar an deren körperliche Eigenschaften koppelt. Außerdem kann die Entfernung des betroffenen Körperteils den Verlust sexueller Lust bedeuten (siehe zum Beispiel: «Hysterektomie», Seite 305).

Scham und die Frage «womit habe ich das verdient?» überwältigen Frauen, die an Krebs erkranken, häufig, was wenig erstaunlich ist, wenn bewußt wird, daß das Wort «Krebsgeschwür» im alltäglichen Sprachgebrauch mit sehr negativem Kontext benutzt wird.

Furcht und Scham sind ein Zeichen dafür, daß viele vermeiden, über Krebs nachzudenken, selbst wenn sie davon betroffen sind. Diese Vermeidungshaltung führt wiederum oft dazu, daß sie in medizinischer Hinsicht nicht die besten Entscheidungen treffen oder ihr Leben so gut wie möglich genießen.

Was ist Krebs?

Menschen aller Altersgruppen können an Krebs erkranken. Bei älteren Menschen tritt die Krankheit jedoch häufiger auf, weil Krebs sich manchmal bis zu zwanzig Jahren entwickeln muß, bis das Stadium erreicht ist, wo er entdeckt werden kann.

In diesem Jahrhundert ist die Zahl der Todesfälle durch Krebs deutlich angestiegen: Um 1900 starben im Deutschen Reich jährlich 40 von 100000 Einwohnern an Krebs. Damals waren Tuberkulose, Lungenentzündung und Durchfallerkrankungen die Hauptfaktoren, die die Todesursachenstatistiken prägten. 1925 hatte sich das Bild schon gewandelt. Auf 100000 Einwohner kamen nun schon 86 Krebstodesfälle und nur noch doppelt so viele Menschen starben an Tuberkulose und Lungenentzündung. 1986 schließlich hatten sich die Verhältnisse mehr als umgekehrt: von 100000 Einwohnern starben hierzulande 250 an Krebs und nur noch 28 pro Jahr an Tuberkulose oder Lungenentzündung.

Was die Krebshäufigkeit anbelangt, nimmt die Bundesrepublik im Vergleich mit anderen Ländern einen traurigen Spitzenplatz ein. Unter 43 Ländern lagen wir 1973 mit einer Krebsrate von 274 auf 100000 bei Männern auf dem 7. Platz und mit 167 Krebstodesfällen auf 100000 Frauen auf dem 10. Rang. Zum Vergleich: Die USA nahmen bei dieser Erhebung den 22. (Männer) und 17. Platz (Frauen) ein.

Abgesehen von solchen nationalen Unterschieden zeigen sich auch innerhalb der Bundesrepublik große regionale Schwankungen der Krebshäufigkeit. Insgesamt ist die Krebshäufigkeit in Großstädten und Ballungsräumen gegenüber ländlichen Gebieten erhöht. Lungenkrebs zum Beispiel ist bei Stadtmenschen um 40 % häufiger als bei der Landbevölkerung. Für diese Unterschiede gibt es mögliche Erklärungen, die von den belastenderen Lebensgewohnheiten und Umständen oder Schadstoffanteilen in der Luft und des Wassers der Städte bis hin zu den Ernährungsgewohnheiten reichen. Darüber hinaus gibt es schließlich auch Faktoren, die das individuelle Risiko beeinflussen. Untersuchungen haben zum Beispiel ergeben, daß für Arbeiter die Wahrscheinlichkeit, an Krebs zu erkranken, fast doppelt so hoch liegt wie für Angestellte. Mögliche Erklärungen: Arbeiter halten sich in einer belastenderen betrieblichen Umwelt auf und haben vielfach auch noch industrienahe Wohnungen. Außerdem rauchen und trinken sie im Durchschnitt mehr als Angestellte, machen weniger als diese von den Früherkennungsuntersuchungen Gebrauch und erhalten insgesamt eine schlechtere medizinische Versorgung.*

Frauen bekommen, wie die Zahlen zeigen, seltener Krebs und sterben auch seltener daran als Männer. Dieser Unterschied wird (außer bei Lungenkrebs) immer größer. Der Grund hierfür liegt wohl zum Teil darin, daß Männer bis vor kurzem viel mehr Tabak und Alkohol konsumierten und am Arbeitsplatz häufiger mit Karzinogenen zu tun hatten als Frauen. Außerdem können Frauen möglicherweise besser mit Belastungen umgehen und halten so ihr Immunsystem länger intakt. Vielleicht ist unser Immunsystem oder Stoffwechsel aber auch abhängig von Erbfaktoren, die Frauen besser ausrüsten, um mit Krebs fertig zu werden.

Terminologie

Folgende Begriffe werden, selbst bei medizinischem Personal, oft mißverstanden oder falsch gebraucht. Verlange immer sorgfältige Erklärungen – es ist dein Recht, genau zu wissen, was los ist.

Mortalität (Zahl der Todesfälle). Diese Raten geben Auskunft darüber, wie viele von 100000 Menschen pro Jahr an einer bestimmten Krankheit sterben.

Überlebenschancen. Sie werden meist bezogen auf Perioden von fünf, zehn oder zwanzig Jahren und besagen, wie lange Menschen mit bestimmten Krebstypen im Normalfall überleben. Überlebenschancen werden immer gerechnet von dem Datum an, an dem das Karzinom zum erstenmal festgestellt wurde. Diese Zahlen sind nur nützlich, wenn sie Faktoren wie Stadium bei der Diagnose, Alter, Geschlecht, Rasse, sozioökonomischer Status und Beruf der Betroffenen berücksichtigen.

Heilungschancen sagen aus, wie viele Menschen nach einem Krebs vollständig geheilt werden. Jedoch beruhen die Heilungsraten meist auf den Überlebensraten, was den irreführenden Eindruck zur Folge hat, viele Menschen könnten als «geheilt» gelten, wenn sie eine bestimmte Zeit lang überlebt haben (im allgemeinen fünf Jahre). Zum Beispiel halten Ärzte Brustkrebs für geheilt, wenn die betroffene Frau fünf Jahre überlebt hat, auch wenn viele Frauen im sechsten oder siebten Jahr an dieser Krankheit sterben.

Der Begriff *vorübergehende Besserung* (Remission) wird gelegentlich

* Egmont R. Koch u. a.: Die Gesundheit der Nation, Köln 1986

Fünf-Jahres-Überlebensraten in Prozentzahlen
(1984 zusammengestellt von der American Cancer Society)

betroffenes Organ	lokal	Metatasen
Lunge (Männer und Frauen)	42	4
Colon/Rektum (Männer und Frauen)	77	29
Brust (zu unter 1 % auch bei Männern)	88	50
Uterus/Zervix	82	41
Uterus/Endometrium	90	40
Eierstöcke	81	20

ungenau gebraucht. Manchmal wird damit jede Besserung bezeichnet, dann wieder gilt er nur in einem strengeren Sinn als Kriterium für das Ausmaß von Veränderungen hinsichtlich der Größe des Tumors oder Befunden nach Blutuntersuchungen. Manche Krebsspezialisten können eine «vorübergehende Besserung» bestimmter Symptome erreichen, nicht aber die Überlebenschance erhöhen oder einen Krebs gar heilen. Die Prozentzahlen, die in solchen Fällen angegeben werden, beziehen sich auf Menschen, bei denen es nach mehreren Behandlungen zu einer vorübergehenden Besserung kam.

Wir dürfen nicht vergessen, daß Statistiken zwar sinnvolle Informationen liefern, aber keine Voraussagen zulassen, was in einem individuellen Fall geschehen wird.

Ursachen

Die Wahrscheinlichkeit, Krebs zu bekommen, erhöht sich durch den Kontakt mit Karzinogenen (zum Beispiel Strahlung, Asbest, manche Pestizide), durch Rauchen, Alkohol oder bestimmte Ernährungsgewohnheiten (siehe unten). Bestimmte Gene und Viren haben bei Versuchstieren Krebs ausgelöst, und ähnliche Prozesse werden bei der Bildung von menschlichen Karzinomen vermutet. Bisher aber konnten sie noch nicht nachgewiesen werden. Es ist nicht klar, wie diese Substanzen Krebs verursachen, oder warum Menschen, die an einem bestimmten Krebstyp erkranken, nicht alle in der gleichen Weise auf die Krankheit oder Behandlung reagieren. Außerdem gibt es unerklärliche Fälle von spontanen Besserungen der

Symptome: Bei etwa 7 bis 8% der Krebskranken im Endstadium tritt plötzlich eine Besserung ein, und sie leben ohne sichtbare Symptome weiter. Diese unterschiedlichen Reaktionen deuten darauf hin, daß unser individuelles Immunsystem wahrscheinlich ein entscheidender Faktor ist.

Am wahrscheinlichsten erscheint die Theorie, wonach ein Krebs dadurch ausgelöst wird, daß sich zunächst einer oder mehrere Faktoren anhäufen. An dem Punkt, an dem das Immunsystem des Körpers nicht mehr mit der Belastung fertig werden kann (der von Mensch zu Mensch verschieden ist), bricht die Krankheit aus. Nicht jeder Raucher also erkrankt automatisch an Krebs, aber Rauchen erhöht die Wahrscheinlichkeit, daß die Krankheit ausbricht. (Rauchen oder Rauchen in Verbindung mit dem Konsum von starken Alkoholika ist für 20 bis 30% *aller* Krebsfälle verantwortlich.) Rauchen, starkes Trinken, wiederholte Röntgenstrahlungen, ständiger körperlicher oder emotionaler Streß, Umweltverschmutzung oder starkes Übergewicht sind Faktoren, die zusammengenommen das Risiko, an Krebs zu erkranken, erhöhen.

Neben den umweltbedingten scheinen auch erbliche Faktoren bei der Verursachung von Krebs eine Rolle zu spielen. Zu den Erbanlagen zählen Eigenschaften, Neigungen und die körperliche Grundkonstitution, die uns in den Genen von unseren Eltern weitergegeben wurden; zu den Umweltfaktoren hingegen gehört alles, was wir essen, einatmen oder mit dem wir in Kontakt kommen. Die meisten Wissenschaftler vertreten heute die Auffassung, daß die Umwelt in 85 bis 95% aller Fälle für Krebserkrankungen verantwortlich ist (vgl. Kapitel 7: «Gesundheit und Umwelt»).

Vorsorge

Wir können viel tun, um die Krebsrisiken gering zu halten (zum Beispiel das Rauchen aufgeben, Röntgenuntersuchungen einschränken), viele Faktoren jedoch, wie die Luftverschmutzung und die vielen Karzinogene in der Umwelt, denen wir tagtäglich ausgesetzt sind, entziehen sich dagegen weitgehend unserem Einfluß. Selbst Ernährungsumstellungen können zu teuer oder zu beschwerlich sein oder von der Familie, Freunden oder Ärzten abgelehnt werden.

So bedeutet eine sinnvolle Krebsvorsorge, unser persönliches Leben, aber auch die Gesellschaft im Ganzen, so zu gestalten, so daß eine saubere Umwelt, gesundheitlich nicht belastende Arbeitsplätze, gesunde Nahrungsmittel und weniger belastende Lebensbedingungen zu den wichtigsten Prioritäten werden.

Programm zur Verminderung von Krebsrisiken
(In der folgenden Aufzählung werden Faktoren, die insbesondere mit der Entstehung von Brustkrebs in Zusammenhang gebracht werden, mit einem Sternchen markiert.)

✻ 1. Rauche nicht und vermeide eine verrauchte Umgebung.
✻ 2. Vermeide Röntgenstrahlen wann immer du kannst.
✻ 3. Vermeide möglichst eine reine Östrogentherapie beim Wechsel oder anderen Gelegenheiten und andere Medikamente, die Östrogen enthalten. Die Beziehung zwischen oralen Kontrazeptiva und Brustkrebs ist sehr umstritten. Einige Untersuchungen haben gezeigt, daß bei Frauen, die die Pille nehmen, ein größeres Risiko besteht, Brustkrebs zu bekommen. Die meisten neueren Untersuchungen aber bestätigen dieses Risiko nicht, sondern weisen darauf hin, daß die Pille die Wahrscheinlichkeit, Gebärmutterkrebs oder Eierstockkrebs zu bekommen, eher herabsetzt. Um sicherzugehen, sollten Frauen, die befürchten, Brustkrebs bekommen zu können, orale Kontrazeptiva vermeiden, zumal die Pille viele andere schwerwiegende Probleme verursachen kann.
4. Minimiere den Konsum von geräucherten, gepökelten oder eingelegten Nahrungsmitteln, wie Schinken und Speck. Vermeide Nahrungszusätze, Konservierungsstoffe und Weißmehlprodukte.
✻ 5. Nimm möglichst wenig Fett zu dir (etwa 15 bis 20 % der gesamten Kalorienmenge), reduziere gesättigte wie auch ungesättigte Fette, wobei beide in der Nahrung vorkommen sollten.
✻ 6. Schränke deinen Alkoholkonsum ein oder verzichte ganz darauf.
✻ 7. Es hat sich gezeigt, daß übergewichtige Menschen (mehr als 40 % über dem sogenannten «Normalgewicht») häufiger Krebs bekommen als andere und häufiger daran sterben. Bei Brustkrebs hängt das wahrscheinlich mit dem Blutspiegel des in den Eierstöcken gebildeten Östrogens zusammen. Viele Untersuchungen lassen darauf schließen, daß ein hoher Östrogenspiegel ein begünstigender Faktor für Brustkrebs ist. Es ist nachgewiesen, daß Fettgewebe selbst Östrogen bildet. Das kann in und nach dem Wechsel hilfreich sein, aber für eine übergewichtige Frau oder eine, die bereits sehr viel Östrogen produziert, ist es potentiell gefährlich.

✻ 8. Versuche, deine Darmtätigkeit zu unterstützen. Mehr körperliche Bewegung und mehr Faserstoffe können helfen.
✻ 9. Vermeide Haarfärbemittel auf Petroleumbasis.
10. Nimm in deiner Nahrung viel organisches Vollkorn zu dir, Lebensmittel, die reich sind an Kleie und Faserstoffen, außerdem frisches Gemüse und Obst.
11. Nahrungsmittel mit einem hohen Gehalt an Betakarotin (einer Vorstufe von Vitamin A, in Karotten und anderen gelben und dunklen Gemüsen und einigen gelben Früchten) sind wichtig. *Vorsicht aber bei hohen Dosen von Vitamin A (mehr als 10000 bis 15000 Einheiten täglich), denn es kann gesundheitsschädlich sein und ist kein Ersatz für Betakarotin.*
✻12. Nimm in der Nahrung viel Selen zu dir (enthalten zum Beispiel in Bierhefe, Eiern, Knoblauch, Zwiebeln, Spargel, Thunfisch, Zuchtpilzen, Krabben, Vollkorn und Naturreis). Selen ist außerdem in Tablettenform erhältlich. Aber Vorsicht! In hohen Dosierungen kann es giftig sein!

Kosten und Nutzen

Jedes Jahr fließen rund 10 Milliarden DM an Tabaksteuern in die hochverschuldete Bundeskasse. Und auch die Mineralölsteuer, die jeder Autofahrer beim Tanken mit dem Benzinpreis entrichtet, ist ein satter Posten im staatlichen Budget. Wer so gut verdient, möchte nicht gern verzichten, auch nicht zugunsten der Krebsforschung, für die jährlich nur etwa 1 % des Alkoholsteuer-Aufkommens ausgegeben wird. Die ökonomischen Interesssen haben nach wie vor die Priorität, und gefördert wird in erster Linie die Erforschung von neuen Krebs-Behandlungsmethoden – an denen wiederum große Pharmakonzerne verdienen. Für die primäre Prävention, also das Einschränken oder Beseitigen von krebsauslösenden oder krebsfördernden Belastungen wird dagegen nur wenig getan. Denn damit sind zum einen keine spektakulären wissenschaftlichen Meriten zu erringen, zum anderen würde eine wirklich ernstgemeinte Prävention unter anderem tiefe und für die Betroffenen finanziell schmerzhafte Einschnitte bedeuten. Oder anders augedrückt: Umstellung von Produktionsverfahren auf umweltverträglichere Prozesse, Verzicht auf gefährdende Stoffe und Chemikalien (wie zum Beispiel Asbest und PER) und Neuorientierung der Landwirtschaft auf ökologisch sinnvollere Anbaumethoden als den immer stärkeren Einsatz von Düngemitteln und Bioziden – um nur einige Beispiele für notwendige Veränderungen im präventiven Gesundheitsschutz zu nennen.

Bei allem Respekt vor der Arbeit der Forscher in den Labors und dem wirklich achtbaren Engagement der Krebshilfe und anderer vergleichbarer Institutionen darf sich der Kampf gegen den Krebs nicht in der Suche nach einem alles heilenden Mittel erschöpfen, sondern es müssen gleichzeitig auf gesellschaftlicher und politischer Ebene die Weichen dafür gestellt werden, daß den wesentlichen – und ja durchaus großenteils bekannten – Krebsursachen der Boden entzogen wird.

Wenn du Krebs hast

Informiere dich. Der erste Schritt ist, so viel über diese Krankheit in Erfahrung zu bringen wie möglich. Leider ist bei den meisten Krebstypen nicht mit einer Heilung zu rechnen, und alle früheren Theorien und Behandlungen wurden in letzter Zeit in Frage gestellt. Es ist also wichtig, hartnäckig und notfalls auch aggressiv zu sein, um die neuesten Erkenntnisse in Erfahrung zu bringen und um jemanden zu finden, dem du vertrauen kannst und der mit dir oder für dich Informationen einholen kann.

Laß dich nicht unter Zeitdruck setzen. Arzt und Familienangehörige drängen wahrscheinlich, sofort mit einer Behandlung anzufangen. Die meisten Krebstypen jedoch haben sich zehn oder zwanzig Jahre lang entwickelt, bevor sie überhaupt entdeckt wurden. Manche Untersuchungen haben gezeigt, daß eine kurze Verzögerung von drei oder vier Wochen, so lange wie du eben brauchst, um dich an die Vorstellung zu gewöhnen, dich zu informieren und einen zweiten oder dritten Arzt zu konsultieren, keinen Einfluß darauf hat, wie sich die Krankheit letztlich entwickelt. Wenn du dich danach entschließt, doch dem ersten Rat deines Arztes zu folgen, wirst du dich mit der Entscheidung viel wohler fühlen. Entschließt du dich jedoch, einen anderen Weg einzuschlagen, hast du dir möglicherweise eine überflüssige Behandlung erspart und mußt nicht bereuen, die Entscheidung nicht selbst gefällt zu haben.

Sprich mit anderen Krebskranken. Versuche, einer Gruppe mit Krebskranken beizutreten (oder eine zu gründen). Das Zusammensein mit Menschen, die Verständnis haben und den gleichen Problemen gegenüberstehen, bietet oft eine praktische und emotionale Unterstützung, die eine schulmedizinische Behandlung einfach nicht leisten kann.

In einer Gruppe, die von Menschen initiiert wird, die selbst Krebs haben, und nicht solchen, die sich in einem Krankenhaus oder einer anderen Einrichtung von Berufs wegen damit befassen müssen, fühlt man sich freier, sich mit allen Aspekten der eigenen Situation auseinanderzusetzen. Dazu gehört eine kritische Überprüfung der traditionellen und alternativen Behandlungen, die Probleme der Kinderbetreuung, Versicherung, Arbeitsstelle, Beziehungen und Möglichkeiten, mit den eigenen Ängsten und mit denen von Angehörigen und Freunden umzugehen. Wenn du eine solche Gruppe nicht finden oder gründen kannst, sprich mit einzelnen Betroffenen – in Wartezimmern, mit anderen Patienten deines Arztes, Freunden, Klinikpsychologen oder Seelsorgern. Zögere nicht, mit Menschen Kontakt aufzunehmen, die du noch nicht kennst. Viele Menschen mit Krebs freuen sich, wenn sie über ihre Erfahrungen sprechen können.

Bedenkenswertes bei der Entscheidung für eine schulmedizinische Behandlung

Leider gibt es trotz jahrelanger Forschung wenig entscheidende Fortschritte bei der Behandlung von Krebs. Viele Ärzte und Krankenhäuser bevorzugen eine bestimmte Behandlung, die sie ihren Patienten aufzudrängen versuchen. Spezialisten haben die Neigung, zu ihren eigenen Spezialitäten zu raten, zum Beispiel befürworten Chirurgen Operationen und Radiologen Bestrahlungen. Aus einer neueren Untersuchung geht jedoch hervor, daß viele Faktoren – Alter, Geschlecht, Krankengeschichte, Typ und Stadium des Karzinoms – Einfluß auf die Wirksamkeit einer Behandlung haben. Die zur Verfügung stehenden wissenschaftlichen Daten verändern sich rasch, und selbst Ärzte, die mit der neuesten Forschung vertraut sind, streiten sich oft untereinander über die Interpretation der Informationen. Im Idealfall sollte jeder die Möglichkeit haben, ein Team von Spezialisten zu konsultieren, um wirklich die Behandlung zu bekommen, die im Einzelfall am geeignetsten erscheint.

Weil es so viele Unterschiede gibt, können wir hier keine umfassende Einführung in die Krebsbehandlung geben. Wir können nur ein paar der wichtigsten Fragen erörtern und Hinweise geben, damit jede Betroffene eine eigene Entscheidung treffen kann. Wo sich gezeigt hat, daß keiner Behandlung der Vorzug zu geben ist, erscheint es sinnvoll, die auszuwählen, die am wenigsten in den Körper und das Leben der Betroffenen eingreift.

Jede möchte verständlicherweise in den Genuß der Vorteile von Therapien kommen, die gegenwärtig angeboten werden. Doch werden tragischerweise häufig falsche Hoffnungen geweckt oder bereits sehr kranke Menschen einer schmerzhaften und belastenden Behandlung unterworfen, obwohl sich in vielen Fällen der eingeschlagene Therapieweg nicht durch eine längere Überlebensfrist oder eine Verbesserung der Lebensqualität rechtfertigen läßt. Wir wollen deshalb alle, die eine Operation, eine Chemotherapie, Bestrahlung oder eine der Alternativen in Erwägung ziehen, auffordern, sorgfältig zu prüfen, was im individuellen Fall vernünftigerweise von einer solchen Behandlung erwartet werden kann.

Aber es gibt noch andere Faktoren zu bedenken. Die Entscheidung für eine andere als die konventionelle und am Wohnort angebotene Behandlung bedeutet oft, weite Strecken in Kauf zu nehmen. Das trennt die Patientin von den Menschen, die sie liebt, und der vertrauten Umgebung, wichtigen Faktoren im Heilungsprozeß.

Außerdem sind die meisten Behandlungen sehr teuer, und eine seltenere oder von den Kassen nicht anerkannte Art der Behandlung zu wählen, kann bedeuten, daß die Ausgaben größer werden – für weitere Arztbesuche, Reisen, von der Versicherung nicht gedeckte Kosten. Viele Frauen haben Schuldgefühle, wenn sie ihr Geld oder das ihrer Familie für sich ausgeben (vielleicht weil wir die gesellschaftliche Auffassung verinnerlicht haben, daß Frauen zweitklassig und deshalb derartige Ausgaben nicht wert sind). Bei dieser schwierigen Entscheidung verdient jede Frau, so klar wie möglich über die neuesten Entwicklungen informiert und so liebevoll wie möglich von ihren Angehörigen und Freunden unterstützt zu werden.

Operationen

Die Chirurgie war über ein Jahrhundert lang der Hauptpfeiler der Krebstherapie. Sie kann helfen, die Krankheit lokal unter Kontrolle zu bekommen und scheint bei ein paar Krebstypen Erfolg zu haben (zum Beispiel bei nonmelanomem Hautkrebs und Zervikalkrebs). Aber nicht immer ist eine Operation die beste Behandlung, und der Körper braucht lange Zeit, um sich davon zu erholen.

Operationen und Früherkennung
Bis vor kurzem waren die meisten Mediziner der Auffassung, daß Operationen deshalb heilen oder bessern, weil dadurch das Karzinom entfernt wird, bevor es sich ausbreiten kann. Aus diesem Grund schnitten sie einen beträchtlichen Teil des Gewebes um den Krebs herum fort, um sicherzugehen, daß sie «alles erwischen». Dieser Ansatz beruhte auf der Theorie, daß Krebs an einer Stelle zu wachsen beginnt (zum Beispiel der Lunge oder Brust) und sich von dort aus ausbreitet.

Jedoch wird seit zwanzig Jahren Krebs immer früher erkannt, und in den meisten Fällen ist es dadurch nicht zu einer Reduzierung der Todesfälle gekommen (vgl. Seite 357, Früherkennungskontroverse). Das hat dazu geführt, daß viele Ärzte das gesamte Konzept der Früherkennung in Frage stellen. Heute beginnen viele Ärzte, bestimmte Krebstypen als systemische Krankheiten zu begreifen, die sich an einigen Stellen zeigen, in einem mikroskopisch kleinen Stadium aber schon überall im Körper verstreut sind. Beide Theorien lassen sich rechtfertigen, und die endgültige Antwort liegt vielleicht dazwischen. Auf jeden Fall spiegelt sich in der Behandlung, die Theorie des Arztes oder der Klinik, wo du dich behandeln läßt, wider.

Bestrahlung und Chemotherapie

Bestrahlungen durch hochwirksame Röntgenstrahlen oder radiologische Implantate und Chemotherapie, das heißt chemische Wirkstoffe in Form von Tabletten oder Injektionen, sollen Krebs an den Stellen bekämpfen, die der Chirurgie nicht zugänglich sind. Sie selbst aber sind potentiell karzinogen (krebsverursachend), wenn auch theoretisch schädlicher für Krebszellen als für gesunde Zellen. Bisher erwies sich keine dieser Therapien bei der Heilung der häufigsten Krebstypen wie Brustkrebs, Darmkrebs und Lungenkrebs als besonders erfolgreich oder lebensverlängernd, allerdings konnten sie manche der Krebssymptome reduzieren.

Schädliche Nebenwirkungen, die sowohl bei der Chemotherapie auftreten wie auch bei der Strahlentherapie sind u. a. Übelkeit, Erschöpfung und Durchfall. Außerdem kann eine Chemotherapie auch zu Amenorrhöe führen (Aussetzen der Menstruation, jedoch nicht immer auf Dauer), vorübergehender Alopecia (Haarausfall), Herzschäden und einer Schwächung des Immunsystems (stark herabgesetzte Widerstandskraft gegen Infektionen). Strahlentherapie kann zu Verbrennungen führen, zu extremer Sonnenempfindlichkeit, geschwächten Knochen und plötzlichen Knochenbrüchen, außerdem zu «Geschwüren» (Körperwunden, die nicht heilen). Einige Medikamente können diese Symptome lindern, aber sie haben meist ebenfalls schädliche Wirkungen. Beide Therapiewege erfordern wiederholte Besuche und Aufenthalte in einem Krankenhaus.

Chemo- und Strahlentherapie wurden früher nur angewendet, wenn Krebs in bereits operierten Organen wiederkehrte oder sich anderswo Metastasen bildeten. Zunehmend empfehlen Mediziner, die die systemische Theorie befürworten, eine Bestrahlung und/oder Chemotherapie sofort nach einer Operation, selbst wenn es keinen Hinweis auf Streuungen gibt (zum Beispiel Entfernung von Brustknoten mit anschließender Bestrahlung). Manche Mediziner versuchen es mit Chemo- und Strahlentherapie, wenn das Karzinom inoperabel, also für einen chirurgischen Eingriff zu weit fortgeschritten ist.

Wir sind besorgt über die Häufigkeit, mit der Ärzte Chemotherapie und Bestrahlungen einsetzen, auch wenn es keine nachweisbaren Vorteile gibt – fast so, als handle es sich um «Wunderkuren». Menschlich ist das jedoch verständlich, denn die meisten Mediziner wollen vor allem ihren Patienten helfen, sind enttäuscht über den Mangel an zuverlässigen Behandlungsmöglichkeiten und wollen sich nicht selbst dem Gefühl der Hilflosigkeit aussetzen. Die meisten Krebspatienten fühlen sich zudem sicherer, wenn sie und der Arzt nur irgend etwas unternehmen. Eine Überbehandlung ist also für beide Seiten psychologisch verlockend, und beide wollen hoffen, daß in diesem besonderen Fall eine Behandlung Erfolg hat.

Artikel über Krebs in den populären Medien vermitteln oft den Eindruck, als könne die Chemotherapie bei allen Krebstypen Wunder wirken. Das Bild, das sie vermitteln, verleitet viele der Betroffenen dazu, sich vielleicht vorschnell einer Behandlung zu unterziehen – in der Hoffnung, daß sich dadurch auch ihre Lebenszeit verlängern läßt. Tatsächlich gibt es jedoch keine Resultate, die das bestätigen, außer bei ein paar selteneren Krebstypen. (Zum Beispiel kann eine Chemotherapie die Fünfjahresheilung bei Leukämie im Kindesalter, der Hodgkinschen Krankheit bei jungen Erwachsenen und anderen Lymphomen drastisch erhöhen. Ein behandeltes Kind gewinnt dadurch möglicherweise einige wichtige kostbare Lebensjahre hinzu. Allerdings kann es später durch die verwendeten Chemikalien andere Krebsformen entwickeln. Bei einer Behandlung von Leukämie kann also längst nicht in allen Fällen von «Heilung» gesprochen werden.) Oft drängen Ärzte zu einer Behandlung, indem sie die Erfolgsstatistiken zu diesen seltenen Erkrankungen zitieren, ohne der betreffenden Person zu erklären, daß von dieser Behandlung in ihrem Fall keine Heilung erwartet werden darf. Dieser Mangel an Aufklärung erweckt falsche Hoffnungen. *Wichtig ist herauszufinden, ob die vorgeschlagene Chemotherapie sich auch für den Krebstyp, um den es sich handelt, als wirksam erwiesen hat.*

Darüber hinaus ist wichtig, darüber zu sprechen, *wie viel* Lebenszeit voraussichtlich dazugewonnen werden kann. Manchmal geben Ärzte oder Wissenschaftler Prozentzahlen an, die irreführen: Was als 50 bis 100 % erhöhte Überlebenschance bezeichnet wird, bedeutet unter Umständen nur zwei oder drei Jahre, die zudem durch quälende Behandlungen geprägt sind (siehe unten).

Für viele Menschen stellt sich deshalb auch die Frage, ob es lohnt, für die Wahrscheinlichkeit einer längeren Überlebenschance, die negativen Wirkungen dieser Therapien in Kauf zu nehmen. Manche meinen, selbst ein einziger zusätzlicher Lebenstag rechtfertige jeden Preis. Diese schwierige Frage kann nur jede für sich entscheiden, allein oder mit der Unterstützung derer, die sie lieben.

Fragen, deren Antworten man kennen sollte

(Ein Sternchen weist auf Fragen hin, zu denen Ärzte oft keine Antwort wissen oder geben wollen. Dränge deinen Arzt, die Antwort herauszufinden und dich wissen zu lassen, und lese darüber hinaus Bücher, medizinische Zeitschriften oder besuche Informationseinrichtungen und rede mit anderen, die an dem gleichen Krebstyp wie du erkrankt sind.

✻ 1. Um welchen Krebstyp handelt es sich genau? Wächst er schnell oder langsam?

✻ 2. Welche Therapien werden dafür angeboten?

✻ 3. Wie wirksam sind die einzelnen Therapien? Welche Heilungswahrscheinlichkeit gibt es? Welches Verständnis von «Heilung» liegt dem zugrunde? (Fünf-Jahres-Ergebnisse oder längere Zeitspannen?)

4. Welche Vorteile sind zu erwarten? Längere Lebenszeit? Geringere Symptome? Weniger Schmerzen?

✻ 5. Kann die Therapie das Leben um Monate verlängern? Um Jahre?

✻ 6. Wie hoch ist der Prozentsatz derer, die von dieser Therapie profitiert haben – 25 %? 50 %? 75 %? Wie wird der Vorteil gemessen?

7. Werde ich während der Therapie meinen Alltagsbeschäftigungen nachgehen können? Wie steht es mit Sexualität? Arbeit? Sport?
8. Wird die Therapie Krankenhausaufenthalte erfordern, oder läßt sie sich auch ambulant durchführen?
9. Welche Nebenwirkungen können auftreten? Wie ernst sind sie? Wieviel Prozent der Patienten leiden unter Nebenwirkungen? Sind sie vorübergehend? Gibt es Medikamente, die diese Nebenwirkungen bessern können? Verursachen diese Medikamente selbst Nebenwirkungen? Wie lange wird ein Symptom anhalten? Wie bald nach dem Beginn der Behandlung treten die Nebenwirkungen wahrscheinlich auf? (Kommt es zum Beispiel sofort nach der Einnahme zu Übelkeit oder zwanzig Minuten oder ein paar Stunden später?)
10. Wie lange wird die Therapie dauern? Wie lange dauert jede einzelne Behandlung? Wie viele Behandlungen werden durchgeführt?
*11. Bei wie vielen Menschen kommt es nach einer bestimmten Behandlung zu einem Rückfall und wie schnell?
*12. Gibt es Statistiken über diese Behandlung für einen speziellen Krebstyp hinsichtlich der Überlebens- und Heilungschancen, der Rückfälle und Todesfälle, bei denen Alter, Geschlecht, Rasse, sozio-ökonomische Lage, Beschäftigung und geographische Bedingungen usw. berücksichtigt werden?
13. Welche Behandlungen übernimmt die Kasse?
*14. Kann ich mit anderen Patienten sprechen? Gibt es Gruppen Krebskranker? Gibt es Gruppen für Angehörige und Freunde?

Alternative Therapien

Die Schulmedizin begegnet im großen und ganzen den meisten Alternativen zu Chirurgie, Bestrahlung und Chemotherapie mit größten Bedenken oder offener Feindseligkeit. Und doch suchen Frauen immer mehr nach unkonventionellen Ansätzen, weil die herkömmlichen Therapien die Überlebensrate nicht signifikant verbessern konnten und außerdem viele Nachteile haben. Heute werden häufiger alternative in Verbindung mit den konventionellen Therapien angeboten oder, wenn diese versagt haben, als letzte Möglichkeit bei fortgeschrittenem Krebs gesucht. Einige Ärzte sind inzwischen bereit, alternative Heilverfahren in ihre Behandlung mit einzubeziehen.

Welche Alternativen gibt es, und was ist von ihnen zu erwarten? Diese Frage zu beantworten ist nicht leicht, denn es liegen für alternative Methoden keine zuverlässigen Statistiken vor hinsichtlich Überlebenschancen, Rückfälle und Todesfälle. Die Befürworter nichtkonventioneller Behandlung behaupten, daß ihre Therapien ein besseres Ergebnis zeigen würden, wenn nicht 90% der zu ihnen kommenden Patienten bereits im Endstadium krank wären, ihr Immunsystem also nicht bereits durch Bestrahlung und Chemotherapie zerstört worden wäre. In diesem Zusammenhang erscheint es wichtig, daran zu erinnern, daß die Statistiken, die uns über konventionelle medizinische Behandlungen vorliegen, selbst keine großen Verbesserungen bei der Bekämpfung von Krebs erkennen lassen.

Die Berichte über alternative Therapien sind oft in einem anekdotischen Stil gehalten: Eine Person, die durch eine bestimmte Art der Behandlung von Krebs geheilt wurde (oder bei der es zu beträchtlicher Besserung kam), erzählt ihre Geschichte. Diese Art der Darstellung läßt sich zwar sehr gut lesen, birgt aber große Probleme: Es ist schwierig, individuelle Fallgeschichten allgemeingültig zu bestätigen. Selbst wenn feststeht, daß die betreffende Person nach Anwendung der betreffenden Behandlung von Krebs geheilt wurde, gibt es keinen Beweis dafür, daß die genannte Behandlung die Heilung herbeigeführt hat. Bei manchen Menschen tritt eine spontane Besserung ein. Die entscheidende Frage ist, welcher Prozentsatz von Patienten, die sich einer bestimmten Therapie unterziehen, gesund werden oder Besserung spüren und der Vergleich mit anderen Behandlungen.

Viele Schulmediziner lehnen zwar den anekdotischen Stil, mit den alternative Behandlungsmethoden dargestellt werden, ab, greifen jedoch oft selbst zu diesem Mittel, um Menschen, für die sie sich verantwortlich fühlen, zu überzeugen. Außerdem kommt es oft vor, daß die Beschäftigung mit einer ungewöhnlichen Behandlungsmethode uns auf Ideen für neue oder verbesserte Arten der Behandlungen bringt. In jedem Fall sollten die Fragen, die für schulmedizinische Behandlungen gelten, auch bei alternativen Behandlungen gestellt werden.

Die nachfolgende Aufzählung alternativer Krebstherapien ist detaillierter als die oben stehende Beschreibung der chirurgischen Möglichkeiten, der Strahlen- und Chemotherapie, weil diese Informationen sonst nicht leicht zugänglich sind. Zu bedenken ist jedoch, daß die Alternativen nicht in großangelegten Langzeitstudien untersucht wurden.

Die Gerson-Diät und Entgiftungstherapie

Eine vielversprechende nichttoxische Alternative ist möglicherweise die Gerson-Diät oder Entgiftungstherapie. Sie besteht aus organisch gewachsenem frischem Obst und Gemüse. Salz, prozessierte Nahrungsmittel und Fette hingegen sind verboten. Auch Fleisch ist in den ersten Stadien der Behandlung nicht erlaubt. In den meisten Fällen gehören Tabletten und Injektionen verschiedener Nährstoffe zu der Diät, insbesondere Kalium und Enzyme der Bauchspeicheldrüse. Die Gerson-Therapie wurde in den zwanziger und dreißiger Jahren in Österreich entwickelt und ist eine der wenigen Alternativen, für die im Fall der Krebserkrankung Berichte und Dokumentationen über langfristige Überlebenschancen vorliegen.

Die Gerson-Diät ist sehr streng und sollte präzise befolgt werden, wenigstens eineinhalb Jahre lang. Es reicht nicht aus, sich einfach nur gesünder zu ernähren.

Ärzte und Heilpraktiker haben außerdem noch andere Diättherapien entwickelt. Die meisten sind der Gerson-Diät sehr ähnlich, obwohl es einige Unterschiede gibt, besonders hinsichtlich der Empfehlungen von rohen oder gekochten Nahrungsmitteln. Bei den meisten sind außerdem Entgiftungsverfahren mit inbegriffen (bei denen Giftstoffe aus dem Körper ausgeschieden werden durch die Haut, den Dickdarm usw.) oder ein Ausrichten der Wirbelsäule (vgl. «Chiropraktik», Band I, Kapitel 5). Bei vielen Menschen kommt es durch diese Diäten zu Übelkeit und Kopfschmerzen, gelegentlich auch zu Schmerzen und Fieber. Die Befürworter der Therapien erklären diese Symptome als Begleiterscheinung der Ausscheidung von Giftstoffen, die die Bedingungen für Krebs geschaffen haben.

Hochdosierte Vitamintherapie

Der zweimalige Nobelpreisträger Linus Pauling behauptet, daß große Dosierungen von Vitamin C, am Tag bis zu fünfzig Gramm, bei der Prävention und Behandlung von Krebs helfen kann. Eine Untersuchung in Schottland unterstützt diese Behauptung. Viele Ärzte haben Pauling jedoch vehement angegriffen, da sich bei vergleichbaren Untersuchungen der Vitamintherapie in den USA keine Besserungen beobachten ließen. Pauling und seine Mitarbeiter glauben, daß die amerikanischen Untersuchungen fehlerhaft seien, weil sie an Menschen durchgeführt wurden, die bereits eine Chemotherapie hinter sich hatten (die das Immunsystem zerstört und die Wirkung von Vitamin C verhindern kann).

Andere Forscher fanden heraus, daß hochdosierte Nährstoffe, besonders Vitamin A und B-Komplex und die Vorstufe zu Vitamin A, Betakarotin, sowie Kalium und Selenium bei der Behandlung und Prävention von Krebs helfen können.

Bei all diesen Megatherapien muß man jedoch sehr vorsichtig sein. Manche Vitamine, wie A, B_6, D und E können in hohen Dosierungen schädlich sein. Aus diesem Grund haben viele Ärzte starke Bedenken gegen alle Megatherapien. Ihre Fürsprecher hingegen behaupten, daß eine für gesunde Personen giftige Dosierung bei Krebskranken ungefährlich und notwendig sei.

Laetrile

Am umstrittensten von allen unkonventionellen Therapien ist die Behandlung mit Laetrile, einem Präparat, das aus Aprikosenkernen hergestellt wird und Zyanid in den Körper abgibt. Wie Chemotherapie und Bestrahlung ist es giftig. In Deutschland ist Laetrile nicht zugelassen, man kann aber versuchen, es über eine internationale Apotheke zu besorgen.

Die Gegner dieser Therapie weisen jedoch auf Fälle hin, in denen Krebskranke, bei denen vielleicht mit einer traditionellen Behandlung gute Ergebnisse hätten erzielt werden können, sich statt dessen für Laetrile entschieden und ihrer Krankheit erlagen. Obwohl das renommierte Sloane-Kettering Research Center Laetrile uneingeschränkt ablehnt, haben manche Untersuchungen dieses Instituts gezeigt, daß Laetrile bei Mäusen die Metastasenbildung von Brustkrebs verlangsamen kann.

Hydrazin Sulphat

Mehrere Wissenschaftler haben festgestellt, daß mit Hilfe von Hydrazin Sulphat, der Prozeß der Auszehrung, der Kachexie, unter Kontrolle gebracht werden kann. Sie ist bei über 50% der Krebsfälle letztlich die Todesursache. Die Ärzte, die dieses Mittel untersuchen, glauben, daß eine – schulmedizinische oder alternative – Krebsbehandlung bessere Chancen hat, wirksam zu werden, wenn die anderen Körperteile und Funktionen gesund bleiben und nicht von Krebs belastet werden. Überdosierungen können zwar ernste Nebenwirkungen verursachen, aber bei richtiger Dosierung gibt es nur wenige oder gar keine Komplikationen.

Weitere nichtschulmedizinische Behandlungsansätze stützen sich auf die Verabreichung von Mistel-Präparaten und auf Lymph-Drainage, z. B. bei Brustkrebs.

Psychologische und spirituelle Alternativen

Visualisierung, Meditation und andere psychologische und spirituelle Ansätze gewinnen bei Ärzten und in der breiten Öffentlichkeit immer mehr Anhänger. Diese Methoden aktivieren nachweisbar das Abwehrsystem des Menschen und seine Fähigkeit, mit Hilfe des Geistes die Heilung des Körpers zu beeinflussen (vgl. auch Bd. I, Kapitel 5: «Alternative Heilverfahren»).

Die Simonton-Methode

Die bekannteste der oben angesprochenen Methoden ist wahrscheinlich die Visualisierung nach Simonton, bei der die Krebskranke lernt, sich das Abwehrsystem des Körpers visuell vor Augen zu führen. Sie stellt sich vor, wie sich der Körper von kanzerösen Zellen befreit und sie durch gesunde Zellen ersetzt. Nur die wenigsten Krankenhäuser bieten eine Unterweisung in der Simonton-Technik an. Sie ist noch zu neu, als daß von neutraler Stelle erhobene Statistiken aus Langzeituntersuchungen vorliegen könnten. Aber wenn man nach den Ergebnissen der Simontons urteilt, ist diese Form der Therapie bei der Heilung vieler Krebspatienten offenbar ein wichtiger Faktor, auch wenn die schulmedizinischen Möglichkeiten versagt haben.

Gebet

Manche haben erlebt, daß Gebet, Meditation oder andere spirituelle Ansätze helfen können, eine schwere Krankheit zu verwandeln und aus einer angsteinflößenden, hoffnungslosen Zeit eine Zeit persönlichen Wachstums und gesteigerten Lebensgenusses zu machen. Eine solche spirituelle Heilung führt manchmal auch zur «Heilung» des Körpers, manchmal aber auch nicht.

Geistheiler

Wenn du einen Geistheiler aufsuchen möchtest, versuche vorher so viel wie möglich über ihn in Erfahrung zu bringen. Hier eine Wahl zu treffen ist ebenso schwierig wie bei jeder anderen Art von Behandlung. Versuche, dich weder von wohlmeinenden Freunden zu irgend etwas drängen zu lassen noch dich von anderen ungläubigen Freunden, die sich darüber lustig machen, von etwas abbringen zu lassen. Wir warnen vor Geistheilern, die exorbitante Gebühren verlangen oder darauf bestehen, das Vertrauen in sie zu beweisen, indem man auf alle anderen Behandlungen verzichtet.

Die Gefahr, dem Opfer die Schuld zu geben
Bei der Beschäftigung mit den Erkenntnissen der Psychosomatik und mit der Simonton-Technik oder bei der Konsultation von Geistheilern besteht die Gefahr, daß die zugrunde gelegten Prinzipien umgekehrt werden und dem Opfer die Schuld dafür, daß es Krebs bekommen hat, in die Schuhe geschoben wird. Wohlmeinende Außenstehende müssen vorsichtig sein und sich hüten vor Äußerungen wie: «Sie hat es selbst verursacht, mit all ihrer unterdrückten Wut!» Oder vor Urteilen wie: «Sie ist nicht stark genug, sie will nicht wirklich gesund werden, sie hat zuwenig Zutrauen.» Wer Krebs hat, braucht Unterstützung und Hilfe, nicht die Verurteilung von Freunden, Angehörigen und Medizinern.

Probleme bei alternativen Therapien

Wenn eine Frau ihren Arzt nach unkonventionellen Ansätzen fragt, erntet sie oft Spott oder wird gewarnt. Mediziner sind oft ernsthaft davon überzeugt, daß sie ihre Patienten auf diese Weise schützen, denn die medizinischen Zeitschriften stellen ihnen nur die negativen Seiten der alternativen Therapien dar. Natürlich gibt es Leute – sowohl unter den Schulmedizinern als auch unter den alternativen Medizinern –, die Vorteil aus der Furcht und Verzweiflung mancher Krebspatienten zu ziehen versuchen. In den Warnungen der Ärzte aber spiegelt sich oft einfach Widerstand der Schulmediziner gegen Theorien und Behandlungen, die nicht in ihr Konzept passen, in dem nur Medikamente, Bestrahlung und Operation vorgesehen sind.

Wohl auch wegen dieses Widerstands der Schulmedizin gibt es nach wie vor nur wenige Einrichtungen alternativer Medizin; sie haben es finanziell einfach viel schwerer, weil sie keine Kassenzulassungen erhalten. Die Entscheidung, sich ihrer Möglichkeiten zu bedienen, bedeutet oft, zusätzliche Kosten in Kauf nehmen zu müssen, die nicht von den Kassen getragen werden, für die Behandlung, die Wege, Kinderbetreuung, Haushaltshilfen usw. Freunde und Angehörige, die diese Therapien ablehnen, können ihre emotionale oder finanzielle Unterstützung entziehen. Dennoch fanden es viele Frauen lohnend, diese Hindernisse zu überwinden, um alternative Heilmöglichkeiten in Betracht zu ziehen.

Manche Krebstypen sind im Endstadium sehr schmerzhaft, andere nicht. Viele Frauen halten es für ein Zeichen von Schwäche, Schmerzmittel zu nehmen, oder sie haben Angst vor einer Gewöhnung. Gelegentlich haben Ärzte die gleiche Hemmung. Wenn die Schmerzen dich davon abhalten, so normal wie möglich zu leben und die Gesellschaft von Angehörigen und Freunden zu genießen, dann solltest du nicht zögern, um Erleichterung zu bitten. Morphin und Kodein sind die gebräuchlichsten Schmerzmittel, in den USA wird zunehmend auch Marihuana akzeptiert.

Denke daran, daß Metastasenbildung nicht unbedingt mit Tod gleichzusetzen ist. Aber wenn es so aussieht, als sei der Tod unausweichlich, kann man selbst viel tun, daß die bleibende Lebenszeit so angenehm und erfüllend wie möglich verbracht wird.

Ich möchte nicht sterben, aber seit ich die Tatsache akzeptiert habe, daß ich vielleicht bald sterben muß, habe ich mehr Frieden gefunden. Es ist, als ob meine Energien dafür draufgegangen wären, die Realität meines eigenen drohenden Todes zu leugnen. Denn als ich aufhörte, gegen diese Vorstellung anzukämpfen, fühlte ich mich plötzlich befreit. Ich konnte wieder anfangen zu leben, darüber nachzudenken, was ich mit der Zeit, die mir noch bleibt, anfange. Ich habe Tage, wo ich mich frage: «Warum ich? Warum kann ich nicht erst in zwanzig Jahren sterben? Warum kann ich nicht so lange leben, um mitzuerleben, daß meine Kinder heranwachsen, meine Enkelkinder geboren werden?» Aber diese Tage werden immer seltener. In gewisser Weise bin ich froh, im voraus zu wissen, daß ich sterbe. Ich werde nicht so sterben wie die, die plötzlich tot sind und viele Dinge ungesagt oder ungetan lassen mußten. Ich habe einen Plan gemacht, was ich tun will, wen ich sehen will. Ich habe angefangen, an Projekten zu arbeiten, die ich immer schon hatte tun wollen, für die ich aber nie die Zeit fand. Ich kann mir nicht leisten zu reisen oder etwas ganz Besonderes zu tun, aber mir kommt es oft so vor, als sei alles, was ich tue, etwas Besonderes.

Ich sterbe nicht an Krebs, ich lebe mit Krebs. Ich versuche mit den Problemen, die meine Krankheit verursachen, in meinem täglichen Leben fertig zu werden. Dabei ist mir wichtiger zu betonen, daß ich mit Krebs lebe und nicht an ihm sterbe.

Brustkrebs

Wenn du dich zuerst diesem Kapitel zugewendet hast, hoffen wir, daß du erst einmal zurückgehst zu dem Abschnitt «Die Brüste» (Seite 257) und dort anfängst zu lesen. Auch wenn bei dir nach einer Biopsie eine Brustkrebsdiagnose vorliegen sollte, kannst du wahrscheinlich damit besser umgehen und entscheiden, was du als nächstes tun wirst, wenn du vorher etwas darüber gelesen und nachgedacht hast.

Da Knoten in der Brust so häufig vorkommen und die meisten davon nicht gefährlich sind, ist es wichtig, daß wir uns damit vertraut machen, wie wir sie erkennen und mit ihnen umgehen können.

Wenn der Biopsiebefund positiv ist

Wer es nicht selbst erlebt hat, kann die Wellen von Schock, Unglauben, Angst und Wut nicht nachfühlen, die einen überfallen, wenn klarwird, daß man Krebs hat. Dieses emotionale Trauma entsteht genau dann, wenn eigentlich alle Energie nötig wäre, um herauszufinden, welche Behandlungsmöglichkeiten es gibt.

Die erste Reaktion ist deswegen normalerweise, dem zu folgen, was der Arzt vorschlägt. Das ist verlockend, denn jetzt ist das Bedürfnis nach einem Menschen, der sich um einen kümmert, ganz besonders groß. Trotzdem ist das nicht immer der beste Weg. Die meisten Ärzte sind wohlmeinend und glauben an die Behandlungen, die sie anbieten. Allerdings neigen sie dazu, nur eine Therapie vorzuschlagen – im allgemeinen eine totale Entfernung der Brust (Mastektomie). Insgesamt haben die Mediziner sehr lange gebraucht, um neue Therapien zu akzeptieren, selbst wenn zahlreiche Untersuchungen gezeigt haben, daß die neuen Ansätze die gleichen oder bessere Chancen bieten bei weniger Nebenwirkungen. Manche sind nicht bereit oder einfach unfähig, mit ihren Patienten durchzusprechen, welche Therapiemöglichkeiten es gibt und welche Risiken welchem Nutzen gegenüberstehen. Verpflichtet sind sie jedoch dazu. Denn laut Strafgesetzbuch muß jeder Behandlung, insbesondere wenn sie chirurgische Eingriffe beinhaltet, eine umfassende Aufklärung über Vor- und Nachteile, Art der Behandlung und mögliche Folgen vorausgehen.

Bevor man sich zu einer bestimmten Behandlung entschließt, ist es vielfach ratsam, einen zweiten oder dritten Arzt zu konsultieren. Am besten sind Kliniken, wo jeder einzelne Fall von einem Team von Spezialisten untersucht wird. Onkologen (Krebsspezialisten), Chirurgen und Radiologen versuchen dort gemeinsam die beste Kombination von Behandlungsmöglichkeiten für eine individuelle Situation herauszufinden. Hier ist die Wahrscheinlichkeit am größten, daß die Mediziner auf dem neuesten Stand der Wissenschaft sind. Diese Teamarbeit wirkt darüber hinaus der Neigung der meisten Ärzte entgegen, nur ihre eigene Spezialität anzupreisen: Chirurgen drängen zur Operation, Radiologen stellen die Bestrahlung als beste Möglichkeit dar usw. Solche Kliniken bieten auch am ehesten eine relative Freiheit der Behandlungsauswahl, einschließlich solcher Therapiemöglichkeiten, die sich noch im Experimentierstadium befinden (siehe «Unsere Rechte als Patientin», Seite 406).

Denke daran, daß du nicht unter Druck stehst. Du kannst dir mehrere Wochen oder sogar einen Monat Zeit lassen, um dich an deine veränderte Situation zu gewöhnen und herauszufinden, welche Möglichkeiten du hast. Wenn beispielsweise nur eine Punktion oder Probeentnahme vorgenommen wurde und du beunruhigt bist, ob möglicherweise ein Rest des Karzinoms in der Brust verblieben ist, kannst du den Rest des Knotens chirurgisch entfernen lassen. In manchen Fällen ist damit die Behandlung bereits abgeschlossen. Du kannst später immer noch entscheiden, ob du dich weiterbehandeln lassen willst, ob die Brust entfernt werden soll oder ob du es mit Strahlentherapie oder Chemotherapie versuchen willst. Manche Ärzte werden versuchen, dich zu einer Entscheidung zu drängen, indem sie feststellen, daß die Biopsie den Krebs möglicherweise «geweckt» habe und es deshalb wichtig sei, sofort eine Mastektomie vorzunehmen. Diese Theorie ist jedoch überholt.

Es gibt die Tendenz, Frauen zu einer Behandlung zu drängen, bevor sie überhaupt die Möglichkeit hatten, einen zweiten Arzt zu konsultieren und sich ausführlich über alle Möglichkeiten zu informieren. Doch niemand kann mit Sicherheit sagen, wie lange vernünftigerweise in Ruhe abgewartet werden kann, bis eine Behandlung einsetzt. Ärzte haben in dieser Frage jedenfalls sehr verschiedene Ansichten. Auch kann derselbe Arzt, der einer Frau sagt, sie dürfe nicht einmal ein oder zwei Wochen warten, später eine andere beruhigen, falls sie noch vier bis sechs Wochen auf einen Krankenhaustermin warten muß, um mit der Behandlung anzufangen. Es gibt keinen Beweis, daß Zeiträume von einigen Wochen in bezug auf die Lebenserwartung irgendeine Rolle spielen, selbst wenn sich bei einem Knoten herausstellt, daß er karzinös ist.

Auf dem Gebiet der Medizin verändert sich der Wissensstand ständig. Alte, festverankerte Theorien und Behandlungen werden in Frage gestellt, neuere Techniken sind allerdings meist noch nicht lange genug erprobt, um vollständige Auswertungen zu ermöglichen. Wir können zwar nicht sagen, welche Therapie im Einzelfall die beste ist, aber wir können einige Hinweise geben, in welcher Richtung man suchen muß und welche Fallgruben man vermeiden kann.

Eine gute Möglichkeit anzufangen ist, die im Anhang zu diesem Kapitel genannten Bücher zu lesen und Kontakt zu einer Selbsthilfegruppe aufzunehmen.

Brustkrebsstadien

Es gibt mehrere Systeme, Krebs nach Stadien zu ordnen, aber allen liegen drei Kennzeichen zugrunde: Tumorgröße, die Zahl der bösartigen Knoten und ob sich bereits Metastasen gebildet haben (Krebsabsiedlungen in anderen Körperteilen). Die folgenden klinischen und histologischen Systeme sind die, die am häufigsten verwendet werden. Viele Leute, auch manche Ärzte, verwechseln oder kombinieren die beiden. Das Stadium eines Karzinoms präzise zu bestimmen ist jedoch wichtig, weil Ärzte im allgemeinen ihre Behandlungsempfehlungen darauf beziehen, wie gut andere Frauen mit Krebs im gleichen Stadium und ähnlichem persönlichem Hintergrund auf die Behandlung angesprochen haben.

Die klinischen Stadien

Stadium 0. Die Krebsgeschwulst ist sehr klein (mikroskopisch) und wird meistens zufällig durch die Biopsie eines gutartigen Knotens, in dem aber Krebszellen gefunden werden, entdeckt. Diese Form infiltriert das Brustgewebe nicht und wird *Carcinoma in situ* genannt (Krebs, der auf seinen Ursprungsort beschränkt ist). Frauen, die diese Krebsart haben, laufen immer noch Gefahr, in anderen Teilen der Brust und/oder in der anderen Brust ähnliche mikroskopisch kleine Anhäufungen von Krebszellen aufzuweisen. Mit der Zeit (2 bis 25 Jahre später) wird sich bei 10 bis 30% dieser Frauen ein Knoten entwickeln, der wirklich bösartig ist und sich ausbreitet. Deshalb ist es schwierig zu entscheiden, ob eine bloße Entfernung des ersten Knotens die geeignete Behandlungsmethode ist. Manche Chirurgen halten es für ausreichend, vorausgesetzt, daß die Frau auch nachher sehr aufmerksam beobachtet wird, da eben bei den meisten Frauen (70 bis 90%) die gefürchteten «infiltrierenden» Krebsgeschwülste nicht auftreten werden.

Stadium I. Hier kann der Knoten für gewöhnlich ertastet werden; aber er ist noch klein (weniger als 2 cm). Die Krebszellen infiltrieren das Brustgewebe. Manchmal fühlen sich die Lymphknoten in der Achselhöhle geschwollen an, manchmal nicht. Nur eine Biopsie solcher Lymphknoten kann genau Auskunft darüber geben, ob sich Krebszellen schon dorthin ausgebreitet haben.

Stadium II. Hier ist Krebs zum Zeitpunkt der Diagnose bereits größer (2 bis 5 cm). Auch die Lymphknoten in der Achselhöhle sind häufig angegriffen.

Stadium III. Wenn Brustkrebs erst zu diesem Zeitpunkt diagnostiziert wird, ist die Geschwulst schon groß (größer als 5 cm), und fast immer sind die Lymphknoten befallen. Die Heilungsaussichten sind weniger günstig – obwohl manche Frauen große Tumoren und viele bösartige Knoten haben und nie Metastasen entwickeln, ja nicht einmal einen Rückfall (Rezidiv) bekommen.

Stadium IV. Wenn der Tumor in diesem Stadium endlich entdeckt wird, ist er gewöhnlich schon größer als 5 cm, die Lymphknoten sind meistens vergrößert, und, was am wichtigsten ist, es bestehen Anzeichen, daß der Krebs bereits über den Blutkreislauf andere Teile des Körpers erreicht hat.

Die histologischen Stadien

Die histologischen Stadien werden bestimmt nach der Zahl von krebsbefallenen Lymphknoten. Ein Chirurg entfernt eine Probe von etwa zehn Lymphknoten aus der Axilla (unter der Achselhöhle, so nah wie möglich an der Brust mit dem Karzinom). Dies wird im allgemeinen bei einer großen Brustoperation gemacht, einer Entfernung des Knotens oder der ganzen Brust. Gelegentlich wird die Probeentnahme der Lymphknoten auch separat durchgeführt, bevorzugt unter Vollnarkose, denn die Operation kann schmerzhaft und langwierig sein. Manchmal müssen die Chirurgen mehrere Schnitte machen, bevor sie befallene Knoten finden. Allerdings finden sie bei etwa 16 % aller erkrankten Frauen gar keine.

Die Entfernung von Lymphknoten dient nicht der Heilung oder dem Aufhalten einer Streuung des Krebses. Der einzige Zweck besteht darin zu sehen, ob der Krebs sich über die Brust hinaus im Körper ausgebreitet hat. Aus der Beschaffenheit des Knotens lassen sich außerdem die Überlebenschancen am genauesten bestimmen. Krebs in den Lymphknoten ist ein Hinweis, daß unentdeckter Krebs irgendwo anders im Körper sein *kann.* Mehr als etwa zehn Knoten zu entfernen kann später zu Lymphstauungen im Arm führen. Manche Krebsexperten glauben auch, daß die Knoten als Schutz dienen und Metastasen verzögern oder verlangsamen.

Anzahl der krebsbefallenen Lymphknoten	Überlebenschancen in Prozent 5 Jahre	10 Jahre
Keine	78,1	64,9
1–3	62,2	37,5
4 oder mehr	32,0	13,4

Faktoren, wonach der Typ von Krebs bestimmt wird, sind der Sitz des Tumors (zentral, lateral oder medial), Vorhandensein oder Nichtvorhandensein von Östrogen- und Progesteron-Rezeptoren und das Ausmaß der Bösartigkeit, zu der die Differenzierung gehört (ob die Zellen die Eigenschaften einer normalen Brustzelle haben oder das embryonale Aussehen einer Krebszelle im fortgeschrittenen Stadium), Plenomorphismus (Anzahl unterschiedlicher Zellen in einem bestimmten Gebiet) und die Wachstumsrate.

Früherkennungskontroverse

Jahrelang gingen Ärzte davon aus, daß Brustkrebs sich in der Brust bildet und auf diesen Körperteil begrenzt bleibt, bis der Tumor eine bestimmte Größe und Beschaffenheit erlangt und sich systematisch auszubreiten beginnt – zuerst in nahe gelegene Körperteile, dann in die entfernteren Teile des Organismus. Dieser Auffassung zufolge ist Krebs heilbar, wenn er nur frühzeitig genug erkannt wird, weil der Chirurg dann den gesamten Tumor entfernen kann.

Verunsicherung stiftete jedoch die Tatsache, daß die Zahl der Todesfälle bei Brustkrebs im letzten halben Jahrhundert nicht signifikant zurückgegangen ist, obwohl die Früherkennung sich immer mehr durchsetzte und Tumore schon im frühen Stadium behandelt werden konnten. Die Reaktion der Mediziner auf dieses unerwartete Ereignis bestand darin, daß Krebs immer noch früher erkannt werden müsse, um geheilt werden zu können. Deshalb wurde und wird so viel Wert auf verbesserte Diagnosetechniken gelegt, besonders auf die Mammographie. Denn damit sind Tumore zu finden, die man noch nicht ertasten kann.

In den vergangenen zehn Jahren haben viele medizinische Wissenschaftler, Biostatistiker und interessierte Laien diese Auffassung jedoch stark in Frage gestellt. Es gibt heute ernst zu nehmende Hinweise darauf, daß eine Periode, in der Krebs auf die Brust begrenzt ist, entweder gar nicht existiert oder so kurz ist, daß sich in vielen Fällen Krebs schon anderswo im Körper gebildet hat, bevor er in der Brust zu erkennen ist. Diese *systemische Vorstellung* von Krebs ersetzt heute weitgehend die Theorie, die von der Ausbreitung eines lokalen Tumors ausging. Außerdem wird immer evidenter, daß verschiedene Krebstypen sich unterschiedlich verhalten. Manche Daten zeigen, daß 25 % der von Brustkrebs betroffenen Frauen an einem Krankheitstyp leiden, der sich von Anfang an sehr schnell ausbreitet. Bei den bleibenden 75 % nimmt man an, daß sie Tumore haben, die sehr unterschiedlich schnell wachsen, darunter auch wenige sehr langsam wachsende Karzinome, die nie zu einer ernsten Erkrankung oder gar zum Tod führen. Gegenwärtig gibt es keine Möglichkeit herauszufinden, wer welchen Typ von Krebs bekommt, obwohl Frauen nach der Menopause eher dazu neigen, einen langsam wachsenden Brustkrebs zu entwickeln als Frauen, die sich noch vor dem Wechsel befinden.

Dieser Auffassung zufolge umfaßt zum Beispiel die Erkrankung an einem bestimmten Typ von Brustkrebs eine Spanne von zwölf Jahren – von der ersten abnormalen Zelle bis zum Tod. Im ersten oder zweiten Jahr zirkuliert die erste Krebszelle im Körper und lagert sich an andere Organe an und beginnt zu wachsen, während der Tumor sich in der Brust zu bilden beginnt. Ein starkes Immunsystem kann vielleicht mit schwächeren oder langsam wachsenden Metastasen fertig werden. Im dritten oder vierten Jahr ist der Krebs vielleicht auf einem Mammogramm zu erkennen. Im fünften oder sechsten Jahr läßt er sich von der Frau selbst oder dem Arzt als verdächtiger Knoten tasten. Im siebten oder achten Jahr beginnen sich vielleicht die Metastasen auszuwirken, und die Frau fühlt sich schwächer und nicht mehr so gesund wie früher. Im zehnten Jahr verschlechtert sich ihr Gesundheitszustand signifikant, bis im zwölften Jahr der Tod eintritt. So dauert für diese häufige Krebsart die Zeit von der ersten abnormalen Zelle bis zum Tod zwölf Jahre.

Entdeckt man in diesem Fall den Krebs im sechsten Jahr, wird die betroffene Frau in die Statistiken mit einer Überlebenschance von sechs Jahren aufgenommen. Damit fällt sie in die Gruppe der «Fünfjahresheilungen». Wurde der Krebs schon zwei Jahre zuvor durch eine Mammographie diagnostiziert, (das heißt im vierten Jahr nach der ersten Zellveränderung), hat sie noch acht Jahre, und der Mammographie wird der Verdienst für die Früherkennung und ihre höhere Überlebenszeit zugesprochen. Dazu hat, nach der neuen Auffassung von Krebs, die Früherkennung nicht viel beigetragen, denn die Metastasen (die sind es, die töten, nicht der Tumor in der Brust) waren fast von Anfang an vorhanden.

Der Vorteil der Früherkennung bestand dann in diesem Fall darin, daß der Frau ihre Erkrankung früher bekannt war und sich deshalb die Dauer der Behandlung verlängerte. Aber wenn sie ohnehin sterben muß, so fragen die Vertreter dieser Theorie, welchen Sinn hat es, daß sie zwei Jahre zusätzlich leiden muß, an der emotionalen Belastung zu wissen, daß sie Krebs hat, darunter, eine Brust abgenommen zu bekommen und an den möglichen Nebenwirkungen einer Behandlung mit Strahlen oder Medikamenten? Noch schlimmer, so behaupten sie, ist, daß diese Frau mit Tausenden anderer Frauen in die medizinischen Berichte eingeht, als hätte sie dank der Früherkennung zwei oder drei Jahre länger gelebt. Dadurch verfälschen sich die Statistiken. Denn es scheint so, als ob Mammographie, Chemotherapie, Mastektomie usw. die Überlebenschancen verbessern würden, während die Krankheit in Wirklichkeit zwölf Jahre dauert und sich an den Unterschieden der Überlebenszeit nur ablesen läßt, wann bei einer bestimmten Frau Krebs festgestellt wurde.

Andere Brustkrebse können nach einem anderen Zeitplan verlaufen – manche sehr langsam, so langsam, daß die Frau vielleicht erst zwanzig oder dreißig Jahre nach der Diagnose an Brustkrebs stirbt, nach einer Zeit also, die ihrer Lebenserwartung auch ohne Krebs entspricht. Oder sie stirbt aus irgendeinem anderen Grund, obwohl sie Krebs hat.

Die Daten, die diese Auffassung unterstützen, werden immer mehr, obwohl bisher noch nichts zu beweisen ist. Zum gegenwärtigen Zeitpunkt (1988) erscheint uns diese Theorie Sterblichkeit und Überlebensstatistik von Krebskranken logischer zu erklären als jede andere. Sollte sich herausstellen, daß die Typen von Krebs (langsam- oder schnell wachsend) wichtiger sind als der Zeitpunkt der Diagnose, müssen wir unseren gesamten Ansatz bei der Krebserkennung und -behandlung neu überdenken.

Die Befürworter der systemischen Theorie, die von diesen unterschiedlichen Typen ausgehen, schließen daraus, daß die Lösung nicht darin liegt, Tumore immer früher zu erkennen. Sie behaupten vielmehr, daß Früherkennung ohne ausreichende Aufmerksamkeit auf den Krebstyp oft zu einer Überbehandlung geführt hat – insbesondere zu unnötigen Brustamputationen in Fällen von langsam wachsendem Krebs, der vielleicht niemals lebensbedrohlich geworden wäre, oder in Fällen von schnell wachsendem Krebs, der bereits lange bevor der Knoten gefunden wurde in anderen Teilen des Körpers zu wachsen begonnen hatte. (Bis vor kurzem wurden alle Fälle von Brustkrebs gleich behandelt, als gäbe es keine Unterschiede bei der Wachstumsschnelligkeit oder hinsichtlich anderer Eigenschaften.)

Was bedeutet das für uns? Ist es sinnlos, zu einem Arzt zu gehen, wenn bei einer Tastuntersuchung ein Knoten zu spüren ist? Wir können nicht im voraus wissen, ob ein Knoten gutartig ist oder ein schnell wachsender Krebs. Langsam wachsende Krebstypen sind vielleicht nie lebensbedrohlich, und die schnellen sind vielleicht für medizinische Behandlungen nicht zugänglich, aber es gibt wahrscheinlich auch eine mittlere Gruppe, bei denen die Früherkennung viel zur Besserung der Krankheit beitragen kann. Solange es nicht mehr überzeugende Beweise gibt, ist es deshalb am besten, einen verdächtigen Knoten untersuchen zu lassen, auch wenn du ihn vielleicht erst einmal eine Zeitlang regelmäßig selbst beobachtest (vgl. Seite 260). Vielleicht willst du auch nur eine Diagnose und dann nach einer der Alternativtherapien suchen, die im allgemeinen Abschnitt über Krebs genannt werden (Seite 346). Wenn du *mit Sicherheit* weißt, daß du keine der gegenwärtig in der Medizin üblichen Krebsbehandlungen möchtest, dann willst du vielleicht nicht einmal eine Diagnose.

Eine Frau, bei der ein Karzinom entdeckt wird, sollte sich so viel Sicherheit verschaffen wie möglich, um die Art der Behandlung fordern zu können, die in ihrem Fall die geeignetste ist und ihren Bedürfnissen entspricht.

Aggressivere Krebstypen verlangen wahrscheinlich die aggressivsten Therapien, langsamere, weniger invasive Karzinome hingegen werden am besten mit sanften Mitteln behandelt. Der Trend geht bereits in diese Richtung, denn mehr und mehr Ärzte übernehmen die systemische Theorie.

Für manche Frauen hat die systemische Auffassung eine besondere persönliche Bedeutung. Wer Krebs hat, wird oft selbst dafür verantwortlich gemacht (oder fühlt sich von anderen dafür verantwortlich gemacht), weil sie es nicht «früh genug» gemerkt hat, nicht regelmäßig Tastuntersuchungen durchgeführt oder zur Mammographie gegangen ist. Es ist wichtig, Veränderungen und Knoten an der Brust aufmerksam zu beobachten, aber wir dürfen uns nicht zusätzlich mit Schuldgefühlen belasten für etwas, daß sich unserer Kontrolle entzieht.

Geschichte der Brustkrebsbehandlung

Fast ein Jahrhundert lang galt die radikale Mastektomie als einzige Möglichkeit, Brustkrebs zu behandeln. 1960 wurden in den USA über 90% der Frauen, die wegen Brustkrebs chirurgisch behandelt wurden, dieser Operation unterzogen. Dabei wird die gesamte Brust entfernt, samt der darunter liegenden Muskeln und nahe gelegenen Lymphknoten. Nach einer Radikaloperation hatten die betroffenen Frauen eine eingesunkene Brust und meist einen geschwollenen, nur noch eingeschränkt beweglichen Arm. Die Mediziner glaubten, daß der Krebs sich lokal bildet und dann auf vorhersagbare, graduelle Weise ausbreitet, und nahmen an, je mehr Gewebe sie entfernen würden, desto größer wäre die Wahrscheinlichkeit, daß sie «alles erwischen» und so die Ausbreitung der Krankheit verhindern könnten. Im Laufe der Zeit hat sich jedoch gezeigt, daß die Statistiken diese Theorie nicht unterstützten. Die Überlebenschancen und Todesfälle haben sich durch diese Operationsmethode nicht auffällig verändert.

Manche Ärzte und Patientinnen begannen, die Anwendung der radikalen Mastektomie und die Vorstellung, die ihr zugrunde lag, in Frage zu stellen. Sie wiesen auf die wachsende Evidenz hin, daß ein Krebs vielleicht nicht lokal beginnt und sich dann ausbreitet, sondern von Anfang der Erkrankung an in mikroskopischer Größe im ganzen Körper vorhanden ist (die systemische Theorie). In manchen Ländern, zum Beispiel in Kanada, England und Skandinavien, entfernten die Ärzte sehr viel weniger Brustgewebe als bei der Radikaloperation und erzielten, was die Überlebenszahlen betrifft, fast identische Erfolge. Nach und nach begannen auch in Amerika und in der Bundesrepublik die Chirurgen weniger extensive Operationen zu versuchen. 1979 erklärte das National Cancer Institute, die Radikaloperation sei außer in einigen wenigen Fällen nicht mehr als geeignetes Verfahren zu betrachten.

Aber noch immer haben viele Mediziner die Theorie, die hinter der Radikaloperation steht, noch nicht ganz aufgegeben. Die häufigste Behandlung von Brustkrebs besteht heute in einer modifizierten Form der Radikalmastektomie, bei der die gesamte Brust entfernt wird, einige Lymphknoten und Muskeln (aber nicht mehr die ganzen Muskeln und alle Lymphknoten). Diese Operation ist weniger entstellend und führt nachher zu weniger Gesundheitsproblemen. Jedoch gelten die meisten der oben genannten Argumente gegen die Radikaloperation auch gegen die modifizierte Radikalmastektomie. Zahlreiche Untersuchungen haben gezeigt, daß diese Operation, wie zuvor die Radikaloperation, nicht mehr Schutz bietet als manche der weniger eingreifenden Behandlungen mit Strahlen.

Konflikte

Die Behandlung von Brustkrebs ist eins der umstrittensten Themen in der heutigen Medizin. Zur Zeit gibt es hauptsächlich zwei Fragen. Erstens, wie weitgehend muß eine Operation sein – muß der Chirurg nur den Knoten entfernen, den Knoten plus das umliegende Gewebe oder die ganze Brust? Die zweite Frage betrifft die Rolle von Strahlen- und Chemotherapie. Sollten diese Behandlungen nur angewendet werden, wenn es mit einer Operation nicht gelang, der Ausbreitung des Krebses Einhalt zu gebieten? Oder sollten sie beide sofort nach der Operation eingesetzt werden, selbst wenn es keine Anzeichen für weitere Metastasen gibt? Der Trend geht in die Richtung zu weniger eingreifenden Operationen und zu mehr Medikamenten und Bestrahlungen. Aber die Fragen sind damit durchaus nicht beantwortet. Die Kontroverse macht es schwierig, zwischen den sich gegenüberstehenden Ansichten und Behauptungen den richtigen Weg zu finden.

Bei der Entscheidung für eine Behandlung fühlen sich Frauen häufig zermahlen zwischen zwei wohlmeinenden, aber konkurrierenden Parteien, die ihnen die Möglichkeit der Entscheidung, was in ihrer speziellen Situation das beste ist, vorenthalten.

Die Entscheidung, welcher Therapieweg eingeschlagen werden soll, ist niemals einfach. In manchen Fällen ist sie beeinflußt von einem Arzt, der scheinbar bessere Gründe vorzubringen hat. In anderen Fällen wird in einer Klinik deutlich, welcher Methode dort der Vorzug gegeben wird. Manchmal ist ein bestimmtes Krankenhaus auch einfach besser zu erreichen, auch wenn der betroffenen Frau die Behandlungsrichtung nicht voll zusagt. Oder eine Freundin hat damit schon Erfahrungen gemacht. Diese und weitere Faktoren spielen eine Rolle bei dem Entscheidungsprozeß, an dessen Ende oft ein Kompromiß steht. Schließlich aber kommt jede Frau auf ihre eigene Weise zu einem Entschluß, im Idealfall mit den besten Informationen ausgerüstet und von anderen liebevoll unterstützt.

Behandlungsmethoden von Brustkrebs

Die meisten Frauen werden mit einer Kombination der vier konventionellen medizinischen Verfahren behandelt – Mastektomie, Strahlentherapie, Chemotherapie und Hormontherapie. Die *Primärtherapie* behandelt den Tumor dort, wo er sich ursprünglich befindet (in der Brust); *Adjuvantentherapien* sind zusätzliche Behandlungen, die auf die Primärtherapie folgen. Mastektomie gilt im allgemeinen als Primärtherapie, eine Chemotherapie als adjuvante Maßnahme.

Herausschneiden des Knotens, Mastektomie und Bestrahlung sind lokale Behandlungen, begrenzt auf die Brust oder einen anderen befallenen Körperteil. Dagegen sind Chemotherapien und Hormontherapien systemische Therapien, die durch den gesamten Organismus zirkulieren, und – hoffentlich – verstreute Krebszellen zerstören, die bereits in anderen Teilen des Körpers existieren.

Die Ziele der verschiedenen Behandlungen hängen davon ab, in welchem Stadium sich der Krebs befindet und um welchen Krebstyp es sich handelt. Darüber hinaus werden eine Reihe weiterer Faktoren, wie Alter und allgemeiner Gesundheitszustand der erkrankten Person, mit in Betracht gezogen. Manche Behandlungen sollen «heilen», andere das Leben verlängern, andere eine Besserung der Symptome bewirken. Auch wenn eine Behandlung vielleicht nicht zu einem längeren Leben verhilft, läßt sich vielleicht die Lebensqualität verbessern. Andere Therapien sind in erster Linie dazu da, Schmerzen zu lindern oder die Nebenwirkungen einiger Behandlungen auszugleichen. Wichtig ist, den Arzt zu bitten, deutlich zu erklären, welches Ziel die empfohlene Behandlung hat, welche Nebenwirkungen auftreten können und was geschehen kann, wenn diese Behandlung nicht durchgeführt wird. Versuche herauszufinden, wie lang die symptomfreie Zeit bei der vorgeschlagenen Therapie im Durchschnitt ist und frage auch, wie hoch die Zahl der Sterbefälle bei Frauen mit gleichem Krebstyp und Stadium (lokal, regional und metastasiert) liegt, die wie du den Wechsel noch vor bzw. schon hinter sich haben und die gleiche Behandlung gewählt haben, die dein Arzt nun empfiehlt. Diese Informationen können mit Resultaten anderer möglicher Behandlungen verglichen werden, um zu einem Entschluß zu kommen, welche Behandlung, wenn überhaupt, in deinem individuellen Fall die beste ist.

Muß die Brust entfernt werden?

In den meisten Fällen nein. In den Stadien I und II von Brustkrebs (die 90% aller Fälle ausmachen), scheint es, was die langfristigen Überlebenschancen (15 und 30 Jahre) angeht, bei radikaler Mastektomie, modifizierte Radikalmastektomie, einfacher Mastektomie und Herausschneiden des Knotens plus Bestrahlung keinen Unterschied zu geben. So scheinen die am wenigsten beeinträchtigenden und entstellenden Operationen – Herausschneiden des Knotens plus Bestrahlung oder einfache Mastektomie – auszureichen. Untersuchungen über Entfernung des Knotens ohne Bestrahlung sind noch nicht abgeschlossen. Möglicherweise wird sich herausstellen, daß sie in manchen Situationen ebenso wirksam ist. Alle anderen Therapien haben äquivalente Überlebensraten. Allerdings bevorzugen die meisten Chirurgen irgendeine Form der Brustentfernung, weil das die Operation ist, die sie ursprünglich gelernt haben und mit der sie am meisten Erfahrung haben.

In Kanada und Europa haben Statistiken gezeigt, daß Brustentfernung und Entfernung des Knotens plus Bestrahlung, bezogen auf 25 Jahre nach Diagnosestellung, ähnliche Überlebensraten haben. Wenn es jedoch nicht entscheidend wichtig für dich ist, die Brust zu behalten, ein Wiederaufbau möglich oder der Knoten groß und deine Brust klein ist, dann triffst du möglicherweise mit einer Mastektomie die beste Wahl.

Behandlungsmethoden

Modifizierte radikale Mastektomie: Die vollständige Entfernung des Brustdrüsengewebes in dieser modifizierten Form gilt als die standardisierte Basistherapie bei allen Formen von Brustkrebs in den Stadien I bis III. Bei der Operation werden die Brust sowie alle Lymphknoten in der Achselhöhle und unterhalb des Schlüsselbeins entfernt. Der große Brustmuskel wird immer belassen. In manchen Kliniken wird der kleine Brustmuskel, der unter dem großen Brustmuskel liegt und keine Bedeutung für die Bewegungsfähigkeit des Arms hat, noch mit entfernt, um die Lymphknoten so vollständig wie irgend möglich erfassen zu können. Wenn alle irgend erreichbaren Lymphknoten entfernt wurden und anschließend sorgfältig mikroskopisch untersucht werden, kann mit großer Sicherheit eine Aussage über die Ausdehnung des Tumors gemacht werden. Wenn von vielen entfernten Lymphknoten nur sehr wenige überhaupt Krebszellen enthielten, ist die Aussicht auf völlige Heilung gut, vor allem, wenn der Knoten in der Brust noch sehr klein war.

Einfache Mastektomie: Bei dieser Operationsform wird die Brust abgenommen. Darunter liegende Muskeln und Lymphknoten bleiben unberührt.

Quadrantenresektion (Entfernung nur eines Viertels der Brust): Wenn der Tumor in der Brust nicht größer als 2 cm ist und mammographisch in der übrigen Brust keine verdächtigen Veränderungen nachzuweisen sind, ist es möglich und ärztlich vertretbar, nur den Teil der Brust zu entfernen, in dem der Tumor sitzt. Aber auch hierbei werden alle Lymphknoten sorgfältig entfernt und untersucht, um festzustellen, ob sich der Krebs auch an anderen Stellen entwickelt hat.

Dieses Verfahren hat den großen Vorteil, daß die Brust fast vollständig erhalten bleibt. Nach der Operation sieht die Brust kaum verändert aus, eventuell kann die Brust der anderen Seite gleichzeitig etwas verkleinert werden.

Allerdings ist bei dieser Operationsmethode das Risiko nicht völlig auszuschließen, daß sich in den übrigen Teilen der Brust doch noch mikroskopisch kleine Krebsherde befinden. Wichtig ist daher, in Zukunft häufig eine Mammographie machen zu lassen und die Brust selbst nach auftauchenden Knötchen abzutasten (so wie dies auch für die zweite Brust gilt). In manchen Fällen kann es eine gute Entscheidung sein, vorsichtshalber die Brust bestrahlen zu lassen. Immerhin haben wir so, auch wenn wir einen Krebsknoten in der Brust diagnostiziert bekommen, noch einen Entscheidungsfreiraum: Wir müssen nicht automatisch dem Abnehmen der ganzen Brust zustimmen, sondern haben eine Alternative.

Die Quadrantenresektion kann vor allem dann in Erwägung gezogen werden, wenn sich der getastete Knoten im äußeren oberen Viertel der Brust befindet.

Subkutane Mastektomie: Bei kleinen, weit von der Brustwarze entfernt gelegenen Tumoren kann auch diese Alternative gewählt werden. Hierbei werden das Innere der Brust sowie alle Lymphknoten der Achselhöhle und der Schlüsselbeingegend entfernt, die Brusthaut und die Brustwarze bleiben aber erhalten. Das Risiko liegt darin, daß ein kleiner Teil (etwa 15 %) des Brustdrüsengewebes zurückbleibt, in dem sich ebenfalls Krebs entwickeln könnte. Es besteht die Möglichkeit, zunächst die subkutane Mastektomie als Operationsmethode zu wählen und das Ergebnis der mikroskopischen Untersuchung des Brustgewebes und der Lymphknoten abzuwarten und erst dann, wenn das feingewebliche Untersuchungsergebnis dies nahelegt, noch nachträglich die gesamte Brust entfernen zu lassen.

Einfaches Herausschneiden des Tumors: Dabei wird nur der Knoten entfernt und vielleicht noch eine Biopsie in der Achselhöhle durchgeführt, um den Zustand der Lymphknoten zu untersuchen.

Radikale Mastektomie: Dies war die erste Brustkrebsoperation. Dabei werden die ganze Brust, alle Lymphknoten der Achselhöhle sowie der große Brustmuskel, der unter der Brustdrüse liegt und die Arme bewegt, entfernt. Das Herausschneiden des großen Brustmuskels ist nur notwendig, wenn der Tumor bereits in ihn hineingewachsen ist. In allen anderen Fällen steigen durch seine Entfernung die späteren Heilungschancen nicht, und die nachfolgende Funktionseinschränkung beim Bewegen des Arms ist sehr belastend. Viele Frauen kamen sich nach einer solchen Brustkrebsoperation stark verstümmelt vor.

Strahlentherapie: Je weniger radikal die Brustoperation durchgeführt wurde, um so wahrscheinlicher wird den betroffenen Frauen zu einer Strahlentherapie geraten. Sie besteht im allgemeinen aus fünf Bestrahlungen pro Woche über einen Zeitraum von mehreren Wochen nach der Operation. Nebenwirkungen können sein: Abgeschlagenheit, Muskelschmerzen, trockene, rote, gereizte Haut und starke Sonnenlichtempfindlichkeit. Bei etwa 5 % der bestrahlten Frauen kommt es zu Rippenbrüchen, und weitere 10 % leiden an langanhaltenden bronchitisartigen Beschwerden.

Behandlung mit Zytostatika (Krebshemmstofftherapie; Behandlung mit Medikamenten, die Tumorzellen abtöten): Wenn in einem oder in mehreren der operativ entfernten Lymphknoten Tumorzellen gefunden werden, kann es zwar sein, daß damit auch alle im Körper vorhandenen Krebszellen schon mitentfernt wurden, da das Krebswachstum noch auf die Lymphstationen beschränkt war. Nur im Fall, daß in *keinem* der entfernten Lymphknoten Krebs zu finden war, kann jedoch davon ausgegangen werden, daß die Erkrankung sich im Gebiet um den Tumor noch nicht weiterentwickelt hat. Sonst ist sicherheitshalber immer auch mit der Möglichkeit zu rechnen, daß sich der Krebs auch in anderen Körperregionen im Wachstum befindet und Tumore bildet. Dementsprechend werden zur Zeit auch bei nur begrenzten Lymphknotenbefall Tumorzellen abtötende Medikamente empfohlen.

Einige dieser Mittel haben sehr unangenehme Nebenwirkungen. Dazu gehören starker Haarausfall, Übelkeit und Sensibilitätsstörungen der Haut, die jedoch fast immer aufhören, sobald die Therapie beendet ist. Auch die ausgefallenen Haare wachsen wieder nach, und zwar meist in derselben Dichte, Stärke und Farbe wie vorher. Die Menstruationsblutungen bleiben unter der Zytostatikabehandlung häufig aus und kommen oft nach Abschluß der Behandlung nicht oder nur sehr unregelmäßig wieder. Bei manchen Frauen setzt der Wechsel ein.

Ob eine Frau sich letztlich für oder gegen Zytostatika entscheidet, hängt auch von ihrem Alter ab. Gegenwärtig hat sich nämlich nur bei Frauen vor dem Wechsel die Überlebensrate mit Chemotherapie verbessert; jedoch nur geringfügig – etwa 15 % – wenn auch statistisch signifikant. Frauen nach dem Wechsel sind ohne Chemotherapie ebensogut gefahren wie mit Medikamenten. Als Begründung nehmen viele Wissenschaftler an, daß die richtige Kombination von Medikamenten für Frauen nach dem Wechsel noch nicht gefunden wurde. Das mag der Fall sein, aber Frauen nach dem Wechsel, die sich für diese Behandlung entscheiden, sollten wissen, daß die Wirksamkeit der Chemotherapie für ihre Situation nicht nachgewiesen ist und daß sie von einer Behandlung nicht unbedingt ein längeres Leben erwarten können.

Therapien, bei denen eine Kombination von mehreren zytostatischen Medikamenten verabreicht wird, haben bessere Ergebnisse gezeigt als die Behandlung mit nur einem Wirkstoff allein.

Tamoxifen, ein antiöstrogenes Medikament, ist für Frauen vor der Menopause, bei denen Östrogen-Rezeptoren im Tumorgewebe gefunden wurden, nicht zu empfehlen. Eine großangelegte Untersuchung hat gezeigt, daß es bei Frauen vor dem Wechsel die Überlebenschance sogar verringert hat.

Wie schnell man mit einer Chemotherapie anfangen und wie lange sie durchgeführt werden sollte, ist bisher nicht bekannt. Es weist jedoch einiges darauf hin, daß die Wirkung der Therapie anfangs am größten ist. Diese Erkenntnis spricht dafür, mit einer Chemotherapie bald nach der Diagnose anzufangen und stellt langandauernde Behandlungen in Frage.

Hormonbehandlung: Wenn sich bei der Untersuchung des Tumorgewebes zeigt, daß es Bindungsstellen (Rezeptoren) für Östrogen und Progesteron enthält, kann zur Bekämpfung eventuell noch vorhandener Krebszellen oder auch bei einer erneuten Tumorbildung bzw. Bildung von Metastasen ein Antiöstrogen gegeben werden. Etwa 50% der östrogenrezeptorpositiven Tumore sprechen auf eine solche Hormontherapie an. Die Behandlung ist meist, im Vergleich mit Zytostatika, recht gut verträglich. Es treten Beschwerden auf, vergleichbar mit denen, die Frauen während des Wechsels bekommen können.

Die Antiöstrogene, die am häufigsten verwendet werden, Tamoxifen und männliche Hormone, führen oft einen endgültigen vorzeitigen Wechsel herbei. Manche Ärzte schließen diese Medikamente in die Chemotherapie mit ein, deshalb weiß die betroffene Frau, wenn sie nicht nachfragt, vielleicht gar nicht, daß sie sie bekommt.

Therapie bei Metastasen: Sollten doch Metastasen in Knochen, Lymphknoten oder Leber aufgetreten sein, ist dies noch kein Todesurteil. Auch sie lassen sich oft noch erfolgreich behandeln, sollten aber möglichst frühzeitig erkannt werden. In entsprechend eingerichteten Tumorzentren gibt es mehrere Behandlungsmöglichkeiten wie zum Beispiel die örtliche Bestrahlung, die zytostatische Therapie mit stärker wirksamen Medikamenten, die Entfernung der Eierstöcke (bei Frauen unter 50 und über 35 Jahren) oder eine zusätzliche Hormontherapie.

Prognosen bei Brustkrebs

Insgesamt sind die Prognosen bei Brustkrebs nicht ermutigend. Die Sterblichkeitsraten, die in der Literatur angegeben werden, sind verwirrend. Eine Gruppe von Wissenschaftlern berichtet, daß ein Drittel der Frauen, die Brustkrebs bekommen, daran sterben. Diese Zahl basiert auf den Fällen, die den Gesundheitsbehörden gemeldet werden. Andere Wissenschaftler behaupten jedoch, daß diese Daten unvollständig und oft ungenau seien, entweder weil nicht alle Krebstoten gemeldet werden, oder eine andere Todesursache – wie Lungenentzündung oder Herzkrankheiten – angegeben wird, die als Komplikation von Brustkrebs oder der Behandlung von Brustkrebs auftraten. Untersuchungen, die bei einer großen Zahl von Frauen den Verlauf von Brustkrebs von der Diagnose bis zum Tod (ob an Krebs oder anderen Ursachen) verfolgt haben, stellten fest, daß fast 80% der erkrankten Frauen, an ihrem Brustkrebs sterben. Diese Zahl hat sich seit 1930 nicht signifikant verändert. Dennoch gibt es Frauen, die mit dieser Krankheit zwanzig Jahre oder länger weiterleben, bis sie schließlich an Brustkrebs sterben, aber die Krankheit hat ihre Lebenszeit nicht verkürzt. Ärzte sprechen deshalb heute nicht mehr von Heilung, sondern von langfristiger Besserung oder Überlebensaussichten. Dieser Auffassung nach läßt sich Brustkrebs kontrollieren, wie Diabetes oder andere chronische Krankheiten, bisher aber nicht heilen.

Bei Untersuchungen stellte sich heraus, daß manche Gruppen von Frauen bessere Chancen haben als andere. Die Wahrscheinlichkeit für eine lange Lebenserwartung besteht besonders bei Frauen:

1. die ihren Wechsel hinter sich haben.
2. bei denen keine Lymphknoten krebsbefallen sind. Das ist der wichtigste Einzelfaktor (Predictor), den man bisher gefunden hat (siehe histologische Stadien, Seite 356)
3. deren Krebs östrogenabhängig ist – das heißt einen hohen Anteil von Östrogen-Rezeptoren hat. Diese östrogenpositiven Krebstypen haben die Neigung, seltener oder später wiederzukehren, unabhängig von der Art der Behandlung. Östrogenabhängiger Krebs kommt bei Frauen nach dem Wechsel häufiger vor.
4. die einen der vier folgenden Krebstypen haben und bei denen keine positiven Lymph-Knoten gefunden wurden. Diese Krebstypen neigen zu sehr langsamem Wachstum. Sie machen etwa 20% aller Brustkrebsfälle aus:
   - Carzinoma in situ
   - Adeno-Karzinom
   - Meduläres Karzinom
   - Tubuläres Karzinom
5. Die Zellen des Tumors sind hochdifferenziert, das heißt, sie behalten die Eigenschaften normaler Brustzellen, statt das embryonale Aussehen der fortgeschrittenen Krebszellen anzunehmen.

Selbst bei diesen Anzeichen ist es schwierig, für eine bestimmte Frau eine Prognose zu wagen. Manche Frauen (etwa 15%) mit an sich sehr guten Aussichten sterben dennoch in kurzer Zeit an dieser Krankheit, während ein paar (etwa 7 bis 8%), deren Krankheit als final bezeichnet wurde, genesen und die durchschnittliche Lebenserwartung erreichen. Es gibt noch immer viele unbekannte Faktoren. Es kann wohl sein, daß das Immunsystem eines Individuums, der allgemeine Gesundheitszustand und die emotionale Einstellung ebenso wichtig sind wie die gewählte Behandlung.

Krebs löst in jedem Fall Angst aus, Brustkrebs aber scheint uns Frauen den größten Schrecken einzujagen. Die Informationen sind verwirrend, immer Neues kommt hinzu, und die Experten widersprechen einander oft. Das macht es aber nur um so wichtiger, sich aktiv in allen Stadien der Diagnose, Behandlung und Entscheidung zu beteiligen.

Invasives Zervixkarzinom

Wenn anormale Zellen sich jenseits der oberen Gewebeschicht (Oberflächenepithel) der Zervix ausgebreitet haben und in das darunter liegende Gewebe eingewachsen sind, liegt ein invasiver Zervixkrebs vor. Das läßt sich mit einem Abstrich und einer anschließenden Biopsie feststellen. Zuerst geht die Ausbreitung noch nicht sehr weit und erreicht meist nicht die Lymphbahnen oder das Blut. In diesem frühen Stadium ist Zervikalkrebs zu 100 % heilbar.

Die meisten Mediziner empfehlen eine Hysterektomie (Entfernung der Gebärmutter) und anschließend regelmäßige Kontrolluntersuchungen. Wenn der Krebs sich jedoch in die Lymphbahnen oder den Blutkreislauf verbreitet hat, schlagen Ärzte im allgemeinen Bestrahlung oder eine Hysterektomie plus Oophorektomie vor. Eine Chemotherapie ist nicht so wirksam wie lokale Bestrahlung. Manchmal werden auch beide in Kombination angwendet.

Die Bestrahlungsbehandlung kann auf zweierlei Wegen erfolgen. Ist der Tumor groß, wird täglich über einen Zeitraum von mehreren Wochen extern bestrahlt. Dazu muß man täglich den Weg in die Klinik oder eine Praxis machen, was, je nachdem, wie weit sie vom Wohnort entfernt ist, erschöpfend sein und beträchtliche Unannehmlichkeiten bereiten kann. Hier sind Freunde und Angehörige aufgefordert, als Begleiter und mit Unterstützung zu helfen, damit die Termine eingehalten werden können. Zu den Nebenwirkungen der Strahlenbehandlung gehören Diarrhöe, Hautveränderungen, rektale Blutungen und Erschöpfung. Jede reagiert anders auf Bestrahlung, stärker oder schwächer. Die Nebenwirkungen der Strahlentherapie gelten als kurzfristig. Ließ sich durch eine Bestrahlung die Größe oder das Wachstum vermindern, werden anschließend radioaktive Substanzen in den Uterus oder den oberen Bereich der Vagina eingesetzt. Für diesen Eingriff ist eine Vollnarkose und ein meist mehrtägiger Krankenhausaufenthalt erforderlich. Die Implantate werden ein bis drei Tage im Körper belassen. Bei dieser Behandlung richtet sich eine größere Menge Strahlen auf ein kleineres Gebiet. Mit Strahlenbehandlungen besteht bei invasivem Krebs im Frühstadium eine Überlebenschance von 60 bis 90 %, je nachdem, wo der Tumor sitzt und wie weit er sich ausgebreitet hat (zum Thema Überlebenschancen siehe Seite 368).

Chirurgisch wird invasiver Krebs im allgemeinen mit einer Radikalhysterektomie behandelt.

Du solltest dich aktiv an der Behandlung beteiligen und das letzte Wort haben bei allen Entscheidungen, die deine Krankheit betreffen. Wenn du irgendwelche Zweifel hast hinsichtlich der Behandlungen, die dir empfohlen werden, hole eine zweite oder dritte Meinung ein.

Eierstockkrebs

Eierstockkrebs ist ein bösartiger Tumor an den Eierstöcken. Er kommt seltener vor als Zervikalkrebs oder Gebärmutterkrebs und macht 10 bis 20 % aller bösartigen Unterleibserkrankungen aus. Die genauen Ursachen sind immer noch nicht bekannt, aber es ist deutlich geworden, daß Frauen, die keine Kinder bekommen, Frauen nach dem Wechsel oder Frauen mit Brust- oder Darmkrebs ein erhöhtes Risiko haben, an Eierstockkrebs zu erkranken. Frauen, die in der elektronischen Textil- oder Gummiindustrie arbeiten, die im Beckenbereich übermäßigen Bestrahlungen ausgesetzt waren oder in städtischen Gegenden leben, scheinen ihn häufiger zu bekommen als andere. Frauen, in deren Familie Eierstockkrebs vorkam, übergewichtige Frauen und Frauen, die andere Östrogenpräparate als die Pille eingenommen haben, sind ebenfalls besonders anfällig für diesen Krebs. Kürzlich hat sich gezeigt, daß die regelmäßige Verwendung von Talkumpuder an den Genitalien und/oder Hygienebinden das Risiko bis zu dreimal so hoch werden lassen.

Die Früherkennungszeichen sind oft vage. Leichtes Bauchweh, Blähungen und Unterleibsschmerzen können auf eine Erkrankung hinweisen. Manchmal sind Becken und Bauch empfindlich und tun weh, weil sich darin eine Flüssigkeit sammelt, die von den gereizten Eierstockzellen gebildet wird.

Diagnose
Zu einem Verdacht auf Eierstockkrebs gelangt der Arzt, wenn er bei einer Beckenuntersuchung vergrößerte Eierstöcke fühlt, wenn sie weniger beweglich sind als normal oder wenn er ein ungewöhnliches Gewächs feststellt. Ultraschall und Röntgenuntersuchung oder Computertomogramm vom Unterleib können hinzugezogen werden, um die Diagnose zu stellen. Klarheit kann auch eine Untersuchung des Bauchraumes mit einem Sichtgerät (Laparoskopie) bringen.

Medizinische Behandlung
Die vielen Typen von Eierstockkrebs unterscheiden sich hinsichtlich ihrer Ansprechbarkeit auf unterschiedliche Behandlungsmethoden. Zur Zeit gibt es in der Medizin die Möglichkeit zu bestrahlen, Medikamente einzusetzen oder zu operieren, wobei es so aussieht, als sei eine Verbindung von Chemotherapie und Operation die wirksamste Behandlung. Strahlentherapie wird in besonderen Umständen eingesetzt, wenn auf Grund des allgemeinen Gesundheitszustands eine große Operation zu riskant erscheint. Je nachdem, in welchem Stadium der Eierstockkrebs festgestellt und behandelt wurde, liegt die Überlebenschance (bezogen auf zwanzig Lebensjahre) zwischen über 50 und unter 5%.

Gebärmutterkrebs (Korpuskarzinom)

Der Krebs der Gebärmutterschleimhaut tritt vorwiegend während und nach den Wechseljahren auf. Einiges deutet darauf hin, daß er in manchen Fällen erblich sein kann. Risikofaktoren für Gebärmutterkrebs sind Übergewicht, Bluthochdruck und Diabetes. Frauen, die häufiger unter besonders langen und starken Menstruationsblutungen gelitten haben, scheinen später häufiger als andere Frauen Gebärmutterkrebs zu bekommen. Auch eine reine Östrogenbehandlung (wie sie in der Zeit des Klimakteriums vielen Frauen empfohlen wird) wird für eine der möglichen Ursachen gehalten.

Die wichtigsten Symptome sind unregelmäßig auftretende Perioden, starke und lange Blutungen, leichte Zwischenblutungen und Blutungen, die nach den Wechseljahren wieder auftreten. Jede Unregelmäßigkeit der Blutungen sollte untersucht werden. Die einzig sichere Methode, um herauszufinden, ob bösartige Zellen die Ursache sind, ist eine Ausschabung (Abrasio oder Kürettage). (Siehe Seite 239.) Die ausgeschabten Schleimhautzellen werden sorgfältig unter dem Mikroskop untersucht.

«Besser ist's . . .

... der Körper leidet als die Seele», heißt es bei Menander.

Noch besser wäre, beiden geht es gut. Gesund sein und sorgenfrei – was wünschen wir uns mehr? Und um das zu erreichen, können wir selber einiges tun.

Prävention und Selbsthilfebehandlung

Da Krebs des Endometriums offenbar von Faktoren wie Verstopfung, Bluthochdruck und Diabetes beeinflußt wird, kann die Kontrolle dieser Situation mit Selbsthilfemethoden bei dieser Art Krebs verhindern, daß er sich entwickelt oder schnell ausbreitet. Außerdem sollten Frauen, die sich für eine Hormonbehandlung gegen Wechselbeschwerden entscheiden, auf jeden Fall eine Kombination aus Östrogen und Progesteron / Gestagen bekommen. Bei dieser Mischung scheinen die Risiken der reinen Östrogen-Therapie nicht zu bestehen.

Medizinische Behandlung

Medizinisch kann Gebärmutterkrebs mit einer Operation, mit Bestrahlungen und Chemotherapie behandelt werden. Es ist sehr umstritten, was das beste ist. Strahlungen werden häufig mit guten Resultaten angewendet. Die Hysterektomie ist die häufigste Art der Behandlung, manchmal mit nachfolgender Bestrahlung, wenn der Tumor groß war, wenn eine Ausbreitung auf die Lymphbahnen befürchtet wird oder wenn die Zellveränderungen exzessiver als gewöhnlich waren. Kommt es nach einer der oben genannten Behandlungen zu einem Rückfall, kann eine Progesteronbehandlung helfen, die Ausbreitung zu verlangsamen.

Wenn Gebärmutterkrebs frühzeitig erkannt wird, ist die Erfolgsrate der konventionellen Behandlungen sehr hoch.

24. Frauen im Gesundheitswesen

Mystifizierung und tatsächliche Grenzen der Medizin

Dieses Kapitel behandelt Probleme, die sich für uns Frauen aus einem an männlichen Normen orientierten Gesundheitswesen ergeben. Wir haben bei der Behandlung der verschiedenen Themen den Schwerpunkt nicht so sehr auf die politischen Zusammenhänge und allgemeinen Probleme des Gesundheitswesens gelegt, sondern uns in der Hauptsache auf die Erfahrungen beschränkt, die Frauen in diesem Gesundheitssystem mit Ärzten, Untersuchungen, Behandlungsmethoden und Kliniken machen. Bisher wurden Hunderte von Büchern geschrieben, die sich mit den unterschiedlichsten Aspekten der Medizin auseinandersetzen. Es wurden auch viele Bücher über Frauen und deren Gesundheit geschrieben. Die Verfasser dieser Bücher sind jedoch fast ausschließlich Männer.

Wir diskutieren hier einige grundlegende Fragen, mit denen sich Frauen in unserem Gesundheitswesen auseinandersetzen müssen. Wir wollen zum einen erreichen, daß Frauen besser informiert sind und sich dadurch auch bewußter mit ihrem Körper und ihrer Gesundheit beschäftigen, und zum anderen, daß Frauen sich für ein stärker an Frauen orientiertes Gesundheitssystem einsetzen.

Zunächst wollen wir jedoch mit einigen pauschalen Vorstellungen aufräumen, die sich Mythen gleich von einer Generation zur nächsten fortpflanzen, ohne genügend auf ihren Wahrheitsgehalt hin überprüft zu werden. Diesen Mythen die Realität gegenüberzustellen ist wichtig, weil es gerade die Mythen sind, die unsere Haltung dem medizinisch-industriellen Komplex gegenüber prägen und den Boden bereiten für unsere Furcht und unser oftmals geringes Selbstbewußtsein beim Anblick von Krankenhäusern und im Gespräch mit Medizinern.

Mythen und Fakten

Mythos: Dank besserer medizinischer Versorgung konnte die Gesundheit der Menschen weltweit verbessert werden.
Tatsache: Viele schwere Infektionskrankheiten wurden im vergangenen Jahrhundert «besiegt», der Grund dafür ist aber hauptsächlich die verbesserte Ernährung und Hygiene, nicht die medizinische Versorgung. Die Häufigkeit der Erkrankungen war schon im Sinken begriffen, als medizinische Behandlungen und Impfstoffe eingeführt wurden. Mit Ausnahme der Blattern haben Impfungen nur wenig dazu beigetragen, daß diese Krankheiten schneller überwunden werden konnten. Das Verschwinden dieser Krankheiten ist der wichtigste Grund für die höhere Lebenserwartung in unserem Land, die chronischen Krankheiten aber, die mit den Mitteln der Medizin nicht geheilt werden können, sind geblieben. Es ist kaum zu begreifen, daß die Zahl der Todesfälle durch chronische Krankheiten, und das sind die meisten Todesfälle überhaupt, in diesem Jahrhundert virtuell unverändert geblieben sind.

Die medizinische Versorgung war, sorgfältigen Untersuchungen zufolge, auch nicht entscheidend für die niedrigere Kindersterblichkeitsrate. Nach wie vor läßt sich die Lebenserwartung eines Kindes am genauesten nach Faktoren wie Bildungsstand, Einkommen und Nationalität seiner Eltern voraussagen. Zur Senkung der neonatalen Sterblichkeitsrate haben vor allem allgemeine Verbesserungen, besonders bessere Ernährung, Schwangerenvorsorge und Geburtenkontrolle, beigetragen.

Mythos: Medizin ist eine Wissenschaft.
Tatsache: Die Medizin hat dieses Prestige hauptsächlich, weil sie in der öffentlichen Meinung mit Wissenschaft assoziiert wird und Objektivität und Neutralität beansprucht. Die Theorien jedoch, auf denen ein großer Teil der modernen medizinischen Praxis beruht, leiten sich vielfach aus unüberprüften Annahmen und Vorurteilen führender Mediziner früherer Generationen her. Auch wenn die Medizin mit ihren wissenschaftlichen Methoden beeindrucken will, in der Ausbildung eines Mediziners spielen sie nur eine kleine Rolle. Außerdem ist äußerst fraglich, inwieweit wissenschaftliche Methoden erfolgreich auf Menschen übertragen werden können, denn es ist selten möglich, an ihnen Experimente durchzuführen. (Wenn auch Tierversuche manchmal zu nützlichen Resultaten führen.)

Mythos: Medizinische Behandlungen, die allgemein Anwendung finden, sind erwiesenermaßen sicher und wirksam.
Tatsache: Viele Diagnose- und Therapieverfahren, die in die ärztliche Praxis aufgenommen wurden, wurden wissenschaftlich niemals auf ihre Wirksamkeit hin überprüft. Viele Techniken und Therapieformen kamen weithin in Gebrauch, bevor sie vollständig ausgewertet wurden, wofür als Beispiele nur der Ultraschall (Überwachungsgeräte für Ungeborene) und die vollständige Entfernung der Brust bei Krebs stehen. Die wissenschaftliche Auswertung in Form von Stichprobenanalysen oder kontrollierten klinischen Versuchen ist schwierig, zeit- und arbeitsaufwendig, teuer und wird mit öffentlichen Geldern kaum gefördert. Die wenigsten Ärzte wurden in ihrer Ausbildung genügend auf die Auswertung wissenschaftlicher Daten vorbereitet. Sie gehen in ihren Empfehlungen oft von Annahmen aus. Ein Assistent der medizinischen Fakultät der Harvard Medical School sagte uns:

Ärtze begnügen sich lange nach ihrer Ausbildung zu oft mit einer Art «Medizin nach Kochbuch»: Sie schlagen die neueste medizinische Zeitschrift auf und probieren das neueste Rezept an ihren Patienten aus, wobei sie ihren Patienten versichern, sie würden «nach den neuesten Erkenntnissen» behandelt, andererseits aber nicht als Versuchskaninchen mißbraucht. Der praktische Arzt übernimmt oft das jüngste Experiment irgendeines Wissenschaftlers in sein Behandlungsrepertoire, ohne die Einwilligung des Patienten einzuholen. Dabei ist möglicherweise der Wissenschaftler, der das Experiment ursprünglich fünf Jahre zuvor durchführte und seinen Aufsatz vor zwei oder drei Jahren schrieb, inzwischen längst von seinem Ansatz abgekommen und hat etwas anderes ausprobiert, von dem er sich eher eine Heilung verspricht.

Tatsache: Die meisten medizinischen Untersuchungen, die sich nicht auf die Geschlechtsorgane beziehen, zum Beispiel zur Ernährung und der Wirksamkeit von Medikamenten, werden an Männern durchgeführt, die Ergebnisse aber auf Frauen, die die größere Zahl von Patienten ausmachen, übertragen. Ein derartiges Vorgehen ist alles andere als «wissenschaftlich». Und es führt dazu, daß Frauen die wirklichen Vorteile und Risiken der Medikamente, die sie einnehmen, nicht kennen.

Mythos: Die Medizin erhält uns gesund.
Tatsache: Auch wenn viele zutiefst davon überzeugt sind, die technologischen Fortschritte der Medizin in den vergangenen fünfzig Jahren hätten entscheidend zur Erhaltung unserer Gesundheit beigetragen, läßt sich

von den Forschungsergebnissen öffentlich finanzierter Untersuchungen ablesen, daß unsere Gesundheit vor allem von unserer Ernährung abhängt, der Luft, die wir atmen, der Umgebung, in der wir leben, der Arbeit, die wir verrichten, und von unseren Lebensgewohnheiten. Diese Faktoren sind jedoch hauptsächlich davon abhängig, wie wir ausgebildet sind, wieviel Geld wir verdienen und von anderen individuellen Faktoren. Zu unserer Gesundheit und einem langen Leben tragen noch weitere Faktoren bei: Selbstbestimmung über das eigene persönliche Leben, Einfluß auf die höheren Mächte, die unser aller Leben beeinflussen, liebevolle Beziehungen und Unterstützung durch den Freundeskreis.

Medikamente, Operationen und medizinische Technologien (Dialysegeräte zur Blutwäsche oder Bluttransfusionen zum Beispiel) sind unschätzbare Hilfsmittel, und viele Menschen würden ohne sie heute nicht am Leben sein. Grundsätzlich aber entscheiden wir selbst, als Gesellschaft und als Individuum über unsere Gesundheit durch das, was wir tun oder nicht tun, und nicht die Medizin.

Anstatt die ungeheuren Möglichkeiten zur Verhütung von Krankheiten auszunutzen, hat sich das Gesundheitswesen auf die profitablere Bewältigung von Krisen konzentriert, die erst dann einsetzt, wenn die Menschen bereits krank sind. Wegen dieser Orientierung ist es auch nicht bereit, im Sinne einer Vorsorgemedizin das zu tun, was getan werden muß und getan werden kann, um die Menschen wirklich gesund zu erhalten. Dies ist eine politische Frage, die auch die Macht der Krankenkassen berührt, nicht nur eine Frage der Medizin, wenngleich viele Mediziner behaupten, Medizin habe mit Politik nichts zu tun und sei eine reine apolitische Wissenschaft oder politisch neutral. Aber da wir unser Geld für die Behandlung von Symptomen ausgeben, steht uns weniger Geld für die Verhütung chronischer Krankheiten zur Verfügung. Eine andere Verteilung der verfügbaren Geldmittel würde uns alle zwingen, das ökonomische, politische und soziale System und unsere Umwelt als entscheidende Faktoren für unsere Gesundheit anzuerkennen.

Jeder dieser Mythen trägt dazu bei, daß wir, wenn wir zum Arzt, in eine Klinik oder ein Krankenhaus gehen, dem «Heilkundigen» vertrauen, uns auf seine Beteuerungen verlassen und seine Anweisungen befolgen. Krank und schwach können wir uns kaum anders verhalten als vertrauensvoll und nachgiebig. Kranksein macht angst, und wir brauchen das Gefühl, getröstet zu werden. Mediziner bieten uns jedoch öfter falschen Trost, als wir glauben, deshalb müssen wir so kritisch sein wie möglich, alle verfügbaren Informationen einholen und Freunde und Verwandte bitten, uns dabei zu helfen.

Medikalisierung

Wohin man auch blickt, beanspruchen Angehörige der heilenden Berufe Expertenschaft in Dingen, die nie zuvor für Angelegenheiten der Medizin gehalten wurden: Kriminalität, Pubertät, Hyperaktivität bei Kindern, Sexualität, Diät, Mißbrauch von Kindern, Sport, älter werden. In dieser Ausweitung ihrer «Kompetenz», die wir hier Medikalisierung nennen, werden Mediziner zu «Experten» normaler Vorgänge oder sozialer Probleme. Das beste Beispiel dafür ist, wie das Leben von Frauen medikalisiert wird.

Bedenken wir allein, wie oft wir wegen ganz normaler Dinge zum Arzt gehen sollen: Bevor wir erste sexuelle Erfahrungen machen, sollen wir einen Gynäkologen aufsuchen, uns von ihm in Sachen Sexualität und Empfängnisverhütung beraten lassen; haben wir Probleme, ein Kind zu bekommen, sollen uns die neuen «Fortpflanzungstechnologien» helfen; sind wir schwanger, sollen wir regelmäßig vom Geburtshelfer untersucht werden, damit alles «normal» verläuft; und um Kinder zu bekommen, gibt es nur für wenige eine Alternative zum Krankenhaus. Die Medikalisierung der Geburt ist so umfassend geworden, daß sie der Behandlung einer schweren, lebensbedrohlichen Krankheit ähnelt. Verläuft eine Geburt gut, sind wir dem Arzt dankbar und schreiben ihm das Verdienst an unserer Leistung zu. Verläuft sie schlecht, sind wir womöglich noch dankbarer, denn sein Eingreifen, meinen wir, habe uns und unser Kind gerettet. Ist das Kind erst da, übertragen wir unsere Dankbarkeit und Abhängigkeit auf den Kinderarzt, und selbst die ersten Augenblicke als Mutter sind beherrscht von dem Gedanken, was der Kinderarzt wohl für gut und richtig hält.

Sind wir deprimiert oder haben Schwierigkeiten in unseren persönlichen Beziehungen, sollen wir uns an einen Psychiater wenden, anstatt mit Freunden darüber zu sprechen. Die Medizin erfaßt unser Leben von der Geburt bis hin zur Menopause und ins Alter, die als Krankheit behandelt werden. In gewissem Sinn definiert die Medizin Frauen von vornherein als defekte Wesen, die das ganze Leben hindurch für all ihre normalen weiblichen Funktionen ärztliche Behandlung brauchen.

Derart umfassend medizinisch «versorgt» werden wir von «wohlmeinenden» Ärzten oft auch noch mit Verhaltensmaßregeln ausgestattet oder müssen uns «väterliche» Vorhaltungen machen lassen, denn offenbar gehört zu ihrer Kompetenz auch, besser zu wissen, wie ein «gutes Mädchen», eine «gute Frau», eine «gute Mutter» zu sein hat. Diese moralischen Werturteile können äußerst belastend sein, obwohl sie keine «wissenschaftlichere» Grundlage haben als die Predigten eines Priesters.

Wir lernen nicht, die Rolle, die Ärzte in unserem Leben einnehmen, in Frage zu stellen. Zum einen werden wir schon sehr früh mit der ärztlichen Autorität konfrontiert, und lernten, sie zu aktzeptieren. Als kleine Kinder wurden wir regelmäßig von unseren Müttern zum Doktor geschleppt, einer extrem geschäftigen und wichtigen Person, die vielleicht ignorierte, was die Mutter sagte, mit Sicherheit aber nicht zuhörte, wenn wir selber etwas sagten, dafür aber eigene Antworten gab. Vielleicht sah es für uns auch so aus, als gestatteten unsere Mütter einem Arzt, alle möglichen peinlichen und unangenehmen Dinge an uns vorzunehmen oder führten auf Anweisung des Arztes auch selbst derartige Dinge an uns aus. Wahrscheinlich erlebten wir unsere Mütter einem Arzt gegenüber als passiv und nachgiebig, teilweise weil bereits im 19. und verstärkt noch im 20. Jahrhundert Ärzte zu den «Autoritäten» in Gesundheitsfragen überhaupt wurden. Sie erreichten damit genau das Ziel, das sie schon Jahrhunderte zuvor, am Beginn der Neuzeit, mit ihrer aktiven Unterstützung der Hexen/Hebammenverfolgung angesteuert hatten: Die Verdrängung der traditionellen weiblichen Medizin. Damit verloren Frauen nicht nur ein ganzes System von weiblichen Hilfeleistungen und einen großen Schatz an jahrtausendalten Kenntnissen, sondern auch ein starkes weibliches Rollenmuster. Die allmähliche Verdrängung der Hausgeburten zugunsten der selbstverständlich werdenden Krankenhausgeburt in der Mitte des 20. Jahrhunderts trug noch weiter dazu bei, Frauen voneinander zu isolieren. Es läßt sich noch gar nicht ermessen, in welchem Ausmaß unser Selbstvertrauen als Frauen geschädigt wurde dadurch, daß uns «weise Frauen» als Vorbilder, als respektierte Informationsquellen und weibliche Autoritätsfiguren verlorengingen. Und es hat den Anschein, als sei der Verdrängungskampf noch immer nicht zu Ende. Denn der Versuch, per Gesetzesänderung die vorgeschriebene Anwesenheit einer Hebamme bei jeder Geburt abzuschaffen, konnte nur mit Mühe abgewehrt werden – was jedoch nicht bedeuten muß, daß ein solcher Versuch nicht wiederholt wird.

All diese Faktoren zusammen haben uns in eine extreme und erzwungene Abhängigkeit von Experten gebracht – männlichen Ärzten oder von Männern ausgebildete und unter starkem Konkurenzdruck stehende Ärztinnen. Die vielen Arztbesuche im Laufe eines normalen Lebens bringen die meisten Frauen nach und nach dazu, an die Medizin zu glauben. Dafür sorgen die Ärzte, indem sie uns warnen, auf andere Frauen zu hören und die guten Ratschläge unserer Mütter, Tanten, Großmütter und Hebammen – weibliches Alltagswissen – als «*Ammen*märchen» belächeln. Auf diese Weise machen sie uns zu Anhängerinnen der Medizin. Und indem wir ihre Ansichten in unsere Familie und Umgebung verbreiten, tragen wir selber noch weiter zur Medikalisierung der Gesellschaft bei und der Verengung auf die biologisch/technologische Perspektive bei der Lösung menschlicher Probleme.

Vielen fällt es schwer zu erkennen, in welchem Umfang die Vertreter der Schulmedizin Frauen und ihre zentralen Lebensereignisse historisch benutzten, um unsere gesamte Gesellschaft zur Medizingläubigkeit und -abhängigkeit zu bekehren. Obwohl es viele Beweise für das Gegenteil gibt, glauben viele Ärzte ernsthaft, die moderne Medizin habe den Frauen immer geholfen und verdiene einen Vertrauensvorschuß für die gesellschaftlichen Verbesserungen des allgemeinen Gesundheitszustands insbesondere seit der Jahrhundertwende. So halten sie es für die moralische Pflicht der Frauen, auch ihren Kindern beizubringen, an die Medizin zu glauben.

Medizin als Institution sozialer Kontrolle

In allen Gesellschaften gibt es Institutionen, die soziale Kontrolle ausüben. Ihnen wird die Autorität verliehen zu entscheiden, was richtig oder falsch, gut oder böse, krank oder gesund ist. Schulen, Gerichte und Kirchen spielen bei der Definition unserer Moral eine Rolle, wahrscheinlich aber heute nicht mehr so umfassend wie die Medizin. Wenn wir vom rechten Weg abweichen – uns nicht anpassen an die Normen für «Weiblichkeit» –, stellen wir sehr schnell fest, welche Macht die Medizin hat. So werden zum Beispiel immer wieder Frauen ohne ihr Wissen oder Einverständnis sterilisiert, weil sie behindert, arm oder unverheiratet sind oder weil ein Mediziner der Ansicht ist, sie hätte schon zu viele Kinder. Auch hat es in Amerika Fälle gegeben, wo Mütter zu einem Kaiserschnitt gezwungen oder vor Gericht für unfähig erklärt wurden, ihrer Mutterrolle gerecht zu werden, wenn sie die empfohlene Operation verweigert hatten (trotz des Risikos für das Leben der Mutter). Frauen wurden wegen «potentieller Kindesmißhandlung» die Kinder weggenommen, weil sie sich geweigert hatten, sich in der Schwangerschaft medizinisch behandeln zu lassen. Darüber hinaus sind «im Namen der Wissenschaft» von medizinischen Autoritäten im Laufe der Jahre zahllose häßliche Äußerungen über sogenannte «Randgruppen», wie Frauen oder Farbige, abgegeben worden, und diese pseudowissenschaftlichen Äußerungen hat man benutzt, um diesen Gruppen gesellschaftliche Selbstbestimmung und politische Macht zu entziehen. Zum Beispiel behaupteten Ärzte im 19. Jahrhundert, Hebamme oder Ärtzin zu werden, würde eine Frau «geschlechtslos machen»: Sie würde Dinge sehen, die ihren moralischen Charakter befleckten, sie würde ihren Status als «Dame» verlieren, und die ungewöhnliche physische oder nervliche Erregbarkeit einer Frau würde ihre Geschlechtsorgane auf nicht wiedergutzumachende Weise schädigen, außerdem würde sie daran gehindert, ihre Aufgabe als Frau und Mutter zu erfüllen. Fortgesetzt hat sich dieser Machtmißbrauch bis heute: So gibt es Ärzte, die Frauen nicht mit verantwortlichen Aufgaben betrauen wollen, weil diese «zu stark der Wirkung ihrer Hormone ausgeliefert» seien. Wohl auch durch die intime Abgeschlossenheit der Beziehung zwischen Arzt und Patientin konnte die Medizin (vor allem im Bereich der Geburtshilfe, Gynäkologie und Psychiatrie) für uns zu einer solchen Instanz sozialer Kontrolle werden und uns dazu bringen, persönliche Probleme als individuell isolierte Erfahrungen zu sehen, anstatt als Probleme, die wir mit anderen Frauen gemeinsam haben und für die es strukturelle bzw. politische Ursachen gibt.

Die Rolle der Frauen im Gesundheitswesen

Wir können die Mängel unseres Gesundheitssystems und deren Ursachen im Rahmen dieses Kapitels nicht vollständig diskutieren und beschränken uns deshalb auf die Problemkreise, die uns selbst betreffen. Der von uns gewählte Schwerpunkt, die Beziehung zwischen Frauen und Gesundheitswesen, ist insofern berechtigt, als Frauen den größten Teil der Leistungen in Anspruch nehmen: Jährlich besuchen erheblich mehr Frauen als Männer den Arzt, der Medikamentenverbrauch ist bei Frauen höher als bei Männern. Die Arbeitskräfte in den Krankenhäusern sind hauptsächlich Frauen. Wir machen nicht nur den größten Teil der Konsumenten in unserem Gesundheitswesen aus, sondern auch prozentual den größten Anteil der darin Beschäftigten. Drei Fünftel aller in der Krankenfürsorge arbeitenden Menschen auf der ganzen Welt sind Frauen. Im starken Kontrast zu der Anzahl der im Gesundheitssystem arbeitenden Frauen steht die geringe Anzahl von Ärztinnen. Es ist auf diesem Gebiet nicht anders als in anderen gutbezahlten und angesehenen Berufen, sie werden in der Hauptsache von Männern ausgeübt. Nur ein Viertel von den 165000 Angehörigen des ärztlichen Standes waren 1986 Frauen. Die ebenso anstrengenden schlechter bezahlten Berufe (wie Krankenschwester) stehen Frauen zu. Es heißt immer wieder, daß Frauen für pflegerische und bestimmte soziale Berufe besser geeignet seien als Männer, «denn sie sind einfühlsamer, geduldiger und anspruchsloser». Für die interessanteren und besser bezahlten Berufe (z. B. Chirurg) sind wir angeblich zu sensibel und zu weich. Es gibt sicher auch Ausnahmen, doch insgesamt gesehen stehen wir Frauen einer von Männern beherrschten Medizin gegenüber. Mit uns, unserem Körper, unserer Psyche und unserer Gesundheit werden im Namen der Forschung Experimente gemacht. Neue technische Apparate, neue Behandlungsmethoden und Medikamente werden an uns ausprobiert. Ärzte verordnen – nach unserem Einverständnis wird meist nicht wirklich gefragt. Da in der medizinischen Forschung hauptsächlich Männer tätig sind, wurde die Pille für die Frau entwickelt (mit all ihren Nebenwirkungen), und *man* ging erst später daran, an einer Pille für den Mann zu forschen.

Besonders schlimm ergeht es den Frauen in der Dritten Welt. Sie werden von Arzneimittelherstellern als Versuchskaninchen benutzt. Viele Empfängnisverhütungsmethoden sind zuerst in den «Entwicklungsländern» getestet worden, bevor sie uns zugemutet wurden. Die Frauen, an denen die Mittel ausprobiert werden, werden über Gefahren und Risiken der Medikamente nicht aufgeklärt, ihnen wird weisgemacht, es handle sich um sichere und langerprobte Methoden fortschrittlicher Länder. Die Armut und Unwissenheit dieser Frauen wird von Firmen und Politikern schamlos ausgenutzt. Zum Beispiel versuchte vor einiger Zeit die Firma Nestlé in Afrika einen neuen Absatzmarkt für Babynahrung zu finden. Den Frauen wurde eingeredet, ihre Kinder würden besser gedeihen, wenn sie sie nicht mehr stillen, sondern mit Milchpulver und Flasche ernähren. Die Frauen fielen auf die Werbemethoden herein und kauften das Produkt. Da sie aber die Gebrauchsanweisung nicht verstanden, das Pulver falsch mit dem Wasser mischten, das Wasser nicht abkochten, die Flasche nicht sterilisierten, kam es zu Fehlernährung und zu Infektionen. Die Folge war, daß viele der Säuglinge starben.

Frauen in Entwicklungsländern, denen Verhütungsmittel gegeben werden, sollen für schlechtbezahlte, stumpfsinnige Arbeit verfügbar sein, sie werden weder an verantwortungsvollen und interessanten Arbeiten beteiligt noch hilft ihnen jemand bei ihren persönlichen Problemen. Den Familien dort wird nicht einmal gewährleistet, daß für ihre durch Verhütungsmittel verringerte Nachkommenschaft eine ausreichende Gesundheitsfürsorge angeboten wird, die ihnen ein Überleben garantiert. Familienstrukturen zerfallen, staatlich finanzierte Sozialeinrichtungen fehlen. So wichtig für uns auch die Verhütung einer ungewollten Schwangerschaft ist, so wollen wir dies nicht auf Kosten anderer Frauen in der Dritten Welt.

Frauen als Arbeitskräfte im Gesundheitswesen

Die Angestellten in den verschiedenen Institutionen des Gesundheitswesens setzen sich zu 88,8% aus Frauen zusammen.* Wir arbeiten als Krankenschwestern, Hebammen, Gemeindeschwestern und Arzthelferinnen. Diese Tätigkeiten sind alle sehr anstrengend und relativ schlecht bezahlt. Warum ist im Krankenpflegebereich der Anteil der weiblichen Arbeitskräfte so hoch? In dem Gesundheitsbericht der Bundesregierung** steht dazu folgendes: «Der hohe Anteil an Frauen am Anstaltspersonal zeigt, daß die Betreuung von Kindern, alten Menschen und Kranken sowie die Verrichtung von Dienstleistungen in Anstalten vornehmlich eine Tätigkeit für Frauen ist.» Wir werden also wieder einmal auf unsere Rolle festgelegt, für pflegerische und soziale Berufe besonders geeignet zu sein und uns für wenig Geld aufzuopfern. In diesen Berufen müssen wir uns Männern unterordnen. Für Frauen, die beruflich gleichgestellt sein und Ärztin werden wollen, ist es nicht leicht, in der männlich orientierten Medizin Fuß zu fassen. Vor allem einige Facharztweiterbildungen sind sehr hart für Frauen. Wir werden diskriminiert und müssen mehr leisten als Männer, um uns behaupten zu können. Unsere Erziehung zum weichen und sensiblen Frauentyp prägt uns stark auf bestimmte Berufe und verschließt uns den Weg zu anderen, interessanteren Berufen. In den letzten Jahren hat sich dies zwar geändert; immer mehr Frauen studieren Medizin und beabsichtigen Ärztin zu werden. Doch besteht die Gefahr, daß sie sich, nachdem sie einmal durch die Ausbildungsmühle

* Gesundheitsbericht 1971, hg. vom Bundesminister für Jugend, Familie und Gesundheit, Bonn/Stuttgart 1971

** Gesundheitsbericht 1971, a. a. O.

gelaufen sind, mit den männlichen Normen und Werten identifizieren. Was wir brauchen, ist eine menschliche, stärker an Frauen orientierte Gesundheitspolitik und Medizin. Eine Medizin, in der Krankheit nicht ein Geschäft ist, in der psychisch Kranke nicht ausgestoßen und schlimmer behandelt werden als Straffällige. Wir brauchen Ärztinnen und Ärzte, die ihre Patientinnen und Patienten ernst nehmen, sich für sie Zeit nehmen und sich mit den wirklichen Ursachen ihrer Erkrankungen befassen und nicht nur mit Medikamenten herumdoktern. Wir brauchen eine Medizin, in der die Wechselwirkungen zwischen Krankheit (Gesundheit) und Gesellschaft mit einbezogen werden und wir brauchen ein kassenärztliches Abrechnungssystem, in dem die schnellen Rezeptierer nicht finanziell besser dastehen als die Mediziner, die nicht nur mit Tabletten, sondern mit persönlichem Engagement helfen.

Was ist Krankheit?

Medizin kann nicht wertneutral sein, da sie ein Handlungssystem darstellt und soziale Handlungen sich an den Werten und Normen der Gesellschaft orientieren. Medizin soll Gesundheit erhalten, Krankheit beheben. Die Frage ist nur, was ist Gesundheit, was ist Krankheit?

Die Geschichte sagt uns, daß diese Normen niemals immer dieselben waren, sondern sich mit der Gesellschaft veränderten. Für die antike Medizin war Gesundsein undurchschaubar von Götterwillkür und Schicksal abhängig – für das Mittelalter von Frömmigkeit und Religion der Menschen –, für die industrielle Leistungsgesellschaft von Arbeits- und Leistungswillen, wobei jeweils schichtenspezifische Unterschiede vorhanden waren.

Die Ärzte orientieren sich nicht an statistischen Mittelwerten, sondern an einer bestimmten Normidee* von Gesundheit und Krankheit, die ihnen im Laufe ihrer Ausbildung als Arzt beigebracht wurde. Die Medizin orientiert sich an gesellschaftlichen Begriffen, die Ausbildung der Ärzte erfolgt jedoch rein naturwissenschaftlich. Die Ärzte allein entscheiden, ob wir krank sind und auf welche Weise wir krank sein können. Ihre ein-

* Der Begriff normal wurde erst 1840 in den medizinischen Sprachgebrauch aufgenommen, um eine vergleichende Krankheitslehre zu begründen. Normal ist hergeleitet von dem lateinischen Wort norma und bedeutet ursprünglich: Winkelmaß des Zimmermanns.

seitige Ausbildung hat dafür gesorgt, daß es neben dem umfassenden Gebiet körperlicher Krankheiten nur einen kleinen Sektor für psychische Leiden gibt, obgleich nach dem Gesundheitsbericht der Bundesregierung 50 bis 80% aller Krankheiten zumindest auch psychisch mitbedingt sind. Psychosozialen Krankheiten, die den Hauptanteil aller Krankheiten ausmachen, wird kaum Beachtung geschenkt, sie gelten als zweitrangig und dienen zur Disqualifikation. Nur eine körperliche Krankheit ist eine reguläre Krankheit. Diagnostiziert der Arzt ein psychisches Leiden, so erweist sich die Unterbringung des Kranken als äußerst schwierig, Fachpraxen sind stark überlaufen und die Fachkliniken haben lange Wartezeiten.

Zwischen der auf rein körperliche Krankheiten eingestellten Medizin und der Wirklichkeit psychosozialer Leiden klafft eine Riesenlücke, die bisher nur deshalb nicht zu ernsthaften Konflikten geführt hat, weil die Patienten allein die Ärzte als für medizinische Fragen zuständig erklärten. Wie schon erwähnt, geht die Beurteilung, ob jemand gesund oder krank ist, von den gesellschaftlichen Normen aus: Sie ist anders bei Naturvölkern als in Hochkulturen, anders in religiösen Zeiten als in solchen industrieller Entwicklung. Dabei ist es in diesem Zusammenhang zweitrangig, wie Krankheit in der Gesellschaft aufgefaßt wird: ob sie als Strafe, Schicksal, Entgleisung oder Dämon erscheint. Die magisch-religiöse Auffassung ließ Krankheit sinnvoll – oder wenigstens als persönliche Erfahrung erscheinen, während die moderne Medizin die persönliche Komponente nicht beachtet, so daß Krankheit zum zusammenhanglosen Defekt wird, der durch Reparatur zu beheben ist. Der Sozialphilosoph Ivan Illich* kritisiert die bestehenden Gesundheitssysteme auf das schärfste. Sie sind seiner Ansicht nach zu einer Hauptgefahr für unsere Gesundheit geworden. Neben den von der medizinischen Wissenschaft hervorgebrachten krank machenden Untersuchungsmethoden** und Medikamenten greift Illich vor allem den von den Medizinern erzeugten Glauben der Bevölkerung an die absolute Reparierbarkeit des menschlichen Körpers an. Er fragt: «Muß jede Krankheit geheilt werden können, selbst mit größtem Aufwand? Hat der angebliche medizinische Fortschritt nicht die Menschen in Wirklichkeit ihrer natürlichen Leidensfähigkeit beraubt und

* Ivan Illich: Die Enteignung der Gesundheit. Reinbek 1975

** Studien in verschiedenen deutschen Krankenhäusern haben ergeben, daß etwa jeder fünfte Klinikpatient schwere Gesundheitsschäden durch Medikamente davonträgt. Quelle: Bittere Pille, Köln 1983 sie damit zu behandlungsbedürftigen Patienten gemacht?» Die Entdekkung neuer Krankheitsbilder und neuer Heilmethoden hat nach Illich zu einem überflüssigen bis schädlichen wachsenden Bedürfnis nach Inanspruchnahme dieser Möglichkeiten geführt.

Die Bedeutung der gesellschaftlichen Lebensverhältnisse für die Krankheitsursachen

In der Bundesrepublik zeigten Untersuchungen zum Gesundheitszustand der Bevölkerung und in ihr einzelner sozialer Gruppen eine sozialstrukturelle Verteilung von Krankheiten. Trotz «Wohlstandsgesellschaft» sind Häufigkeit und Arten von Krankheiten gesellschaftlich ungleich verteilt. Eine geschichtliche Betrachtung der Veränderungen des Krankheitsbildes zeigt, daß Fortschritte der medizinischen Wissenschaft, wie etwa in der Bekämpfung der Infektionskrankheiten, der Abnahme der Säuglingssterblichkeit und der Gesamtsterblichkeit nicht allen gesellschaftlichen Gruppen gleichermaßen zugute kam. Dazu einige Daten:

- Unabhängig von den Versicherungssystemen der Krankenversicherungen weisen Beamte fast immer den niedrigsten, Arbeiter immer den höchsten Krankenstand auf.
- Arbeiter sind sowohl durchschnittlich länger als auch häufiger krank als Angestellte.
- Arbeiter scheiden nicht nur früher aus dem Erwerbsleben aus, sondern sie sterben auch früher.
- Berufstätige Frauen haben eine geringere Lebenserwartung als nicht berufstätige Frauen. Während das durchschnittliche Sterbealter für Frauen 1974 bei 73,5 Jahren lag (inzwischen beträgt es 78 Jahre), sterben berufstätige Frauen etwa fünf Jahre früher.*

Die Ursachen für die Unterschiede im Gesundheitsstand der Bevölkerung müssen in den unterschiedlichen Lebensverhältnissen gesucht werden. Die Arbeitssituation und die Arbeitsbedingungen sind von entscheidender Bedeutung für die gesamten Lebensverhältnisse. Gerade den ungelernten Arbeiterinnen, die den größten Belastungen ausgesetzt sind, stehen meist die geringsten finanziellen Mittel zur Wiederherstellung ihrer Arbeitsfähigkeit und zur Sicherung des Familienunterhalts zur Verfügung. Auch die Wohnverhältnisse sind für die Bestimmung von Krank-

* Volker Volkholz: Analyse des Gesundheitssystems. Frankfurt am Main 1974

heitsursachen von Bedeutung, da sie das Familienleben und die Sozialisation der Kinder beeinflussen. Einkommensschwache Gruppen sind in bestimmten Stadtvierteln zu finden, wo es nicht genug Schulen, Kindergärten, Krankenhäuser und Grünflächen gibt. Untersuchungen zeigen, daß Erkrankungen nicht gleichmäßig auf alle Stadtgebiete verteilt sind, sondern in sozial benachteiligten Vierteln konzentriert auftreten. In den sozial schwächeren Gruppen sind Herz-Kreislaufkrankheiten, Bronchitis, Gebärmutterhalskrebs häufiger anzutreffen als in höheren sozialen Schichten. Unterschichtsangehörige nehmen leichtere Beschwerden nicht als Krankheit wahr, sondern kommen erst bei starken Symptomen zum Arzt. Sie haben Angst vor dem Kontakt mit dem Arzt, empfinden Kommunikationsbarrieren, verstehen entweder die Verordnungen des Arztes nicht oder setzen diese von selbst wieder ab. Viele gehen aus Angst vor dem Verlust des Arbeitsplatzes trotz Krankheit zur Arbeit.

In den mittleren sozialen Schichten sind vor allem Erkrankungen überrepräsentiert, die die Folgeerscheinungen von sitzender Tätigkeit (dies trifft für viele Frauen zu), Bewegungsmangel, falschen Ernährungsgewohnheiten und psychosomatischen Leiden auf Grund eines erstrebten und/oder enttäuschten sozialen Aufstiegs sind. In dieser sozialen Gruppe sind Gefäßschäden, Übergewicht, Diabetes, Magen- und Darmstörungen und Arteriosklerose besonders häufig. 39 % der Frauen in der Bundesrepublik sind übergewichtig, 13 % der Hausfrauen nehmen täglich Alkohol zu sich*; das dadurch unfreiwillig in Kauf genommene gesundheitliche Risiko tragen diese Frauen zusätzlich zu den Belastungen, die sie dick oder alkoholabhängig werden ließen.

Psychische Störungen und soziale Schichtzugehörigkeit

Eine Studie von Hollingshead und Redlich** kommt zu folgenden Ergebnissen:

1. Zwischen dem häufigeren Vorkommen psychischer Störungen und niedriger Schichtposition besteht ein systematischer, eindeutiger Zusammenhang.

* Hans Werner Schied: Krankheitsursachen. In: Der Bürger im Staat. 26. Jahrgang, Heft 4, Dezember 1976, Landeszentrale für politische Bildung, Baden-Württemberg

** August B. Hollingshead/Frederick C. Redlich: Der Sozialcharakter psychischer Störungen. Frankfurt am Main 1975

2. Psychosen sind eher in den unteren Schichten, Neurosen eher in den oberen Schichten konzentriert.
3. Die Art der Behandlung, die ein Patient erhält, hängt von seinem Schichtstatus ab: Eine institutionelle Verwahrung ohne jede therapeutische Hilfestellung erfährt am wahrscheinlichsten ein Patient aus der untersten sozialen Schicht.
4. Einer schlechteren Behandlung, zum Beispiel langdauernde Verwahrung oder nur medikamentöse Therapie in schlecht ausgestatteten psychiatrischen Anstalten sind häufiger Alleinstehende, Nichterwerbstätige, alte Leute, Angehörige der sozialen Unterschicht und Mitglieder sozialer Randgruppen ausgesetzt.

Wie die Vorlage der psychiatrischen Befragung durch die sogenannte Sachverständigenkommission zeigte, ist die Versorgung psychisch Kranker in der Bundesrepublik katastrophal. Fast vier Jahre nach dieser Studie nahm die Bundesregierung dazu Stellung. Ein Reformplan, verschiedene Modellprojekte und das Achtfache der ursprünglich bereitgestellten Mittel sollen Abhilfe schaffen.

Die Organisation des Gesundheitswesens

Unsere ärztliche und pflegerische Versorgung gliedert sich in ambulante Krankenversorgung, stationäre Krankenversorgung, Prophylaxe (Vorsorge und Früherkennung), Rehabilitation, Versorgung von Alten und Pflegebedürftigen. Die einzelnen Einrichtungen sind teilweise staatlich, teilweise privat geführt. Bei uns herrscht immer noch ein Klassensystem: Wer Geld hat, darf sich als Privatpatient behandeln lassen und sich als etwas Besseres fühlen, die anderen sind nur «Kassenpatienten». Es gibt Ärzte, die Kassenpatienten ablehnen oder nur bestimmte Kassen annehmen. Neben den Privaten Krankenversicherungen gibt es die Gesetzlichen Krankenversicherungen (GKV), denen heute 90% der Bevölkerung angehören.

Die GKV entstand in einer Zeit, als der Kapitalismus zu immer größerem Elend der Arbeiter und bedrohlich anwachsender Krankheitsanfälligkeit, aber auch zur Verschärfung der Klassenkämpfe führte und der Staat gezwungen war, Maßnahmen zu ergreifen, die den Arbeitern soviel an Gesundheit sichern sollten, daß die Voraussetzungen der Ausbeutung garantiert waren. So wurde 1881 von Bismarck die Sozialversicherung eingeführt. Die Organisation der GKV oblag den Krankenkassen, sie schlossen mit freipraktizierenden Ärzten Verträge ab, richteten kasseneigene Ambulatorien ein, diktierten Vertragsbedingungen und Honorarhöhe. Die Kassen waren die Mächtigen. Die Ärzte nahmen dies unter Protest hin, da die Kassenversicherten nur 15% der Bevölkerung ausmachten und ihnen nur ein Zubrot brachten. Das änderte sich, als der Gesetzgeber die Pflichtversicherung weiter ausbaute. Die erste Ärzte-Gewerkschaft wurde gegründet und erreichte bei Androhung eines totalen unbefristeten Streiks, daß die Kassen nicht mehr allein über die Zulassung von Ärzten entscheiden konnten. In der Weimarer Republik wurde die Honorarmacht der Kassen gebrochen und das Monopol der – ehemals kassenärztlichen – Versorgung in die freie Praxis verlegt, die der unmittelbaren Kontrolle durch die einzelnen Krankenkassen entzogen war. Die ständische Vormachtstellung der Ärzte wurde durch das NS-Regime weiter gestärkt. Nach 1945 wurden zwar Reichsärztekammer und die kassenärztliche Vereinigung Deutschlands als «nazistische Organisationen» aufgelöst, doch die Kassen erhielten keinerlei Rechte zurück.

Die Gesetzliche Krankenversicherung ist ein Instrument der staatlichen Sozial- und Gesundheitspolitik. Ihre Leistungen beziehen sich auf Gesundheitssicherung (Vorsorgeleistungen) und Krankheitsfrüherkennung, Krankheit, Verdienstausfallsgeld (bei Krankheit und Pflege eines Kindes), Mutterschaft, sonstige Hilfen (flankierende Maßnahmen auf Grund des § 218 Strafgesetzbuch), Haushaltshilfe, Sterbegeld und Familienhilfe. Die wichtigste gesetzliche Grundlage bietet die Reichsversicherungsordnung (RVO).

Charakteristisch für die gegenwärtige Form der Krankenversorgung ist die organisatorische, finanzielle und personelle Trennung von stationärer Krankenversorgung, ambulanter Krankenversorgung, Prophylaxe und Rehabilitation. Die Krankenhäuser sind stark auf stationäre Krankenversorgung eingeschränkt, die Aktivitäten im Bereich der ambulanten Krankenversorgung fallen dort gegenwärtig kaum ins Gewicht. Ähnliche Organisationsformen finden sich eigentlich nur noch in Österreich und in der Schweiz, in allen anderen Ländern sind die verschiedenartigen Einrichtungen der Gesundheitsfürsorge und Krankenversorgung zu einem in sich geschlossenen, weitgehend integrierten System zusammengefügt.

Machtverhältnisse im Gesundheitswesen

Die Kassenärzte besitzen das Monopol über die gesamte ambulante ärztliche Versorgung der sozialversicherten Bevölkerung, das sind über 90 % aller Bundesbürger. Sie entscheiden über unsere Arbeitsfähigkeit oder -unfähigkeit, betreuen uns während der Schwangerschaft, schreiben Arzneirezepte aus und stellen die Weichen für eine Kur, für den Antrag auf vorzeitige Rente und auf Rehabilitation. Ohne den Arzt gibt es auf Rezept keine Pille, keine Brille, kein Hörgerät, keine Massage. Den in den Kassenärztlichen Vereinigungen organisierten Kassenärzten obliegt allein die Verantwortung für die ausreichende und wirtschaftlich vertretbare ärztliche Versorgung jedes Versicherten. Die Kassenärztlichen Vereinigungen haben das Recht, mit jeder AOK (AOK = Allgemeine Ortskrankenkasse) oder Ersatzkasse unterschiedliche Honorarverträge abzuschließen.

Der Arzt ist in «der Ausübung seines Berufes frei». Er ist nicht zur ärztlichen Hilfe gegenüber jedermann verpflichtet (außer in Notfällen), er kann also ärztliche Behandlungen ablehnen. Er kann auch monatelang verreisen und seine Praxis in seinem Namen von einem Vertreter weiterführen lassen. Er ist, solange ihm keine groben Kunstfehler unterlaufen, nicht gezwungen, seine Patienten nach dem jeweilig gültigen Stand medizinischer Wissenschaft zu behandeln. Es gibt keine Altersgrenze für Ärzte, sie dürfen praktizieren, selbst wenn sie geistig und körperlich geschwächt sind. Dadurch entstehen zwangsläufig Fehlleistungsquoten zum Schaden der Bevölkerung. Niemand überwacht die Leistung eines Arztes, die einzige Kontrollinstanz ist sein eigenes «ärztliches Gewissen».

Unterläuft einem Arzt ein Kunstfehler, so ist es sehr schwierig, ihn zur zivilrechtlichen Haftung für den angerichteten Schaden heranzuziehen. Dazu muß dem Arzt mit absoluter Sicherheit nachgewiesen werden, daß er in voller Absicht oder grob fahrlässig falsch behandelt hat und außerdem dieser Fehler zu einem konkreten Schaden geführt hat. Nicht einmal die hygienischen Verhältnisse in den Arztpraxen werden kontrolliert. Sterilität von Spritzen und Verbandsmaterialien werden nicht überprüft. Dies ist sehr erstaunlich, wenn wir bedenken, daß auch der kleinste Milchladen einer regelmäßigen Hygieneüberwachung durch die Ordnungsämter unterliegt.

Wer wird Arzt?

Ärzte haben ungewöhnlich viel Macht. Sie entscheiden, wer wo wie behandelt wird, wer ins Krankenhaus kommt, wie lange, welche Medikamente verabreicht werden und in welchen Dosierungen. Außerdem haben sie einen enormen Einfluß auf fast alle unsere persönlichen Entscheidungen. Warum mißbrauchen so viele Ärzte, bewußt oder unbewußt, ihre Macht? Die Wurzeln für das Verhalten, über das wir uns beklagen – ihre autoritäre Art, ihre Unsensibilität und ihre Herablassung – lassen sich bis in die medizinische Ausbildung hinein verfolgen.

Im harten Wettbewerb um Studienplätze gewinnen im allgemeinen Männer der Ober- und oberen Mittelschicht. Unter Medizinern gibt es – nicht zuletzt wegen des strengen Numerus clausus – mehr Konkurrenz als Zusammenarbeit, was viele zu einem unsolidarischen Verhalten zwingt, sei es während des Studiums oder bei der Bewerbung um die wenigen Assistenzarztstellen. In diesem System können nur die bestehen, die am besten mit den ganz harten Bandagen kämpfen, sensiblere Menschen unterliegen in dieser unnatürlichen «Auslese». Die medizinische Ausbildung bringt dadurch eine Art geklonter Spezies hervor: Die Berufsgruppe der Mediziner reproduziert sich selbst und bestimmte Eigenschaften pflanzen sich gewissermaßen von einer Ärztegeneration zur nächsten fort.

Die medizinische Ausbildung

In ihrer Ausbildung müssen Medizinstudenten in komprimierter Form eine ungeheure Menge technischer Daten aufnehmen, hauptsächlich durch Lektüre. Auf eigenständiges Denken wird nur wenig Gewicht gelegt, auf das In-Frage-stellen des Lernstoffs, Kritik oder Widerspruch überhaupt keins. Wer diese Fähigkeiten nicht schon vorher mitbrachte, wird unter diesen Umständen kaum kritisch denken lernen. Abfragbares Wissen wird gefordert, und auch das wird nach kurzer Zeit wieder vergessen, und viele akademisch gebildete Mediziner geben zu, daß der Lernstoff, der für eine kompetente medizinische Praxis zumeist irrelevant ist und auf Kosten anderer, wichtigerer Fertigkeiten und Kenntnisse geht. Eine Medizinstudentin:

> Unsere Ausbildung orientiert sich an Krankheiten, wobei lebensgefährliche oder seltene Zustände am meisten Aufmerksamkeit erhalten,

> und der Erwerb bestimmter Fähigkeiten (Biopsie, Punktion) und die Anwendung von Diagnoseapparaten (EKG, Röntgenstrahlen, Labortests) besonders hoch gewertet werden. Die alltäglichen Symptome der großen Masse werden als «kleinere Gesundheitsstörungen» abgetan. Gesundheitsvorsorge und die Verhütung von Krankheiten werden fast vollkommen außer acht gelassen.

In ihrer universitären Ausbildung werden Medizinstudenten nicht gefordert, sich die sozialen und politischen Realitäten bewußt zu machen, die die Gesundheit der Menschen beeinflussen, oder an ihrem eigenen Sexismus, ihrer Homophobie, ihren Klassenvorurteilen, den allgegenwärtigen Diskriminierungen von Alter und Nationalität zu arbeiten.

Eine politisch bewußte Krankenhausärztin schrieb uns:

> Wenn ich einer Studentin ihre eigene Zervix mit einem Spiegel zeige, ist sie fasziniert. Mache ich jedoch das Angebot einer Sechzigjährigen, oder einer fünfundzwanzigjährigen aus der Arbeiterschicht, wundert sich dieselbe Studentin, daß «diese Art» von Patientinnen ihre Zervix sehen wollen. Wenn ich behaupte, daß das in einer normalen Routineuntersuchung stattfinden könnte, sagen sie mir: «Dazu ist keine Zeit!» (Dabei dauert es nur eine Minute), oder: «Das interessiert diese Frauen doch gar nicht!»

Die Werte, Fähigkeiten und die Art von Betreuung, die als weiblich gelten – Fürsorglichkeit, Mitgefühl, sensibles Zuhören, Ermutigung anderer, gut auf sich achtzugeben, Zusammenarbeit statt Konkurrenz –, fehlen in der medizinischen Ausbildung auffallend. Diese Form der Heilkunst wird in der medizinischen Hierarchie in die Domäne der Krankenschwestern, anderer Pflegepersonen und (weiblichen) Verwandten des Patienten verbannt. Ärzte haben «Wichtigeres» zu tun. Patienten, denen diese Art der Zuwendung fehlt, werden wahrscheinlich weniger schnell gesund, ihnen entgehen wichtige Hinweise für die Nachbehandlung oder Vorsorge, und schließlich ist es möglich, daß sie, weil niemand sich um die seelische Belastung durch ihre Krankheit kümmert, depressiv werden. Viele Frauen beklagen sich bitterlich über die kalte, abstrakte, unpersönliche oder autoritäre Art von Ärzten. Eine großangelegte Studie des amerikanischen «Institute of medicine» fand heraus, daß die meisten Familien mit ihren Ärzten unzufrieden waren und etwa die Hälfte sie aus diesem Grund gewechselt haben. Ähnliche deutsche Studien haben dieses Ergebnis auch für die Bundesrepublik bestätigt. Was ihnen vorgeworfen wird, sind vielleicht gar nicht so sehr persönliche Eigenschaften der einzelnen Ärzte als Folgen der Einseitigkeit ihrer Ausbildung. Kenntnisse, die für eine optimale Versorgung der Patienten ebenso lebenswichtig wären – wie Untersuchungen und Risiken akkurat bewertet werden, was Untersuchungen und Behandlungen kosten, welche Rechte die Patientin hat, welche ethischen Fragen von einer medizinischen Entscheidung berührt werden und was eine Patientin selbst tun kann, um sich vor einer Krankheit zu schützen –, werden entweder gar nicht gelehrt oder auf den Status zusätzlicher Wahlveranstaltungen reduziert. Bei den Studenten kommt das so an, als seien diese Kenntnisse nicht so wichtig.

Den Mangel an ärztlichen Fähigkeiten bei jungen Medizinern halten viele Professoren für alarmierend. Ursache dafür ist die Überbewertung der Technologie in der Ausbildung: Technische Daten, die Labortests und Maschinen liefern, haben die Fähigkeit, die Patientinnen aufmerksam anzuschauen, ihnen zuzuhören und sich bei Entscheidungen von Erfahrung leiten zu lassen, bei jungen Ärzten immer weiter verdrängt.

Noch eingeschränkter wird die Perspektive durch die Spezialisierung, wobei der Facharzttitel als sehr erstrebenswert gilt, weil er mehr Geld, Prestige und Selbstbestimmtheit verspricht.

Die Spezialisierung und die rapide Fortentwicklung von Wissenschaft und Technologie können dazu führen, daß Studenten und Lehrende darüber den eigentlichen Zweck der Medizin aus dem Blick verlieren: Heilung von Krankheit, Linderung von Leiden und menschliche Fürsorge.

Die Schichtarbeit im Krankenhaus ist zermürbend, niedrig bezahlt, oft müssen 36 Stunden am Stück und hundert Stunden in der Woche gearbeitet werden. Außerdem sind die meisten Stationen personell unterbesetzt, was sowohl für Ärzte als auch für Patienten zusätzlich belastend ist. Das Lernen wird zur Nebensache, deshalb überrascht es nicht, daß Studenten im praktischen Jahr vor ihrer Approbation in den vergangenen Jahren immer weniger grundlegende Behandlungsweisen lernen.

Kurz gesagt: Die Ausbildung zum Arzt und zum Facharzt ist ein enthumanisierender Prozeß. Nur wenige Arbeitsbedingungen des industriellen Zeitalters haben sich mit so geringen Veränderungen erhalten wie im Krankenhaus. Schlafmangel, das Abschotten aller Gefühle und die fraglose, fast automatische Reaktion auf Anweisung – all dies zusammengenommen führt zu einer Art «Gehirnwäsche» in der vielleicht militärischsten aller zivilen Wissenschaften. Das äußert sich übrigens auch in den Redewendungen mancher Mediziner: pausenlos sind sie im Kampf gegen irgend etwas, erklären Viren und Bakterien den Krieg oder fahren schwere Geschütze gegen Krankheiten auf. Der Streß führt dazu, daß es bei Ärzten stärker als in vielen anderen Berufsgruppen zu Nervenzusammenbrüchen, Tablettenabhängigkeit, Alkoholismus, Selbstmord und zerrütteten Familien kommt.

Es gibt Untersuchungen, die zeigen, daß viele Medizinstudenten am Anfang ihrer Ausbildung voll Idealismus sind und den ernsthaften Wunsch haben, Menschen zu helfen. Nach ihrer Jahre dauernden Ausbildung in der abgeschlossenen Welt der medizinischen Fakultäten und Krankenhäuser aber werden sie fast ausnahmslos zynisch, distanziert und mechanisch. Ihre Kommunikationsfähigkeit erschöpft sich im Laufe der Ausbildung. Wegen der enormen persönlichen Opfer, die die medizinische Ausbildung erfordert und weil die meisten der Lehrer und Ärzte, die sie bewundern, hochbezahlte Spezialisten sind, fühlen sich junge Ärzte, wenn sie ihr Studium abgeschlossen haben, dazu berechtigt, sehr viel Geld zu verdienen und unpersönliche, autoritäre Macht auszuüben. Ein Ausbilder: «Was dabei herauskommt, sind Ärzte ohne kritischen Geist, Ärzte, die keine Neugier bei der Visite mitbringen oder den Wunsch zu verstehen, sondern über ein Repertoire von Reflexen verfügen, die ihnen ein recht gutes Leben ermöglichen.»

Diese Kritik ist nicht neu. Vieles davon wurde schon vor einem Jahrhundert laut. In den sechziger und siebziger Jahren sah es so aus, als käme es zu einem Umdenken, seither aber sind durch die veränderten politischen Verhältnisse das Interesse an gesellschaftlichen Fragen und der Perspektive der Patienten eher wieder zurückgegangen.

Neu aber ist, daß unter dem Druck der Kostensteigerungen im Gesundheitswesen von der Medizin mehr Qualität gefordert wird als die medizinische Ausbildung erlaubt, und zwar zum selben oder einem niedrigeren Preis. Auch schafft der Ärzteüberschuß in manchen Regionen große Konkurrenz, so daß manche Ärzte eine einfühlsamere Betreuung anbieten können und wollen. Sie entwickeln auch Talente, die vordem an andere delegiert wurden – Berater, Krankenschwestern, Sozialarbeiter. Aber selbst wenn es zu Reformen in der Ausbildung kommen sollte, ohne die Mitarbeit von Patienten, ohne Veränderungen an der gesellschaftlichen Situation und ohne einen anderen Typus von Medizinstudenten und -professoren werden Frauen auch in Zukunft frustrierende Erfahrungen im Gesundheitswesen machen. Wenn sie nicht auf Alternativen wie Frauengesundheitszentren, manche Gemeinschaftspraxen und ganz wenige Kliniken zurückgreifen können, in denen Kompetenz, Fürsorglichkeit und partnerschaftliches Miteinander erfolgreich verbunden wurden.

Wer macht den Profit

Die Ärzte, die Pharmaindustrie, Firmen, die medizinische Geräte herstellen, und Apotheken machen mit unserer Krankheit ein Geschäft. Kein Stand war, zumindest in der Vergangenheit, am Wohlstandswachstum so stark beteiligt wie die Ärzte. Die Ausgaben der Gesetzlichen Krankenversicherung für Krankenbehandlung, Arzneien und sonstige Leistungen sind in dem Zeitraum von 1960 bis 1986 von 9 Milliarden DM auf 120 Milliarden DM gestiegen.* 1971 bezahlten wir rund 50 Milliarden DM für unsere Gesundheit, 1987 waren es bereits über 200 Milliarden. Ein weiteres Beispiel: Noch im Jahre 1963 betrugen die Ausgaben in der Bundesrepublik für Medikamente 1,8 Milliarden DM. Zehn Jahre später, 1973, waren es 7,3 Milliarden DM und 1987 wurden in unserem Land bereits 25 Milliarden Mark allein für Arzneien und Heilmittel aufgewendet.** Das durchschnittliche Jahreseinkommen, das ein Arzt von seinen Krankenscheinpatienten bezog (vor Besteuerung und ohne Honorar der Privatpatienten), stieg zwischen 1953 und 1971 von 12000 DM auf 100000 DM. (In dem gleichen Zeitraum hatten sich Löhne und Gehälter nur vervierfacht.) 1985 erwirtschaften Ärzte sogar durchschnittlich etwa 375000 DM pro Jahr. Der zu versteuernde Überschuß lag in diesem Jahr bei etwa 172000 DM.***

Neben den Ärzten sind Pharmaindustrie und Apotheken die Hauptverdiener an unserer Krankheit. Einige wenige Pharmakonzerne beherrschen den Arzneimittelmarkt, der Handel ist stark von den Herstellern abhängig. Die Preisbildung bei Arzneimitteln wird nicht über die üblichen Marktmechanismen gesteuert, die Gesetzliche Krankenversicherung hat als größter Kunde keinerlei Einfluß auf die Preisgestaltung. Wir brauchen uns also über die immensen Ausgaben, die die GKV jedes Jahr für Arzneimittel aufwendet (nach Krankenhaus- und Arztkosten der drittgrößte Posten bei den Ausgaben der Versicherer) nicht zu wundern. Unser Markt ist mit Medikamenten überschwemmt. Für die Behandlung einer bestimmten Krankheit gibt es eine Vielzahl von Medikamenten, die sich in ihrer Zusammensetzung und Wirkungsweise kaum oder gar nicht voneinander unterscheiden.

* *Wirtschaftswoche* 3.4.87, «Großes Hospital»
** *Impulse 10/87*, «Die größten Kostentreiber sind die Krankenhäuser»
*** *FAZ* 26.8.87, «Im Himmel der ‹Götter in Weiß› wird es enger

Oft ist der Name der einzige Unterschied. Auf dem Arzneimittelsektor herrscht mangelnde Transparenz hinsichtlich Qualität, Wirkung und Preis. Die Preisbildung orientiert sich weniger an Herstellungskosten, sondern hauptsächlich an manipulierbaren Absatzchancen. Pharmaindustrie und Apotheken haben in unserem Gesundheitssystem bisher einen überdurchschnittlich wachsenden Profit verbuchen können. Für diesen Profit müssen wir mit unseren Beiträgen zur GKV, die schon mehr als 10% unseres Monatsgehalts ausmachen, zahlen. Der Medikamentenverbrauch hat in den letzten Jahren erheblich zugenommen. Für die Ärzte, die sich kaum Zeit nehmen, auf die Ursachen der Erkrankungen einzugehen, ist es am bequemsten, ihren Patienten einige Medikamente aufzuschreiben. Der Patient bildet sich ein, ihm wird geholfen, er holt sich auf Schein die teuren Arzneimittel, er muß sie ja nicht (direkt) bezahlen. Weder Arzt noch Patient vergleichen die verschiedenen Arzneimittel hinsichtlich Qualität und Preis. Vertreter der Pharmaindustrie kommen in Arztpraxen und werben für ihre Produkte, sie machen dabei großzügige Werbegeschenke (Probepackungen in großer Zahl, die die Ärzte einfach den Krankenkassen verrechnen; auch hohe Bestechungssummen sollen nicht selten vorkommen) und sind deshalb nicht ungern gesehen.

Eine weitere Ursache für den enormen Medikamentenverbrauch ist das Konsumverhalten der Patienten. Selbst bei einfacheren Beschwerden, die auch ertragen oder mit natürlichen Mitteln behandelt werden könnten, rennen wir zum Arzt oder zur Apotheke und lassen uns Pillen geben, an deren gute Wirkung wir glauben. Jahrelang waren Medikamente auf dem Markt und wurden von der Werbung angepriesen, bis eines Tages ihre schädliche Wirkung festgestellt wurde. Dies war bei einigen Schlankmachern (einer von ihnen verursachte Arterienhochdruck in der Lunge) oder beispielsweise bei Mexaform (dem bekannten Mittel gegen Durchfall) der Fall. Auch Duogynon wurde jahrelang verschrieben, inzwischen gibt es einen Verein von Eltern Duogynon-geschädigter Kinder. Die Medikamente, die wir einnehmen, sind Ersatz für die fehlende Aufklärung und Behandlung durch den Arzt und für die mangelnde Kommunikation mit ihm, sie sind Ersatz für viele Frustrationen und Enttäuschungen, die wir jeden Tag erleben. Der Arzneimittelwerbung nach werden wir zu gesunden, leistungsfähigen, sexuell potenten und glücklichen Menschen, wenn wir nur bestimmte Mittel einnehmen. Diese Werbungsmethoden, die Haltung der Ärzte, möglichst viel zu verschreiben, und die Einstellung der Menschen, bei der geringsten Unpäßlichkeit zur Apotheke zu rennen, sind Ursachen des enormen Arzneimittelverbrauchs heutzutage.

Wie gehen wir mit dem Gesundheitswesen um?

Als Frauen und Mütter sind wir stärker als andere Bevölkerungsgruppen vom Gesundheitssystem abhängig. Bei Vorsorgeuntersuchungen und im Krankheitsfall nehmen wir für uns und unsere Kinder die Dienste von Ärzten, Gesundheitsämtern und Mütterberatungsstellen in Anspruch.

Auf unsere Probleme und Fragen wird jedoch nur sehr selten eingegangen, von einem Arztbesuch kommen wir meist unzufrieden nach Hause. Die Ausbildung der Ärzte und der im Gesundheitsbereich tätigen Personen ist ungenügend und kommt unseren Bedürfnissen nicht nach.

Auch Veränderungen des Gesundheitssystems werden an der Patientenrolle und den damit verbundenen Schwierigkeiten nur wenig ändern. Die Haltung der Ärzte, ihre mangelnde Gesprächs- und Informationsbereitschaft wird für uns noch lange ein Problem sein.

Da wir, wenn wir heute medizinische Versorgung benötigen, nicht warten können, bis die große Revolution stattgefunden hat, haben wir einige Tips und Erfahrungen zusammengestellt, die uns momentan weiterhelfen können (siehe Seite 408).

Wir können Arzt und Krankenhaus frei wählen. Unsere Entscheidungsmöglichkeiten hängen jedoch von unserem Wohnort (auf dem Lande herrscht teilweise noch ein starker Ärztemangel) und unseren finanziellen Verhältnissen ab. Auch unser Bildungsstand spielt eine Rolle. Unserer Ausbildung entsprechend sind wir mehr oder weniger gut über Ärzte und ihre Behandlungsmethoden, über Krankenhäuser, Medikamente und den Stand der Wissenschaft allgemein informiert. Obwohl fast jede zeitweise medizinische Versorgung in Anspruch nimmt, ist die Aufklärung der Bevölkerung in diesem Bereich äußerst mangelhaft.

Sozial benachteiligte Schichten und ausländische Arbeitnehmer werden im Bereich der medizinischen Versorgung häufig diskriminiert.

Doch wir sind oft von einem Wertesystem beeinflußt, das uns in unserer Entscheidungsfreiheit einschränkt. Wir halten bestimmte Krankenhäuser oder Ärzte für gut, weil sie einen Namen haben, weil dort bekannte oder berühmte Persönlichkeiten behandelt werden. Wir lassen uns von Äußerlichkeiten täuschen, verwechseln gute Umgangsformen mit einer hohen Qualität der medizinischen Versorgung. Es gibt Frauen, die von

Arztpraxen fasziniert sind, die auf das modernste eingerichtet sind und in denen der Arzt gleichzeitig zwischen verschiedenen Behandlungsräumen hin- und herschwebt. Sie schließen von einer luxuriösen Ausstattung auf eine gute Behandlung, was nur selten zutrifft.

Ärzte und Krankenhäuser kümmern sich nur um uns, wenn wir krank sind. Je schlechter es uns geht, desto bereitwilliger beschäftigen sie sich mit uns. Sind wir aber gesund und wollen uns darüber informieren, wie wir uns am besten gesund erhalten und was für Vorsorgemaßnahmen wir treffen können, stoßen wir auf Unverständnis. Ärzte und Krankenhauspersonal sind nicht darauf eingestellt, mit gesunden Menschen umzugehen, ihre Fragen zu beantworten und mit ihnen über Möglichkeiten zur Krankheitsvorbeugung zu sprechen. Beharren wir auf unserem Recht auf Wissensvermittlung und Untersuchung, hält man uns für hysterisch und hypochondrisch. Mangelnde Aufklärung und ungenügende Gesprächsbereitschaft der Ärzte machen es uns schwer, uns selbst ein Bild über Behandlungsmethoden, Medikamente und Krankheitsursachen zu machen. Hinzu kommen noch die Benachteiligungen, denen wir in dieser Gesellschaft grundsätzlich als Frauen ausgesetzt sind. Auf unsere Beschwerden und Wünsche geht der Arzt anders ein als auf die eines männlichen Patienten. Frauen werden von den Ärzten oft als neurotisch und überempfindlich eingestuft und nicht ernst genommen. Schon in den medizinischen Lehrbüchern wird dem Medizinstudenten beigebracht, wie er die einzelnen Patientinnen einzuordnen und entsprechend zu behandeln habe. Ärzte treten uns vielfach mit Vorurteilen entgegen, so daß wir kaum ein Verständnis für unsere Probleme von ihnen erwarten können.

Was wir bei der Wahl eines Arztes beachten müssen

Ärztin oder Arzt ist, wer sein Medizinstudium inklusive des praktischen Jahrs erfolgreich abgeschlossen und seine staatliche Zulassung (Approbation) erhalten hat. Die meisten Studenten sind, wenn sie zum erstenmal an ein Krankenbett treten, sowohl praktisch als auch theoretisch nur ungenügend ausgebildet, da die Wissensvermittlung wegen der hohen Studentenzahlen in vielen Bereichen nur sehr oberflächlich sein kann.

In den Krankenhäusern hängen die Behandlungsmethoden nicht nur von dem einzelnen Arzt ab, sondern auch von den dort üblichen Anschauungen, die weitgehend vom Chefarzt bestimmt werden. Kümmere dich also zuerst um ein gutes Krankenhaus und versuche dann dort von dem Arzt behandelt zu werden, der dir am meisten zusagt.

Es gibt Ärzte für Allgemeinmedizin (praktische Ärzte) und Fachärzte.

Ein praktischer Arzt hat nach seiner allgemeinmedizinischen Ausbildung und seinem praktischen Jahr im Krankenhaus eine Praxis eröffnet, genauso wie ein Geschäftsmann einen Laden aufmacht. Er befestigt ein Schild an seiner Tür, auf dem sein Name und die Sprechstundenzeiten stehen.

Der Zuwachs an niedergelassenen Ärzten in den letzten Jahrzehnten ist fast ausschließlich auf ein Ansteigen der Niederlassungen von Fachärzten zurückzuführen, während die Zahl der Allgemeinmediziner seit Kriegsende weitgehend konstant geblieben ist. Während 1970 noch rund 20000 Fachärzte in der Bundesrepublik praktizierten, waren es 1986 bereits 38000, und 1987 arbeiteten nur noch 43 % aller Kassenärzte im Dienste des gesamten menschlichen Körpers.*

In den Großstädten ist es schwierig, einen praktischen Arzt zu finden, der auch Hausbesuche macht. Früher betreute der Hausarzt die ganze Familie, er kannte den einzelnen und seine Beschwerden. Heutzutage müssen wir wegen jeder Erkrankung zu einem anderen Facharzt gehen, der unseren Gesamtheitszustand nicht kennt und nur auf ein Gebiet spezialisiert ist. Da sich immer weniger praktische Ärzte niederlassen, müssen in letzter Zeit Fachärzte zunehmend allgemeinärztliche Leistungen anbieten. Der Verlust des Hausarztes bedeutet für uns den Verlust einer ärztlichen Hilfe, die für uns jederzeit erreichbar war und auch zu uns nach Hause kam, wenn es uns schlechtging. Mit dem Hausarzt haben wir jemanden verloren, der uns gut kennt und zu dem wir Vertrauen haben. Für uns als Laien ist es fast unmöglich, die verschiedenen Spezialgebiete der Medizin zu kennen und zu unterscheiden. Schätzungsweise gibt es über 50 verschiedene Fachrichtungen. Abgesehen von einer regional stark unterschiedlichen Ärzteversorgung, herrscht immer noch Mangel an bestimmten Fachärzten, während andere Gebiete überlaufen sind. Ein Facharzt muß an die allgemeinmedizinische Ausbildung noch eine fünfjährige Facharztausbildung anschließen. Da praktische Ärzte rar sind, versorgen viele Fachärzte, insbesondere Internisten, Patienten auch in allgemeinmedizinischer Hinsicht.

* *Handelsblatt*, 28. 8. 87

Teilnahmegrad an der allgemeinärztlichen Versorgung nach ärztlichen Fachrichtungen:

Praktische Ärzte	100
Internisten	80
Frauenärzte	50
Augenärzte	20
Chirurgen	50
Nervenärzte	40
Orthopäden	30

Internisten unterscheiden sich in ihrer Tätigkeit nach dieser Statistik nur noch bedingt von den praktischen Ärzten. Untersuchungen zeigten, daß der Internist so etwa wie der praktische Arzt für die «gehobenen Schichten» darstellt.

Kennen wir keinen praktischen Arzt, so müssen wir selbst beurteilen, was uns fehlt, und uns zu dem entsprechenden Facharzt begeben. Eigentlich sollte uns zuerst ein praktischer Arzt gründlich untersuchen und, wenn notwendig, zum richtigen Facharzt überweisen.

Statt zu einem Facharzt kannst du auch direkt in die ambulante Behandlung eines Krankenhauses (oder, in Österreich, in ein Ambulatorium) gehen. Dort kannst du am ehesten damit rechnen, gründlich untersucht und nach dem neuesten Stand der medizinischen Forschung behandelt zu werden. Die Ärzte dort sind angestellt und nicht so sehr auf Profit aus wie die niedergelassenen Mediziner. Die Organisation der ambulanten Krankenbehandlung ist in den einzelnen Krankenhäusern sehr unterschiedlich; teilweise ist mit langen Wartezeiten und viel bürokratischem Aufwand zu rechnen.

Als Alternative zu den einzelnen Praxen gibt es die Gruppenpraxis und die Gemeinschaftspraxis. Eine Gruppenpraxis ist die gemeinsame Niederlassung von Ärzten verschiedener Fachrichtungen, die sich Räumlichkeiten und technische Einrichtungen teilen. Die Abrechnung der Honorare mit der kassenärztlichen Vereinigung erfolgt durch jeden der beteiligten Ärzte gesondert.

Die Gemeinschaftspraxis ist dadurch gekennzeichnet, daß sich in ihr Ärzte gleicher Fachrichtung zusammen niederlassen, die auch gemeinsam mit der kassenärztlichen Vereinigung abrechnen können. Der Zusammenschluß mehrerer niedergelassener Ärzte ermöglicht eine bessere Möglichkeit der ambulanten Diagnostik und Therapie. Dies wird durch die Erleichterung der Kommunikation zwischen Ärzten verschiedener Fachrichtungen erreicht. Die Überweisung des Patienten von einem Arzt zum anderen sowie die Ausweitung der Nutzung von Röntgen-, Labor- und Physiotherapie-Einrichtungen wird in der Gruppenpraxis begünstigt. Diese Alternativen werden jedoch bisher von den wenigsten Ärzten genutzt, die meisten ziehen es vor, sich individuell niederzulassen.

Es ist nicht leicht, einen guten Arzt zu finden, einen Arzt, der nicht nur fachlich qualifiziert ist, sondern sich auch als Person auf dich einstellen kann. Wir wollen einen Arzt, oder besser noch eine Ärztin, die uns zuhören kann, uns versteht und sich Zeit nimmt, mit uns zu reden, eine Ärztin, die uns und unsere Beschwerden ernst nimmt und mit uns über deren Ursachen und Heilungsmöglichkeiten spricht. Um die Suche nach einer guten Gynäkologin oder einem guten Gynäkologen zu erleichtern, haben die Frauenzentren in vielen Städten eine Ärztekartei angelegt. Dabei wurde ein Fragebogen entwickelt, den die Frauen nach dem Arztbesuch ausfüllten und dann an das Frauenzentrum schickten. Die Fragebogen wurden ausgewertet und die verschiedenen Ärzte entsprechend eingestuft. Erkundige dich also am besten im Frauenzentrum nach einer Ärztekartei und lasse dir dort eine gute Fachärztin empfehlen.

Seltsamerweise fühlt sich ein Arzt oft angegriffen oder persönlich bedroht, wenn er keinerlei körperliche Ursachen für deine Symptome finden kann. Es kann sein, daß er dich dann einfach als neurotisch oder psychosomatisch einstuft, ohne irgendwelche Beweise für die psychische Wurzel deiner Beschwerden zu haben. Er kann sich seine Unfähigkeit, eine richtige Diagnose zu stellen, nicht eingestehen, und da du dich einfach nicht in seine verschiedenen Schemata einordnen läßt, tut er dich als hysterisch und neurotisch ab. Er nimmt nicht seine Unfähigkeit wahr, sondern nur die Schwierigkeiten, die du ihm bereitest. Der bequemste Weg ist dann, auf eine psychische Ursache deiner Beschwerden zu schließen, er ist dann nicht mehr gezwungen, deine Symptome medizinisch ernst zu nehmen und sich mit ihnen auseinanderzusetzen.

Bist du mit einem Arzt unzufrieden, so kannst du ihn ohne weiteres wechseln.

Das Verhältnis Arzt–Patientin

Die Beziehung zwischen einer Frau und ihrem Arzt ist im allgemeinen in jeder Hinsicht zutiefst ungleich, eine verschärfte Form des Machtungleichgewichts, das fast allen Beziehungen zwischen Männern und Frauen in unserer Gesellschaft inhärent ist. Noch stärker tritt dies zutage, wenn es sich um einen Geburtshelfer oder Gynäkologen handelt, mit Spezialwissen und Macht über unsere intimsten Körperteile, oder um einen Psychiater mit der Autorität, uns für unzurechnungsfähig oder geistesgestört zu erklären und zu entscheiden, ob wir unsere Kinder behalten dürfen oder nicht. Außerdem zweifeln viele Ärzte unsere Worte an, einfach weil wir Frauen sind.

Wie in vielen anderen Situationen, in denen Frauen in der machtloseren Position sind, neigen wir dazu, das, was bei einem Arztbesuch geschieht, auf unser eigenes Verhalten hin zu bewerten und nicht auf das des Arztes. Schämen wir uns, glauben wir, wir sollten uns nicht schämen; werden wir ungeduldig, empfinden wir uns als undankbar; bekommen wir nicht all unsere Fragen beantwortet, meinen wir, wir seien zu fordernd. Viele Frauen sind der Ansicht, die bessere Bildung des Arztes, seine Ausbildung, Erfahrung, sein Geschlecht und manchmal auch sein Alter machten seine Urteile automatisch unfehlbar, denn «er muß es ja wissen».

Wir fragen sogar vertrauensvoll um Rat, wenn es um die Gestaltung unseres Lebens geht. Viele Frauen *wollen* glauben, in der Hand eines überlegenen Arztes zu sein – auch wenn das ganz und gar nicht der Fall ist. Diese Beziehung hat etwas von Handauflegen, etwas, das das Kind in uns wachruft und uns das Gefühl von Abhängigkeit vermittelt, besonders wenn wir uns hilflos fühlen, weil wir Schmerzen haben und Angst. Dieses natürliche Phänomen aber wird von vielen Ärzten ausgenutzt, die entschlossen daran arbeiten, es auszuweiten auf eine besondere Art von Abhängigkeit (bei Psychiatern heißt das «Übertragung»), so daß die Patientin sich schließlich in allen möglichen persönlichen Fragen auf den Rat des Arztes verläßt. In der Ausbildung wird gelernt, wie sich diese Abhängigkeit herstellen läßt – mit ein paar vagen eingeworfenen Warnungen –, denn sie gilt als nützliches Mittel, ein «Vertrauensverhältnis» zu Patientinnen herzustellen, wobei als Modell das Eltern-Kind-Verhältnis dient. Fragt eine Frau direkt nach Fakten, bekommt sie vom Arzt möglicherweise die Antwort: «Wieso, haben Sie etwa kein Vertrauen zu mir?» Für die meisten Ärzte reicht die Tatsache, daß es zu einer solchen Übertragung kommen kann, schon als Rechtfertigung dafür, sie bewußt herzustellen. Das heißt, eine Frau wird auf übertriebene Weise abhängig, weil sie es angeblich «braucht» oder «will».

Gegen dieses Abhängigkeitsverhältnis können wir uns wehren, indem wir darauf drängen, daß unsere Fragen wirklich beantwortet werden, indem wir uns anderswo informieren (Bücher, Zeitschriften, Freunde, Krankenschwestern, Hebammen), weitere Meinungen einholen (aber nicht gerade von einem befreundeten Kollegen des Arztes oder im selben Krankenhaus) oder eine Freundin zu den Konsultationen mitbringen. Die meisten Ärzte sind der Propaganda über das angebliche «Abhängigkeitsbedürfnis» von Frauen auf den Leim gegangen und fühlen sich in der väterlichen, autoritären Rolle durchaus wohl, sie reagieren unter Umständen mit Überraschung oder Feindseligkeit auf unsere «Aggressivität», wenn wir hartnäckig darauf beharren, daß wir bei Entscheidungen, die unsere Gesundheit betreffen, beteiligt sein wollen. Durch solche Reaktionen dürfen wir uns nicht von unserer Hartnäckigkeit abbringen lassen.

Manchmal aber läßt sich mit der Zeit auch ein befriedigendes Verhältnis zu einem Arzt aufbauen:

> Meine Freunde wundern sich über meine enge Beziehung zu meinem Arzt und meine Fähigkeit, mit ihm zu diskutieren, Fragen zu stellen und ihm und seinen Kollegen zu widersprechen. Er respektiert mich und vertraut darauf, daß ich sage, was los ist, und ich vertraue darauf, daß er zuhört, Vorschläge macht und alles zuerst mit mir bespricht. Wenn ich eine bestimmte Behandlung nicht will oder es als Belastung empfinde, ein weiteres Mal zu Tests zu gehen oder in seine Praxis, oder mir das einfach zu viel ist, dann sage ich ihm das, und meist kann er mich verstehen. Es dauerte Jahre, bis ich endlich jemanden gefunden habe, der bereit ist, meine gesamte Krankengeschichte zu berücksichtigen und auf die jeweilige Situation zu beziehen.

Das Krankenhaus

In der Bundesrepublik gibt es zur Zeit etwa 3500 Krankenhäuser, zwei Drittel Allgemeine Krankenhäuser, ein Drittel Sonderkrankenhäuser für Psychiatrie, Neurologie, Tuberkulose. Die Krankenhäuser können nach ihrem Träger in drei Gruppen eingeteilt werden: In die *öffentlichen Krankenanstalten* (Universitätskliniken, Landeskrankenhäuser) – in die *freien gemeinnützigen Krankenhäuser*; diese sind im Besitz karitativer Verbände, vielfach auf konfessioneller Grundlage. Als dritte Gruppe gibt es *private Krankenhäuser*.

Die öffentlichen Krankenhäuser sind, vor allem in größeren Städten, riesige Betriebe. Es geht dort meist sehr unpersönlich zu, individuelle Wünsche können dort so gut wie gar nicht erfüllt werden (höchstens auf

Privatstationen), denn die Stationen sind fast immer personell unterbesetzt. Solange wir gesund sind, setzen wir uns nicht mit den hiesigen Krankenhausverhältnissen auseinander. Ist für uns oder unser Kind ein Krankenhausaufenthalt aus zwingenden Gründen notwendig, so sehen wir uns plötzlich einem riesigen, unpersönlichen System gegenüber. Die Vorschriften, an die wir uns im Krankenhaus halten müssen, sind nicht für das Wohlergehen der Patienten aufgestellt, sondern dienen der Krankenhausroutine. Viele dieser Vorschriften sind nicht nur willkürlich und unüberlegt, sondern ein Hindernis für die geistige und körperliche Gesundung der Kranken.

Die Bundesrepublik steht sowohl in der Anzahl der Krankenhäuser als auch in der durchschnittlichen Krankenhausverweildauer im internationalen Vergleich in der Spitzengruppe. Das geht in erster Linie auf die schlechte Abstimmung zwischen dem ambulanten und stationären Bereich zurück. Über die Notwendigkeit einer Einweisung entscheidet der niedergelassene Arzt, das heißt, er bestimmt, wann seine Möglichkeiten erschöpft sind, und verteilt die Patienten auf die übrigen Sektionen des Gesundheitswesens.

In den Krankenhäusern herrscht eine strenge Hierarchie, die kooperative Arbeitsformen verhindert und notwendige Entwicklungen hemmt. Für einen Arzt, der sich nicht niederläßt, sondern im Krankenhaus bleiben möchte, ist das nur aus ideellen Gründen attraktiv oder wenn er die Position des Chefarztes anstrebt. Dafür ist eine zu starke Spezialisierung aber hinderlich, er benötigt für die Karriere eher breitgefächerte Kenntnisse. Das Ergebnis ist, daß in unseren Krankenhäusern etwa 2000 Chirurgen fehlen. Da es nur wenige Chefarztstellen gibt und Chirurgen nur selten Privatpraxen aufmachen, scheuen junge Ärzte die Ausbildung als Chirurg. Trotz enormer Kosten ist unser Krankenhaussystem für den Nutzen der Patienten äußerst unökonomisch. Als Alternative zu den «Mammutanstalten» gibt es kleinere Privatkrankenhäuser. Die Räumlichkeiten sind dort überschaubarer, der Ton ist persönlicher. Die Behandlungsmethoden in den einzelnen Krankenhäusern hängen von dem jeweiligen Anstaltsleiter, den Ärzten und den anderen Angestellten ab. In kleineren Krankenhäusern ist die Wahrscheinlichkeit größer, daß auf unsere individuellen Wünsche und Bedürfnisse eingegangen wird. Die Ausstattung der großen Anstalten ist in technischer Hinsicht natürlich umfangreicher und besser. Deshalb müssen wir je nach dem Grad unserer Erkrankung das Krankenhaus wählen. Bevor du dich aber entscheidest, frage deine Freundinnen und Bekannten nach ihren Erfahrungen. Sieh dir das Krankenhaus erst einmal an. Sprich mit den Ärzten und Schwestern dort und frage Patienten nach ihren Eindrücken. Mache dir ein genaues Bild (soweit dies möglich ist) von den Behandlungsmethoden und dem Behandlungston. Vergleiche verschiedene Krankenhäuser und entscheide dich für das, von dem du den besten Eindruck hast. Um ein gutes Krankenhaus solltest du dich schon kümmern, solange du gesund bist. Denn wenn du krank und geschwächt bist, wirst du dazu nicht so gut imstande sein.

Unsere Rechte als Patientin

Als Patientinnen in einem Krankenhaus (oder bei einem Arzt) besitzen wir ganz bestimmte Rechte. Wir müßten über dieses Thema nicht schreiben, wenn Menschlichkeit und Achtung vor dem einzelnen in Krankenanstalten die Regel wären (unter Menschlichkeit verstehen wir Respekt vor dem Wert und der Würde jedes Menschen, unter Beachtung der Fähigkeit jedes einzelnen, das zu verstehen, was mit ihm geschieht, und sich so frei entscheiden zu können).

Viele Krankenanstalten sind unpersönlich und abstoßend. Betreten wir ein großes Krankenhaus, so werden wir von einer riesigen Maschinerie verschluckt, die mehr oder weniger gut funktioniert. Dies geschieht mit uns in einer Situation, in der wir schwach und verletzlich sind. Wir wissen nicht, ob die Behandlungsmethoden, denen wir unterzogen werden, wirklich das beste für uns sind. Von uns wird erwartet, daß wir vertrauensvoll alles hinnehmen und nicht allzu viele Fragen stellen. Irgendwelche Kenntnisse werden von uns nicht erwartet. Wenn wir uns wehren oder nach Erklärungen verlangen, werden wir entweder ignoriert oder für aufsässig und neurotisch erklärt. Manche Ärzte erkennen das Recht einer Patientin nicht an, vollständig über alle Vor- und Nachteile einer Therapie aufgeklärt zu werden, eine Behandlung oder ein Medikament abzulehnen und Einsicht in ihre Krankenakte zu nehmen.

Gegen unseren Willen dürfen uns Ärzte oder Krankenschwestern weder Medikamente geben noch irgendwelche Behandlungsmethoden und Operationen durchführen. Bei operativen Eingriffen brauchen sie unsere schriftliche Zustimmung. Oft liegt eine Einwilligung zu einer bestimmten Operation vor. Erst bei ihrer Durchführung stellt sich heraus, daß auch andere Organe entfernt werden müssen, die zum Beispiel von Krebs befallen sind. Hier ist der Arzt berechtigt, unter dem Gesichtspunkt einer mutmaßlichen Einwilligung, den Eingriff auch auf diese Organe zu er-

Wir haben das Recht:

- auf ein ökonomisches medizinisches Versorgungssystem,
- auf eine rücksichtsvolle und respektvolle Behandlung,
- auf volltändige Information über unseren Körper, Untersuchungen, Behandlungsmethoden und uns verschriebene Medikamente, bevor wir uns einer bestimmten Therapie unterziehen,
- eine Behandlung zu verweigern und darüber aufgeklärt zu werden, was dieses für uns bedeuten würde,
- einen anderen Arzt aufzusuchen, um eine zweite Meinung zu hören,
- uns über schlechte Behandlungsweisen zu beschweren und uns gegen sie zu wehren,
- uns zu weigern, unseren Körper für Forschungszwecke zur Verfügung zu stellen,
- darauf, daß unsere Krankengeschichte nicht weitergegeben wird,
- darauf, unsere vollständige Krankengeschichte mit allen Daten einzusehen und eventuell für uns abzuschreiben.

Aber, wir müssen für diese Rechte kämpfen. Laßt uns zusammen für ein gutes, frauenfreundliches Gesundheitswesen eintreten!

strecken. So kann es dir also passieren, daß dir nicht nur der Blinddarm, sondern auch noch die Eierstöcke herausgenommen werden. Es ist auch an der Tagesordnung, daß Ärzte zu Forschungszwecken, ohne die Einwilligung des Patienten eingeholt zu haben, bei Untersuchungen und Operationen Gewebsentnahmen durchführen, die äußerst schmerzhaft sein können. Zu Forschungszwecken werden auch – ebenfalls ohne daß der Patient weiß, wofür – Medikamente verabreicht, die keinerlei therapeutischen Zweck erfüllen, ja möglicherweise gesundheitsschädlich sind.

Innerhalb einer Forschungsarbeit wurde bei der Untersuchung von 6481 durchgeführten Blinddarmoperationen festgestellt, daß jeder zweite Blinddarm in der Bundesrepublik ohne triftigen Grund herausgenommen wird. Das gleiche gilt bei der Amputation von Raucherbeinen und Entfernung der Mandeln. Ein großer Teil dieser unnötigen Eingriffe findet deshalb statt, weil jeder Facharzt in seiner Ausbildungszeit eine bestimmte Anzahl von Operationen durchgeführt haben muß. Gibt es also nicht genug kranke Organe, werden eben die halbkranken herausgenommen. Oft raten Ärzte aus eigensüchtigen, finanziellen Erwägungen zu Operationen, die medizinisch nicht unbedingt notwendig sind. Es ist also ratsam, noch einen zweiten oder dritten Arzt aufzusuchen, wenn dir eine Operation empfohlen wurde und du nicht sicher bist, ob sie wirklich notwendig ist. Ärzte besitzen eine Aufklärungspflicht. Der Patient muß in den wesentlichen Punkten über Befund, Art des Eingriffs und Folgen aufgeklärt werden. Auch Minderjährige müssen entsprechend aufgeklärt werden. Der Arzt ist dagegen nicht verpflichtet, über solche Gefahren aufzuklären, die schlechthin mit jeder Operation verbunden sein können (Thrombose oder Blutungen).

Ist ein Patient in laufender Behandlung eines bestimmten Arztes, und es tritt plötzlich ein lebensbedrohender Zustand ein, so ist der angerufene Arzt zur Hilfestellung verpflichtet, egal ob es Feiertag oder mitten in der Nacht ist. Handelt der Arzt nicht entsprechend, so kann, falls der Patient in Folge der unterbliebenen Hilfeleistung stirbt, fahrlässige Tötung vorliegen.*

Fühlen wir uns selbst nicht stark genug, unsere Interessen zu vertreten, so sollten wir eine Freundin oder einen Freund zur Unterstützung ins Krankenhaus oder zum Arzt mitnehmen. Wir haben die Erfahrung gemacht, daß es zu zweit oft viel leichter ist, sich dem Arzt und dem Krankenhauspersonal gegenüber zu behaupten. Auch bei einer Geburt kann es für uns wichtig sein, eine vertraute Person dabeizuhaben.

Was kann jede einzelne Frau selbst tun?

Damit wir Frauen in diesem Gesundheitssystem eine bessere medizinische Versorgung erhalten, müssen wir lernen, mit den bestehenden Verhältnissen umzugehen, und zwar solange wir bei Kräften sind und uns gesund fühlen.

Suche dir einen guten Arzt, auch wenn du im Moment nicht krank bist. So mußt du, wenn du Hilfe brauchst, dich nicht mit dem erstbesten zufriedengeben. Das beste ist natürlich, wenn eine Bekannte, Freundin oder Verwandte von dir Ärztin ist und du öfters mit ihr über medizinische Probleme sprechen kannst. Solltest du einmal plötzlich, von heute auf morgen,

* Willst du dich genauer informieren, so lies in dem Buch Wilhelm Weimar: Arzt – Krankenhaus – Patient, Beck-Rechtsinformation, München 1976

ins Krankenhaus müssen, dann ist es sehr wichtig, einen guten medizinischen Beistand zu haben. Du solltest dir eine Ärztin (oder einen Arzt) suchen, die ein möglichst umfassendes medizinisches Wissen besitzt, wende dich nicht an eine Fachärztin, die nur auf einen kleinen Bereich des menschlichen Körpers spezialisiert ist.

Drei Schritte, um eine bessere medizinische Versorgung zu erhalten

1. Vor deinem Arzt- oder Krankenhausbesuch
Sprich mit möglichst vielen Leuten über die verschiedenen Ärzte und Krankenhäuser. Frage in Frauenzentren und bei entsprechenden Stellen nach Behandlungsmethoden und Qualität einiger Ärzte und Krankenhäuser. Erkundige dich, was für Untersuchungen üblich sind und in welcher Gründlichkeit sie durchgeführt werden. Frage Schwestern und anderes Krankenhauspersonal nach der Eignung der angestellten Ärzte. Je mehr Informationen du über einen Arzt oder ein Krankenhaus hast, desto objektiver wirst du urteilen können.

2. Beim Arzt oder im Krankenhaus
Du solltest deine Krankengeschichte (Anamnese) und die deiner Familie möglichst genau kennen. Am besten schreibst du dir alle wichtigen Daten auf.

- Hast du Beschwerden, so schreibe auf, wann sie zum erstenmal auftraten, die Umstände, Symptome...
- Notiere dir im Wartezimmer, oder am besten noch vorher, alle Fragen, die du stellen möchtest.
- Fühlst du dich allein unsicher, so nimm eine Freundin mit.
- Achte darauf, daß dir der Arzt erklärt, warum er bestimmte Untersuchungen bei dir durchführen will, und versichere dich, daß er auch wirklich alle notwendigen Untersuchungen gemacht hat.
- Achte darauf, daß dir der Arzt den Namen der einzelnen Medikamente nennt, die er dir verschreibt und dich auf alle möglichen Nebenwirkungen hinweist. Laß dir eventuell alternative Behandlungsweisen vorschlagen.
- Sprich mit den Arzthelferinnen und Krankenschwestern, sie können dir oft wertvolle Informationen geben und manches besser erklären als die Ärzte.

- Verlange eine schriftliche Zusammenfassung der Ergebnisse deines Arztbesuchs.
- Lege dir ein Gesundheitsbuch an und halte die Ergebnisse deines Arzt- oder Krankenhausbesuchs für zukünftige Behandlungen fest.
- Denke daran, daß du das Recht hast, noch eine andere Meinung zu hören, bevor du dich entscheidest. Wird dir eine Operation oder eine aufwendige Behandlungsmethode empfohlen, so sage dem Arzt, er möge warten, bis du mit einem anderen Arzt darüber gesprochen hast. Dies kann dich vor unnötigen Eingriffen bewahren.
- Vergiß nicht, es handelt sich um *dein* Leben und um *deinen* Körper. Es ist dein gutes Recht, dich zum Beispiel über Arzneimittel, Behandlungsmethoden und Empfängnisverhütung zu informieren.

3. Danach

Schreibe dir nach dem Besuch alles genau auf. Notiere Datum, den Namen des Arztes oder anderer Leute, mit denen du während der Behandlung zu tun hattest, Adressen und sämtliche Fakten. Wirst du schlecht oder falsch behandelt, werden dir falsche Medikamente verschrieben oder wird auf deine Fragen nicht eingegangen, so ist es sowohl für deine Gesundheit als auch für die anderer Frauen wichtig, daß du dich wehrst und deine Erfahrungen an andere weitergibst. Schreibe einen Bericht und schicke ihn Gruppen, die sich mit solchen Erfahrungen auseinandersetzen (Frauenzentren, Gesundheitszentren, Patientenschutzbund, Krankenkassen, Medien) und beschwere dich schriftlich oder mündlich bei deinem Arzt. Denn er kann sein Verhalten nur ändern, wenn er durch Kritik dazu angestoßen wird. Wie schon gesagt, ist es für die einzelne Frau sehr schwer, all dies allein zu tun. Die Ärzteschaft und die Krankenanstalten sind sehr rigide und mächtig, sie wehren sich mit allen Mitteln gegen Veränderungen. Nur wenn wir zusammenhalten, werden wir eine bessere Behandlung erreichen.

Gesundheitserziehung

Warum gibt es keine Gesundheitskurse, genauso wie es Malkurse oder Autoreparaturkurse gibt? Warum gibt es keine Informationszentren, in denen wir uns ausführlich über gesundheitliche Probleme informieren können? Weshalb wird in den Schulen und Volkshochschulen das Thema Gesundheitserziehung nicht angesprochen? Bis jetzt wurde in diesem

Sinn so gut wie nichts getan. Alle möglichen, für das Leben unwichtigen Dinge lernen die Kinder in der Schule, aber über ihren Körper und Möglichkeiten, ihn gesund zu erhalten, erfahren sie nichts. Dort, wo Informationen vermittelt werden, geschieht dies meist in einer sehr unkritischen Art. Die Leute, die innerhalb des Gesundheitswesens arbeiten, identifizieren sich oft mit ihm und verteidigen es. Uns wird gesagt, daß wir uns auf unsere Krankenhäuser verlassen sollen, regelmäßig zum Arzt gehen sollen, und dann wäre schon alles in Ordnung.

Erst wenn Gesundheitserziehung auf kommunaler Ebene ernsthaft betrieben wird, werden wir ausreichende und echte Informationen erhalten. Diese brauchen wir dringend für Entscheidungen, die unseren ganzen Körper betreffen, angefangen von der Ernährung bis hin zu einer Operation. In allen Stadtteilen und Gemeinden müßten Informationszentren für gesundheitliche Fragen vorhanden sein. Sie sollten so organisiert sein, daß sich Menschen aller Bevölkerungsschichten an sie wenden können. Sie sollten uns vermitteln, daß wir selbst die Initiative ergreifen müssen, um gesund zu bleiben, anstatt zu warten, bis die Fachleute uns sagen, was sie gerade für richtig halten. Nur wenn wir selbst die Verantwortung für unseren Körper, für unsere Gesundheit übernehmen, nur dann können wir eine wirklich gute medizinische Versorgung erreichen. Wir brauchen Krankenhäuser, die von Männern *und* Frauen geleitet werden, in denen es keine unsinnigen Hierarchien gibt und in denen Patienten mit Respekt und nach bestem Wissen und Einsatz versorgt werden. Zwischen Pflegenden und Kranken muß ein echter menschlicher Kontakt bestehen. Wir brauchen ein Erziehungssystem, in dem die Kinder von klein auf etwas über ihren Körper und über Maßnahmen lernen, um ihn gesund zu halten. Wir brauchen ein Gesundheitssystem, in dem alle gleich behandelt werden und in dem Ärzte und Pflegepersonal wirklich auf die Menschen eingehen, die sie gesund machen sollen.

Bildet Gruppen

Wir haben verschiedene Möglichkeiten, uns gegen Verhältnisse zu wehren, die uns unterdrücken. Gemeinsam fällt es uns leichter, es mit den Problemen, mit denen wir in Krankenhäusern und bei Ärzten konfrontiert sind, aufzunehmen. Schreibt eure Erfahrungen auf, bildet Gruppen, in denen ihr darüber sprecht. Ihr werdet so umfassendere Informationen bekommen und von den Erlebnissen anderer Frauen lernen. Organisiert euch in Frauengruppen, gründet einen Verein, der die Rechte von Patientinnen vertritt, oder schließt euch dem Patientenschutzbund an. Nur wenn wir uns organisieren, haben wir die Möglichkeit, einen Einfluß auf dieses System, mit all seinen Fehlern und Nachteilen für uns, auszuüben.

Zwar gibt es immer wieder Verbesserungsvorschläge zur medizinischen Versorgung, sie stammen jedoch meistens von irgendwelchen Fachleuten; wir, die Betroffenen, werden nicht gefragt oder beteiligt. Wir können kaum beurteilen, ob unsere medizinische Versorgung wirklich der einzelnen gerecht wird, da jede ihre Erfahrungen isoliert macht. Die Ärzte und ihre Kammern haben einen stärkeren Einfluß auf die Gesetzgebung als die Empfänger medizinischer Leistungen. In diesem System gibt es fast keine Möglichkeit für uns, die Qualität der medizinischen Versorgung zu durchschauen und zu beurteilen.

Außer dem Patientenschutzbund gibt es kaum Vereinigungen, die die Rechte der Patienten vertreten. Uns wird eingeredet, unsere Gesundheit sei unsere Privatsache. So wird verhindert, daß wir auf die Idee kommen, uns zusammenzuschließen und für Verbesserungen zu kämpfen.

Was eine Gruppe erreichen kann

- Führt in eurem Stadtteil Aktionen durch, in denen ihr Frauen über Vorsorgeuntersuchungen und wichtige Maßnahmen zur Gesunderhaltung von Kindern, Müttern, Familien aufklärt.
- Gründet ein Beratungszentrum für Frauen oder ein Frauentherapiezentrum, das von geschulten Frauen geführt wird, die wissen, was «Frausein» in der heutigen Gesellschaft bedeutet.
- Gebt eine Informationsbroschüre heraus (über Schwangerschaftsabbruch, sexuelle Probleme, Gesundheitsämter, Mütterberatungsstellen).
- Gebt Stellen und Ärzte bekannt, bei denen eine Indikation für eine legale Abtreibung zu bekommen ist, Krankenhäuser, in denen Mütter bei ihren Kindern bleiben dürfen, Adressen für Frauen, die sich sterilisieren lassen wollen.
- Unterstützt eine Medizinstudentin in eurem Stadtteil, die sich bereit erklärt, nach Beendigung ihrer Ausbildung bei euch als praktische Ärztin zu arbeiten.
- Gründet eine Gruppe, die sich mit Geburt beschäftigt und die Eltern über die Vor- und Nachteile von Klinik- und Hausgeburt, über Alternativen und Risiken aufklärt.
- Gründet eine Elterngruppe, die sich mit der medizinischen (auch psy-

chischen) «Versorgung» von Kindern beschäftigt (Impfungen, Medikamente, Gewalttätigkeiten in Film und Fernsehen, ein gutes Kinderkrankenhaus, gute Kinderärzte).

- Erkundigt euch nach Organisationen, die sich mit Gesundheitsvor- und -fürsorge beschäftigen.
- Informiert euch über Bücher, Zeitschriften und Filme, die als Unterrichtsmaterial und Unterstützung für alle vorher genannten Projekte dienen können.
- Geht in eine medizinische Bibliothek oder leiht euch aus der Stadtbibliothek medizinische Bücher und Artikel.
- Lest medizinische Zeitschriften, auch solche, die für Ärzte bestimmt sind.
- Erkundigt euch nach den Rechten des Patienten. Nehmt Kontakt zu einer Rechtsanwältin auf, die bei euch mitarbeitet und anderen Frauen bei Rechtsfragen und Prozessen helfen kann. Tut dies jedoch so, daß die Frauen lernen, selbständig zu werden und allein weiterzufinden und macht sie nicht von euch abhängig.
- Informiert euch genau über die verschiedenen Möglichkeiten staatlicher Hilfen und Unterstützungen.
- Beschäftigt euch mit der Struktur unseres Gesellschaftssystems und nutzt es zu euren Gunsten.

Einige Beispiele für Alternativgruppen
Seit einigen Jahren arbeiten verschiedene Gruppen an einer besseren medizinischen Versorgung. Wir wollen hier einige Beispiele aufzeigen.

Beratungsgruppen
In der Bundesrepublik gibt es eine Vielzahl von Beratungseinrichtungen. Sie vermitteln psychosoziale Beratung, Ehe-, Familien- und Lebensberatung, Familienplanungsberatung, Sozialberatung, Schwangerschafts- und Schwangerschaftskonfliktberatung, Sexualberatung, Erziehungsberatung. Träger dieser Beratungsgruppen sind Verbände auf selbständiger oder konfessioneller Basis und gemeinnützige Vereine. Dazu gehören die Arbeiterwohlfahrt, der Deutsche Paritätische Wohlfahrtsverband, der Deutsche Caritasverband, Pro Familia und der Verband alleinstehender Mütter, um nur einige zu nennen. Diese Verbände bieten Beratungen an, sie beschäftigen dafür Sozialarbeiter, Sozialpädagogen und Psychologen. Wir können hier aus Platzgründen nicht über die verschiedenen Verbände, ihre Zielsetzung und Organisation berichten.

Hier wollen wir etwas näher auf die Organisation «Pro Familia» eingehen, eine überkonfessionelle und überparteiliche Mitgliedsorganisation im Deutschen Paritätischen Wohlfahrtsverband. Pro Familia ist auf dem Gebiet der Sexualberatung und Familienplanung tätig, ihre Mitglieder sind in verschiedenen internationalen Gremien an der Weiterentwicklung der Aufgaben der Familienplanungsorganisation beteiligt. Pro Familia führt Schwangerschaftskonfliktberatung durch, informiert durch Vorträge, Diskussionsgruppen, schriftliches Material und öffentliche Veranstaltungen und versucht vor allem auch, die unteren sozialen Schichten anzusprechen. Pro Familia fordert Aufklärung und Information der Bevölkerung über Empfängnisregelung und setzt sich dafür ein, daß Familienplanung in die Lehrpläne des Medizinstudiums und der Fachhochschule für Sozialarbeit aufgenommen wird. Auf dem Gebiet der Sexualpädagogik arbeitet Pro Familia eng mit Schulen und Jugendorganisationen zusammen. In der Familienplanung ist ihr wichtigstes Ziel der Schutz der Frau vor unerwünschter Schwangerschaft und damit der Schutz des Kindes vor dem Nicht-gewollt-Sein. Die Adresse der Pro Familia-Zentrale findest du im Anhang auf Seite 419.

Auch in den Frauenzentren arbeiten verschiedene Beratungsgruppen. In vielen Zentren gibt es Verhütungsberatung, Abtreibungsberatung, Schwangerengruppen, psychosoziale Beratung, Beratung für geschlagene und für vergewaltigte Frauen.

Selbsthilfegruppen

Selbsthilfe ist etwas, das es nicht erst in neuerer Zeit gibt. Schon immer haben sich Leute zusammengeschlossen, um sich gegenseitig bei irgendwelchen Problemen zu helfen. Allgemein geht die Gründung von Selbsthilfegruppen auf einen Mangel zurück, auf den Mangel bestehender Einrichtungen, unseren Bedürfnissen und Ansprüchen gerecht zu werden.

Wie sieht eine Selbsthilfegruppe aus?

Selbsthilfe heißt, mit anderen Frauen Erfahrungen, Wissen, Gefühle zu teilen – sich gegenseitig zu unterstützen und voneinander zu lernen. So erfahren wir mehr über unseren Körper, die Unterschiede zwischen uns, wir merken, was wir wissen, was wir nicht wissen, was wir wissen wollen. Selbsthilfegruppen beschäftigen sich mit verschiedenen Themen, die Körper und Gesundheit betreffen: Wechseljahre, Sexualität, alternative Behandlungsmethoden, Akupunktur... Selbsthilfe heißt, daß wir uns auf uns selbst beziehen, daß wir das bestehende Gesundheitssystem mit seinen Nachteilen für uns bewußter sehen, daß wir Ärzte, Wissenschaftler,

Fachleute entzaubern, daß wir unseren Körper annehmen. Dabei können wir unsere persönlichen Erfahrungen mit einbringen und die Gebiete, mit denen wir uns beschäftigen wollen, nach unserem Wissen und Interesse wählen. Selbsthilfe bietet die Möglichkeit, unser Leben und das von anderen Frauen zu verändern. Selbsthilfe ist eine politische Sache, eine Herausforderung an das bestehende System mit seinen traditionellen Einrichtungen. Indem wir uns gegenseitig unser Wissen vermitteln, entwickeln wir neue Fähigkeiten; «Experten» sind nicht mehr die einzigen mit Durchblick. Wir verstehen die medizinischen Ausdrücke und ihre Bedeutung und haben einen besseren Überblick über die Behandlungsmethoden der Ärzte.

Wir wollen uns nicht an die Stelle der Ärzte setzen, aber wir wollen nicht länger das Rollenspiel «patriarchalischer, autoritärer Arzt und naive, unwissende Patientin» mitspielen. Selbsthilfegruppen beschäftigen sich nicht nur mit körperlichen Untersuchungen und medizinischen Themen, sondern bearbeiten alle möglichen Themen.

Ein paar weitere Beispiele für Selbsthilfegruppen:

- Hausfrauengruppen, die sich zum Beispiel mit Hilfe von Rollenspielen ihre Situation und Schwierigkeiten bewußt machen und versuchen, sie zu verarbeiten.
- Frauen, die gerade ihr erstes Kind bekommem haben, treffen sich einmal in der Woche, um über ihre Erfahrungen und Probleme zu sprechen.
- Frauen setzen sich regelmäßig zusammen, um über ein bestimmtes Frauenbuch zu sprechen.
- Frauen malen zusammen.
- Alleinstehende Mütter versuchen, sich gegenseitig Unterstützung zu geben.

Frauentherapiegruppen

Die heutigen Therapieformen und psychotherapeutischen Institutionen sind nach männlichen Maßstäben ausgerichtet und können den Bedürfnissen hilfesuchender Frauen kaum gerecht werden. Wir werden nach der herrschenden Meinung als depressiver, empfindlicher, leichter reizbar und eher zu Minderwertigkeitsgefühlen neigend als Männer eingestuft. Nach den Ursachen dieser Charakterzüge wird nicht gefragt, sie gehören zur Weiblichkeit. Nach einer amerikanischen Untersuchung zur Einstellung von Therapeuten zum Ideal gesunder Weiblichkeit wird eine Frau als nachgiebiger, abhängiger, leichter zu beeinflussen, weniger aggressiv, eitler, weniger an Mathematik interessiert und schneller verletzbar gesehen als der gesunde Mann.

Warum fühlen sich Frauen auf vielen Gebieten unzulänglicher als Männer? Die Frauenbewegung hat dies inzwischen klargemacht: Frauen leiden unter der Zweitrangigkeit ihrer Arbeit, unter Doppel- und Dreifachbelastung, der Entfremdung von ihrer Arbeit, den Menschen und sich selbst.

Die herkömmlichen Therapieformen und Therapietechniken basieren auf dem traditionellen Rollenbild und entsprechen unserem neuen Frauenbewußtsein nicht mehr. In Amerika entstand als Reaktion auf die für Frauen unbrauchbaren Therapieformen die feministische Therapie, die sich hauptsächlich mit Frauenproblemen beschäftigt. Phyllis Chesler zeigt in ihrem Buch *‹Frauen, das verrückte Geschlecht?›** den Zusammenhang zwischen psychischer Erkrankung von Frauen und Unterdrückung auf, Anne Kent Rush (*‹Getting Clear›***) und Hoogie Wyckoff (*‹Readings in Radical Psychiatry›*) machten die feministischen Therapieansätze bekannt. Nach dem Konzept der «Radical Psychiatry» ist psychisches Leiden keine individuelle Störung und kein persönliches Versagen, sondern ein Leiden an gesellschaftlichen Verhältnissen, an der Unterdrückung und Entfremdung des Menschen von seiner Arbeit, seinen Mitmenschen und sich selbst. Befreien können sich Menschen nur dadurch, daß sie im Kontakt mit anderen neue Einstellungen und Verhaltensweisen annehmen.

Anne Kent Rush bietet Übungen an, die Frauen zu sich selbst führen, nach dem Gesichtspunkt: «Lerne dich kennen, lerne dich wohl fühlen, und alles ist besser. Jede kann ihre Chance wahrnehmen.»

In München gibt es seit Juni 1978 ein Therapiezentrum, das von sechs Frauen, die ihre Arbeit als Integration von Frauenzentrumsarbeit und Beratung, Selbsthilfeprinzip und Berufsarbeit sehen, geleitet wird. Zwei von ihnen entwickelten Kriterien für eine frauengerechte Therapieform:

1. Das Ziel jeder Therapie sollte die Selbsthilfe sein, denn Frauen sind fähig, sich selbst zu helfen, wenn sie lernen, über ihre Kräfte zu verfügen und neue Fähigkeiten zu entwickeln, indem sie sich der Anpassung an die Normen der Geschlechtsrolle verweigern.
2. Damit die Frauen Eigenverantwortung und Eigeninitiative für sich

* Phyllis Chesler: Frauen, das verrückte Geschlecht? Reinbek 1977

** Anne Kent Rush: Getting Clear. München 1978

übernehmen können, muß das therapeutische Geschehen für sie durchschaubar sein.

3. Jede therapeutische Beziehung baut auf gemeinsam erlebter Frauenunterdrückung auf, die die Grundlage für eine solidarische Beziehung schafft. Einseitige Rollenfestlegung und Hierarchie müssen abgebaut werden.
4. Körperarbeit hat in der Therapie einen hohen Stellenwert, Massage, Entspannungs- und Atemübungen helfen uns, unseren Körper und damit unsere Sinnlichkeit und Kraft für uns zu entdecken.
5. Wir müssen lernen, zwischen unserer realen Situation, unseren Verinnerlichungen und unseren Gefühlen darüber zu unterscheiden. In Gesprächen wird der Zusammenhang zwischen dem aktuellen Leiden der Frau, ihrer momentanen Situation und ihrer Lebensgeschichte hergestellt.
6. Die feministische Therapie findet in einem Zentrum statt, das Ausgangspunkt für die Selbstorganisation von Frauen sein soll.

In Frauentherapiegruppen geben Therapeutinnen Anleitungen für Selbsthilfegruppen, Selbsterfahrungsgruppen und führen Einzeltherapien durch. Dabei besteht die Gefahr, daß Rollenprobleme zwischen Therapeutin und Klientin auftauchen, die immer wieder diskutiert werden müssen, damit keine einengenden hierarchischen Strukturen entstehen.

Im Münchner Frauentherapiezentrum gibt es neben Therapien auch andere Gelegenheiten, um Kontakte zwischen Therapeutinnen und Klientinnen und den Klientinnen untereinander zu schaffen. Es ist ein Frauentreffpunkt, ein Ort, an dem Frauen miteinander reden und Erfahrungen austauschen können, an dem sie zusammensitzen oder gemeinsam aktiv sein können.

Gesundheitszentren

1977 wurde in West-Berlin das erste Feministische Frauengesundheitszentrum (FFGZ) eröffnet. Die Gründerinnen hatten vorher feministische Gesundheitszentren in den USA besucht und Material und Informationen gesammelt, die ihnen beim Aufbau des Gesundheitszentrums halfen. Nach dreijähriger intensiver Planung konnte dann das «Zentrum für alternative Gesundheitsversorgung von Frauen für Frauen» unter Mitarbeit einer Ärztin, einer Krankenschwester und einer MTA (medizinisch-technische Assistentin) eröffnet werden. Die Gesundheitsversorgung des Berliner Frauengesundheitszentrums umfaßt unter anderen die Bereiche: gynäkologische Versorgung (Brustuntersuchung, Krebsvorsorge, Abstriche, andere notwendige Tests und Blutuntersuchungen), Selbsthilfekurse, Sexualitätsinformation, Verhütungsberatung, Schwangerenberatung, Abtreibungsberatung und -nachsorge. Daneben gibt das FFGZ Veröffentlichungen heraus und betreibt Öffentlichkeitsarbeit. Neben einem Buch (‹*Hexengeflüster*›) und Dias gaben die Berliner Frauen eine Selbsthilfemappe zur praktischen Anleitung mit Selbstuntersuchungs- und Temperaturmessungstabellen und eine Zeitschrift (CLIO) zur Selbsthilfe heraus.

Selbsthilfe auf dem Gebiet der Gesundheit – dieses Konzept wurde seit 1970 von Frauen in den USA entwickelt. Dort gibt es inzwischen zwölf Frauengesundheitszentren, die einen wesentlichen Stellenwert in der medizinischen Vorsorge einnehmen. Sie bieten eine ungewöhnliche Art der Gesundheitsversorgung an: Beratung findet in Gruppen statt, in denen Frauen ihre Erfahrungen austauschen, die Behandlung wird mit Selbstuntersuchung verbunden, Frauen wird erklärt, was ein Abstrich im Mikroskop zeigt. Durch die Beteiligung und Mitarbeit an der eigenen Behandlung lernt die Frau nicht nur ihren Körper besser kennen, sondern gewinnt auch ein besseres Verhältnis zu ihm.

Inzwischen haben Frauen bei uns auch in anderen Städten Gesundheitszentren eröffnet. Dort können wir Erfahrungen austauschen, mit anderen Frauen sprechen und neue Informationen über unseren Körper, unsere Gesundheit und Krankheiten erhalten. Wir sind lange genug von Medizinern und Werbefachleuten unserem Körper entfremdet worden. Wir wollen wieder ein positives Verhältnis zu uns, zu unserem Körper erlangen.

Die Medizin hat sich zu lange damit beschäftigt, nur Symptome mit chemischen Mitteln zu behandeln, ohne die Ursachen für die Entstehung von Krankheiten genügend zu erforschen und zu bekämpfen. Gesundheit bedeutet mehr als nur «nicht krank sein», und in unserer Zeit dürften wir mehr erwarten als eine Medizin, deren Ziel sich darauf beschränkt, unseren Körper einigermaßen im Gleichgewicht zu halten. Wir können viel mehr erreichen, wenn wir die Verantwortung für uns und unseren Körper fühlen, wenn zwischen Arzt und Patient eine echte Zusammenarbeit unter Gleichgestellten möglich wäre. Gesund bleiben bedeutet, auf unsere Lebensweise, Ernährung, Tätigkeit zu achten, unseren Körper zu mögen und gut zu ihm zu sein.

Anhang

Adressen

zu Kapitel 18/19: «Schwangerschaft»/«Geburt und Geburtsvorbereitung»

Bundesrepublik Deutschland

Gesellschaft für Geburtsvorbereitung e. V.

Kontaktadresse: Nord: Hannelore Ruppert, Erpeler Str. 26, *5000 Köln* 41; Süd: Thomas Müller-Staffelstein, Schwalbenweg 8, *7114 Pfedelbach* 2

Beratungsstätte für Natürliche Geburt, Richard-Wagner-Str. 9, *8000 München* 2

Zentrum für Natürliche Geburt beim Institut für Humanistische Psychologie. Röher Str. 55, *5180 Eschweiler*

Bund deutscher Hebammen, Reinhold-Frank-Straße 18, *7500 Karlsruhe*

Österreich

Arbeitskreis «Alternative Geburtsvorbereitung» im Katholischen Bildungswerk Salzburg, Kapitelplatz 6, A-*5020 Salzburg*, Tel. 06222/42591/90

Arbeitskreis Sanfte Geburt, c/o Angelika Götz, A-*1060 Wien*, Brückengasse 8a/24, Tel. 5625253

Geburtsvorbereitung und Hausgeburt, Sonja, Tel. *Wien*/722 9144 und Riki, Tel. *Wien*/721427

Barbara, *Pellendorf*, Tel. 02574/245501

Österreichischer Hebammenbund, Anichstraße 35, *6020 Innsbruck*

Schweiz

Schweizer Hebammenverband, Flurstraße 35, *3014 Bern*

zu Kapitel 20: «Die Zeit nach der Geburt»

Stillgruppe BRD
La Leche Liga
Wenn du dich einer Stillgruppe der La Leche Liga anschließen möchtest, wende dich bitte an die Zentrale La Leche Liga Deutschland e. V., Postfach 96, *8000 München* 65. Deine Anfrage wird dann an die Gruppe in deinem Wohnort weitergeleitet, die sich mit dir in Verbindung setzen wird. Rückporto wird erbeten.
AfS
Neben der LLL gibt es eine «Arbeitsgemeinschaft freier Stillgruppen», die ebenfalls Gruppentreffen veranstaltet, bei der Gründung neuer Gruppen berät und einen monatlichen Rundbrief herausgibt. Kontaktadresse: Rheingaustraße 14, *5429 Welterod* (bitte frankierten, adressierten Freiumschlag beifügen)
La Leche League Österreich
Postfach
A-*6500 Landeck*
La Leche League Schweiz
Postfach 197,
CH-*8053 Zürich*

zu Kapitel 21: «Mögliche Komplikationen bei Befruchtung, Schwangerschaft und Geburt»

Diese Kliniken haben für unfruchtbare Paare Sterilitätssprechstunden:
Berlin
Frauenklinik und Poliklinik Charlottenburg, Abt. für Endokrinologie, Tel. 030/3211095,
Auguste-Viktoria-Krankenhaus, Schöneberg, Tel. 030/795011
Hamburg
Universitäts-Frauenklinik, Abt. für Endokrinologie, Tel. 040/4682540
Frauenklinik Finkenau, Tel. 040/22891
Kiel
Universitäts-Frauenklinik, Tel. 0431/5971
Hannover
Landesfrauenklinik, Tel. 0511/710353
Münster
Universitäts-Frauenklinik, Tel. 0251/831

Düsseldorf
Universitäts-Frauenklinik, Tel. 0211/334444
Köln
Universitäts-Frauenklinik, Tel. 0221/4781
Gießen
Universitäts-Frauenklinik, Tel. 0641/7021
Frankfurt
Universitäts-Frauenklinik, Abteilung für Endokrinologie, Tel. 0611/63011
Erlangen
Universitäts-Frauenklinik, Tel. 09131/851
München
Universitäts-Frauenklinik I, Tel. 089/53971
Universitäts-Frauenklinik II, Tel. 089/51601
Freiburg
Universitäts-Frauenklinik, Abt. für Endokrinologie, Tel. 0761/2011
Tübingen
Universitäts-Frauenklinik, Tel. 07071/291
Konstanz
Krankenanstalten, gynäkologische Abt., Tel. 07531/8011
Wenn der Weg zu einer dieser Kliniken zu weit ist, können Patienten dort erfahren, wo sie in ihrer näheren Umgebung einen Spezialisten finden.

Genetische Beratungsstellen in der BRD
Goethestraße 27/29, *5100 Aachen*, Tel. 0241/8089–591
Pulsstraße 4–14, *1000 Berlin 19*, Tel. 030/3203–567
Institut für Genetik der FU Berlin, Arminallee 5–7, *1000 Berlin 33*
Kinderklinik der Freien Universität Berlin, Kaiserin-Auguste-Viktoria-Haus, Heubnerweg 6, *1000 Berlin 19*
Fachgebiet Humangenetik und klinische Genetik der Ruhr-Universität Bochum, Buscheystr., Gebäude MA 01-Süd, *4630 Bochum*
Institut für Humangenetik der Universität Bonn, Wilhelmstraße 31, *5300 Bonn*
Fach Humangenetik und Cytogenetik, Technische Universität Braunschweig, Gaußstraße 17, *3300 Braunschweig*
Humangenetische Beratungsstelle, Hauptgesundheitsamt Bremen, Horner Straße 70, *2800 Bremen 1*
Institut für Humangenetik und Anthropologie der Universität Düsseldorf, Ulenbergstraße 127/129, *4000 Düsseldorf*
Bergische Landstraße 2, *4000 Düsseldorf 12*, Tel. 0211/2801–445

Institut für Humangenetik und Anthropologie der Universität Erlangen-Nürnberg, Bismarckstraße 10, *8520 Erlangen*

Institut für Humangenetik, Universitäts-Klinikum, Hufelandstraße 55, *4300 Essen 1*

Institut für Humangenetik und vergleichende Erbpathologie der Universität Frankfurt/Main, Paul-Ehrlich-Straße 41–43, *6000 Frankfurt/Main*

Institut für Humangenetik und Anthropologie der Universität Freiburg, Albertstraße 11, *7800 Freiburg*

Institut für Humangenetik der Universität Gießen, Am Schlangenzahl 29, *6300 Gießen*

Institut für Humangenetik der Universität Göttingen, Nikolausberger Weg 5a, *3400 Göttingen*

Institut für Humangenetik der Universität Hamburg, Butenfeld 32, *2000 Hamburg 54*

Cytogenetische Untersuchungsstelle der Gesundheitsbehörde Hamburg, Allgemeines Krankenhaus Barmbek, Haus 36, Rübenkamp 148, *2000 Hamburg 60*

Institut für Genetik der Medizinischen Hochschule Hannover, Karl-Wiechert-Allee 9, *3000 Hannover-Kleefeld*

Institut für Anthropologie und Humangenetik der Universität Heidelberg, Neuenheimer Feld 328, *6900 Heidelberg*

Fachrichtung Humangenetik, Universität des Saarlandes, Bau 61 (Anatomie), *6650 Homburg*

Institut für Humangenetik der Universität Kiel, Hospitalstraße 42, *2300 Kiel*

Universitäts-Kinderklinik, Cytogenetik, Fröbelstraße 15–17, *2300 Kiel 1*

Kerpener Straße 34, *5000 Köln 41*, Tel. 0221/478-4996

Kronsdorfer Allee 71–73, *2400 Lübeck*, Tel. 0451/500-2713

Abteilung für Humangenetik, Klinikum der Medizinischen Hochschule, Ratzeburger Allee 160, *2400 Lübeck*

Genetische Beratungsstelle des Landes Rheinland-Pfalz, Große Langgasse 29, *6500 Mainz*

Institut für Humangenetik und Genetische Poliklinik der Philipps-Universität, Bahnhofstraße 7a, *3550 Marburg/Lahn*

Institut für Anthropologie und Humangenetik der Universität München, Richard-Wagner-Straße 10/I, *8000 München 2*

Genetisches Labor der Kinderklinik der Universität München, Pettenkoferstraße 8a, *8000 München 15*

Institut für Humangenetik der Universität Münster, Vesaliusweg 12–14, *4400 Münster*

Virchowstraße 20, *4200 Oberhausen*, Tel. 0208/8211

Tunzhoferstraße 14/16, *7000 Stuttgart*, Tel. 0711/2025-501

Institut für Anthropologie und Humangenetik der Universität Schloß, *7400 Tübingen*
Abteilung Humangenetik der Universität Ulm, Oberer Eselsberg, *7900 Ulm (Donau)*
Zentrum für Klinische Grundlagenforschung der Universität Ulm – Sektion Cytogenetik, Parkstraße 11, *7900 Ulm (Donau)*
Koellickerstraße 2, *8700 Würzburg*, Tel. 0931/31-294

zu Kapitel 23: «Frauenspezifische Krankheiten und Beschwerden»

Bundesrepublik Deutschland
Frauenselbsthilfe nach Krebs e. V. Zentrale B 6, 10/11, 9, *6800 Mannheim 1*, Tel. 0621/24434
Hier kann man dir sicher eine Adresse in deiner Heimatstadt nennen.
Österreich
Friederike Dietrich, A-*8010 Graz*, Tunnelplatz 9

Sonstige Adressen

Aktion ELTERN HELFEN ELTERN, im Bundesverband Neue Erziehung e. V., Weberstr. 33, *5300 Bonn 1*
Bundeszentrale Notmütterdienst, Hamburger Allee 54, *6000 Frankfurt/Main*, Tel. 0611/776611
Deutsche Arbeitsgemeinschaft Selbsthilfegruppen, Albrecht-Achilles-Str. 65, *1000 Berlin 31*
Interessengemeinschaft der mit Ausländern verheirateten Frauen e. V., Mainzer Landstr. 147, *6000 Frankfurt/Main*
Verband Alleinstehender Mütter und Väter e. V. Bundesverband und Geschäftsstelle: Martin-Luther-Str. 20, *6000 Frankfurt/Main*, Tel. 0611/437777
Aktionskomitee «Kind im Krankenhaus» e. V., Vogelsbergstr. 4, *6370 Oberursel/Ts.*
Arb. Gem. der Deutschen Familienverbände, über: VAMV, Martin-Luther-Str. 20, *6000 Frankfurt/Main*, Tel. 0611/437777
Deutsches Müttergenesungswerk, *8504 Stein b. Nürnberg*, Tel. 0911/67021
Pro Familia – Deutsche Gesellschaft für Sexualberatung und Familienplanung e. V. Cronstettenstraße 30, *6000 Frankfurt/Main 1*, Tel. 069/550901

Weitere wichtige Adressen

In den vorigen Ausgaben dieses Buches folgte an dieser Stelle des Adressen- und Informations-Anhangs eine Liste der Frauengruppen- und Zentren in der Bundesrepublik, der Schweiz und in Österreich. Die Erfahrung der letzten Jahre hat gezeigt, daß so eine Liste schnell inaktuell wird, weil die Frauenbewegung nicht stehenbleibt, Gruppen sich auflösen und neu bilden. Für ein Buch, daß nur alle paar Jahre von Grund auf neu überarbeitet werden kann, ist das ein zu rascher Veränderungsprozeß. Deshalb hier statt einer Liste, die dann vielleicht schon bei Drucklegung nicht mehr ganz stimmt und über die ihr euch ärgert, wenn ihr eine Gruppe vergeblich sucht, nur der Hinweis auf die jährlich erscheinenden Frauenkalender, insbesondere den der feministischen Zeitschrift *Emma*. Diese Kalender enthalten die Adressen der Frauengruppen- und Zentren in der Bundesrepublik, der Schweiz und in Österreich. Außerdem findet ihr dort die Anschriften der Frauenbuchläden, der Frauenkneipen und -cafés, der Lesbenprojekte und -gruppen, der Lesbenlokale, der Frauenferienhäuser, der Mädchengruppen und -treffs, der Anlaufstellen zur Hilfe für sexuell mißbrauchte Mädchen, der Gruppen und Einrichtungen für Frauensport und Selbstverteidigung, der Frauen-Reise-Veranstalter, der Frauen-Mitfahr-Zentralen, der Frauenhandwerkstätten, der Gruppen zum Thema Frau und Beruf (auch Erwerbslosengruppen), der Prostituierten-Projekte, der Notrufgruppen und Beratungsstellen für mißhandelte Frauen, der Frauentherapie- und Gesundheitszentren und Frauenberatungsstellen, der Anti-Diät-Gruppen, der Frauenreferate an Universitäten, der Frauenbildungswerke und Frauenforschungs-Gruppen, der Frauenarchive und Bibliotheken, der Gruppen für Frau und Medien, der Frauenverlage, der regionalen und überregionalen feministischen Frauenzeitschriften im In- und Ausland, der Kunst-, Film-, Theater-, Musik- und Tanzgruppen und sonstiger Frauenprojekte im europäischen und außereuropäischen Ausland. Diese wichtige Adressensammlung wird jedes Jahr überarbeitet und auf den neuesten Stand gebracht.

Weitere Informationen über Frauenveranstaltungen, Beratungsangebote und Projekte bekommt ihr außerdem bei den für Frauenfragen zuständigen Ressorts beim Bund und in den Ländern:

Bonn
Bundesministerium für Jugend, Familie, Frauen und Gesundheit
Arbeitsstab Frauenpolitik
Kennedyallee 105–107
5300 Bonn 2
Tel.: 0228/3080 oder 30802785

Über die Abteilung für Öffentlichkeitsarbeit sind von diesem Ministerium außerdem eine Reihe von Informationsbroschüren zu Familien- und Gesundheitsfragen zum Teil kostenlos zu bekommen. Die Liste der Veröffentlichungen kann schriftlich oder telefonisch angefordert werden. (Tel.: 0228/308–2888)

Einen ähnlichen Service bietet auch die Bundeszentrale für gesundheitliche Aufklärung
Ostmerheimer Str. 200
5000 Köln 91
Tel.: 0221/8992–1

Baden-Württemberg
Minister für Arbeit, Gesundheit und Soziales
Leitstelle für Frauenfragen
Rotebühlplatz 30
7000 Stuttgart 1
Tel.: 0711/6673–7093 oder 7092

Bayern
Bayerisches Staatsministerium für Arbeit und Sozialordnung
Leitstelle für die Gleichstellung der Frau
Winzererstraße 9
8000 München 40
Tel.: 089/1253–1

Berlin
Senator für Gesundheit, Soziales und Familie
Amt der Frauenbeauftragten
An der Urania 12
1000 Berlin 30
Tel.: 030/2122–2974

Bremen
Bremische Zentralstelle für die Verwirklichung d. Gleichberechtigung der Frau

Schmidtstraße 9
2800 Bremen 1
Tel.: 0421/4963133
Hamburg
Leitstelle Gleichstellung der Frau
Poststraße 11 (Alte Post)
2000 Hamburg 1
Tel.: 040/3681–2101
Hessen
Die Bevollmächtigte der Hessischen Landesregierung
Gustav-Freytag-Straße 1
6200 Wiesbaden
Tel.: 06121/320–2838
Niedersachsen
Der Niedersächsische Sozialminister
Referat Frauenpolitik
Hinrich-Wilhelm-Kopf-Platz 2
3000 Hannover 1
Tel.: 0511/120–1 oder 472
Nordrhein-Westfalen
Der Ministerpräsident des Landes Nordrhein-Westfalen
Die Parlamentarische Staatssekretärin für die Gleichstellung von Frau und Mann
Jürgenstraße 38
4000 Düsseldorf 1
Rheinland-Pfalz
Minister für Soziales, Gesundheit und Umwelt
Frauenreferat
Bauhofstraße 4
6500 Mainz
Tel.: 06131/16–3546
Saarland
Der Minister für Arbeit, Gesundheit und Sozialordnung
Gleichstellungsstelle Chef der Staatskanzlei
Am Ludwigsplatz 14
6600 Saarbrücken
Tel.: 0681/5006–134
Schleswig-Holstein
Sozialministerium des Landes Schleswig-Holstein
Referat Frauenpolitik
Brunswiker Str. 16–22

2300 Kiel 1
Tel.: 0431/596–5092
Parlamentarische Staatssekretärin für Familie und soziale Verbände
Brunswiker Straße 16–22
2300 Kiel 1
Tel.: 0431/596–5170
Österreich
Bundeskanzleramt
Frauenservicestelle
Ballhausplatz 2
A–1014 Wien

Literaturempfehlungen

zu Kapitel 18: «Schwangerschaft» und zu Kapitel 19: «Geburt und Geburtsvorbereitung»

Bittner, Ulrike u. a.: Unter Umständen. Über den Umgang mit Medikamenten in der Schwangerschaft. Köln 1984
Blume, Angelika: Andere Umstände. Reinbek 1982
Bory, Susan / Judith Lasker: Glücklose Schwangerschaft. Frankfurt/Main 1987
Hemminger, Hansjörg / Elisabeth Müller-Witt: Wegweiser zum Kind. München 1983
Khalsa, Tarn Taran Kaur: Yoga für werdende Eltern. Hamburg 1985
Kitzinger, Sheila: Hausgeburt. München 1982
Kuntner, Liselotte: Die Gebärhaltung der Frau. München 1985
Macfarlane, Aidan: Die Geburt. Stuttgart 1978
Nacke, Kornelia / Jürgen P. Lipp: Ambulante Geburt. München 1984
Odent, Michel: Die sanfte Geburt. München 1979
–: Die Geburt des Menschen. München 1970
–: Erfahrungen mit der sanften Geburt. München 1986
Pleiger, Doris / Eveline Egger: Geburt ist keine Krankheit. Wien 1985

zu Kapitel 20: «Die Zeit nach der Geburt»

Bullinger, Hermann: Wenn Paare Eltern werden. Reinbek 1986
Dix, Carol: Eigentlich sollte ich glücklich sein. Zürich 1987
Eisenberg, Ursula: Und wo bleib ich? – Als Mutter die Identität wahren. Reinbek 1986
Hilsberg, Regina: Körpergefühl. Die Wurzeln der Kommunikation zwischen Eltern und Kind. Reinbek 1986

Lothrop, Hanny: Das Stillbuch. München 1980
Mitchell, Ingrid: Stillen. Reinbek 1980
Neilson, Joan: Erfolgreich stillen. Düsseldorf 1987
Sichtermann, Barbara: Leben mit einem Neugeborenen. Frankfurt/Main 1981

zu Kapitel 21: «Mögliche Komplikationen bei Befruchtung, Schwangerschaft und Geburt»

Sorosky, Arthur D./Annette Baran/Reuben Pannor: Adoption. Zueinander kommen – miteinander leben. Eltern und Kinder erzählen. Reinbek 1982
Stedinger, Jürgen/Klaus J. Uthike: Frühgeborene – von Babies, die nicht warten können. [erscheint Reinbek April 1989]

zu Kapitel 22: «Älterwerden»

Cadura-Saf, Doritt: Das unsichtbare Geschlecht. Reinbek 1986
Hedeby, Berit: Ja zur Sterbehilfe. Mit einem juristischen Kommentar von Rudolf Wassermann. Frankfurt/Main 1981
Lenz, Ilka: Wenn Frauen alt werden. Frankfurt/Main 1988
Meinold, Marianne/Andrea Kunsemüller: Von der Lust am Älterwerden. Frankfurt/Main 1987
Reitz, Rosetta: Wechseljahre. Reinbek 1981
Schmidt-Heinisch, Ruth: Frauenwende. Neuorientierung in der Lebensmitte. München 1986
Zender, Margherita: Anders Altsein. Kritik und Perspektiven der Altenpolitik. Essen 1987

Literatur zur Frauengeschichte

Becker, Gabriele/Silvia Bovenschen u. a.: Aus der Zeit der Verzweiflung. Frankfurt/Main 1980 zu Kapitel 23: «Frauenspezifische Krankheiten und Beschwerden

Madaus, Gerhard: Lehrbuch der biologischen Heilmittel. Hildesheim 1979 (Nachdruck)
Schneider, Ulrike (Hg.): Was macht Frauen krank? Frankfurt/Main 1981
Simonton, O. Carl/Stephanie Mattheus-Simonton/James Creighton: Wieder gesund werden. Reinbek 1982
Simonton, Stephanie Mattheus: Heilung in der Familie.

zu Kapitel 24: «Frauen im Gesundheitswesen»

Bochnik, Peter A: Die mächtigen Diener. Die Medizin und die Entwicklung von Frauenfeindlichkeit und Antisemitismus in der europäischen Geschichte. Reinbek 1985
Droß, Annemarie: Die erste Walpurgisnacht. Hexenverfolgung in Deutschland. Reinbek 1981
Fink, Petra/Marlies Eckhof: Euer Körper gehört uns. Hamburg 1987
Heinson, Gunnar/Otto Steiger: Die Vernichtung der weisen Frauen. München 1987
Heinson, Gunnar/Rolf Knieper/Otto Steiger: Menschenproduktion. Allgemeine Bevölkerungslehre der Neuzeit. Frankfurt/Main 1979
Honegger, Claudia (Hg.): Die Hexen der Neuzeit. Frankfurt/Main 1980
McKeown, Thomas: Die Bedeutung der Medizin. Frankfurt/Main 1982
Soldan, W. G./Heinrich Heppe: Geschichte der Hexenprozesse. 2 Bde. Neubearb. und hg. von Max Bauer. Hanau 1975 (Nachdruck der Ausgabe von 1911)
Sprenger, Jacob/Heinrich Institoris: Der Hexenhammer. Übertr. u. eingel. v. Schmidt, J. W. R., München 1982 (Nachdruck)

Ausführliches Inhaltsverzeichnis

ZWEITER BAND

Mit Kindern leben

Praktische Tips,
Ideen,
Hilfen für Alltag
und Freizeit
mit Kindern

Mit Kindern leben rororo

C 2181/3 c

Raimund Pousset/
Erich Rauschenbach (Hg.)
Der erste Urlaubskoffer (7914)
Der zweite Urlaubskoffer (7990)
Der dritte Urlaubskoffer (8367)

Beate Seeßlen-Hurler
Bunte Nudeln und Schokoquark
Erfolgsrezepte für Kinder aus der
Bio-Küche (7858)
Kinderfeste (8302)

Horst Speichert
Süße Sachen
Ein Rezeptbuch für gesunde Naschereien
(7481)

Autoren der Zeitschrift «spielen & lernen»
Toben, Turnen, Bewegen mit Kindern
Anregungen für zu Hause und den
Kindergarten (7678)

Helmut Steuer
Spielen in der Stadt
Auf Straßen, Plätzen und Hinterhöfen
(7695)

Beate Weise
Zeichnen, Malen, Drucken
Anleitungen und Tricks für Einsteiger
(8380)